Begutachtung in der Augenheilkunde

Bernhard Lachenmayr
(Hrsg.)

Begutachtung in der Augenheilkunde

4. Auflage

Mit einem Geleitwort von Prof. Dr. Siegfried Priglinger

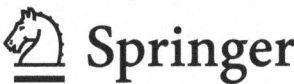

Hrsg.
Bernhard Lachenmayr
Augenarzt
München, Deutschland

ISBN 978-3-662-69736-8   ISBN 978-3-662-69737-5 (eBook)
https://doi.org/10.1007/978-3-662-69737-5

Die Deutsche Nationalbibliothek verzeichnet diese Publikation in der Deutschen Nationalbibliografie; detaillierte bibliografische Daten sind im Internet über https://portal.dnb.de abrufbar.

© Der/die Herausgeber bzw. der/die Autor(en), exklusiv lizenziert an Springer-Verlag GmbH, DE, ein Teil von Springer Nature 2008, 2012, 2019, 2025

Das Werk einschließlich aller seiner Teile ist urheberrechtlich geschützt. Jede Verwertung, die nicht ausdrücklich vom Urheberrechtsgesetz zugelassen ist, bedarf der vorherigen Zustimmung des Verlags. Das gilt insbesondere für Vervielfältigungen, Bearbeitungen, Übersetzungen, Mikroverfilmungen und die Einspeicherung und Verarbeitung in elektronischen Systemen.
Die Wiedergabe von allgemein beschreibenden Bezeichnungen, Marken, Unternehmensnamen etc. in diesem Werk bedeutet nicht, dass diese frei durch jede Person benutzt werden dürfen. Die Berechtigung zur Benutzung unterliegt, auch ohne gesonderten Hinweis hierzu, den Regeln des Markenrechts. Die Rechte des/der jeweiligen Zeicheninhaber*in sind zu beachten.
Der Verlag, die Autor*innen und die Herausgeber*innen gehen davon aus, dass die Angaben und Informationen in diesem Werk zum Zeitpunkt der Veröffentlichung vollständig und korrekt sind. Weder der Verlag noch die Autor*innen oder die Herausgeber*innen übernehmen, ausdrücklich oder implizit, Gewähr für den Inhalt des Werkes, etwaige Fehler oder Äußerungen. Der Verlag bleibt im Hinblick auf geografische Zuordnungen und Gebietsbezeichnungen in veröffentlichten Karten und Institutionsadressen neutral.

Einbandabbildung: © B. Lachenmayr

Planung/Lektorat: Lena Metzger
Springer ist ein Imprint der eingetragenen Gesellschaft Springer-Verlag GmbH, DE und ist ein Teil von Springer Nature.
Die Anschrift der Gesellschaft ist: Heidelberger Platz 3, 14197 Berlin, Germany

Wenn Sie dieses Produkt entsorgen, geben Sie das Papier bitte zum Recycling.

Geleitwort

Die Rolle des Augenarztes/der Augenärztin als Sachverständiger ist von entscheidender Bedeutung im Bereich der medizinischen Gutachten. Es erfordert ein hohes Maß an Neutralität und Objektivität, da der Arzt/die Ärztin zwischen den Interessen des Auftraggebers und des Betroffenen agiert. Diese Verantwortung ist enorm und verdient höchste Anerkennung.

Eine besondere Herausforderung liegt darin, die traditionelle Rolle des einfühlsamen Heilungsarztes hinter sich zu lassen und die des distanzierten Sachverständigen einzunehmen. Angesichts der weitreichenden juristischen und finanziellen Auswirkungen eines ärztlichen Gutachtens ist es unerlässlich, dass dieses sowohl formell korrekt als auch von höchster Qualität ist.

Die vorrangige Aufgabe des Gutachters besteht darin, den medizinischen Sachverhalt klar und umfassend zu präsentieren und dann die Befunde der Untersuchung kritisch zu analysieren. Es ist essenziell, dass die erforderlichen Untersuchungen optimal durchgeführt werden, die Befunde ausreichend gestützt sind und jegliche formalen Aspekte nicht vernachlässigt werden, um eine hoher Qualität der Gutachten gewährleisten zu können.

Dieses Buch bietet eine prägnante und übersichtliche Anleitung zur Erstellung eines korrekten augenärztlichen Gutachtens, welches rechtlich robust ist. Es erläutert ausführlich, aber dennoch kompakt die Grundlagen der augenärztlichen Begutachtung, einschließlich der wichtigen Prüfungen auf Simulation, Aggravation und Dissimulation. Darüber hinaus werden die Besonderheiten der verschiedenen rechtlichen Rahmenbedingungen detailliert dargestellt.

Die Neuauflage dieses angesehenen Buches ist eine wertvolle Ressource für jeden Augenarzt/jede Augenärztin, der/die im Bereich der Gutachtenerstellung tätig ist. Es ist eine unverzichtbare Pflichtlektüre, die dazu beiträgt, die Qualität und Integrität der medizinischen Gutachten zu gewährleisten.

München
im Frühjahr 2024

Prof. Dr. med. Siegfried G. Priglinger
Erster Vizepräsident der Deutschen
Ophthalmologischen Gesellschaft

Vorwort

Die Begutachtung ist ein weit gefächertes und sehr komplexes Gebiet in der augenärztlichen Tätigkeit. In unzähligen Bereichen muss der Augenarzt in Praxis und Klinik gutachterliche Stellungnahmen abgeben, die für Patienten oft weitreichende Folgen haben.

Das vorliegende Buch legt zunächst die Grundprinzipien der gutachterlichen Prüfung der verschiedenen Sehfunktionen dar, insbesondere die Prüfung von Sehschärfe, Gesichtsfeld, Binokularsehen und Motilität, Stereosehen, Dämmerungssehvermögen und Blendempfindlichkeit sowie Farbensehen. Dies sind die Grundpfeiler der augenärztlichen Begutachtung, die im Einzelfall durch Spezialuntersuchungen ergänzt werden müssen. Wichtig ist stets, dass der Gutachter auf der Hut ist hinsichtlich möglicher Simulation, Aggravation, auch Dissimulation, die vor allem im Bereich der Fahreignungsbegutachtung anzutreffen ist.

Im speziellen Teil gibt das Buch Hinweise zur Begutachtung für die verschiedenen Verkehrsbereiche (Straßenverkehr, Schiffsverkehr, Flugverkehr, Bahnverkehr), zudem einen Überblick über die gesetzliche Unfallversicherung (GUV) und die private Unfallversicherung (PUV).

Jeder Themenbereich ist für sich genommen sehr komplex und würde ein Buch von größerem Umfang als das vorliegende Buch füllen. Ich habe zusammen mit unseren zahlreichen Mitautoren, die sich mit großer Hingabe der Aufgabe gewidmet haben, versucht, eine für den Augenarzt praktikable Handreichung für die Begutachtung und einen einigermaßen umfassenden Überblick über die komplexen Teilgebiete zu erstellen, die unter dieses Thema fallen.

Ich hoffe, dass das vorliegende Buch unseren Kolleginnen und Kollegen in Praxis und Klinik hilft, kompetent Gutachten zu erstellen und sowohl den Patienten als auch den Auftraggebern, die ein berechtigtes Interesse an einer neutralen, objektiven und sachlich fundierten Gutachtenerstellung haben, einen Leitfaden an die Hand zu geben. Wir alle hoffen auf eine breite praktische Anwendung und begrüßen gerne Rückmeldungen, Ergänzungen und Kritikpunkte.

Nachdem sich erhebliche Veränderungen in der Begutachtung im Verkehrsbereich ergeben haben, speziell im Straßenverkehr und im Flugverkehr, wurde eine Neuauflage des Buches erforderlich. Es wurden insbesondere die detaillierten Empfehlungen der

Verkehrskommission der Deutschen Ophthalmologischen Gesellschaft DOG und des Berufsverbands der Augenärzte Deutschlands BVA zum Straßenverkehr integriert. Ich danke allen Mitautoren und dem Verlag für die konstruktive Zusammenarbeit und hoffe auf viel Erfolg bei der Anwendung des Buches in der täglichen Praxis.

München Bernhard Lachenmayr
im Frühjahr 2024

Inhaltsverzeichnis

Teil I Grundlagen der augenärztlichen Begutachtung

1 Grundprinzipien des augenärztlichen Gutachtens 3
Bernhard Lachenmayr

2 Gutachterliche Prüfung der Sehfunktionen 13
Gerold Kolling, Bernhard Lachenmayr, Patrick Vivell und Hans Brandl

3 Prüfung auf Simulation, Aggravation und Dissimulation 91
Bernhard Lachenmayr und Helmut Wilhelm

Teil II Eignungsbegutachtung

4 Straßenverkehr 113
Bernhard Lachenmayr

5 Schiffsverkehr 167
Karl-Ludwig Elze

6 Flugverkehr 195
Jörg Frischmuth

7 Bahnverkehr 223
Uwe Kraffel

8 Berufliche Eignung 229
Klaus Rohrschneider

Teil III Gutachten im Sozialwesen und der Versicherung

9 Gesetzliche Unfallversicherung (GUV) 241
Frank Tost, Bernhard Lachenmayr und Gernot Freißler

10 Gesetzliche Rentenversicherung (GV) 291
Bernhard Lachenmayr

11	**Private Unfallversicherung**	297
	Frank Tost, Gerold Kolling und Bernhard Lachenmayr	
12	**Begutachtung im Schwerbehindertenrecht und sozialen Entschädigungsrecht**....................................	369
	Klaus Rohrschneider	
13	**Blindheitsbegutachtung**	397
	Klaus Rohrschneider	

Stichwortverzeichnis... 425

Herausgeber- und Autorenverzeichnis

Über den Herausgeber

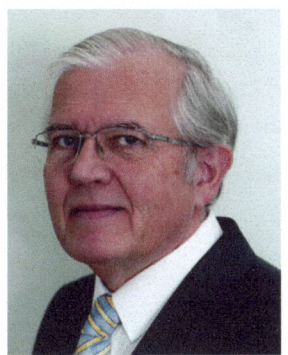

Prof. Dr. Dr. med. Bernhard Lachenmayr niedergelassener Augenarzt in München (www.prof-lachenmayr.de), Sprecher der gemeinsamen Verkehrskommission der Deutschen Ophthalmologischen Gesellschaft (DOG) und des Berufsverbandes der Augenärzte Deutschlands (BVA), Vorstandsmitglied der Deutschen Gesellschaft für Verkehrsmedizin (DGVM).

Autorenverzeichnis

Hans Brandl Fürstenfeldbruck, Deutschland

Karl-Ludwig Elze Hamburg, Deutschland

Gernot Freißler Bamberg, Deutschland

Jörg Frischmuth Köln, Deutschland

Gerold Kolling Heidelberg, Deutschland

Uwe Kraffel Berlin, Deutschland

Bernhard Lachenmayr München, Deutschland

Klaus Rohrschneider Ophthalmologische Rehabilitation und seltene Augenerkrankungen Univ.-Augenklinik Heidelberg, Heidelberg, Deutschland

Frank Tost Klinik und Poliklinik für Augenheilkunde, Universitätsmedizin Greifswald, Greifswald, Deutschland

Patrick Vivell Augenzentrum Bruchsal, Bruchsal, Deutschland

Helmut Wilhelm Universität Tübingen, Tübingen, Deutschland

Abkürzungsverzeichnis

ABG	Allgemeine Bedingungen
AGB	Allgemeine Geschäftsbedingungen
AHP	Anhaltspunkte für die ärztliche Gutachtertätigkeit
ALK	Argon-Laser-Koagulation
AMC	Aeromedical Center; Acceptable Means of Compliance
AMD	Altersabhängige Makuladegeneration
AME	Aeromedical Examiner
AQ	Anomalquotient
ArbMedVV	Verordnung zur arbeitsmedizinischen Vorsorge
ArbschG	Arbeitsschutzgesetz
asb	Apostilb (veraltete Einheit)
AUB	Allgemeine Unfallversicherungsbedingungen
AVB	Allgemeine Versicherungsbedingungen
AVG	Allgemeines Verwaltungsverfahrensgesetz
B. a.	Basis außen
BaFin	Bundesanstalt für Finanzdienstleistungsaufsicht
BAP	Bildschirmarbeitsplatz
BASt	Bundesanstalt für Straßenwesen
BayBlindG	Bayerisches Blindengeldgesetz
BBW	Berufsbildungswerk
BES	Binokulares Einfachsehfeld
BFW	Berufsförderungswerk
BG	Berufsgenossenschaft
BGB	Bürgerliches Gesetzbuch
BGBl	Bundesgesetzblatt
BG-GOÄ	Gebührenordnung der Berufsgenossenschaften
BGH	Bundesgerichtshof
B. i.	Basis innen
BildscharbV	Bildschirmarbeitsverordnung
bin	Binokular

BMAS	Bundesministerium für Arbeit und Soziales
BMBVS	Bundesministerium für Verkehr, Bau- und Stadtentwicklung
BSG	Bundessozialgericht
BSHG	Bundessozialhilfegesetz
BU	Berufsunfähigkeit
BUK	Bundesverband der Unfallkassen
BVA	Berufsverband der Augenärzte Deutschlands
BVerwG	Bundesverwaltungsgericht
BVG	Bundesversorgungsgesetz
c. c.	Cum correctione
CIE	Commission Internationale de l'Éclairage (Internationale Beleuchtungskommission)
CL	Kontaktlinsen
CRD	Comment Response Documents
cyl	Zylindrisch
DGUV	Deutsche Gesetzliche Unfallversicherung
DOG	Deutsche Ophthalmologische Gesellschaft
DVLuftVZO	Durchführungsverordnung Luftverkehrszulassungsordnung
EASA	European Aviation Safety Agency
ERG	Elektroretinogramm
ESARR	Eurocontrol Safety Regulatory Requirements (Eurocontrol-Sicherheitsanforderungen)
EStG	Einkommenssteuergesetz
EU	Erwerbsunfähigkeit
EWG	Europäische Wirtschaftsgemeinschaft
FeV	Fahrerlaubnisverordnung
FeVÄndV	Änderungsverordnung der Fahrerlaubnisverordnung
FrACT	Freiburg Visual Acuity Test (Freiburger Visustest)
ft	Farbtüchtig
fu	Farbuntüchtig
FZ	Fingerzählen
GdB	Grad der Behinderung
GDV	Gesamtverband der Deutschen Versicherungswirtschaft
GHBG	Gesetz über die Hilfen für Blinde und Gehörlose
GOÄ	Gebührenordnung für Ärzte
GRV	Gesetzliche Rentenversicherung
GS	Gelbschraube
GUV	Gesetzliche Unfallversicherung
GVBl.	Gesetz- und Verordnungsblatt
HamGVbL	Hamburgisches Gesetz- und Verordnungsblatt
HB	Handbewegungen
HFA	Humphrey-Field-Analyzer

HmbBlinGG	Hamburgisches Blindengeldgesetz
H.R.R.-Test	Hardy-Ritter-Rand-Test
HVBG	Hauptverband der gewerblichen Berufsgenossenschaften
IG	Invaliditätsgrad
IOL	Intraokularlinse
JAA	Joint Aviation Authorities (europäische Luftfahrtbehörde)
JAR-FCL	Joint Aviation Requirements – Flight Crew License
JVEG	Justizvergütungs- und -entschädigungsgesetz
KoRil	Konzernrichtlinie (Bahn)
L	Leuchtdichte
LA	Linkes Auge
LAPL	Light Aircraft Pilot License
LASIK	Laser-in-situ-Keratomileusis
LBlGG, LBliGG, LBlindenGG, LBlindG	Landesblindengeldgesetz
LG	Landgericht
LPflGG	Landespflegegeldgesetz
LSG	Landessozialgericht
LUE	Lichtunterschiedsempfindlichkeit
MdE	Minderung der Erwerbsfähigkeit
MdG	Minderung der Gebrauchsfähigkeit
mon	Monokular
MPU	Medizinisch-psychologische Untersuchungsstelle
MRT	Magnetresonanztomogramm
MS	Mischungsschraube
OCR	Optical Character Recognition (Texterkennung)
OKN	Optokinetischer Nystagmus
OLG	Oberlandesgericht
pdpt	Prismendioptrien
PUV	Private Unfallversicherung
RA	Rechtes Auge
RVO	Reichsversicherungsordnung
s. c.	Sine correctione
SF	Short-Term Fluctuation (Kurzzeitfluktuation)
SGB	Sozialgesetzbuch
Sktl	Skalenteile
SMBG	Süddeutsche Metall-Berufsgenossenschaft

sph	Sphärisch
StGB	Strafgesetzbuch
StVG	Straßenverkehrsgesetz
StVZO	Straßenverkehrszulassungsordnung
TFT	Thin Film Transistor (Dünnfilmtransistor)
ThürBliGG	Thüringer Blindengeldgesetz
UStG	Umsatzsteuergesetz
UV	Unfallversicherung
UV-GOÄ	Gebührenordnung der gesetzlichen Unfallversicherung
VBG	Verwaltungs-Berufsgenossenschaft
VECP	Visuell evozierte kortikale Potenziale
VEP	Visuell evozierte Potenziale
VersMedV	Versorgungsmedizinverordnung
VG	Verwaltungsgericht
VION	Vordere ischämische Optikusatrophie
VVaG	Versicherungsverein auf Gegenseitigkeit
VVG	Versicherungsvertragsgesetz
WfB	Werkstatt für behinderte Menschen
WV	Wiedervorstellung
ZBPflG	Zivilblindenpflegegeldgesetz
ZDv	Zentrale Dienstvorschrift (Bundeswehr)
ZPO	Zivilprozessordnung

Teil I
Grundlagen der augenärztlichen Begutachtung

Grundprinzipien des augenärztlichen Gutachtens

Bernhard Lachenmayr

Inhaltsverzeichnis

1.1 Gutachterliche Fragestellungen 4
1.2 Formale Aspekte der Begutachtung 5
1.3 Der Status des augenärztlichen Gutachters 6
1.4 Aufbau und Bestandteile eines Gutachtens 7
1.5 Untersuchungen und Befunde im augenärztlichen Gutachten. 10

Zum augenärztlichen Gutachten gehören immer drei: **ein Patient, ein Auftraggeber und ein Gutachter.** Oftmals ist der Patient selbst der Auftraggeber für das Gutachten, z. B. im Rahmen der Fahreignungsbegutachtung für den Straßenverkehr oder bei beruflichen oder schulischen Bescheinigungen. In vielen Fällen treten jedoch Behörden, Gerichte, Berufsgenossenschaften oder Versicherungen als Auftraggeber auf, die den Gutachtenauftrag erteilen.

In jedem Falle gilt der Grundsatz: Wer bezahlt, erhält das Gutachten. Dies bedeutet, dass **immer** der Auftraggeber das Gutachten als Erster in die Hände bekommt. In der Regel kann dem Patienten Zugang zu einer Kopie des Gutachtens ermöglicht werden, allerdings nur **indirekt** über den Auftraggeber, nicht direkt vonseiten des Gutachters. In diesem Fall muss der Gutachter seine Zustimmung erklären, dass das Gutachten an den Patienten weitergegeben werden darf. Er selbst darf das Gutachten dem Patienten aber nicht unmittelbar aushändigen.

B. Lachenmayr (✉)
München, Deutschland
E-Mail: prof.dr.b.lachenmayr@t-online.de

© Der/die Autor(en), exklusiv lizenziert an Springer-Verlag GmbH, DE, ein Teil von Springer Nature 2025
B. Lachenmayr (Hrsg.), *Begutachtung in der Augenheilkunde*,
https://doi.org/10.1007/978-3-662-69737-5_1

▸ Das augenärztliche Gutachten wird grundsätzlich dem Auftraggeber zugestellt, also demjenigen, der den Gutachtenauftrag erteilt und das Gutachten bezahlt!

1.1 Gutachterliche Fragestellungen

Es gibt zahlreiche Fragestellungen, die im Rahmen der augenärztlichen Begutachtung beantwortet werden müssen. Tab. 1.1 gibt einen Überblick über die verschiedenen Begutachtungsbereiche.

Am häufigsten sind sicherlich Gutachten im Rahmen der **Fahreignungsbegutachtung** für den Straßenverkehr sowie für die anderen Verkehrsbereiche Flug-, Schiffs- und Schienenverkehr (Kap. 4, 5, 6, 7). Von den Ämtern für Familie und Soziales kommen des Weiteren Anfragen im Rahmen des **sozialen Entschädigungsrechtes** und der **Blindheitsbegutachtung** (Kap. 12 und 13). Ebenfalls wichtige Bereiche der Begutachtung umfassen die **gesetzliche Unfallversicherung** (Kap. 9), die **privateUnfallversicherung**

Tab. 1.1 Begutachtungsbereiche in der Augenheilkunde

Bereich	Auftraggeber	Grundsätzliche Fragestellung	Kapitel in diesem Buch
Fahreignungsbegutachtung	Patient	Fahreignung?	Kap. 4,5,6,7
Schwerbehindertenwesen, soziales Entschädigungsrecht	Ämter für Familie und Soziales	Grad der Behinderung?	Kap. 12
Versorgungswesen, Blindheitsbegutachtung	Ämter für Familie und Soziales	Blindheit im Sinne des Gesetzes?	Kap. 13
Gesetzliche Unfallversicherung	Berufsgenossenschaften	Unfallschaden? Minderung der Erwerbsfähigkeit?	Kap. 9
Private Unfallversicherung	Versicherungen	Unfallschaden? Minderung der Gebrauchsfähigkeit?	Kap. 11
Gesetzliche Rentenversicherung	Ämter für Familie und Soziales	Erwerbsunfähigkeit? Berufsunfähigkeit?	Kap. 6
Begutachtung zur Berufseignung	Arbeitgeber	Berufliche Eignung?	Kap. 10
Feststellung einer Berufskrankheit	Berufsgenossenschaften	Berufskrankheit?	Kap. 9
Gerichtliches Gutachten	Gericht	Unfallfolgen? Schuldfähigkeit?	Kap. 4, 5, 6, 7, 8, 9, 10,11, 12 und 13 je nach Fragestellung

(Kap. 11) und die **gesetzliche Rentenversicherung** (Kap. 10). Im Rahmen der gesetzlichen Unfallversicherung und der privaten Unfallversicherung geht es um die Feststellung eines Unfallschadens, entweder hinsichtlich der Minderung der Erwerbsfähigkeit (MdE) für den Bereich der gesetzlichen Unfallversicherung oder hinsichtlich der Minderung der Gebrauchsfähigkeit (MdG) für den Bereich der privaten Unfallversicherung.

Die oft zentrale Frage im Rahmen von Unfallgutachten für die gesetzliche Unfallversicherung ist dabei, ob die vom Betroffenen durchgeführte berufliche Tätigkeit noch weitergeführt werden kann, ob es z. B. weiterhin möglich ist, Arbeiten an gefährlichen rotierenden Maschinen durchzuführen oder Arbeiten auf hohen Leitern und Gerüsten zu verrichten (Kap. 9).

Neben diesen Hauptbereichen der Begutachtung muss sich der gutachterlich tätige Augenarzt auch mit **Fragen zur beruflichen Eignung** befassen. Häufig wird etwa gefragt, ob ein junger, farbsinngestörter Mann in der Lage ist, den Beruf des Elektrikers oder Mechatronikers zu erlernen. Farbsinnstörungen sind auch bei der Erlernung vieler Berufe im grafischen Gewerbe von Bedeutung (Kap. 8). Gelegentlich wird der Gutachter des Weiteren mit der Fragestellung konfrontiert, ob eine Berufskrankheit vorliegt: Im augenärztlichen Bereich wäre z. B. das Auftreten von Kontaktallergien oder die Kataraktentwicklung durch Infrarotstrahlung (der sog. Glasbläserstar) zu nennen. Chemisch-toxische Einwirkungen an Chemiearbeitsplätzen oder im Rahmen von Chemieunfällen können Schäden am visuellen System verursachen, die den Charakter einer Berufskrankheit tragen können (Kap. 9).

Schließlich kann auch das Gericht als Auftraggeber auftreten; hier kann ein Gutachten zur Klärung der Kausalität von Unfallfolgen sowie der Schuldfähigkeit beitragen (Kap. 4, 5, 6, 7, 8, 9, 10, 11, 12 und 13 je nach Fragestellung).

▶ Im Einzelfall muss sich der Gutachter Zugang zu den entsprechenden rechtlichen Vorschriften verschaffen, um kompetent in der Lage zu sein, sein Gutachten zu erstellen.

1.2 Formale Aspekte der Begutachtung

1.2.1 Ablehnen eines Gutachtens

Grundsätzlich kann der Gutachter jedes Gutachten ohne Angabe von Gründen ablehnen. **Ausnahme:** Das Gericht kann einen Gutachter zwingend verpflichten; hier kann er nur bei triftigen Gründen (Gesundheit, Verwandtschaft etc.) die Erstellung des Gutachtens ablehnen.

1.2.2 Einladung des Patienten

Bei den Berufsgenossenschaften und gelegentlich auch bei Versicherungen gibt es Formulare für die Einladung zur Begutachtung. Bei Gericht gibt es Vordrucke zum Vorladen des Patienten, sonst kann dies in freier Form geschehen.

▶ **Praxistipp** Wichtig ist, dass bereits in der Einladung darauf hingewiesen wird, dass sich der Patient vor der Begutachtung ausweisen muss!
Ausweisen kann sich der Patient mit einem Personalausweis oder Reisepass.

1.2.3 Fristen

Die Fristen zur Erstellung eines Gutachtens variieren je nach Auftraggeber. Sofern es einheitliche Regelungen gibt, sind sie in den jeweiligen Kapiteln aufgeführt. Die Fristen sind grundsätzlich einzuhalten, v. a. bei den Berufsgenossenschaften und den Gerichten. Andernfalls kann die Berufsgenossenschaft den Gutachtenauftrag wieder entziehen. Auch weitergehende strafrechtliche Konsequenzen sind denkbar, werden aber praktisch nur selten umgesetzt. Bei gerichtlichen Gutachtenaufträgen ist peinlich genau auf eine fristgerechte Erstellung zu achten, da der Gutachter sonst polizeilich zum Gerichtstermin „abgeholt" werden kann.

▶ Sollte der Gutachter nicht in der Lage sein, das Gutachten fristgerecht abzuliefern, so muss er den Auftrag mit einer stichhaltigen Begründung zurückweisen.

1.3 Der Status des augenärztlichen Gutachters

Die Erstellung eines augenärztlichen Gutachtens ist eine verantwortungsvolle Aufgabe. Durch die Stellung des Gutachters zwischen Patient und dem Auftraggeber kann für den Arzt ein schwieriges Spannungsfeld entstehen (Abb. 1.1). Auch wenn es dem Arzt naheliegen mag, seinem Patienten zu helfen, sprechen gewichtige Gründe dagegen, für die eine oder die andere Seite Partei zu ergreifen.

▶ **Wichtig**
- Der Arzt trägt Verantwortung gegenüber der Öffentlichkeit, dem Patienten und dem Auftraggeber.
- Bei einer Nachbegutachtung oder einer gerichtlichen Überprüfung des Gutachtens muss der Gutachter in der Lage sein, seine Position fachlich zu vertreten.
- Parteiische Gutachten untergraben die fachliche Autorität des Gutachters sowohl gegenüber seinem Patienten als auch gegenüber dem Auftraggeber.

1 Grundprinzipien des augenärztlichen Gutachtens

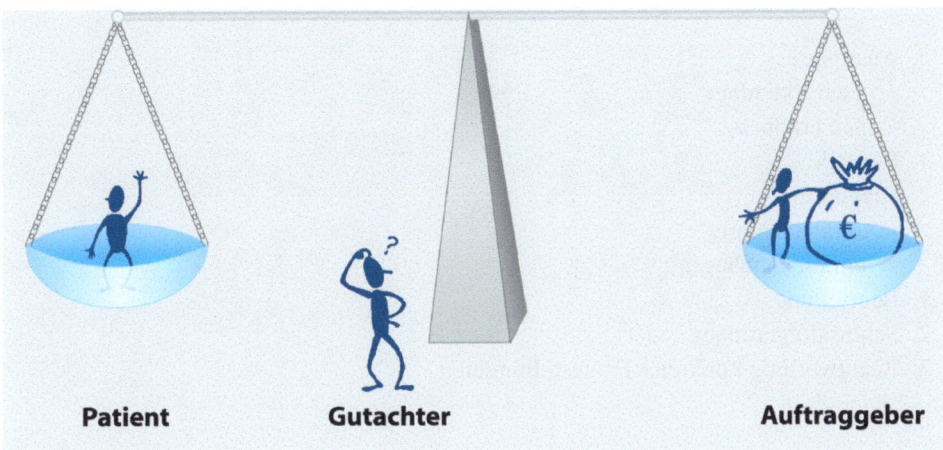

Abb. 1.1 Stellung des Gutachters zwischen Patient und Auftraggeber

Es ist daher dringend zu empfehlen, alle Interessen der beiden Parteien hinten anzustellen, den Befund **unvoreingenommen** zu bewerten und unter Anlegung der allgemein üblichen Maßstäbe und Richtlinien zu einem objektiven Urteil zu gelangen.

Wichtige Hilfsmittel für diese Aufgabe sind Empfehlungen der Deutschen Ophthalmologischen Gesellschaft (DOG), des Berufsverbandes der Augenärzte Deutschland (BVA) sowie der Berufsgenossenschaften. Verweise und Tipps zur praktischen Umsetzung derselben finden sich in den entsprechenden Kapiteln dieses Buches.

Prinzipiell kann der Gutachter bei der Beurteilung selbst von diesen gängigen Regelwerken und Empfehlungen abweichen, muss allerdings dann in der Lage sein, dies hinreichend umfassend und sachlich zu begründen.

▶ Der augenärztliche Gutachter ist in seiner Urteilsbildung frei und nur seinem Gewissen und Sachverstand verpflichtet.

1.4 Aufbau und Bestandteile eines Gutachtens

Ein ophthalmologisches Gutachten besteht aus folgenden Komponenten:

Bestandteile eines Gutachtens
1. Adressat/Auftraggeber
2. Aktenzeichen

> 3. Anamnese
>   – nach Aktenlage
>   – neu erhoben
> 1. Befunde
> 2. Diagnosen
>   – unfallabhängig
>   – unfallunabhängig
> 1. Beurteilung
> 2. Schlussfolgerungen
> 3. Beantwortung konkreter Fragestellungen

Neben dem Adressaten und dem Auftraggeber muss insbesondere das Aktenzeichen aufgeführt werden, damit der Empfänger des Gutachtens die richtige Zuordnung treffen kann.

▶ **Praxistipp** Beim Aktenzeichen empfiehlt es sich, alle Komponenten detailliert mit Namenskennzeichen und Unfallversicherungsnummer etc., wie im Auftrag ausgeführt, zu wiederholen, um unnötige Rückfragen zu vermeiden.

Es folgt dann als wichtiger Einführungsteil des Gutachtens die **Anamnese,** wobei zuerst die Anamnese aus der **Aktenlage** zusammengefasst werden sollte. Wenn bereits umfangreiche Vorgutachten existieren, kann natürlich auf diese Bezug genommen werden. Wenn kein Vorgutachten existiert, sollte der Gutachter den kompletten Aktenstapel durchsehen, eine Anamnese nach Aktenlage erstellen und diese klar abgrenzen von der **Anamnese, die im Rahmen der Begutachtung selbst erhoben wird.** Dabei sollte das zur Diskussion stehende Unfallgeschehen oder der Krankheitsverlauf immer **neu erfragt** werden:
Es sollten Details des Hergangs und Ablaufs zur Vorgeschichte und zum Verlauf vom Patienten erfragt werden, um mögliche Differenzen zu Vorgutachten und Vermerken im Aktenmaterial aufzudecken. Vor allem muss hinterfragt werden, ob vor einem Unfallereignis bereits Erkrankungen oder Sehstörungen bestanden haben:

- Haben bereits **vor dem Unfallereignis** Sehstörungen und/oder Erkrankungen bestanden?
- Wenn ja, in welchem Umfang?
- Existieren **Vorbefunde** aus jener Zeit?

▶ Die Erfragung von Vorbefunden ist von kardinaler Wichtigkeit, um Vorschäden vom eigentlichen Unfallschaden zu differenzieren!

1 Grundprinzipien des augenärztlichen Gutachtens

Es kann angeregt werden, dass der Patient Kontakt zu früheren Augenärzten aufnimmt und versucht, alte Befunde aus der Zeit vor dem Unfallereignis beizubringen.

Ein weiterer wichtiger Punkt ist das Erfragen der **subjektiv erlebten** persönlichen Beschwerden und Probleme seit dem Unfallereignis:

- Welche Beschwerden stehen im Vordergrund?
- Was plagt den Patienten am meisten?
- Sind die Beschwerden unmittelbar nach dem Unfall aufgetreten oder erst in der Folgezeit?
- Hat sich das Beschwerdebild gebessert, ist es gleich geblieben, ist es schlechter geworden?
- Sind neue Beschwerden hinzugekommen?

Diese Anamnese muss sehr differenziert und ausführlich erhoben werden und sollte vom Untersucher nicht gesteuert werden.

▶ Der Patient darf nicht den Eindruck gewinnen, dass der Untersucher bereits genau über das Geschehene informiert ist und durch gezielte Fragen die Antworten des Patienten beeinflusst.

Der Gutachter muss vielmehr versuchen, herauszufinden, was von den geklagten Beschwerden tatsächlich ursächlich im Zusammenhang mit dem Unfallereignis steht und was durch zufälliges zeitliches Zusammentreffen hinzugekommen ist. Es ist ganz natürlich, dass jeder Patient bzw. jeder Verunfallte dazu tendiert, Probleme und Sehstörungen, die zeitlich nach einem Unfall auftreten, in kausalen Zusammenhang mit diesem Unfall zu bringen. Dabei ist es nicht selten, dass z. B. der natürliche Beginn der Presbyopie mit einem Unfall in Zusammenhang gebracht wird, der sich wenige Jahre zuvor ereignet hat.

> **Komponenten einer Gutachten-Anamnese**
> - Anamnese nach Aktenlage
> - Anamnese zum Unfallgeschehen, neu erhoben
> - Anamnese zu Verlauf und Folgebeschwerden, neu erhoben

Auf die Anamnese folgt die Darlegung der ophthalmologischen **Befunde** (Abschn. 1.5), einschließlich der Ergebnisse von Spezialuntersuchungen.

Daran anschließend sollte eine Auflistung aller **Diagnosen** erfolgen, am besten fortlaufend nummeriert.

▶ **Praxistipp** Es empfiehlt sich, bei Unfallgutachten zunächst die Diagnosen aufzuführen, die auf das Unfallereignis zurückzuführen sind, und dann diejenigen Diagnosen **separat** aufzulisten, die als **unfallunabhängige** Nebenbefunde zu bewerten sind. So erhält man eine übersichtliche Grundlage für die anschließende Beurteilung und Schlussfolgerung.

Am Ende erfolgt die allgemeine **Beurteilung,** die Darlegung von Schlussfolgerungen und, wenn der Auftraggeber – was gerade bei Versicherungen und Berufsgenossenschaften häufig der Fall ist – eine längere Liste von konkreten Fragen formuliert hat, das Abarbeiten dieser Fragenliste.

▶ **Praxistipp** Hierbei ist es empfehlenswert, zunächst den exakten Wortlaut der Frage komplett zu wiederholen und dann unter Verweis auf die vorangegangenen Anteile des Gutachtens die Fragen nochmals im Detail zu beantworten, auch wenn sich hierbei Wiederholungen ergeben. Dies erspart Rückfragen vonseiten des Auftraggebers.

1.5 Untersuchungen und Befunde im augenärztlichen Gutachten

Welche augenärztlichen Befunde im Einzelnen ins Gutachten aufgenommen werden müssen, hängt von der Fragestellung und vom Umfang des Gutachtens ab (spezifische Angaben finden sich in den jeweiligen Kapiteln im Gutachtenteil dieses Buches). Oftmals ist ein sog. **großes Gutachten** gefordert, das in der Regel folgende Befunde umfasst:

Befunde im „großen Gutachten"
- Visus s.c. mon/bin; F/N
- Visus c.c. mon/bin; F/N (bisherige Brille und optimal korrigiert)
- Scheitelbrechwerte der verwendeten Brillen/CL
- Objektive Refraktion
- Hornhautradien
- Binokularstatus: Phorie, Stereosehen, Motilität, binokulares Einfachsehfeld (BES)
- Vordere Augenabschnitte
- Gonioskopie
- Fundus
- Gesichtsfeld kinetisch nach Goldmann (III/4 mon/bin sowie zusätzlich I/4, I/3, I/2 und I/1)
- Gesichtsfeld statisch am Automaten mit geeignetem Programm (z. B. Führerscheingutachtenprogramm, 30-Schwelle, Makula)

1 Grundprinzipien des augenärztlichen Gutachtens

Grundlegend wichtig ist die Angabe der unkorrigierten und korrigierten **Sehschärfe**, geprüft mit Landolt-Ringen, monokular **und binokular** (!!!). Die Prüfung der binokularen Sehschärfe ist entscheidend wichtig, da sie z. B. bei der Bewertung der MdE im Rahmen der gesetzlichen Unfallversicherung herangezogen wird. Es empfiehlt sich, bei der korrigierten Sehschärfe die erzielten Werte mit der getragenen Brille aufzuführen und zusätzlich die erzielten Werte mit der optimalen aktuellen Refraktion, die im Rahmen der Untersuchung bestimmt wurde. Dann muss die objektive Refraktion dokumentiert werden, die Hornhautradien sollten gemessen werden und auch die Scheitelbrechwerte aller verwendeten Brillen. Der Binokularstatus umfasst die Prüfung auf Heterophorie und Strabismus, das Stereosehen und die Augenmotilität.

Bei auffälligen Befunden oder entsprechender Fragestellung kann die Erhebung weiterer Befunde nötig sein, z. B. Amsler-Test, Hornhauttopometrie, weitergehende Untersuchungen an der Tangententafel nach Harms oder die Prüfung des binokularen Einfachsehfeldes (BES; Abschn. 2.3). Falls erforderlich, muss ein differenzierter **orthoptischer Status** erhoben werden, einschließlich Messung der Fusionsbreite für Ferne und Nähe.

Es folgt dann der ophthalmologische Status mit Beurteilung der Vorderabschnitte, des Kammerwinkels und des Augenhintergrundes beider Augen.

▶ **Praxistipp** Für ein Gutachten sollte der Fundus möglichst in Mydriasis untersucht werden.
  Ausnahmen:
  - Enger Kammerwinkel
  - Noch fehlende subjektive Refraktionsbestimmung
  - Notwendige Durchführung perimetrischer Untersuchungen

Bei speziellen Fragestellungen, wie z. B. Sehnervenerkrankungen, posttraumatischer Optikusschädigung oder Glaukom, sollte auf die bildgebenden Verfahren der Papillentopometrie, Nervenfaserschichtanalyse und Analyse der peripapillären und perimakulären Mirkozirkulation (OCT-Angiografie) zurückgegriffen werden, um eine objektive Dokumentation zu erhalten.

Bei Bedarf sollte eine Fluoreszenzangiografie oder Indozyaningrünangiografie durchgeführt werden, ggf. auch eine Ultraschalluntersuchung.

Ein weiterer wichtiger funktioneller Bereich, der obligat zum großen Gutachten gehört, ist die Bewertung des **Gesichtsfeldes**. Für die gutachterliche Bewertung hat dabei grundsätzlich die manuell-kinetische Methode nach Goldmann Vorrang vor der statischen Perimetrie am Automaten (Abschn. 2.2). Die Prüfung des Gesichtsfeldes am Perimeter nach Goldmann oder einem Goldmann-äquivalenten Gerät (ggf. auch ein von der DOG zugelassener Automat mit manueller Steuerung der Prüfmarke) hat mit der Prüfmarke III/4 für die Außengrenzen zu erfolgen.

Nachfolgend sollten die Marken I/4 und ggf. noch weitere Prüfmarken (I/3, I/2, I/1) untersucht werden, es sei denn, das zentrale Gesichtsfeld wird mit dem Automaten geprüft. Eine komplette Gutachtensequenz am Goldmann-Perimeter umfasst also die Marken III/4, I/4, I/3, I/2 und I/1. Zusätzlich zur kinetischen Prüfung am Perimeter nach

Goldmann oder einem Goldmann-äquivalenten Gerät sollte jedoch idealerweise eine Prüfung am automatischen Perimeter durchgeführt werden, da damit eine sehr viel genauere Aussage über das zentrale Gesichtsfeld möglich ist. Hierbei kommt entweder ein 30°-Schwellen-Programm, ein Makulaschwellenprogramm oder ein Übersichtstest für das gesamte Gesichtsfeld infrage (Abschn. 2.2).

Je nach Befund und/oder Fragestellung können weitere Spezialuntersuchungen sinnvoll oder notwendig sein, z. B. eine Exophthalmometrie nach Hertel, die Messung der Akkommodationsbreite, der Haitz-Test zur Prüfung des zentralen Gesichtsfeldes mittels kleiner farbiger Prüfmarken, die Prüfung des **Farbensehens** mit pseudoisochromatischen Tafeln (z. B. Ishihara oder Velhagen) und/oder am Anomaloskop nach Nagel oder einem automatischen gleichwertigen Anomaloskop (Abschn. 2.6).

Gerade im Rahmen der Fahreignungsbegutachtung, aber auch bei vielen anderen gutachterlichen Fragestellungen ist die Prüfung von **Dämmerungssehvermögen** und **Blendempfindlichkeit** mit einem geeigneten Gerät, das gutachterliche Aussagen zulässt, obligat (Abschn. 2.5).

Bei Verdacht auf Aggravation oder Simulation bringt ein Mustersequenz-VECP (visuell evozierte kortikale Potenziale) mit Verwendung unterschiedlicher Reizmustergrößen wichtige Hinweise, um mögliche Seitendifferenzen zwischen rechtem und linkem Auge zu belegen und nachzuvollziehen, ob die objektiven Angaben des Patienten hinsichtlich der Sehschärfe wenigstens größenordnungsmäßig mit dem übereinstimmen, was erfahrungsgemäß mit einem Mustersequenz-VECP vereinbar ist. Ebenfalls hilfreich ist in diesem Fall die Prüfung der Sehschärfe mit dem Interferometer oder der Nystagmustrommel nach Kotowsky sowie die Prüfung am Zeiss-Polatest E, der es erlaubt, geräuschlos und damit für den Probanden unbemerkt die Polarisation der Sehzeichen und damit die Zuordnung zum gerade geprüften Auge zu wechseln (Kap. 3).

Zum Schluss dieses Kapitels eine große Bitte und ein dringender Appell an alle Kolleginnen und Kollegen in Praxis und Klinik:

Begutachtungssituationen sind oftmals die ersten und z. T. auch für viele Jahre einzigen Berührungspunkte mit den betroffenen Patienten. Diese Chance gilt es zu nutzen! Unfallmeldungen für die Berufsgenossenschaften sind oftmals die einzigen Daten, aus denen bei späteren Schadensfällen rekonstruiert werden kann, wie der frühere Zustand der Augen bzw. des visuellen Systems gewesen ist. In jedem Fall sollten daher im Rahmen von Unfallmeldungen die aktuelle Refraktion, der Visus s.c. und c.c., der Augendruck sowie der Vorderabschnittsbefund und der Fundusbefund beider Augen vermerkt werden.

▶ Bitte füllen Sie bei **allen** berufsgenossenschaftlichen Unfällen, **auch bei sog. Bagatellunfällen** wie einem Hornhautfremdkörper oder einer banalen Hornhautverätzung, den Unfallaufnahmebogen **differenziert und vollständig** aus, da er oftmals die einzige Basis für die spätere Bewertung der Unfallfolgen darstellt!

Gutachterliche Prüfung der Sehfunktionen

Gerold Kolling, Bernhard Lachenmayr, Patrick Vivell und Hans Brandl

Inhaltsverzeichnis

2.1	Sehschärfe	1
2.2	Gesichtsfeld	12
2.3	Binokularsehen und Motilität	33
2.4	Stereosehen	45
2.5	Dämmerungssehvermögen und Blendempfindlichkeit	48
2.6	Farbensehen	56
Literatur		76

2.1 Sehschärfe

G. Kolling und B. Lachenmayr

G. Kolling
Heidelberg, Deutschland

B. Lachenmayr (✉)
München, Deutschland
E-Mail: prof.dr.b.lachenmayr@t-online.de

P. Vivell
Augenzentrum Bruchsal, Bruchsal, Deutschland
E-Mail: patrick.vivell@augen-vivell.de

H. Brandl
Fürstenfeldbruck, Deutschland

© Der/die Autor(en), exklusiv lizenziert an Springer-Verlag GmbH, DE, ein Teil von Springer Nature 2025
B. Lachenmayr (Hrsg.), *Begutachtung in der Augenheilkunde*,
https://doi.org/10.1007/978-3-662-69737-5_2

▶ Die Sehschärfe muss bei jeder gutachterlichen Untersuchung mit einzelnen Landolt-Ringen nach DIN 58220/EN ISO 8596 geprüft werden.

2.1.1 Grundlagen

Bei jedem Augenarztbesuch wird die Sehschärfe der Patienten entweder quantitativ gemessen oder qualitativ geschätzt. Obwohl sie die **kardinale Funktionsprüfung** der Augen darstellt, wird sie bei gutachterlichen Fragen oft falsch geprüft, da die überwiegende Mehrzahl der Augenärzte nur Zahlen oder Buchstaben benutzt. Solch ein Zahlenvisus ist für Eignungsfragen oder Begutachtungen aber nicht zu gebrauchen, da er nicht in allen Sehschärfebereichen dem **Landolt-Ring-Visus** entspricht. Der Visus bei Gutachten oder Eignungsfragen muss ausschließlich mit einzelnen Landolt-Ringen mit einem Abstand von 30 Winkelminuten (′) oder mehr untersucht werden. Die anderen, im täglichen Ablauf zwar praktischeren Verfahren sind nur als zusätzliche Information zu verwerten, wie Lesetexte oder Landolt-Ring-Reihen-Tafeln. Wenn die Sehschärfe nur mit Zahlen geprüft wurde, muss der Augenarzt z. B. dem Versorgungsamt mitteilen, dass diese Visuswerte für gutachterliche Zwecke nicht verwertet werden dürfen.

▶ Vorgeschriebene Reihenfolge bei der gutachterlichen Visusprüfung: Sehschärfe beider Augen einzeln ohne Korrektion, einzeln mit Korrektion und beidäugige Sehschärfe ohne und mit Korrektion.

In den meisten käuflichen Sehzeichenprojektoren sind die richtige Anzahl, die logarithmische Abstufung und die von den Herstellern zu garantierenden Prüfbedingungen bereits vorgegeben. Der Augenarzt ist für die korrekte Prüfentfernung, die **Leuchtdichtebedingungen** des Raumes und das Prüfverfahren selbst verantwortlich. Dies ist zwar alles in der DIN 58220/EN ISO 8596 genau beschrieben, aber es ist nicht notwendig, dass sich jeder Augenarzt einen Leuchtdichtemesser kauft und die Leuchtdichten einmal pro Monat kontrolliert. Am einfachsten und schnellsten ist der **Selbsttest** des Untersuchers: Wenn er mühelos seine sonst normale Sehschärfe von 1,6 bei gegebener Raumbeleuchtung und ohne Blendung erreicht, dann stimmen die Prüfbedingungen. Nur in kritischen Fällen ist die Überprüfung mit einem Leuchtdichtemesser angeraten.

Eine aktuelle Beschreibung der DIN 58220 findet sich bei Wesemann et al. (2010) und Tost et al. (2018).

Bei Arbeits- und Betriebsmedizinern entfallen in der Regel diese Eichprobleme, da sie zumeist Einblickgeräte mit konstanten physikalischen Bedingungen benutzen. Bei Verwendung von normgerechten Einblickgeräten sind die Untersuchungsergebnisse verlässlicher, weil pro Visusstufe 10 Landolt-Ringe angeboten werden. Der Augenarzt hingegen prüft in der Regel nur 5 Landolt-Ringe pro Visusstufe. Allerdings muss bei den Einblickgeräten auf die **Klarheit** der optischen Medien geachtet werden, die nicht beschlagen oder verstauben dürfen. Auch hier hilft der kritische Selbsttest des Untersuchers.

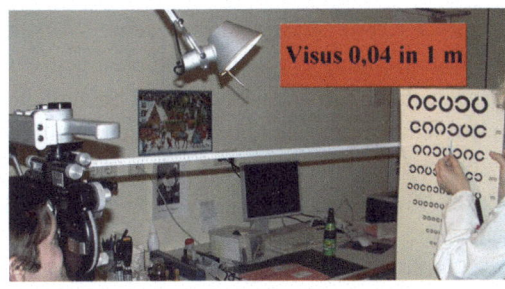

Abb. 2.1 Die Abstandsverkleinerung auf 1 m Entfernung erlaubt die Untersuchung der Sehschärfe von 0,25–0,04 mit einzelnen Landolt-Ringen

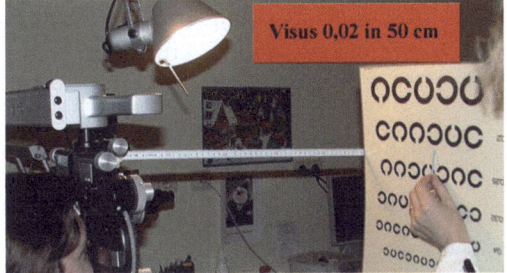

Abb. 2.2 Die Abstandsverkleinerung auf 0,5 m Entfernung erlaubt die Untersuchung der Sehschärfe von 0,125–0,02 mit einzelnen Landolt-Ringen

2.1.1.1 Prüfentfernung

Die Projektoren bieten bei niedrigen Visuswerten aus Platzgründen (meist unterhalb von 0,2) nur wenige, bei 0,08 nur einen Landolt-Ring an. Nach DIN 58220 ist aber auch für die Visuswerte von 0,2–0,02 zwingend vorgeschrieben, 5 Landolt-Ringe auf jeder Stufe anzubieten. In DIN 58220 wird empfohlen, den Abstand zwischen Patient und Testzeichen zu verringern. Sitzt der Patient neben dem Projektor, gilt der angegebene Visus. Nähert sich der Patient bei unverrücktem Projektor dem Projektionsfeld, so werden die Sehanforderungen einfacher: In der Hälfte der Entfernung bedeutet die Sehschärfe von 1,0 nur noch 0,5; in 1 m Entfernung muss der Sehschärfewert durch 5 geteilt werden: Statt 1,0 sieht er jetzt Landolt-Ringe der Visusanforderung 0,2. Je geringer die Entfernung zwischen dem Patienten und der Tafel ist, desto genauer muss die richtige Entfernung eingehalten werden (Abb. 2.1 und 2.2).

Einfacher ist es, dem Untersuchten eine **mobile Sehprobentafel** anzunähern. Dazu wird in den DIN-Vorschriften ausdrücklich aufgefordert. Die Qualitätssicherungskommission der Deutschen Ophthalmologischen Gesellschaft (DOG) hat 2010 eine sehr praktikable Hilfestellung in der entsprechenden Publikation angeboten (Wesemann et al. 2010). Eine Vorlage zum selbstständigen Ausdrucken derartiger Prüftafeln findet sich auf der Homepage der DOG unter https://www.dog.org/fuer-aerzte/leitlinien-stellungnahmen-empfehlungen/begutachtung/stellungnahmen-begutachtung/w-wesemann-u-schiefer-m-bach-neue-din-normen-zur-sehschaerfebestimmung-pdf und kann heruntergeladen werden. Damit kann eine pdf-Datei mit 5 Landolt-Ringen in den Sehschärfewerten von 0,02–0,2 ausgedruckt werden. Ein Eichstrich von 10 cm garantiert die korrekte Größe des

Drucks. Hiermit ist eine normgerechte Visusprüfung von Sehbehinderten ohne Probleme in 1 m Entfernung möglich. Bei diesen gedruckten Tafeln muss der Raum besonders hell ausgeleuchtet werden, um auf die Leuchtdichte von 80–320 cd/m² zu kommen. Dies ist zu erreichen, wenn neben der hellsten Raumbeleuchtung zusätzlich noch eine Schreibtischlampe aus näherer Entfernung die Tafeln beleuchtet.

Als Alternative können auch die Tafeln des C-Testes (Fa. Oculus) mit den Landolt-Ringen in Abständen von 17,2′ und 2,6′ benutzt werden (Abb. 2.3). Da diese Tafeln primär für die Untersuchung von Schielkindern entworfen wurden, sind nur 4 Positionen des Landolt-Ringes vorhanden. Anstelle von 3 richtigen Antworten von 5 angebotenen Landolt-Ringen müssen hier 4 richtige Antworten von 6 Landolt-Ringen gefordert werden, um die Visusstufe als richtig erkannt zu bewerten. Der Grund ist die bessere Ratechance von 1/4. Mit diesem Abbruchkriterium von 4 richtigen Antworten bei 6 Landolt-Ringen

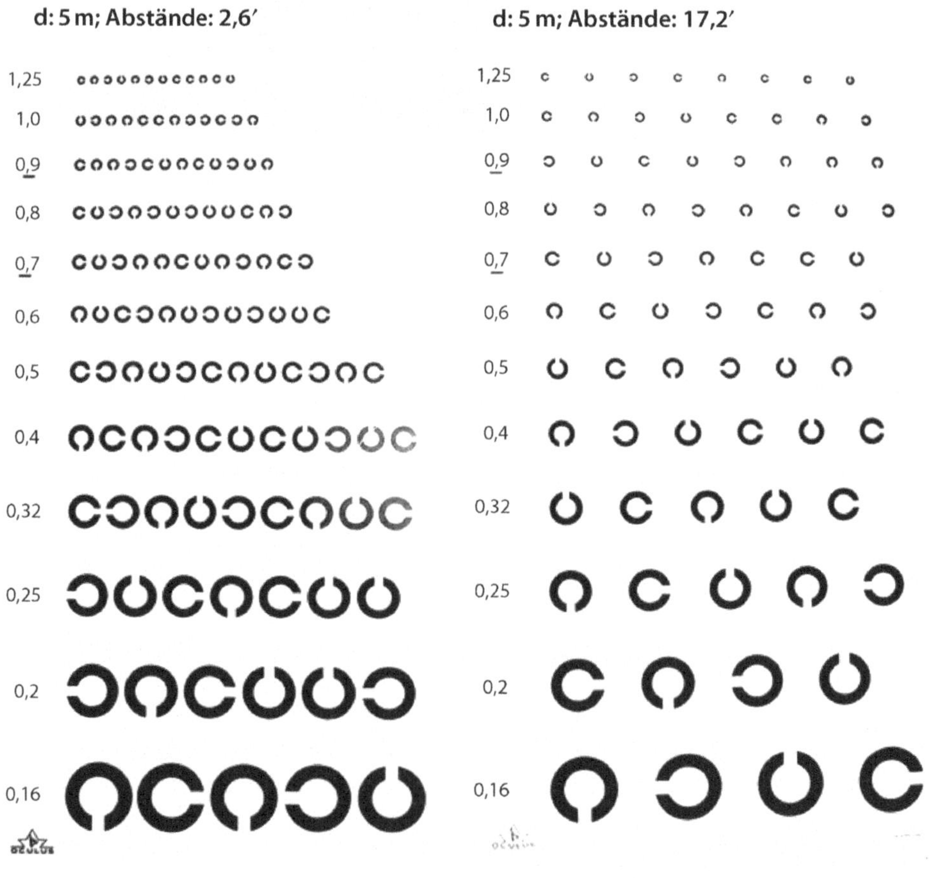

Abb. 2.3 Landolt-Ring-Reihen-Tafeln der Fa. Oculus erlauben durch die Abstandsverkleinerung eine normgerechte Prüfung der Sehschärfe bis auf 0,02. Die exakte Einhaltung des Abstandes und die ausreichend helle Beleuchtung müssen beachtet werden. *d* Entfernung, ′ Winkelminuten

liegt die korrigierte Erkennungsrate wieder bei ca. 50 % (Paliaga 1993). In 2,5 m Entfernung verdoppelt sich der Sehzeichenabstand von 17,2′ zwischen den Landolt-Ringen auf 34,4′ und die Sehschärfe wird halbiert: Sie kann von 0,6–0,2 mit 6 Landolt-Ringen geprüft werden. Mit den 2,6′-Tafeln muss auf 50 cm Abstand herangegangen werden, um die Sehschärfe von 0,25–0,02 zu prüfen. Der jetzt vorhandene Sehzeichenabstand ist mit 26′ als normgerecht anzusehen.

Der **Abstand zwischen Hornhautscheitel und Tafel** muss ganz exakt eingehalten werden, da in 1 m Prüfentfernung bereits ein 5-cm-Fehler einen Visusunterschied von 1,0 zu 1,05 und in 50 cm bereits ein 2,5-cm-Fehler diesen Unterschied ausmacht.

▶ **Praxistipp** Eine DIN-gerechte Sehschärfeprüfung mit Landolt-Ringen muss auch bei Visuswerten zwischen 0,2 und 0,05 durchgeführt werden: Hierzu können Landolt-Ringe auf Papier ausgedruckt und in Folie eingeschweißt werden oder die Tafeln mit den Landolt-Ring-Reihen der Fa. Oculus in 1 bzw. 0,5 m Entfernung benutzt werden.

Das oben erwähnte Abbruchkriterium: **3 richtig erkannte Landolt-Ringe von 5 angebotenen oder 6 richtige von 10 Landolt-Ringen** muss bei der gutachterlichen Untersuchung streng eingehalten werden: **Es ist falsch, keinen einzigen Fehler zu erlauben,** da dann bereits ein Flüchtigkeitsfehler zu einem zu schlechten Visus führen würde. Allerdings muss die Wahrscheinlichkeit hoch genug sein, dass der Proband wirklich diese Sehschärfe hat und nicht nur geraten hat. Der richtige Kompromiss liegt bei einer korrigierten Erkennungsrate von 50 %.

Hier hat die S-förmig verlaufende psychometrische Funktion ihren Wendepunkt, in dem die genaueste Übereinstimmung von subjektiven Angaben zu erreichter Sehschärfe besteht. Diese wird dadurch erreicht, dass man ca. 60 % richtige Antworten fordert: z. B. 3 richtige Antworten bei 5 angebotenen Landolt-Ringen oder 6 richtige Antworten bei 10 Landolt-Ringen (Paliaga 1993). Je mehr Landolt-Ringe geprüft werden, desto genauer kann die Sehschärfe bestimmt werden. Hier ist in den DIN-Vorschriften ein Kompromiss erreicht worden: Unter einem Visus von 0,63 werden nur 5 Landolt-Ringe pro Visusstufe und erst ab 0,8 werden 10 Landolt-Ringe gefordert.

▶ Das richtige Abbruchkriterium ist zu beachten: Wenn 3 von 5 Landolt-Ringen richtig erkannt werden, muss weiter geprüft werden. Erst wenn der Patient 3 oder mehr Fehler bei 5 Landolt-Ringen macht, wird abgebrochen. Die davor noch gelesene Visusstufe ist der erreichte Sehschärfewert.

2.1.1.2 Lesezeiten

In der klinischen Routine werden die Lesezeiten pro Landolt-Ring nicht eingeschränkt. Der Patient wird nicht selten aufgefordert, ein 2. Mal zu raten, da er nur knapp falsch geraten habe, oder eine Reihe noch einmal zu wiederholen. **Dies ist bei gutachterlichen**

Prüfungen der Sehschärfe nicht erlaubt. Bei der Sehschärfeprüfung nach DIN 58220 (Allgemeiner Sehtest) wird die Lesezeit auf maximal 10 s pro Sehzeichen begrenzt. Bei allen sonstigen gutachterlichen Visusprüfungen hingegen sollte ein flüssiges Lesen der Landolt-Ringe von ca. 1 Zeichen pro Sekunde angestrebt werden. Feste Zeitwerte sind zwar im Rahmen der Fahreignungsbegutachtung für den Straßenverkehr in der Fahrerlaubnisverordnung (FeV) nicht vorgeschrieben. In der Empfehlungsschrift von DOG und BVA zur Fahreignungsbegutachtung (2019) wird aber geraten, für jeden Patienten eine Lesezeit von 1 s pro Landolt-Ring einzuhalten. Bei Lesetexten sollte als Zielkriterium ebenfalls ein flüssiges Lesen gefordert werden. Ein stockendes Zusammensuchen einzelner Buchstaben hat nichts mit Lesefähigkeit zu tun und damit keine praktische Relevanz für den Straßenverkehr.

2.1.1.3 Prüfgenauigkeit

Einerseits ist jede **Bestätigung** falscher oder richtiger Antworten nicht erlaubt, andererseits muss der Patient im Grenzbereich dazu ermuntert werden, zügig zu raten, um auf die geforderten Fehler pro Visusstufe zu kommen. Dies ist bei Probanden, die nichts falsch machen wollen, oft mühsam. Auffallend wäre ein Patient, der nach 5 richtigen Antworten bei den nächsten Stufen immer nur 5 falsche Antworten gibt. Der Wahrscheinlichkeit nach muss ein Proband, der nichts mehr erkennen kann, einen Landolt-Ring von 8 Ringen richtig angeben, da die Ratechance 1/8 beträgt (Graef 2004).

Selbst bei bester Kooperation des Probanden und unter optimalen Prüfbedingungen ist die Sehschärfe nicht exakt auf eine Stufe reproduzierbar zu bestimmen. Bei 3 richtigen Antworten von 5 Landolt-Ringen streut die erreichte Sehschärfe entsprechend einer Gauss-Verteilung um mehr als 2 Stufen nach oben und 2 Stufen nach unten. Auch bei 6 richtigen Antworten von 10 Landolt-Ringen ist die Streuung noch erheblich! Eine wirkliche Änderung der Sehschärfe ist mit einer Wahrscheinlichkeit von 2 % erst dann gegeben, wenn sich der Visus um mehr als 2 Stufen ändert (Petersen 1993). Die nicht unerhebliche Streubreite der Ergebnisse zieht die so exakten Tabellen der privaten Unfallversicherungen in Zweifel: Wird hier nicht mit zu genauen Maßstäben geregelt? Allerdings wird in einer anderen Tabelle eine Unterteilung in nur 3 Stufen vorgeschlagen: Visus <0,1, 0,1–0,4 und >0,4. Dies scheint eine zu grobe Stufung zu sein (Tabelle der PUV im „Grauen Ordner" des BVA, Gramberg-Danielsen 2003b, a).

> **Beispiel**
>
> Bei der Fahreignungsbegutachtung kann diese natürlich vorkommende Streuung der Ergebnisse auch positiv ausgenutzt werden: Liegt die Sehschärfe des Bewerbers für die Fahrerlaubnis der Klasse B (Grenzwert bei 0,5) bei seiner ersten Visusprüfung mit Landolt-Ringen bei 0,4 und sind sonst alle anderen Befunde wie Kontrastsehen und Blendempfindlichkeit normal, kann die Sehschärfeprüfung mit 10 Landolt-Ringen noch einmal wiederholt werden.

2 Gutachterliche Prüfung der Sehfunktionen

Erreicht dann der Bewerber eine Sehschärfe von 0,5, ist der Bewerber noch als tauglich anzusehen. In diesem Fall ist eine Geschwindigkeitsbegrenzung auf 80 km/h auf Landstraßen und auf 100 km/h auf Autobahnen anzuraten, ebenso eine Kontrolluntersuchung z. B. nach 5 Jahren. ◄

In der Fahrerlaubnisverordnung von 2011, zuletzt geändert 2018 („Fahrerlaubnis-Verordnung vom 13. Dezember 2010 [BGBl. I S. 1980], die zuletzt durch Artikel 1 der Verordnung vom 3. Mai 2018 [BGBl. I S. 566] geändert worden ist") ist in der Anlage 6 unter der Ziffer 1.3 ein neuer Passus für die Fahrer der Klasse B eingefügt worden:

> Die Erteilung der Fahrerlaubnis darf in Ausnahmefällen in Betracht gezogen werden, wenn die Anforderungen an das Gesichtsfeld oder die Sehschärfe nicht erfüllt werden. In diesen Fällen muss der Fahrzeugführer einer augenärztlichen Begutachtung unterzogen werden, um sicherzustellen, dass keine anderen Störungen von Sehfunktionen vorliegen. Dabei müssen auch Kontrastsehen oder Dämmerungssehen und Blendempfindlichkeit geprüft und berücksichtigt werden. Daneben sollte der Fahrzeugführer oder Bewerber eine praktische Fahrprobe erfolgreich absolvieren. (Anlage 6, Punkt 1.3 der FeV 2011, zuletzt geändert 2018)

Diese Aufweichung der harten Grenze von 0,5 ist sehr zu begrüßen, da die Streubreite jeder Visusprüfung 2 Stufen betragen kann. Allerdings kann dies nicht bedeuten, dass ein Bewerber mit einem Visus von 0,1 auch tauglich wird (Wilhelm 2004). Für die Untersuchung des Dämmerungssehens werden Optotypen mit einem Visuswert von 0,2 unter mesopischen Leuchtdichtebedingungen benutzt, sodass zu deren Erkennen sicher eine Sehschärfe von >0,25 notwendig ist. Bei normalem Kontrastsehen und bei nicht erhöhter Blendempfindlichkeit kann demnach auch ein Bewerber mit einer Sehschärfe von 0,4 bis evtl. 0,32 tauglich sein. Eine Sehschärfe <0,32 erscheint den Autoren derzeit nicht mit einer Teilnahme am Straßenverkehr vereinbar zu sein. Eine Erleichterung für den Erwerb des Führerscheins der Klasse C ist in der neuen Anlage 6 unter der Ziffer 2.2.1 aufgeführt:

> In Einzelfällen kann unter Berücksichtigung von Fahrerfahrung und Fahrzeugnutzung der Visus des schlechteren Auges für die Klassen C, CE, C1, C1E unter 0,5 liegen, ein Wert von 0,1 darf nicht unterschritten werden. Ein augenärztliches Gutachten ist in diesen Fällen erforderlich. (Anlage 6, Punkt 2.2.1 der FeV 2011, zuletzt geändert 2018)

Damit werden die Neubewerber fast den alten Inhabern der Klasse 2 nach der StVZO von vor 1999 gleichgestellt, die weiterhin auch als einäugige Fahrer tauglich bleiben. Es sollte sichergestellt sein, dass der Bewerber als Pkw-Fahrer in der Lage ist, auch alleine mit seinem schlechteren Auge das Fahrzeug sicher abzubremsen und an den Straßenrand zu fahren. In Einzelfällen kann dem Fahrschüler und dem Fahrlehrer diese Aufgabe bei dem Fahrunterricht aufgegeben werden. Wenn beide dies als einfach und sicher durchführbar erkennen, sind die berechtigten Zweifel an dieser Aufweichung der Vorschriften aufgehoben.

2.1.2 Gutachterliche Prüfung und Befundung

Jede gutachterliche Prüfung der Sehschärfe erfolgt primär und ausschließlich mit einzelnen Landolt-Ringen mit 30′ Abstand zwischen den Optotypen und einem Abbruchkriterium von 3 richtigen Antworten bei 5 angebotenen Landolt-Ringen, die relativ flüssig mit ca. 1 Zeichen pro Sekunde gelesen werden. Dabei sollten die Sehschärfewerte ohne Korrektion mit dem schlechteren, ohne Korrektion mit dem besseren Auge, dann mit beiden Augen offen ohne Korrektion und in derselben Reihenfolge mit Korrektion für beide Augen einzeln und zum Schluss mit Korrektion und beiden Augen offen als beidäugige Sehschärfe geprüft werden.

Dies sind also 6 Visusprüfungen mit einzelnen Landolt-Ringen für den Fernblick, die mit richtigem Abbruchkriterium relativ viel Zeit in Anspruch nehmen. Bei der Mehrzahl der Patienten stimmt die Sehschärfe des besseren Auges mit derjenigen überein, die beidäugig offen gemessen wurde. Bei Nystagmuspatienten kann dies allerdings erheblich voneinander abweichen. Dabei wird die beidäugige Sehschärfe als diejenige des guten Auges und die Sehschärfe des schlechteren Auges als diejenige des zweiten Auges genommen. Mit diesen 2 Werten kann in Tabellen z. B. der Grad der Minderung der Erwerbsfähigkeit (MdE) abgelesen werden. Wie bereits oben betont wurde, müssen auch für die Visuswerte im Bereich von 0,2–0,02 stets 5 Landolt-Ringe einzeln oder auf den bedruckbaren DIN-A4-Tafeln in 1 m Entfernung angeboten werden. Visustafeln mit nur einem Buchstaben oder einer Zahl mit dem Wert von 1/50 sind nicht mehr zugelassen.

Bei Patienten mit **Nystagmus** wird bei der Fahreignungsbegutachtung nach den erzielten Visuswerten geurteilt. Auch in diesen Fällen sollte eine Lesezeit von 1 Zeichen pro Sekunde eingehalten werden, um die zügige Lesefähigkeit von Straßenschildern oder Hinweiszeichen im Straßenverkehr zu gewährleisten. Der manchmal vom Patienten beklagte Stress in der Untersuchungssituation sollte bewusst in Kauf genommen werden, da auch im Straßenverkehr nicht selten Stresszustände auszuhalten sind.

In folgenden **Ausnahmefällen** sollten neben dem exakt gemessenen Visus mit einzelnen Landolt-Ringen noch andere Zusatzinformationen hinzugezogen werden: Bei höheren Graden von **Myopie** sollte die Sehschärfe in einer Entfernung von 1 m geprüft werden (Empfehlung der DOG vom 22.09.1981). Die erreichten Werte sind in Dezimalwerte umzurechnen. Ebenso bei allen Krankheitsbildern, die bei guter Sehschärfe mit einzelnen Optotypen eine schlechtere Lesesehschärfe bedingen. Dies ist z. B. bei **Schielamblyopien** oder bei **homonymen Hemianopsien ohne Makulaaussparung** der Fall.

> Ergeben sich Abweichungen zum Fernvisus, so ist die MdE für beide Sehschärfewerte anhand der Tabelle zu ermitteln und für die Beurteilung ein Zwischenwert zu wählen, der bevorzugt den Nahvisus berücksichtigt. (Empfehlung der DOG vom 22.09.1981).

Visuswerte in dezimaler Form dürfen nicht gemittelt werden: Der mittlere Wert zwischen 1,0 und 0,16 ist eben nicht 0,58. In der logarithmischen Stufung liegen zwischen beiden Werten folgende Stufen: 1,0–0,8–0,63–0,5–0,4–0,32–0,25–0,2–0,16. Der richtig gemittelte Sehschärfewert ist somit 0,4 und sollte nach der DOG-Empfehlung von 1981 bei der Beurteilung

2 Gutachterliche Prüfung der Sehfunktionen

zugrunde gelegt werden. Dieser so gemittelte Wert bewertet die klinisch und praktisch wichtigere Lesefähigkeit mehr als die Sehschärfe für einzelne Optotypen. Dies ist sinnvoll, da hiermit die Funktionsstörungen bei beiden Krankheitsbildern auch klinisch adäquater bewertet sind, als wenn nur der Fernvisus benutzt würde.

▶ **Praxistipp** Werden Fern- und Nahvisuswerte gemittelt, dürfen nicht die dezimalen Visuswerte an sich benutzt werden, sondern die physiologisch angepassten Stufen in logarithmischer Progression.

Bei Patienten mit Schielamblyopie werden normalerweise Landolt-Ring-Reihen-Tafeln benutzt, um die Trennschwierigkeiten eines amblyopen Auges zu quantifizieren. Bei Eignungstests ist hingegen der Visus mit einzelnen Landolt-Ringen in einem Abstand von 30′ oder mehr vorgeschrieben.

Beispiel

Ein Inhaber des Lkw-Führerscheins (frühere Klasse 2, jetzt Klasse C) mit einem konvergenten Mikrostrabismus erreicht eine Sehschärfe von 1,25/0,7 mit einzelnen Landolt-Ringen. Mit Landolt-Ring-Reihen wäre seine Sehschärfe wegen erheblicher Trennschwierigkeiten am linken Auge hingegen nur 0,125. Als beidäugiger Fahrer ist er tauglich. Würde er sein besseres Auge verlieren, so dürfte er theoretisch als Inhaber der alten Fahrerlaubnis der Klasse 2, die er vor dem 01.01.1999 erworben hatte, mit einem Auge und einer Sehschärfe von 0,7 tauglich bleiben. In diesem speziellen Fall sollte er aber nicht mehr als tauglich eingestuft werden, da er nur noch sein amblyopes Auge zur Verfügung hätte und nicht mehr in der Lage wäre, Straßenschilder in ausreichender Schnelligkeit und in normaler Entfernung zu lesen. Ein Inhaber der jetzigen Klasse C, der die Fahrerlaubnis erst nach dem 01.01.1999 erworben hat, wird immer nach Verlust eines Auges fahruntauglich werden, da es keine Inhaberregelung mehr gibt. Jetzt müssen alle Lkw-Fahrer beidäugig sein und Sehschärfewerte von mindestens 0,8/0,5 bzw. 0,8/0,1 erreichen. ◀

Bei der Fahrerlaubnisverordnung wird in der Anlage 6 nach der **Sehschärfe ohne Korrektion** gefragt. Diese **soll nicht** <0,05 liegen. Da dies eine „Soll-Vorschrift" ist, muss der Wert aber nicht zwingend eingetragen werden. Zudem müsste, wie oben erwähnt wurde, der Prüfabstand auf 1 m oder 50 cm verringert und es müssten Landolt-Ring-Reihen-Tafeln benutzt werden. Hierbei ist es nicht einfach, die unvermeidlichen Annäherungsversuche der Bewerber an die Sehzeichentafel zu verhindern oder auch das Zukneifen der Lider vollständig zu unterbinden. Somit ist es erfreulich, dass die nicht einfache Visusprüfung auf 0,05 lediglich eine Soll-Vorschrift ist.

Bei Schadensbeurteilungen wird auch nach dem **Nahvisus** gefragt. Hierzu sind verschiedene Lesetexte mit unterschiedlichen Leseentfernungen im Umlauf: Birkhäuser-Tafeln (Leseentfernung 30 cm), Oculus-Tafeln (33 oder 40 cm), Zeiss-Tafeln (25 cm) etc. Auch hier sollten natürlich die Abstände sehr genau, möglichst auf einen Zentimeter eingehalten werden, damit die Sehschärfewerte stimmen. Die Landolt-Ring-Reihen-Tafeln mit 17,2 und 2,6′ Abstand der Fa. Oculus werden auch für 40 cm angeboten. Es ist nicht einfach, bei Kindern oder schlecht sehenden Patienten die Entfernung von 40 cm exakt einzuhalten.

▶ Einfacher ist es, in 5 m Entfernung zu prüfen, zumal auch die Begleitpersonen von Schielkindern dann sehen, wie schlecht die Sehschärfe wirklich ist. Dabei muss auf die richtig korrigierte Brille besonders geachtet werden, da natürlich auch unterkorrigierte Myopien zu deutlichen Visuseinschränkungen führen.

Alte Visustafeln nach Nieden („Ein Felsen ist der Mann …") oder nach Jaeger sind wegen der nichtlogarithmischen Abstufung in den unteren Visusbereichen nicht für die gutachterliche Untersuchung geeignet. Außerdem entspricht Nieden I (in 33 cm geprüft) nur einem Visus von 0,75. Trotz dieser Unzulänglichkeiten wird in der englischsprachigen Luftfahrtmedizin noch oft nach dem Nahvisus nach Jaeger gefragt.

2.1.3 Typische Fehler und wie man sie vermeidet – Hinweise auf Aggravation

Meist wird die Sehschärfeprüfung vom augenärztlichen Assistenzpersonal durchgeführt. Dabei werden **Motivationshilfen** und **zeitliche Erleichterungen** angeboten, die für Gutachten und Eignungstests zu gute Visuswerte ergeben. Hier muss der begutachtende Augenarzt die gutachterliche Visusprüfung mit einzelnen Landolt-Ringen einfordern oder selbst die Sehschärfe mit Landolt-Ringen kontrollieren. Die Prüfung mit Landolt-Ringen erlaubt die Wiederholung in der Regel sehr gut, da kaum ein Patient alle Landolt-Ringe mit allen Positionen auf allen Visusstufen auswendig lernen kann. Zur Vorsicht sollte man die Reihen z. B. von rückwärts lesen lassen. Das Hinzufügen von „p", „teilweise" oder „mühsam" zum Visuswert hat bei der Begutachtung nichts zu suchen (Rohrschneider et al. 2007). **Hier gelten nur die absoluten Zahlen ohne jeden Zusatz.**

Jede subjektiv angegebene Visusminderung muss ein objektiv sicht- oder messbares Korrelat haben!

Bei Begutachtungen, bei denen es ums Geld geht, muss auf die Möglichkeit von Aggravation und Simulation geachtet werden. Hier müssen die subjektiven Angaben mit den objektiven Befunden übereinstimmen, z. B. erklären die verminderte optische Abbildungsqualität oder pathologische Organbefunde die Visusreduktion. Ebenso müssen bei einer nur einseitigen, erworbenen Visusreduktion auf 0,1 eine Farbsinnstörung und ein relatives afferentes Pupillendefizit nachweisbar sein. Auch hier muss der befundende Augenarzt Kontrollen selbst durchführen. Bewährt haben sich Wiederholungen des Visus in unterschiedlichen Entfernungen (5 m, 2,5 m, 1 m), Wiederholungen mit unterschiedlichen Optotypen (Landolt-Ringen, Buchstaben, E-Haken), Kontrollen aus der „anderen" Richtung (Start mit zu kleinen Optotypen und der Aufforderung zu raten), Visusprüfungen mit

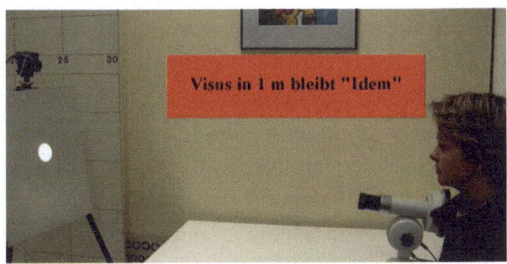

Abb. 2.4 Ein „Idem-Visus-Projektor" erlaubt wiederholte Prüfungen der Sehschärfe in verschiedenen Entfernungen, wobei stets die Sehschärfe dieselbe („Idem") bleibt. Dies kann zum Ausschluss einer Aggravation eingesetzt werden: Bei jeder Annäherung wird dem Patienten eine wesentliche Erleichterung „versprochen"

schneller Änderung vorgeschalteter Polarisationsfilter (z. B. am Polatest), Visusprüfungen mit einem „Idem-Visus" (wenn der Patient neben dem Visusprojektor sitzen bleibt und die Prüfentfernung halbiert wird, bleibt die Sehschärfe dieselbe, da sich die Optotypen halb so klein abbilden; Abb. 2.4).

Andere Verfahren, wie das Auslösen des optokinetischen Nystagmus (OKN) am Gerät nach Kotowsky oder wie das Gegenteil, das Auslösen einer Bremswirkung kleiner Optotypen bei laufendem OKN, sind in geübten Händen sehr hilfreich. Weitere Verfahren aus der Elektrophysiologie kommen ergänzend hinzu (Kap. 3).

2.1.4 Schlussfolgerung

Die Visusprüfung ist das A und O bei der Begutachtung, da die Sehschärfewerte ganz wesentlich zur Eignung oder zur Schadensermittlung beitragen. Der kritische Vergleich der objektiv erhobenen Befunde mit den subjektiven Angaben ist sehr wichtig. Besonders bei Schadensforderungen sind Simulation und Aggravation häufig und dementsprechend kritisch auszuschließen.

Nützliche Adressen und Internetlinks
https://www.dog.org/die-dog/publikationen-der-dog

2.2 Gesichtsfeld

B. Lachenmayr

Die Untersuchung des Gesichtsfeldes dient der Prüfung des sog. indirekten oder peripheren Sehens. Bekanntlich verfügt das menschliche Auge über eine Fovea centralis, die im Zustand der Helladaptation eine hohe Sehschärfe, also räumliche Auflösung aufweist. Die Sehschärfe fällt aber sehr schnell zur Peripherie hin ab. Im Bereich des peripheren

Sehens ist die räumliche Auflösung schlecht. Dafür sind aber andere Sehfunktionen besser entwickelt als in der Fovea, z. B. die Wahrnehmung bewegter oder flimmernder Reize. Allenfalls dient die Prüfung des Gesichtsfeldes in Form der sog. Perimetrie der Untersuchung der Gesamtheit des peripheren oder indirekten Sehens.

Bereits in der Antike waren Untersuchungen zum Gesichtsfeld durchgeführt worden, z. B. um etwa 150 v. Chr. durch Ptolemäus (Lauber 1944). In der Antike wurde bereits ein „deutliches zentrales Sehen" von einem „undeutlichen peripheren Sehen" unterschieden.

In unseren Breiten tauchen Erkenntnisse zum Gesichtsfeld erst wieder im 17. Jahrhundert auf. So entdeckte Mariotte im Jahre 1660 den blinden Fleck, was damals sensationell war (Mariotte 1666). Die Entdeckung war so faszinierend und bedeutsam, dass Mariotte die Prüfung des blinden Flecks am Hof des Königs demonstrieren musste.

Systematische Untersuchungen zum Gesichtsfeld begannen im 19. Jahrhundert. Zahlreiche Physiologen und klinisch tätige Ärzte führten Untersuchungen zum Gesichtsfeld durch. Hier sei auf die Übersichtsarbeit von Lachenmayr (1988) verwiesen. Es war Albrecht von Graefe, der große Ophthalmologe, der in der 2. Hälfte des 19. Jahrhunderts die Perimetrie zu einer eigenständigen augenärztlichen Untersuchungsmethode entwickelte. Ab dieser Zeit begann die Entwicklung von zunehmend standardisierten Prüfverfahren, die letztlich in die moderne Perimetrie einmündeten, mit der Möglichkeit, unter kontrollierten Darbietungsbedingungen in standardisierter Weise psychophysische Messungen des Gesichtsfeldes vorzunehmen und die Daten mit alterskorrigierten Normalwerten zu vergleichen.

Historisch ging der Weg von einfachen kampimetrischen Anordnungen, z. B. dem Bjerrum-Schirm (Bjerrum 1889), über Bogenperimeter bis hin zum Halbkugelperimeter, das seine Standardisierung im Perimeter nach Goldmann erfahren hat (Goldmann 1945). Das Goldmann-Perimeter (Abschn. 2.2.4) ist bis heute der Goldstandard der Perimetrie geblieben.

Die moderne Zeit der automatischen Perimetrie wurde eingeläutet durch die Entwicklung des ersten automatischen Perimeters Octopus 201 durch Fankhauser und Mitarbeiter um das Jahr 1975 (Fankhauser et al. 1977). In der Folgezeit kam es rasch zu einer Weiterentwicklung der Perimetrie bis zu den heutigen modernen Geräten. Diese Entwicklung wurde erst möglich durch die moderne Computertechnologie, die es aufgrund der schnelleren und leistungsfähigeren Rechner ermöglicht hat, Perimeter zu vernünftigen praxistauglichen Preisen mit einer hinreichend umfangreichen Ausstattung zu konstruieren. Die automatischen Perimeter sind heute eine Standarduntersuchungsmethodik in der augenärztlichen Praxis, die ihren festen Stellenwert für die ophthalmologische Diagnostik einnimmt.

2.2.1 Lichtunterschiedsempfindlichkeit

Die heute üblicherweise praktizierte Perimetrie in Praxis und Klinik prüft eine sehr elementare Sehfunktion, die sog. Lichtunterschiedsempfindlichkeit (LUE). Abb. 2.5 zeigt das Prinzip: Auf das Umfeld einer definierten Leuchtdichte L wird ein Stimulus projiziert, der sich um einen Differenzbetrag ∆L von der Umfeldleuchtdichte unterscheidet. Das sog. Inkrement ∆L ist idealerweise an der Schwelle so groß, dass der Patient den Stimulus bei 50 % der Darbietungen wahrnimmt und bei 50 % nicht wahrnimmt (die Erkennungswahrscheinlichkeit in der psychometrischen Funktion liegt bei 50 %).

▶ **Lichtunterschiedsempfindlichkeit** Die Lichtunterschiedsempfindlichkeit beschreibt die Fähigkeit des visuellen Systems, an einer bestimmten Stelle des Gesichtsfeldes einen Leuchtdichteunterschied zwischen einem Stimulus und dessen Umfeld wahrzunehmen.

Diese sehr elementare Sehfunktion ist ähnlich grundlegend wie die in Abschn. 2.1 besprochene Sehschärfe als Maß für die **räumliche Auflösung.**

Der Verlauf der Lichtunterschiedsempfindlichkeit im Gesichtsfeld hängt vom Adaptationszustand ab. Im Zustand der Helladaptation verfügt die Fovea, also die Netzhautmitte, sowohl über die höchste Sehschärfe als auch über die höchste Unterschiedsempfindlichkeit. Dies bedeutet, dass in der Fovea geringste Inkremente der Leuchtdichte wahrgenommen werden können und dass mit zunehmender Exzentrizität, also zunehmendem Abstand von der Fovea, höhere Leuchtdichten und somit höhere Inkremente erforderlich werden, damit der Betrachter den Stimulus noch wahrnehmen kann. Die Empfindlichkeit fällt also von der Fovea zur Peripherie hin ab (Abb. 2.6; mod. nach Aulhorn und Harms 1972).

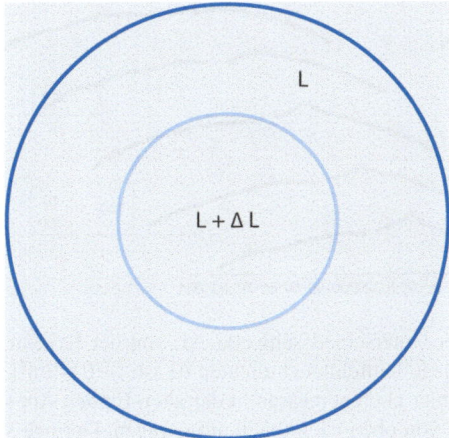

Abb. 2.5 Die Lichtunterschiedsempfindlichkeit ist definiert als der Quotient L/∆L, wobei L die Leuchtdichte des Umfeldes, ∆L die Differenz zwischen der Leuchtdichte des Testzeichens und dem Umfeld bedeutet. Die Leuchtdichte wird in cd/m^2 gemessen

Als Lichtunterschiedsempfindlichkeit wird dabei der Quotient $L/\Delta L$ definiert (Abb. 2.5). Im Zustand der Helladaptation (in Abb. 2.6 im untersten Teilbild) findet sich folglich in der Fovea centralis ein hohes Maximum der Lichtunterschiedsempfindlichkeit, das zunächst steil und dann im Bereich der mittleren Peripherie etwas abgeflacht zur Peripherie hin abfällt, bis die Grenzen des Gesichtsfeldes durch die anatomischen Begrenzungen (optische Abbildung des Auges, Augenbrauen, Orbitaränder) erreicht werden.

▶ Im Zustand der Helladaptation, also bei reinem Zapfensehen, weist die Fovea centralis die höchste Unterschiedsempfindlichkeit auf, zur Peripherie des Gesichtsfeldes fällt sie ab.

Wenn nun die Adaptationsleuchtdichte reduziert wird und wir vom fotopischen Bereich in den mesopischen und dann schließlich in den skotopischen Bereich wechseln, wird das im Zustand der Helladaptation aktive Zapfensehen zunehmend abgeschaltet und auf das Stäbchensehen gewechselt. Im Bereich des mesopischen Sehens liegt eine Mischung aus Zapfen- und Stäbchensehen vor. Im Bereich des rein skotopischen Sehens sind nur noch die Stäbchen aktiv. Wichtig zu wissen ist, dass Stäbchen in der Foveola centralis überhaupt nicht vorhanden sind, sodass ein **physiologisches Zentralskotom** vorliegt. Bei echter Dunkeladaptation hat die Foveola keine Lichtwahrnehmungsfähigkeit. Aus

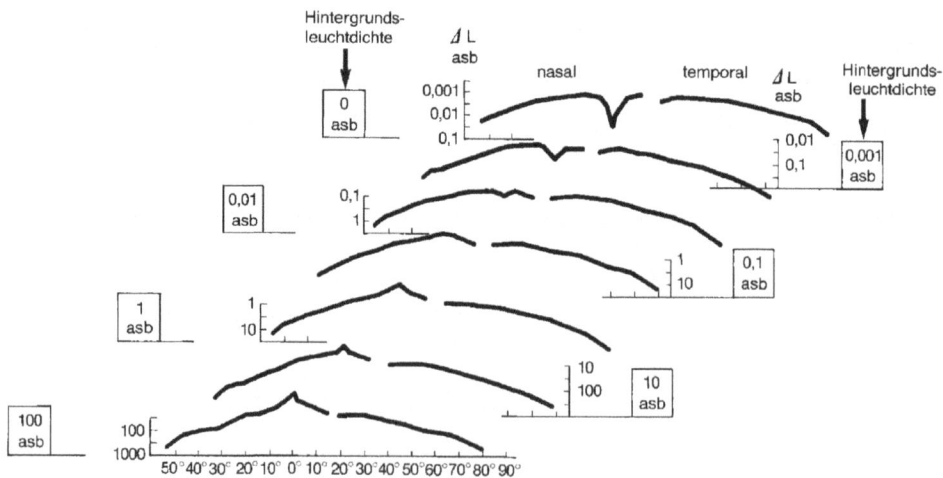

Abb. 2.6 Abhängigkeit der Unterschiedsschwelle ΔL von der Exzentrizität längs des horizontalen Meridians für verschiedene Umfeldleuchtdichten (0 asb [$= 0$ cd/m^2] bis 100 asb [31,8 cd/m^2]). Die Unterschiedsschwelle, hier noch gemessen in der alten Einheit Apostilb (1 asb $\approx$ 0,318 cd/m^2), ist auf der *Ordinate* jeweils von oben nach unten aufgetragen. Geringe Werte von ΔL entsprechen einer hohen Empfindlichkeit und umgekehrt. *Unten* finden sich die Kurven für den Zustand der Helladaptation, in dem sich die klinische Perimetrie bewegt, *oben* die Kurven für den Zustand der Dunkeladaptation

diesem Grunde muss der Betrachter bei vollständiger Dunkeladaptation an einem Objekt, das er fixieren möchte, z. B. einem Stern, etwas vorbeischauen, etwas **exzentrisch fixieren,** um das Objekt wahrnehmen zu können.

In der praktischen Routine wird ausschließlich die Perimetrie im Bereich des fotopischen, gelegentlich noch im Bereich des mesopischen Sehens durchgeführt. Perimetrie unter skotopischer Adaptation wird nicht verwendet, da die Untersuchung mühselig ist: Allein die Dunkeladaptation zum Erreichen des reinen Stäbchensehens benötigt mehr als 30 min Zeit. Insofern ist aus diesem Grunde eine skotopische Perimetrie nicht praktikabel. Als Standardparameter für die klinische Perimetrie, insbesondere für die Prüfung des Gesichtsfeldes im Rahmen der Begutachtung, hat sich der von Goldmann mit Entwicklung des Goldmann-Perimeters (Goldmann 1945) etablierte Wert von 10 cd/m² etabliert. Dieser Wert liegt deutlich im fotopischen Bereich, sodass unter diesen Adaptationsbedingungen reines Zapfensehen vorliegt.

▶ **Praxistipp** Die Adaptationsleuchtdichte für die Perimetrie im Rahmen der Begutachtung verwendet eine Umfeldleuchtdichte von 10 cd/m² (Standard des Goldmann-Perimeters).

2.2.2 Statische Perimetrie

Trägt man die Lichtunterschiedsempfindlichkeit nicht nur längs eines Meridians, z. B. längs des horizontalen Meridians, auf, wie in Abb. 2.6, sondern vermisst man die Lichtunterschiedsempfindlichkeit längs mehrerer Meridiane über das gesamte Gesichtsfeld, so resultiert eine dreidimensionale Verteilung, ähnlich einem Berg mit dem Gipfel der höchsten Lichtunterschiedsempfindlichkeit in der Fovea centralis und einem zunehmenden Abfallen der Empfindlichkeit zur Peripherie. An einer Stelle, nämlich etwa bei 15° rechts bzw. links der Fovea auf dem horizontalen Meridian, findet sich ein Loch in diesem Gesichtsfeldberg in Form des sog. **blinden Flecks**, dem Austrittspunkt des Sehnervs aus dem Auge. Der Sehnervenkopf hat keine Sinneszellen, sodass physiologischerweise jeder Betrachter an jedem Auge jeweils einen blinden Fleck aufweist.

Um nun diese dreidimensionale bergähnliche Verteilung der Lichtunterschiedsempfindlichkeit zu vermessen, kann das sog. Prinzip der statischen Perimetrie herangezogen werden (Abb. 2.7). Bei der statischen Perimetrie wird über einem ausgewählten Raster von Prüfpunkten lokal an jeder Stelle die Leuchtdichte des Stimulus nach oben bzw. nach unten verändert, bis die Schwelle der Wahrnehmung von oben oder unten her erreicht wird. Die statische Perimetrie kann manuell durchgeführt werden, was heute kaum mehr üblich ist. Die statische Perimetrie ist heutzutage die Domäne der automatischen Perimeter, die computergesteuert über bestimmte Algorithmen die Schwelle ermitteln.

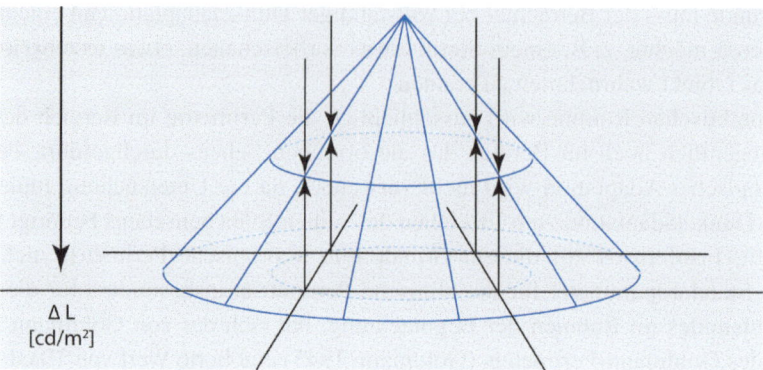

Abb. 2.7 Bei der statischen Perimetrie, wie sie üblicherweise am automatischen Perimeter durchgeführt wird, verändert sich die Stimulusleuchtdichte in vertikaler Richtung auf den Gesichtsfeldberg zu. Der Computer verändert schrittweise die Leuchtdichte nach einem vorgeschriebenen Algorithmus nach oben oder unten und bestimmt somit an jedem Punkt des gewählten Prüfpunktrasters die Lichtunterschiedsempfindlichkeit

Wichtig ist die Definition einer Maßzahl für die Lichtunterschiedsempfindlichkeit. Es hat sich als unpraktikabel gezeigt, mit den Inkrementwerten ΔL in cd/m^2 zu rechnen, da diese Werte über mehrere Zehnerpotenzen verteilt sein können, was unhandlich ist und unanschauliche Zahlen zur Folge hat. Daher wurde eine Anleihe an die Akustik durchgeführt und als Maß für die Lichtunterschiedsempfindlichkeit eine Dezibelskala definiert, wie folgt:

$$\text{LUE [dB]} = 10 \times \log(L_{max}/L)$$

LE	Lichtunterschiedsempfindlichkeit in dB
L_{max}	Maximal mögliche Testzeichenleuchtdichte in cd/m^2 (geräteabhängig!)
L	Leuchtdichte des Stimulus in cd/m^2

Als Referenzgröße taucht in dieser Formel die vom Gerät maximal erzeugbare Testzeichenleuchtdichte auf. Dieser Wert ist geräteabhängig. Damit ist klar, dass die Dezibelskala eine geräteabhängige Definition darstellt und keine allgemeine physikalische Einheit wie z. B. die Leuchtdichte, gemessen in cd/m^2. Dies hat insofern praktische Konsequenzen, als Dezibelwerte von verschiedenen automatischen Perimetern nicht unmittelbar miteinander vergleichbar sind. 0 dB bedeutet also gemäß dieser Definition, dass an der betreffenden Stelle im Gesichtsfeld der vom Gerät hellstmögliche Stimulus nicht mehr wahrgenommen wurde. Dies bedeutet aber nicht notwendigerweise, dass die Stelle völlig blind ist. Wenn ein noch hellerer Stimulus dargeboten werden könnte, würde vielleicht noch eine Lichtwahrnehmung erfolgen. 0 dB bedeutet also lediglich,

2 Gutachterliche Prüfung der Sehfunktionen

dass an der betreffenden Stelle im Gesichtsfeld der hellstmögliche Stimulus des verwendeten Gerätetyps nicht mehr wahrgenommen werden konnte.

Abb. 2.8 zeigt den Verlauf der Dezibelskalierung gegenläufig zu den Leuchtdichtewerten. Dies ist so zu verstehen, dass wir in der Fovea centralis die höchste Lichtunterschiedsempfindlichkeit haben, also geringste Leuchtdichteinkremente ΔL wahrnehmen können. Zur Peripherie hin nimmt diese Unterschiedsempfindlichkeit ab, wir benötigen zunehmend höhere Leuchtdichtewerte. Die Dezibelskala läuft genau umgekehrt dergestalt, dass schlechte Unterschiedsempfindlichkeit in etwa bei 0 dB beginnt und dass mit zunehmend ansteigender Lichtunterschiedsempfindlichkeit höhere Werte erreicht werden, die im Regelfall um 40–45 dB für die Fovea centralis liegen. Werte >50 dB kommen realiter nicht vor. Wenn in einem Gesichtsfeldausdruck solche Werte auftauchen, so ist die Qualität des Ausdruckes zu hinterfragen (Abschn. 2.2.11).

▶ Die Skalierung der Lichtunterschiedsempfindlichkeit mit der Dezibelskala ist geräteabhängig!

Mit der Dezibelskalierung haben wir somit eine Skala an der Hand, die uns hohe Zahlenwerte bei hoher Empfindlichkeit liefert und niedrige Zahlenwerte bei geringer Empfindlichkeit. Dies entspricht der intuitiven Vorstellung. Zudem hat die Skala den Vorteil, dass sie über den gesamten vorkommenden logarithmischen Bereich von etwa 5–6 Dekaden

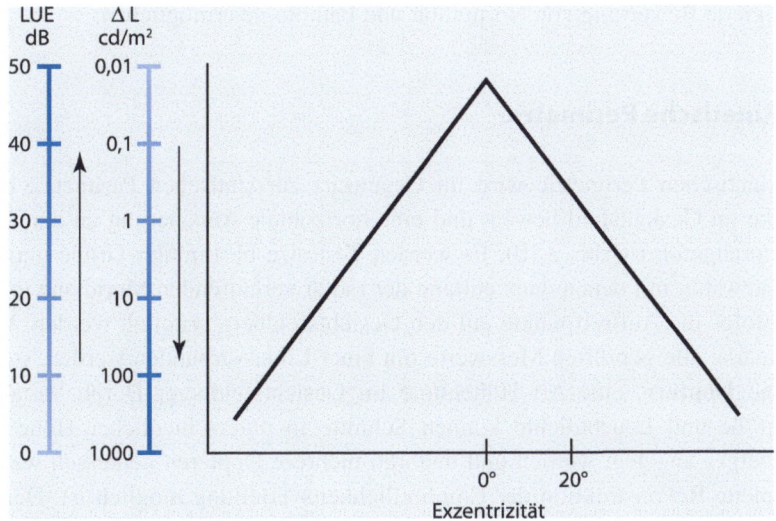

Abb. 2.8 Schematische Darstellung des Gesichtsfeldberges zur Veranschaulichung der Dezibelskala. Auf der *Ordinate* ist von unten nach oben die Lichtunterschiedsempfindlichkeit (LUE) in dB aufgetragen, die Werte für die Leuchtdichtedifferenz ΔL in cd/m^2 nehmen entsprechend von oben nach unten zu. Durch die logarithmische Transformation entsteht aus der unhandlichen Leuchtdichteskala die äquidistant geteilte Dezibelskala

äquidistant geteilt ist und somit handliche und praktisch anwendbare Zahlen benutzt. Zur Veranschaulichung der Größenordnung, auch bei der Interpretation des Befundes, noch 2 Faustregeln: Eine Veränderung der Lichtunterschiedsempfindlichkeit um 10 dB bedeutet eine Erhöhung oder Erniedrigung der Leuchtdichte um einen Faktor 10, eine Veränderung der Dezibelwerte um 3 dB entspricht annähernd einer Verdoppelung bzw. Halbierung der Leuchtdichte.

▶ **Praxistipp**
- 10 dB entsprechen einer Erhöhung oder Verringerung der Leuchtdichte um einen Faktor 10.
- 3 dB entsprechen einer Erhöhung oder Verringerung der Leuchtdichte um etwa einen Faktor 2.

Abb. 2.9 zeigt exemplarisch einen Befund der statischen Perimetrie im zentralen 30°-Bereich. Es ist ersichtlich, dass die zentral gelegenen Werte höher sind und zur Peripherie die Empfindlichkeit abnimmt. In Abb. 2.9 handelt es sich um ein normales Gesichtsfeld.

Die Dezibelwerte sind natürlich altersabhängig. Mit zunehmendem Lebensalter rutscht die Lichtunterschiedsempfindlichkeit im gesamten Gesichtsfeld in etwas unregelmäßiger Form nach unten. Grund ist zum einen der neuronale Verlust, der über die Jahre einsetzt, zum anderen die Zunahme der Trübungen der brechenden Medien, die physiologischerweise jeden betrifft. Um dies auszugleichen, wurden von den Geräteherstellern alterskorrigierte Normalwerte ermittelt, die in den Perimetern gespeichert sind und eine alterskorrigierte Bewertung von Normalität und Pathologie ermöglichen.

2.2.3 Kinetische Perimetrie

Bei der kinetischen Perimetrie wird im Gegensatz zur statischen Perimetrie die Prüfpunktmarke im Gesichtsfeld bewegt und eine horizontale Annäherung an den Gesichtsfeldberg durchgeführt (Abb. 2.10). Es werden Testreize bestimmter Größe und Leuchtdichte ausgewählt, mit denen dann entlang der radiär verlaufenden Meridiane in stochastischer Abfolge die Auftreffpunkte auf den Gesichtsfeldberg ermittelt werden. Wenn für eine Prüfmarke alle geprüften Messwerte mit einer Linie verbunden werden, so entsteht daraus eine **Isoptere**, eine Art Höhenlinie im Gesichtsfeldberg. Durch Variation von Stimulusgröße und Leuchtdichte können Schnitte in unterschiedlicher Höhe des Gesichtsfeldberges angelegt werden und dadurch mehrere Isopteren gemessen werden, bis eine komplette Rekonstruktion der Empfindlichkeitsverteilung möglich ist. Der Befund eines normalen rechten Auges, geprüft mit insgesamt 5 verschiedenen Prüfmarken, ist in Abb. 2.11 wiedergegeben. Die Standardsequenz am Goldmann-Perimeter umfasst für die klinische Prüfung die Marken V/4, I/4, I/3, I/2 und I/1. Der blinde Fleck wird üblicherweise mit der Isoptere I/2 geprüft, befindet sich im vorliegenden Fall ca. 15° rechts von der Fovea und wird schraffiert eingezeichnet. Es handelt sich dabei um ein absolutes

2 Gutachterliche Prüfung der Sehfunktionen

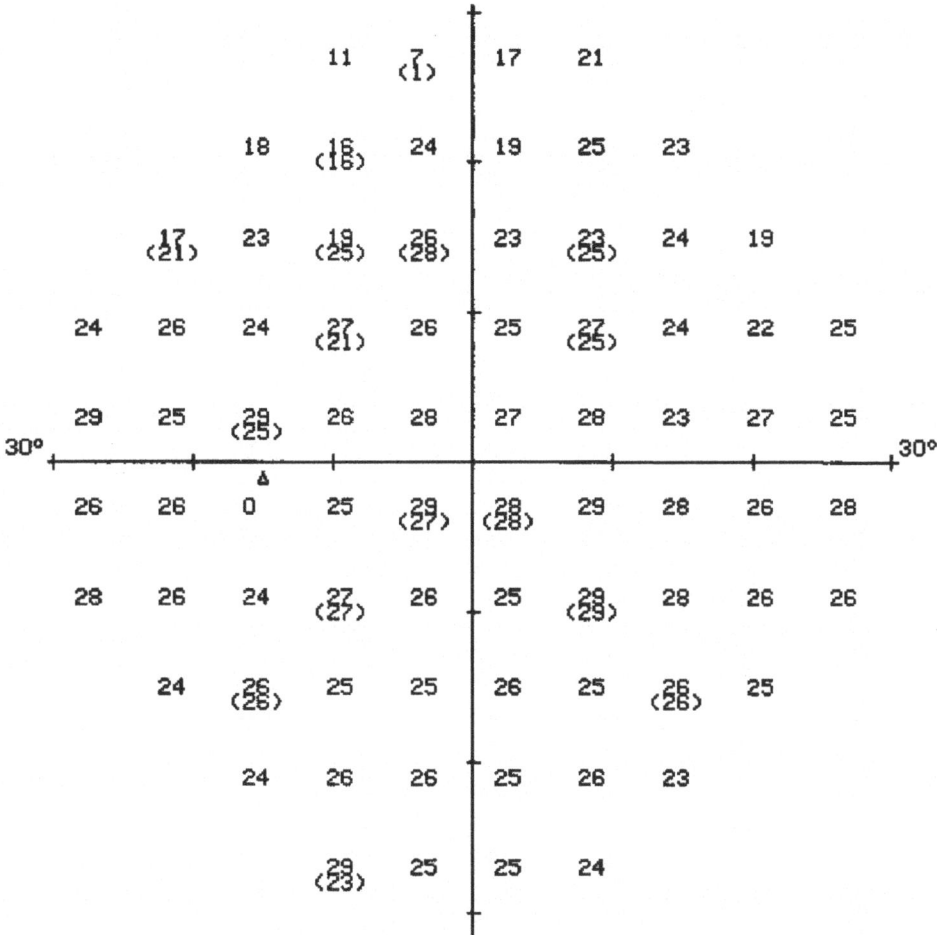

Abb. 2.9 Zahlenwertdarstellung der Empfindlichkeit in dB im zentralen 30°-Gesichtsfeld am Humphrey-Field-Analyzer (HFA), Programm 30–2. Die Zahlenwerte geben die an jedem Prüfpunkt gemessene Empfindlichkeit an. Ein Teil der Prüfpunkte wurde 2-mal geprüft, der 2. Wert wurde in Klammern unter den erstgeprüften gesetzt. Diese Doppelbestimmungen dienen dazu, die sog. Kurzzeitfluktuation (Short-Term Fluctuation, SF) als Maß für die Reproduzierbarkeit bzw. die Streuung der Messwerte zu berechnen

Skotom. Für Zwecke der Begutachtung muss die Außengrenze anstelle der Marke V/4 mit der etwas kleineren Marke III/4 geprüft werden („Gutachtenmarke").

▶ Bei der Prüfung des Gesichtsfeldes am kinetischen Perimeter nach Goldmann muss die Außengrenze mit der Isoptere III/4 geprüft werden!

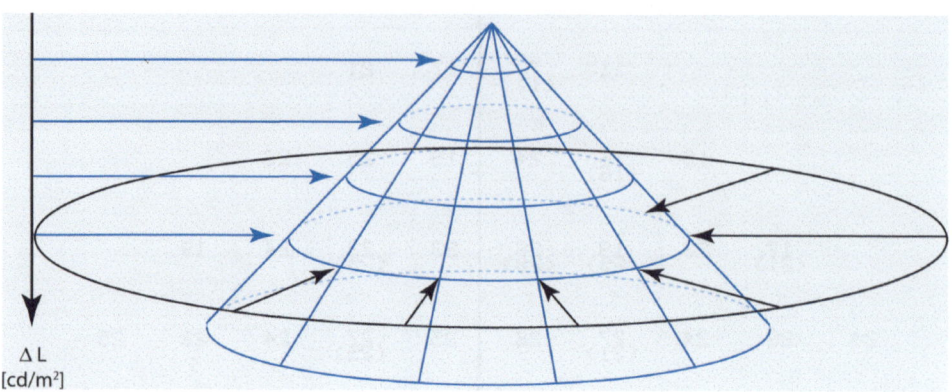

Abb. 2.10 Bei der kinetischen Perimetrie, die üblicherweise manuell oder manuell gesteuert durchgeführt wird, wird eine Prüfmarke bestimmter Größe und Leuchtdichte von außen, also den Randbereichen des Gesichtsfeldes her, langsam quasi-statisch auf den Gesichtsfeldhügel zubewegt, bis ein Stimulus wahrgenommen wird und damit ein Punkt des Gesichtsfeldberges ermittelt wurde. Durch Prüfen aus verschiedenen Richtungen kann dann eine Höhenlinie durch den Gesichtsfeldberg ermittelt werden, eine sog. Isoptere. Durch Veränderung von Leuchtdichte und Größe der Prüfmarke können Isopteren in unterschiedlicher Höhe durch den Gesichtsfeldberg ermittelt werden; somit kann eine Rekonstruktion der gesamten Verteilung durchgeführt werden

Einzelheiten der Untersuchungsmethode werden im folgenden Abschn. 2.2.4 beschrieben, auch Details zum Gerät selbst.

Der Abstand der geprüften Meridiane sollte wenigstens 30°, u. U. auch nur 15° betragen. Wenn Defekte oder Einziehungen beobachtet werden, muss in engerem Abstand nachgeprüft werden. Die Reihenfolge der Prüfung der einzelnen Meridiane sollte nicht regelmäßig erfolgen, sondern stochastisch aus unterschiedlichen Richtungen, damit der Patient nicht weiß, welches Gesichtsfeldareal als nächstes geprüft wird.

Gerade für die Prüfung des peripheren Gesichtsfeldes ist die manuell-kinetische Methode hinsichtlich Schnelligkeit und Auflösung der automatisch gesteuerten Kinetik überlegen. Der Untersucher kann sehr viel effizienter und rascher Veränderungen erfassen und die Prüfstrategie entsprechend anpassen.

Mittlerweile gibt es auch an einigen automatischen Perimetern kinetische Prüfprogramme, die eine Prüfung mittels bewegter Prüfmarke definierter Größe und Leuchtdichte ermöglichen. An manchen Geräten handelt es sich dabei um eine automatisierte Kinetik, d. h. das Programm führt die Prüfung automatisch durch, ohne manuelle Steuerung. Dies ist für Zwecke der Begutachtung nicht zugelassen. Für gutachterliche Zwecke muss eine manuelle Steuerung der Prüfmarke möglich sein.

▶ **Praxistipp** Für Zwecke der gutachterlichen Gesichtsfeldprüfung mit der kinetischen Methode muss eine manuelle Steuerung der Prüfmarke gewährleistet sein. Automatisch ablaufende kinetische Programme sind für die Begutachtung nicht zugelassen!

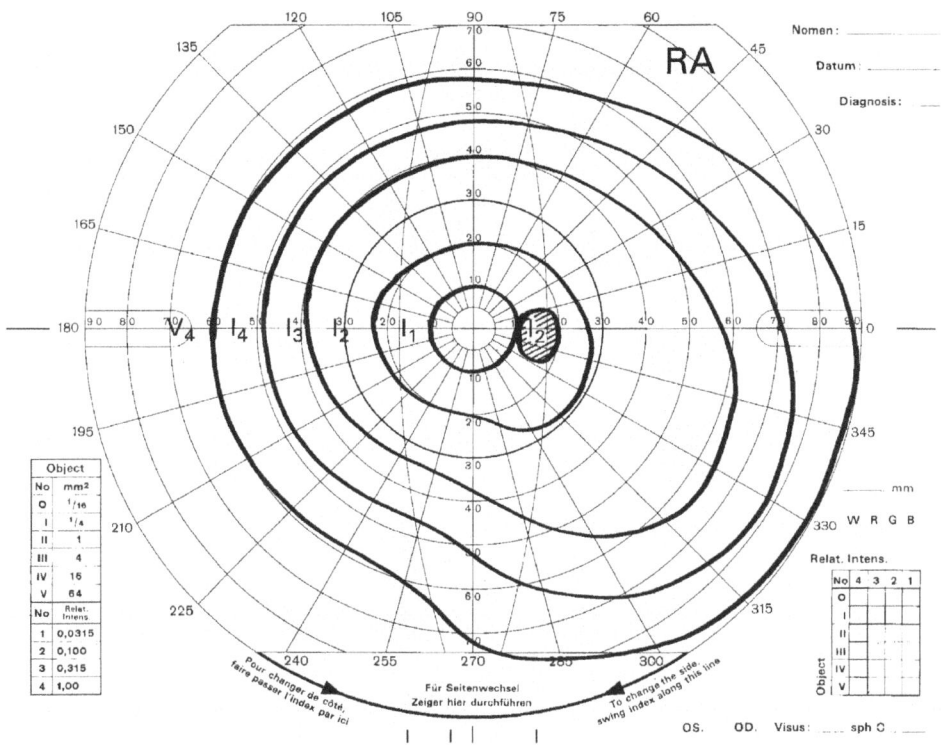

Abb. 2.11 Gesichtsfeldbefund der manuell-kinetischen Perimetrie am Perimeter nach Goldmann für ein normales rechtes Auge. Die eingezeichneten Isopteren entsprechen von außen nach innen den Prüfmarken V/4, I/4, I/3, I/2 und I/1 und stellen Höhenlinien durch den Gesichtsfeldberg dar. *RA* Rechtes Auge

2.2.4 Manuell-kinetische Perimetrie am Perimeter nach Goldmann

Das von Goldmann entwickelte Perimeter wurde zum Standard der kinetischen Perimetrie und damit zum Standard der Perimetrie für gutachterliche Zwecke (Goldmann 1945). Abb. 2.12 zeigt das Perimeter nach Goldmann in moderner Bauversion. Der Kugelradius des Goldmann-Perimeters beträgt 30 cm. Die Innenfläche ist matt weiß gehalten und hat eine Standardleuchtdichte von 10 cd/m². Die Kontrolle der korrekten Kugelausleuchtung muss regelmäßig mit einem Luxmeter durchgeführt werden, da die Lampen des Perimeters altern und durch Schwärzung an Helligkeit verlieren können. Von daher sollte regelmäßig eine Nacheichung der Umfeldleuchtdichte stattfinden. Während des Betriebs des Perimeters sollten sich die Helligkeitsverhältnisse im Untersuchungsraum nicht wesentlich ändern, da sonst die Eichung nicht gewährleistet ist.

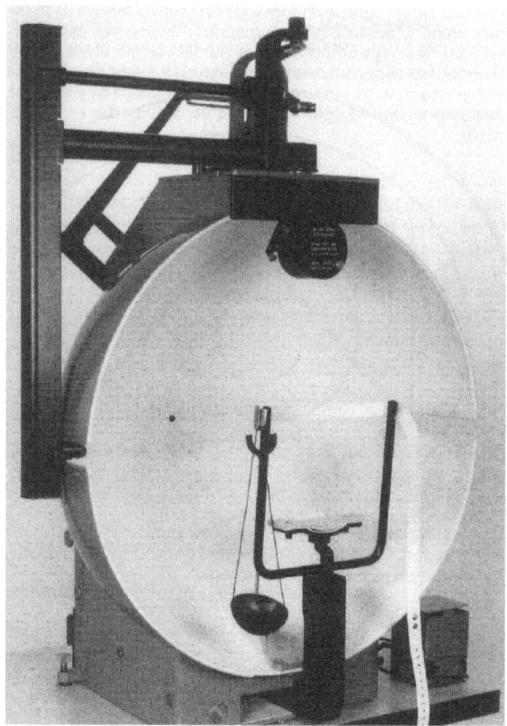

Abb. 2.12 Halbkugelperimeter nach Goldmann

Nach Positionierung des Probanden auf der Kinnstütze, die horizontal verschoben werden kann, wird das nicht untersuchte Auge abgedeckt. Der Untersucher, der auf der rückwärtigen Seite des Perimeters sitzt, zentriert die Pupille des untersuchten Auges mit dem zur Verfügung stehenden Fadenkreuzokular. Während der gesamten Untersuchung muss der Untersucher regelmäßig die **Zentrierung** und die **korrekte Fixation** des Patienten überwachen, um einen vernünftigen Befund erheben zu können. Mittels einer ausgefeilten Mechanik besteht die Möglichkeit, nach Auswahl einer ersten Prüfmarke den Stimulus langsam von außen nach innen oder von innen nach außen auf die Isoptere hin zu bewegen. In der Regel wird zunächst der blinde Fleck perimetriert, um ein Referenzskotom zu finden. Dann erfolgt die Prüfung der Außengrenzen mit der größten Marke, für gutachterliche Zwecke mit der Marke III/4. Danach wird der innere Bereich des Gesichtsfeldes mit kleineren und schwächeren Lichtmarken, wie in der Sequenz in Abb. 2.11 wiedergegeben, untersucht. Wenn Skotome auftreten, wird mit feiner abgestuften Prüfmarken nachgetestet. Tiefere Skotome können von innen nach außen perimetriert werden, um die Skotomränder genau zu ermitteln. Dies erfordert entsprechende Übung und den geschulten Blick des Untersuchers.

Die Darbietung der bewegten Prüfmarke muss quasi-statisch erfolgen, d. h. mit einer Geschwindigkeit von 1–2° pro Sekunde. Wenn dies nicht der Fall ist, wird nicht die Lichtunterschiedsempfindlichkeit gemessen, sondern das Bewegungssehen, was eine völlig andere Sehfunktion darstellt und zu einer Verfälschung der Ergebnisse führt. Es ist eine der Hauptfehlerquellen der kinetischen Perimetrie, dass die Prüfmarke zu rasch bewegt wird und daher nicht die Lichtunterschiedsempfindlichkeit, sondern das Bewegungssehen geprüft wird.

▶ Die Bewegung der Prüfmarke bei der kinetischen Perimetrie am Perimeter nach Goldmann oder einem dazu äquivalenten Gerät muss hinreichend langsam, quasistatisch erfolgen mit einer Geschwindigkeit von maximal 1–2° pro Sekunde!

Höhere Fehlsichtigkeiten müssen bei der Prüfung im zentralen Bereich bis 30° durch Vorsetzen entsprechender Korrekturgläser ausgeglichen werden. Die Peripherie jenseits 30° wird grundsätzlich auch bei hohen Fehlsichtigkeiten ohne Korrektur geprüft (Ausnahme: Kontaktlinsenträger). Im zentralen Bereich sollte eine Korrektur erfolgen, wenn eine Fehlsichtigkeit von mehr als 1 dpt sphärisch oder 1 dpt zylindrisch vorliegt. Ab dem 30. Lebensjahr muss wegen der reduzierten Akkommodationsfähigkeit ein **Nahausgleich** erfolgen, entsprechend der Korrekturtabelle nach Goldmann (Tab. 2.1).

In jedem Falle sollte sich der Untersucher davon überzeugen, dass der Betrachter die Prüfmarke im zentralen Bereich scharf erkennen kann. Sonst liegt entweder ein Fehler beim Refraktionsausgleich vor oder es bestehen organische Veränderungen, die die zentrale Sehschärfe des Patienten so stark herabsetzen, dass er hier Schwierigkeiten hat.

Der **Vorteil** der manuellen Gesichtsfeldprüfung am Perimeter nach Goldmann besteht darin, dass der Untersucher sehr viel schneller und rascher auf spezielle Eigenheiten des Befundes eingehen kann als bei Verwendung eines automatisch gesteuerten Programms. Letzteres ist immer mit einem höheren Zeitaufwand gegenüber dem Aufwand eines geübten Untersuchers am manuellen Perimeter verbunden. Letzterer kann sehr viel effizienter und rascher die Untersuchung steuern und führt damit das Ergebnis zu einem schnelleren Abschluss, was letztlich wiederum die Genauigkeit der Aussage erhöht.

Tab. 2.1 Korrekturvorschrift nach Goldmann für den Refraktionsausgleich bei der Perimetrie

Alter (Jahre)	Korrektur
30–40	+1,0 sph
40–45	+1,5 sph
45–50	+2,0 sph
50–55	+2,5 sph
55–60	+3,0 sph
>60	+3,25 sph

sph sphärisch.

▶ Bei der Perimetrie am Goldmann-Perimeter muss stets auf eine korrekte Zentrierung und eine fortlaufende Überwachung der Fixation des Patienten geachtet werden!

2.2.5 Statische Perimetrie am automatischen Perimeter

In den überwiegenden Fällen erfolgt heutzutage die Perimetrie am automatischen Perimeter, nicht zuletzt wegen des großen Vorteils, dass alterskorrigierte Normalwerte verfügbar sind und damit ein Vergleich zu einem normalen Alterskollektiv möglich ist. Dies ist bei der klassischen kinetischen Perimetrie am Perimeter nach Goldmann nicht oder nur mit sehr großem Aufwand möglich. Die Hauptdomäne der statischen Perimetrie ist die Prüfung des zentralen Gesichtsfeldes bis 30°. Üblicherweise werden die Programme, die bis knapp 30° prüfen, für eine Vielzahl klinischer Fragestellungen verwendet, z. B. beim Glaukom, bei retinalen Veränderungen, bei Optikuserkrankungen, bei Läsionen im Bereich des Chiasmas oder bei Schäden im Bereich der suprachiasmalen Sehbahn. Wenn es um hoch auflösende Perimetrie im zentralen 10°-Bereich geht, wird ein Makulaprogramm benötigt. Schließlich gibt es Programme, die mit einer groben Prüfstrategie das gesamte Gesichtsfeld testen, z. B. die in den moderneren Perimetern verfügbaren Führerscheingutachtenprogramme entsprechend den Empfehlungen von DOG und BVA zur Fahreignungsbegutachtung (2019).

In manchen Fällen muss die kinetische Perimetrie am Perimeter nach Goldmann oder einem dazu äquivalenten Gerät zur genaueren Differenzierung der Schadensausprägung durch ein statisches Programm am Automaten ersetzt werden, v. a. bei Ausfällen im zentralen Gesichtsfeldbereich. Die Prüfung kann monokular, ggf. auch binokular erfolgen (Letzteres ist nicht bei allen Perimetern möglich).

▶ Gutachterlich entscheidend ist letztlich stets die Prüfung des Gesichtsfeldes am kinetischen Perimeter nach Goldmann oder einem dazu äquivalenten Gerät unter manueller Prüfmarkensteuerung!

Der Untersucher muss 2 Dinge festlegen:

- zum einen das Prüfpunktraster, also die Auswahl an Prüforten, über denen die Lichtunterschiedsempfindlichkeit im Gesichtsfeld gemessen werden soll,
- zum anderen die Prüfstrategie, d. h. die Vorschrift, nach der der Computer die Stimulusleuchtdichten verändert, um die Schwelle zu ermitteln.

Bezüglich des **Prüfpunktrasters** benötigen wir im Alltag ein 30°-Programm, das mit hinreichender Dichte das zentrale Gesichtsfeld bis 30° prüft, zudem ein Makulaprogramm, das eine hoch auflösende Perimetrie im zentralen 10°-Bereich ermöglicht, und schließlich ein Raster für das gesamte Gesichtsfeld, nach Möglichkeit von innen nach außen abgestuft mit abnehmender Rasterdichte zur Peripherie zur raschen Prüfung des gesamten Gesichtsfeldes.

Mit 3 derartigen Programmen können praktisch alle Fragestellungen im Alltag abgedeckt werden. Es empfiehlt sich, die Programme nicht ohne wichtigen Grund zu wechseln, wenngleich eine Vielfalt von Programmen im Perimeter dazu verlockt. Der Untersucher bzw. der befundende Arzt sollte sich mit einigen wenigen Programmen vertraut machen. Zudem ist der Verlauf einer Erkrankung nur dann sinnvoll zu beurteilen, wenn bei der Verlaufskontrolle das gleiche Programm zur Anwendung kommt wie bei der ersten Untersuchung.

▶ **Praxistipp** Verwenden Sie in der Perimetrie 3 Programme, ein Makulaprogramm, ein Standardprogramm für den 30°-Bereich und ein Übersichtsprogramm für das gesamte Gesichtsfeld, mehr nicht!

Bezüglich der **Strategien** sind grobe und hoch auflösende Strategien zu unterscheiden. Grundsätzlich gilt, dass der Zeitaufwand der Untersuchung, d. h. die Zahl der notwendigen Prüfpunktdarbietungen, mit den Anforderungen an die Qualität der Schwellenwerte steigt: Je genauer geprüft werden soll, umso aufwendiger wird die Angelegenheit, umso länger dauert die Untersuchung! In der Praxis muss ein vernünftiger Kompromiss zwischen einer möglichst hohen Genauigkeit der Schwellenermittlung einerseits und einer akzeptablen Zahl von Prüfpunktdarbietungen andererseits erzielt werden. Als Goldstandard der genauen Schwellenbestimmung hat sich die sog. 4/2-dB-Eingabelungsstrategie, die von Fankhauser et al. (1977) am ersten Octopus 201 ermittelt wurde, etabliert. Damit ist mit vertretbarem Zeitaufwand eine genaue Schwellenprüfung möglich. Einzelheiten der Strategie sind der Literatur zu entnehmen (Lachenmayr und Vivell 1992a, b).

Demgegenüber gibt es grobe, überschwellig prüfende Strategien, die z. B. nur eine Prüfpunktgröße und Leuchtdichte für die Untersuchung des gesamten Gesichtsfeldes verwenden. Derartige Strategien sollten heutzutage nicht mehr zur Anwendung kommen. Wenigstens sollte die Leuchtdichte an der Normwertverteilung orientiert werden (sog. schwellenwertorientierte Leuchtdichteklassen).

Eine akzeptable Strategie ist z. B. eine solche, die das Ergebnis in „normal", „relativer Defekt" oder „absoluter Defekt" klassifiziert. Diese Strategie kommt z. B. bei den Führerscheingutachtenprogrammen als Übersichtstest für das gesamte Gesichtsfeld infrage. Der Vorteil der groben Strategien besteht darin, dass die Messzeiten kurz sind, allerdings das Ergebnis entsprechend ungenau wird. Wenn es nur darum geht, die Frage zu beantworten, ob die Empfindlichkeit an einem Prüfort normal oder nicht normal ist, dann genügen derartige Prüfprogramme. Dies wäre z. B. für die Fahreignungsbegutachtung als hinreichend anzusehen.

Für eine differenzierte klinische Diagnostik, z. B. im Rahmen eines Glaukomschadens oder einer Chiasmaschädigung, benötigen wir demgegenüber eine hoch auflösende Schwellenwertstrategie, am besten die 4/2-dB-Eingabelung oder eine der moderneren beschleunigten Schwellenstrategien, die mit etwas weniger Prüfpunktdarbietungen zurande kommen (FASTPAC, SITA, DSE, TOP, CLIP etc.).

▶ Je genauer die Schwellenwerte in jedem Prüfpunkt ermittelt werden sollen, umso aufwendiger muss die Strategie sein. Je gröber die Prüfpunktstrategie, umso ungenauer das Ergebnis!

▶ **Praxistipp** Mit möglichst geringem Zeitaufwand eine möglichst hohe Genauigkeit des perimetrischen Ergebnisses zu erzielen, ist der optimale Kompromiss. Für die Praxis hat sich bewährt, die Prüfung des peripheren Gesichtsfeldes manuell-kinetisch durchzuführen, die Prüfung des zentralen 30°-Gesichtsfeldes statisch am automatischen Perimeter.

2.2.6 Manuell-kinetische Perimetrie am automatischen Perimeter

Einige moderne Automaten stellen manuell gesteuerte kinetische Prüfprogramme zur Verfügung. Von der Verkehrs- und Gerätekommission der DOG wurden 2 derartige Geräte und Programme für gutachterliche Zwecke zugelassen, das System der Firma Oculus (Twinfield) und das System der Firma Haag-Streit (Octopus). Beide Systeme haben ihre Vor- und Nachteile, sind aber als tragbarer Kompromiss für eine manuell gesteuerte kinetische Prüfung des Gesichtsfeldes akzeptabel und als solche auch zugelassen. Automatisch ablaufende kinetische Prüfprogramme sind nicht zugelassen. Diese können für gutachterliche Zwecke nicht herangezogen werden.

2.2.7 Statokinetische Dissoziation (Riddoch-Phänomen)

Bei suprachiasmalen Sehbahnläsionen kann es zur sog. statokinetischen Dissoziation (Riddoch-Phänomen; Lachenmayr und Vivell 1992a, b) kommen. Die Sehbahn umfasst nach der Netzhaut den Sehnerv, dann das Chiasma opticum, die sog. Sehnervenkreuzung, dann auf beiden Seiten jeweils den Tractus opticus, das Corpus geniculatum laterale, die Gratiolet-Sehstrahlung und den visuellen Kortex. Bei Schädigungen oberhalb des Chiasmas, d. h. im Bereich des Tractus opticus, des Corpus geniculatum laterale, der Gratiolet-Sehstrahlung und des visuellen Kortex kann es zur sog. statokinetischen Dissoziation kommen.

Darunter versteht man das Phänomen, dass bei statischer Perimetrie Defekte aufgrund einer Sehbahnläsion, z. B. eines vaskulären Insultes oder einer Tumorkompression, wesentlich deutlicher zum Vorschein kommen als bei Prüfung mit kinetischer Prüfmarke. Das ist vermutlich darauf zurückzuführen, dass im Bereich der suprachiasmalen Sehbahn das Bewegungssehen eine höhere Priorität genießt als das rein statische Lichtunterscheidungsvermögen. Jedenfalls ist dieses Phänomen bekannt und seit Langem in der Literatur beschrieben. Es hat v. a. auch gutachterliche Bedeutung, da z. B. im Rahmen der Fahreignungsbegutachtung heutzutage primär die statische Perimetrie zur Anwendung kommt und nur in Ausnahmefällen, nämlich dann, wenn der Gesichtsfeldbefund zur Verweigerung der Fahrerlaubnis führen würde und der Befund nicht eindeutig ist, die kinetische Prüfung gefordert ist. Das Riddoch-Phänomen führt dazu, dass bei entsprechenden Patienten die Prüfung am statischen Perimeter deutliche Gesichtsfelddefekte zum Vorschein bringt, die bei kinetischer Nachprüfung nicht oder wesentlich geringer vorhanden sind. Dies könnte dazu führen, dass aufgrund des alleinigen Befundes der statischen Perimetrie eine Fahrerlaubnis irrtümlich verweigert wird, obwohl dies nicht gerechtfertigt ist.

▶ **Praxistipp** Der Gutachter muss gerade bei der Gesichtsfeldprüfung von Patienten mit suprachiasmalen Sehbahnläsionen dafür Sorge tragen, dass nicht nur eine statische Perimetrie durchgeführt wird, sondern ergänzend – zumindest in Zweifelsfällen – eine Nachprüfung am kinetischen Perimeter in manueller Form erfolgt.

Nur so kann den Bedürfnissen des Einzelfalls in angemessener Weise Rechnung getragen werden. Andernfalls kann aufgrund eines möglichen Riddoch-Phänomens der Patient zu seinem Nachteil begutachtet werden.

2.2.8 Die gutachterliche Prüfung des Gesichtsfeldes

▶ Für die Begutachtung ist die manuell-kinetische Prüfung des Gesichtsfeldes ausschlaggebend, die automatische statische Perimetrie hat in der Regel nur ergänzende Funktion!

Für die Bewertung z. B. eines Unfallschadens muss die manuell-kinetische Perimetrie herangezogen werden. Ergänzende Aufschlüsse liefert natürlich die statische Perimetrie, um v. a. Defekte im zentralen Gesichtsfeld genauer zu beschreiben und zu differenzieren. Hier ist die statische Perimetrie gefordert, die das zentrale Gesichtsfeld sehr viel besser vermessen kann als die kinetische Perimetrie.

Für die Fahreignungsbegutachtung kann allerdings im Regelfall auf die statische Perimetrie am Automaten zurückgegriffen werden. Nur wenn unklare Gesichtsfelddefekte bestehen und der Gesichtsfeldbefund zu einer Verweigerung der angestrebten Fahrerlaubnisklasse führen würde, entscheidet im Zweifelsfall die kinetische Perimetrie am manuellen Perimeter. Dies ist sicher im Alltag der Ausnahmefall. In der Regel kann im Rahmen der Fahreignungsbegutachtung auf das automatische Gesichtsfeld zurückgegriffen werden.

Im Zweifelsfall muss das Gesichtsfeld binokular geprüft werden, entweder am Perimeter nach Goldmann oder am Automaten. Letztlich entscheidend ist bei vielen Fragestellungen der binokulare Gesichtsfeldbefund. In manchen Bereichen der Begutachtung muss selbstverständlich der monokulare Schadensbefund dokumentiert werden, z. B. im Rahmen der gesetzlichen Unfallversicherung (GUV) oder im Rahmen der privaten Unfallversicherung (PUV).

2.2.9 Typische Fehler und wie man sie vermeidet

Tab. 2.2 listet einige Fehlermöglichkeiten auf – sowohl für die statische Perimetrie am Automaten als auch für die manuelle Perimetrie am Goldmann-Perimeter oder einem dazu äquivalenten Gerät. Deren Beachtung kann dazu beitragen, in der Praxis die Befundqualität zu verbessern.

2.2.10 Gutachterliche Befundung

Die gutachterliche Beurteilung der Gesichtsfeldbefunde erfolgt monokular für das rechte und linke Auge getrennt und anschließend binokular, zumindest wenn dies erforderlich ist. Dazu sollte im Zweifelsfall definitiv eine **binokulare Prüfung** am Perimeter erfolgen, nicht nur eine Überlagerung der Befunde des monokularen Gesichtsfeldes von rechtem und linkem Auge. Letztlich entscheidend ist der Befund der manuell-kinetischen Perimetrie am Goldmann-Perimeter oder einem dazu äquivalenten Gerät. Dies kann nicht oft genug wiederholt werden. Gerade im Bereich der Blindenbegutachtung werden oftmals Befunde am statischen Perimeter mit desolaten Gesichtsfelddefekten eingereicht, die aber von den Behörden nicht anerkannt werden. Im Bereich der Blindenbegutachtung ist wie in vielen anderen Bereichen ausschließlich die manuell-kinetische Perimetrie am Goldmann-Perimeter oder einem dazu äquivalenten Gerät anerkannt.

Die Bewertung von Befunden der statischen Perimetrie erfolgt unter Zuhilfenahme von alterskorrigierten Normalwerten, die in den Perimetern hinterlegt sind. Der Untersucher muss sich vergewissern, dass ausreichend dokumentierte alterskorrigierte Normalwerte vorliegen, was nicht selbstverständlich ist. Hier sollte eine klare Stellungnahme vonseiten des Geräteherstellers vorliegen, dass ein ausreichend umfangreiches und dokumentiertes Datenmaterial existiert, das eine hinreichend zuverlässige alterskorrigierte Beurteilung ermöglicht. Perimeter, die keine ausreichende Dokumentation von alterskorrigierten Normalwerten vorweisen können, sind für gutachterliche Belange nicht verwendbar. Dies gilt in besonderem Maße für die Fahreignungsbegutachtung, die in vielen Fällen auf die statische Perimetrie am Automaten zurückgreift.

Im englischsprachigen und amerikanischen Raum hat sich die Beurteilung der kinetischen Gesichtsfeldbefunde nach der Methode von Armaly eingebürgert. Dieses Verfahren hat sich in Deutschland nicht etabliert. Einzelheiten sollen dazu auch nicht weiter ausgeführt werden.

Weber et al. (2004) haben ein Scorierungssystem für die Beurteilung der Befunde am manuellen Perimeter entwickelt, das von der DOG empfohlen wird. Im Einzelnen basiert dieses Verfahren darauf, das Gesichtsfeld in ein Raster von Teilbereichen zu unterteilen, die je nach funktioneller Wertigkeit mit einem unterschiedlich hohen Score belegt werden. Abb. 2.13 zeigt das zugrund liegende Muster.

Tab. 2.2 Fehlermöglichkeiten bei der Perimetrie

Fehler	Was ist zu tun?
Zentrierung des Patientenauges	Fortlaufende Kontrolle visuell am Perimeter nach Goldmann oder einem dazu äquivalenten Gerät bzw. am Beobachtungsmonitor des Automaten
Patient fixiert schlecht und sucht permanent in der Perimeterkugel nach möglichen Testreizen	Manuelle Perimetrie: Überwachung der Fixation im Beobachtungsokular mit Ermahnung des Patienten Statische Perimetrie: Nutzung der Fixationskontrollen und Fangfragen (falsch-positive und falsch-negative, Abschn. 2.2.11)
Der Patient bewegt seinen Kopf nach hinten und verliert Kontakt zur Stirnstütze	Manuelle Perimetrie: Ermahnung des Patienten, ggf. Fixierung mit dem Haltegurt Statische Perimetrie: Warnsignal durch elektronischen Kontakt mit der Stirnstütze, entsprechende Ermahnung des Patienten und neue Positionierung
Patient verdreht seinen Kopf und dezentriert damit sein Auge	Manuelle Perimetrie: kontinuierliche Überwachung über das Beobachtungsokular, Ermahnung des Patienten und Repositionierung Statische Perimetrie: Überwachung des Patienten über den Beobachtungsmonitor, Beachtung der Warnhinweise des Automaten und entsprechende Neupositionierung des Patienten
Falsches oder unzureichendes Korrekturglas	Manuelle Perimetrie: Beachtung der Korrekturvorschrift nach Goldmann (Tab. 2.1) Statische Perimetrie, Beachtung der Korrekturvorschriften des jeweiligen Gerätes. Im Regelfall muss neben dem Geburtsdatum die objektive Refraktion des Patienten eingegeben werden, damit der Automat das Korrekturglas mit Sphäre und Zylinder berechnen kann. Verwendung von dünnrandigen Korrekturgläsern, keine Refraktionsmessgläser!
Prüfmarke wird zu schnell bewegt	Bewegen der Prüfmarke quasi-statisch nach der Originalvorschrift von Goldmann mit einer maximalen Winkelgeschwindigkeit von 1–2° pro Sekunde. Dies ist so langsam, dass der Untersucher glaubt, dass er dabei einschläft …
Es wurde übersehen, den Korrekturglashalter bei der Prüfung des peripheren Gesichtsfeldes wegzuklappen	Das zentrale Gesichtsfeld muss sowohl manuell als auch statisch mit Korrektur, das periphere Gesichtsfeld hingegen ohne Korrektur geprüft werden. Ansonsten resultieren Verfälschungen der Schwellenwerte und bizarre Defekte durch den Korrekturglashalter

(Fortsetzung)

Tab. 2.2 (Fortsetzung)

Fehler	Was ist zu tun?
Der Patient wird am automatischen Perimeter seinem Schicksal überlassen	Der Ablauf der Untersuchung am Automaten muss immer fortlaufend kontrolliert werden. Es muss gewährleistet sein, dass der Patient korrekt zentriert ist, dass er nicht einschläft und dass er nicht permanent nach Stimuli sucht (Ermahnung zur korrekten Fixation)
Überforderung des Patienten	Gerade bei alten und hochgradig sehbehinderten Patienten ist die Durchführung einer Perimetrie schwierig und erfordert viel Fingerspitzengefühl vonseiten des Untersuchers. Richtige Einweisung des Patienten in den Ablauf der Untersuchung, Beobachtung über das Beobachtungsokular und permanente Ermahnung, korrekt mitzuarbeiten. Sonst kann kein sinnvoller Befund erhoben werden

2.2.11 Qualitätskontrolle der Gesichtsfeldprüfung

Gerade für die gutachterliche Gesichtsfelduntersuchung muss auf eine strikte Qualitätskontrolle bei der Befunderhebung geachtet werden. Sonst kann eine erhebliche Fehlbeurteilung mit massiven finanziellen und sozialen Konsequenzen resultieren.

Bei der manuell-kinetischen Perimetrie am Goldmann-Perimeter oder einem dazu äquivalenten Gerät muss auf eine korrekte Zentrierung des Patientenauges geachtet werden, auf eine fortlaufende Überprüfung der Fixation und auf eine hinreichend langsame Bewegung der Prüfmarke. Ansonsten ist der Befund der kinetischen Perimetrie nicht verwertbar.

Die automatischen Perimeter stellen uns mehrere Möglichkeiten zur Verfügung, die Mitarbeit des Patienten zu kontrollieren:

2.2.11.1 Fixationskontrollen

Am Anfang eines Programms wird zunächst der blinde Fleck geprüft. Wenn die Lokalisation des blinden Fleckes erfolgreich abgeschlossen ist (was nicht immer funktioniert), kann das System während der Untersuchung immer wieder Prüfmarken in den Bereich des blinden Fleckes positionieren, die der Patient nicht wahrnehmen dürfte, zumindest dann nicht, wenn er korrekt fixiert. In dem Moment, in dem er nicht richtig fixiert, sieht er natürlich einen Stimulus, der in den zunächst ermittelten blinden Fleck projiziert wird. Dies wird als Fehler einer Fixationskontrolle registriert. Wenn mehr als 30 % derartige Fehler auftreten, so hat der Patient die Untersuchung schlecht absolviert, eine hinreichende Fixation ist nicht gewährleistet und der Befund ist nicht verwertbar.

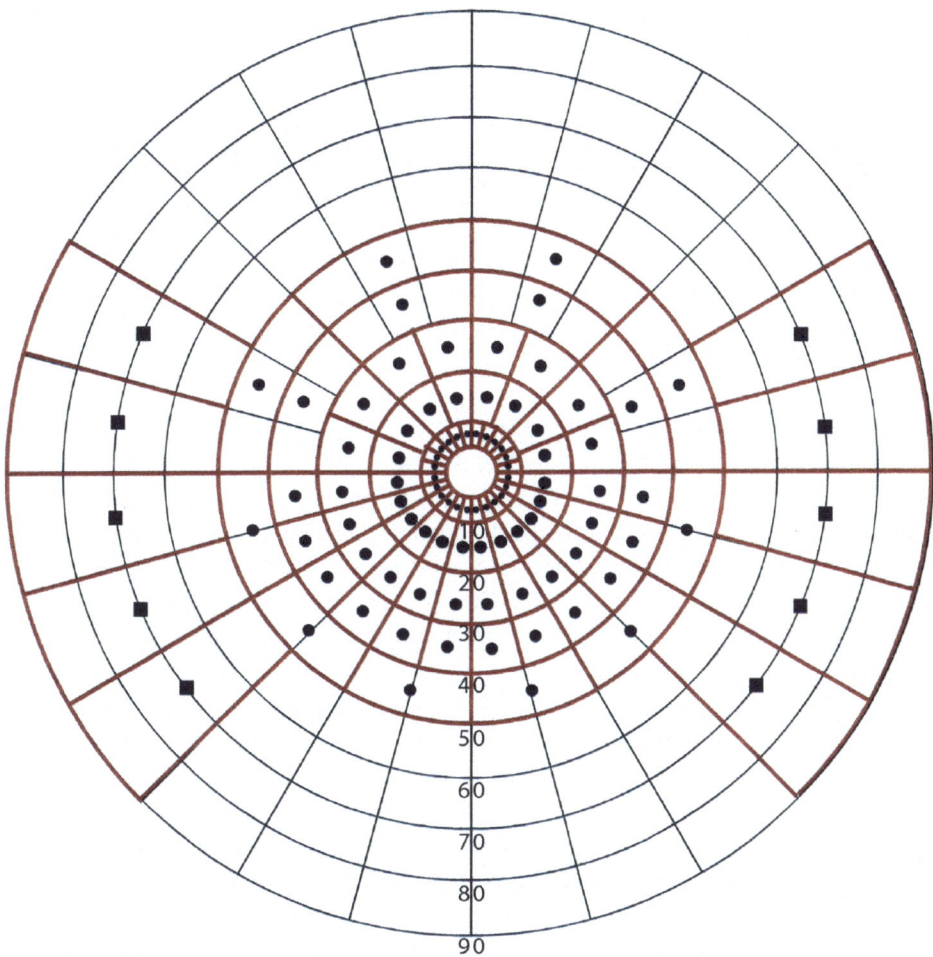

Abb. 2.13 Bewertungssystem zur Beurteilung der Befunde am manuellen Perimeter. Das Gesichtsfeld wird in den gutachterlich relevanten Bereichen in kleine und größere rot umrandete Zonen eingeteilt. Jede dieser Zonen erhält einen Score von 1. Bis 50° ist das Gesichtsfeld mit insgesamt 90 Punkten belegt. Die temporale Sichel rechts und links erhält jeweils 5 Punkte, sodass insgesamt das binokulare Gesichtsfeld mit 100 Punkten bewertet wird. Treten Ausfälle auf, so können die betroffenen Punkte aufaddiert werden; somit kann eine Maßzahl für das Ausmaß des Schadens ermittelt werden. (Aus Weber et al. 2004)

2.2.11.2 Falsch-positive Fangfragen

Das Gerät produziert lediglich ein Geräusch ähnlich wie bei einer Stimulusdarbietung, ohne wirklich einen Stimulus zu projizieren. Wenn der Patient daher bei einer solchen Fangfrage den Antwortknopf betätigt, so ist das als falsch-positive Antwort zu werten. Manche Patienten drücken permanent, um möglichst viele Punkte zu sammeln. Dies trifft v. a. für Patienten zu, die bei Vorliegen von Schäden ein besonders gutes Gesichtsfeldergebnis abliefern möchten. Typischerweise sind dies Kandidaten im Rahmen der Fahreignungsbegutachtung, denen der Führerschein aberkannt wird oder wurde. Sie versuchen, ein möglichst gutes Gesichtsfeld zu generieren. Diese Kandidaten drücken bei jeder sich bietenden Gelegenheit auf den Antwortknopf und geben dadurch natürlich viele falsch-positive Antworten.

▶ Der Prozentsatz der falsch-positiven Antworten liefert das schärfste Kontrollkriterium für die Zuverlässigkeit eines Gesichtsfeldbefundes. Er sollte keinesfalls 30 % übersteigen, ansonsten ist der Befund definitiv nicht zu verwerten!

2.2.11.3 Falsch-negative Fangfragen

Ein Patient, der erhebliche Gesichtsfelddefekte aufweist, hat z. B. in einem Skotombereich einen tiefen relativen Defekt angegeben. Wenn er bei der nächsten Darbietung schlecht fixiert, ist es möglich, dass das Defektareal nun plötzlich von normalen oder annähernd normalen Netzhautarealen erfasst wird und er damit einen Stimulus erkennt in einem Bereich, den er vorher als tiefen Defekt angegeben hat. Zu diesem Zweck wird vom System im Bereich von Defekten ein stark überschwelliger Stimulus projiziert, den der Patient nicht wahrnehmen dürfte, zumindest dann, wenn er korrekt fixiert hat. Wenn die Zahl der falsch-negativen Fangfragen 30 % übersteigt, ist der Befund ebenfalls infrage zu stellen. Allerdings ist das Kriterium der falsch-negativen Antworten nicht so scharf zu werten wie das Kriterium der falsch-positiven Antworten. Dies liegt daran, dass bei tiefen, steilwandigen Defekten nur geringe Fixationsverlagerungen bereits zu einer erheblichen Veränderung der lokalen Empfindlichkeit führen können, sodass selbst bei guter oder brauchbarer Fixation falsch-negative Fangfragen auftreten können.

▶ **Praxistipp** Schärfstes Kriterium für die Zuverlässigkeitskontrolle sind die falsch-positiven Fangfragen, dann folgen die Fixationskontrollen und an letzter Stelle kommen die falsch-negativen Fangfragen.

Entscheidend für die Qualität eines Gesichtsfeldbefundes ist neben der Überwachung mittels der genannten Kriterien der Fixationskontrollen und der Fangfragen ein **störungsfreier Ablauf** der Untersuchung in einer angemessen abgedunkelten Untersuchungskabine ohne Störung durch Fremdgeräusche und durch andere Personen. Auch muss die Temperierung in dem Untersuchungsraum so sein, dass der Patient nicht von der Müdigkeit übermannt wird und evtl. einschläft, nicht zuletzt deshalb, weil manche Untersuchungen doch 15–20 min dauern können. Lassen Sie den Patienten daher niemals im Untersuchungsraum alleine, sondern kontrollieren Sie regelmäßig seine Mitarbeit, seine korrekte Positionierung und seine korrekte Fixation. Nur so kann ein zuverlässiger Befund erhoben werden, der eine hinreichend brauchbare gutachterliche Wertung zulässt.

2.3 Binokularsehen und Motilität

G. Kolling

▶ **Normales Binokularsehen** Normales Binokularsehen liegt vor, wenn bei normaler Korrespondenz Stereopsis besteht und ständig in allen Blickrichtungen für Ferne und Nähe fusioniert wird (DIN 5340 1998–2004).

2.3.1 Grundlagen

95 % der Normalbevölkerung hat keinen Strabismus, keine Defekte im Binokularsehen und eine beidseits normale Augenmotilität (Kaufmann 2004). Somit haben nur weniger als 5 % aller Bewerber bei Eignungsuntersuchungen eine Einschränkung zu befürchten. Gerade diese Minderheit ist sich oft ihres Mangels nicht bewusst, da langfristig bestehende Anpassungsvorgänge subjektive Störungen verdecken. Allerdings rufen erworbene ein- oder beidseitige Sehmängel oder zerebrale Erkrankungen nicht selten Binokularstörungen hervor, die das tägliche Leben beeinträchtigen. Demzufolge muss jeder begutachtende Augenarzt auch das Binokularsehen untersuchen und nach manifestem Schielen, Doppelbildern und Motilitätsstörungen fahnden.

Doppelbilder, Konfusion oder einseitige Exklusion ermöglichen primär nicht, die Fahrerlaubnis für die höheren Anforderungen (Bus, Lkw oder Taxi) zu bekommen. Dies betrifft nur ca. 5 % der Fahrer.

Die für den Augenarzt triviale Unterscheidung zwischen monokularer und binokularer Diplopie ist oft dem Patienten nicht bewusst und muss ihm anschaulich demonstriert werden. **Monokulare Diplopie** verschwindet durch Zukneifen eines der beiden Augenlider oder mithilfe der stenopäischen Lücke. Simuliert werden kann dies für einen gerade nicht betroffenen Probanden mithilfe von Pluszylindergläsern: Monokular rufen +4,0-dpt-Pluszylinder vertikale oder horizontale Doppelbilder hervor, die besonders bei Fixation heller Lichtquellen oder von Leuchtschriften auffallen.

Binokulare Doppelbilder können dem Patienten mit Prismen demonstriert werden. Dabei muss er auf die Richtung der Abweichung und auf den Abstand der Doppelbilder zueinander in der gegebenen Beobachtungsentfernung hingewiesen werden. Nicht selten weiß der Patient, dass beim Fernsehen die Doppelbilder um so viel Zentimeter auseinanderliegen. Dass dann beim Blick in 100 m Entfernung ein Auto und in 1000 m bereits ein ganzes Haus dazwischenpasst, ist natürlich reine Physiologie des Strahlenganges und sagt nicht aus, dass bei Fernblick das Schielen zunimmt.

Nur selten weiß der Patient, welches Bild verschwindet, wenn er das rechte Auge oder das linke Auge zuhält. Wenn die Doppelbilder nur sporadisch auftreten, kann dem Patienten folgende Hausaufgabe mitgegeben werden: Er soll in einer definierten Entfernung den seitlichen Abstand der Doppelbilder zueinander notieren, bei Verschluss z. B. des rechten Auges sich notieren, ob das rechte oder das linke Bild verschwindet, und bei seitlich versetzten Doppelbildern den Kopf nach links und rechts drehen, dabei weiterhin das gleiche Objekt fixieren und den Abstand der Doppelbilder abschätzen. Wenn bei Rechtsblick der Abstand größer und bei Linksblick geringer wird, besteht der Verdacht auf eine rechtsseitige Abduzensparese.

▶ **Praxistipp** Eine nur zeitweise auftretende binokulare Diplopie kann der Patient notieren: So ergibt ein seitlicher Abstand von 0,2 m in 3 m Entfernung einen Schielwinkel von ca. 4°. Dies kann der Augenarzt bei der Untersuchung mit einem Prisma von 4° Basis innen dem Patienten demonstrieren, der dann feststellt: „Ja, genau so war es!".

2.3.2 Gutachterliche Prüfung und Befundung

Einerseits wird bei Eignungsbegutachtungen ein Bewerber eine Beeinträchtigung durch Doppelbilder oft verneinen, um z. B. die Fahrerlaubnis erlangen zu können. Die anamnestischen Berichte und die subjektiven Angaben bei der Untersuchung selbst müssen daher objektiviert werden:

- der Nachweis einer alternierenden Fixation bei Diplopie,
- das Sichern eines manifesten Schielens durch den Abdecktest,
- das Beobachten, wie sich der Patient nach Ausgleich des Schielwinkels oder nach Induktion eines neuen Schielens verhält.

Dies alles sind Möglichkeiten, die es einem geübten Untersucher erlauben, auch ohne Mithilfe des Bewerbers ein schlüssiges Urteil über die Kompensation eines latenten oder manifesten Schielens und über die Verarbeitung von Doppelbildern abzugeben.

Allerdings werden bei der Begutachtung von Schadensfällen oft die Beschwerden durch Doppelbilder betont oder nicht selten wegen mangelnder Krankheitsbewältigung zu hoch bewertet. Auch hier muss das subjektive Beschwerdebild durch objektive Befunde erhärtet oder widerlegt werden. Bei Doppelbildern über 1° Abstand müssen beim Abdecktest Einstellsakkaden sichtbar sein. Treten Doppelbilder nach Sakkaden nur in einigen Blickrichtungen auf, muss auch dies zu sehen oder müsste prismatisch auszugleichen sein. Ebenso sind objektive Zeichen nach Fusionsverlust bei der Befundung im freien Raum und an einem Synoptometer oder Haploskop vorhanden, die ein Patient nicht simulieren kann.

▶ In jedem Gutachten muss eine objektive Begründung für die subjektiv angegebenen Beschwerden gefunden werden.

Weichen beide voneinander ab, ist eine kritische Nachfrage der subjektiven Beschwerden angezeigt. Bleiben trotzdem erhebliche Differenzen, muss im Gutachten erwähnt werden, dass das subjektive Beschwerdebild sich nicht durch objektiv zu erhebende Befunde erklären lässt.

Bei der Fahreignungsbegutachtung wird in den europäischen Richtlinien von 2006 nur erwähnt, dass keine Diplopie vorhanden sein dürfe und dass sich der Fahrer lange genug an einen neu aufgetretenen einäugigen Zustand gewöhnt haben müsse. Damit allein ist keine Bewertung binokular gestörter Bewerber durchführbar. Insofern ist es sehr zu begrüßen, dass jetzt in der Anlage 6 zur FeV unter der Ziffer 1.4 für die niederen Anforderungsklassen (Klasse B und andere) steht:

> Nach dem Verlust des Sehvermögens auf einem Auge oder bei neu aufgetretener Diplopie muss ein geeigneter Zeitraum (mindestens drei Monate) eingehalten werden, während dessen das Führen von Kraftfahrzeugen nicht erlaubt ist. Danach darf erst nach augenärztlicher Untersuchung und Beratung wieder ein Kraftfahrzeug geführt werden. (Anlage 6, Punkt 1.4 der FeV 2011, zuletzt geändert 2018)

Für Lkw-Fahrer wird unter der Ziffer 2.3 in der Anlage 6 gefordert:

> Nach einer neu eingetretenen relevanten Einschränkung des Sehvermögens muss ein geeigneter Anpassungszeitraum eingehalten werden, während dessen das Führen von Kraftfahrzeugen nicht erlaubt ist. Danach darf erst nach augenärztlicher Untersuchung und Beratung wieder ein Kraftfahrzeug geführt werden. (Anlage 6, Punkt 2.3 der FeV 2011, zuletzt geändert 2018)

Auch hier sollte mindestens ein Zeitraum von 3 Monaten eingehalten werden, bevor der Lkw-Fahrer wieder als tauglich beurteilt wird. Nicht selten kann sich ein Lkw-Fahrer nicht an seinen neuen Zustand ohne binokulares Tiefensehen gewöhnen. In diesen Fällen sollte die Arbeitsunfähigkeit, ggf. Berufsunfähigkeit als Lkw-Fahrer, bescheinigt werden, auch wenn die Anlage 6 der FeV ihn für tauglich hält.

In der Anlage XVII der alten StVZO wurde für Bus, Lkw und Personenbeförderung gefordert, dass die Beweglichkeit beider Augen und das Stereosehen „normal" sein müssen. Mit dieser Formulierung gab es bei den Behörden bis 1999 immer wieder Schwierigkeiten, die zu Recht sagten, dass „Titmus-Fliege positiv" kein normales Stereosehen sei und der Bewerber deshalb keinen Lkw fahren könnte. Gleichzeitig durften aber einäugige Inhaber der Fahrerlaubnis der Klasse 2 weiter einen Lkw fahren.

In der neuen Fahrerlaubnisverordnung, auch in der übertragenen Version der alten StVZO (Abschn. 2.2.3 der Anlage 6 der FeV), wurde von 1999–2010 anstelle des „normalen" Stereosehens die neue, flexibler formulierte Definition vorgeschrieben: „Ausschluss bei Schielen ohne konstantes binokulares Einfachsehen." Damit konnte für jede Behörde verständlich die seit Jahrzehnten gewohnte, abgestufte Bewertung begründet werden. In der jetzt gültigen Version der Anlage 6 der FeV ist leider wieder der Originaltext der alten StVZO zitiert. Damit treten die gleichen alten Probleme auf, dass ein beidäugiger Lkw-Fahrer „normales" Stereosehen haben müsse, allerdings auch ein einäugiger Lkw-Fahrer tauglich bleibt. Es wird angeraten, die flexibel formulierte Definition: „Ausschluss bei Schielen ohne konstantes binokulares Einfachsehen" auch für diese Altinhaber zu benutzen, sofern dies von der zuständigen Fahrerlaubnisbehörde akzeptiert wird.

▶ **Was bedeutet „Ausschluss bei Schielen ohne konstantes binokulares Einfachsehen"?**
- Fahrer der Klasse D (Busfahrer) sollten Binokularsehen mit Stereopsis besser als 100 Winkelsekunden (″) haben,
- Fahrer der Klasse C (Lkw-Fahrer) sollten die Titmus-Fliege oder den Treffversuch positiv haben,
- Fahrer der Klasse B mit Personenbeförderung (Taxifahrer) benötigen kein Stereosehen, aber seit 1999 „beide Augen" und einen Visus von 0,8/0,5.

Bewerber um eine Fahrerlaubnis der Klasse D sollten also strenger bewertet werden als Bewerber für die Klassen C oder B mit Personenbeförderung. In ausgewählten Einzelfällen können die Richtlinien aber etwas großzügiger ausgelegt werden. So sollte ein Lkw-Fahrer ohne Stereosehen, der aus irgendeinem Grund vor Jahrzehnten die Fahrerlaubnis erlangt hatte, weiter arbeiten dürfen, wenn er viele Jahre lang unfallfrei gefahren ist. Eine solche Wertung kann mit der neuen Formulierung begründet werden. Wenn der Fahrer im abgedunkelten Raum den Bagolini-Test positiv sieht, dann kann er als ausreichend beidäugig sehend bewertet werden.

Der Bereich des beidäugigen Einfachsehens sollte eigentlich bei **„echtem" Fernblick** gemessen werden, wenn es um die Beurteilung der Fahreignung geht. Dies ist in der Augenarztpraxis aber nicht möglich. Als Kompromiss kann dies entweder vor dem Maddox-Kreuz in 5 m oder an der Tangententafel nach Harms in 2,5 m erfolgen. Der binokular einfach gesehene Bereich wird an der Tangententafel mit langsamen kompensatorischen Augenbewegungen gemessen. In der Regel entsprechen diese Befunde auch dem Zustand im täglichen Leben. Bei Fusionsstörungen kann es jedoch zu wesentlich kleineren Bereichen kommen, wenn Sakkaden in die entsprechenden Blickrichtungen ausgeführt werden. Dann sollte folgendermaßen vorgegangen werden: Der Kopf wird gerade gehalten, der Proband führt Blicksprünge in die peripheren Bereiche aus und beschreibt, wie lange es dauert, bis er wieder binokular einfach sieht. In diesen Fällen werden Einzelfallentscheidungen nach ausführlicher Anamnese und eingehender klinischer Untersuchung getroffen.

2.3.2.1 Untersuchung vor der Tangententafel nach Harms

Die Untersuchung wird in einer Entfernung von 2,5 m vor der Untersuchungswand durchgeführt. Dies kann als ausreichender Fernblick gewertet werden. Im Gegensatz dazu sind die Entfernungen von 30 cm am Goldmann-Perimeter, von 50 cm beim Hess-Schirm und 100 cm beim Helmholtz-Schirm nicht ausreichend. Der Kopf wird mit dem Stirnprojektor mit „gerader" Kopfhaltung eingestellt und verbleibt während der gesamten Untersuchungszeit unverändert. Damit können alle 3 Messergebnisse direkt miteinander verglichen werden: Dies sind die monokularen Exkursionen, das Doppelbildschema in den 9 Blickrichtungen und bei Kopfneigung sowie der Bereich des beidäugigen Einfachsehens. Die Zusammenstellung erlaubt nicht nur die Bewertung der peripheren motorischen Defizite, sondern auch die Wertung der zentralen Ausgleichmechanismen. Der Bereich des beidäugigen Einfachsehens ist derjenige quantitativ erfasste Befund, der für die gutachter-

Abb. 2.14 Untersuchung an der Tangententafel nach Harms bei Linksfixation (Dunkelrotglas vor dem linken Auge) und 45° Rechtsneigung: deutliche Exzyklotropie (!)

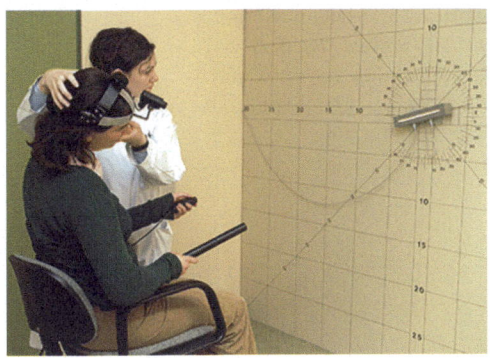

liche Bewertung ausschlaggebend ist. Diese Befunde können in das Schema von Haase und Steinhorst oder in jenes von Kolling übertragen werden (Abb. 2.14).

Für die höheren Anforderungen bei Lkw- und Busfahrern dürfen keine Doppelbilder im Gebrauchsblickfeld (20° Aufblick, 30° Seitwärtsblick und 40° Abblick) vorhanden sein. Doppelbilder außerhalb dieses Bereiches werden im täglichen Leben meist nicht wahrgenommen und durch automatisch ausgeführte, kompensatorische Kopfbewegungen vermieden. In Einzelfällen können auch Fahrer mit kleinerem doppelbildfreiem Blickfeld, besonders nach unten, noch als tauglich eingestuft werden. Bei den niedrigeren Anforderungen z. B. der Fahrerlaubnisklasse B wird nur ein zentraler Bereich von 20° im Durchmesser gefordert, um den Führerschein zu erlangen. Die klinische Erfahrung zeigt, dass Patienten, die sich an diese Situation gewöhnt haben, wie z. B. solche mit einseitigem Retraktionssyndrom, gut damit zurechtkommen. Bei erworbenen Paresen hängt dies von den zentralen Kompensationsmöglichkeiten und auch von der Motivation des Patienten ab. Es kann aber auch sein, dass der Patient die einseitige Abdeckung eines Brillenglases bevorzugt.

2.3.2.2 Untersuchung vor dem Maddox-Kreuz in 5 m mit einem auf 10° erweiterten Radius

Wenn keine Tangententafel vorhanden ist, dann kann als gute Alternative auch das Maddox-Kreuz in 5 m Entfernung genommen werden: Der Patient hält den Kopf in seiner „normalen" oder in der vom Untersucher geforderten „geraden" Kopfhaltung und führt Blicksprünge in die geforderten Richtungen aus. Dazu kann das auf 7° begrenzte Maddox-Kreuz sehr einfach auf 10° erweitert werden, indem der Untersucher die Auslenkung mit dem Tangens des Winkels von 10° ausrechnet und in seinem Untersuchungsraum auf der Wand fixiert. Oder er hält sich ein Prisma mit 10° Stärke vor und markiert diesen Punkt in seinem Raum. Damit kann der Untersucher den für die Klasse B geforderten Bereich von 20° Durchmesser ohne Doppelbilder austesten (Abb. 2.15).

Den größeren Bereich von 30° Seitwärtsblick, 20° Aufblick und 40° Abblick kann der Untersucher nach Auslenkung der Augen schätzen. Dabei ist eine Genauigkeit von 5–10° ausreichend. Die anamnestischen Angaben von Doppelbildern auf belebten Straßen, in Kaufhäusern, beim Blick in die Außenspiegel oder bei Ermüdung sind wichtige Zusatzparameter für die Beurteilung.

Abb. 2.15 Maddox-Kreuz auf 10°-Radius erweitert zur Untersuchung des binokularen Einfachsehens im freien Raum in 5 m Entfernung

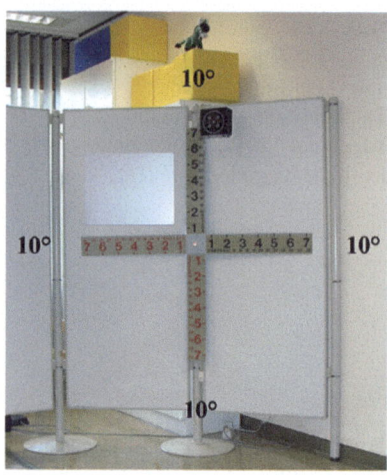

▶ Verliert ein Fahrer der Klasse B ein Auge oder kann das Doppeltsehen nur durch Abdecken eines Auges behoben werden, ist der Fahrer für mindestens 3 Monate fahruntauglich. Der Wiederbeginn erfordert eine vorsichtige, betreute Fahrweise, aber keinen neuen Führerschein vom Amt und keine neue Fahrprüfung.

In der alten StVZO wurde die „gerade Kopfhaltung" als Ausgangslage für die Bewertung von Doppelbildern und binokularem Einfachsehen bestimmt (Abb. 2.16). Dies ist heute weiterhin für die Fahrerlaubnis der Klasse D (Omnibusfahrer) gültig. Für die Klassen C, die Fahrgastbeförderung durch Taxifahrer und für die Klasse B wird gemäß der Empfehlung der DOG (2011a, b) von einer „normalen Kopfhaltung" gesprochen. Diese wird so definiert:

▶ Eine Kopfzwangshaltung kann als „normal" angesehen werden, wenn sie gewohnheitsmäßig, ohne Beschwerden und ohne äußerliche Entstellung eingenommen wird. Meist trifft dies für Abweichungen bis 10° zu.

Ausgehend von dieser normalen Kopfhaltung wird der Bereich des beidäugigen Einfachsehens vor der Tangententafel bestimmt. Solch eine Messung wird in der täglichen Routine von Orthoptistinnen oder Augenärzten nicht durchgeführt, entspräche aber der Sehweise des Führerscheinbewerbers im täglichen Leben. In der Regel wird der Kopf des Untersuchten vor der Tangententafel von der Orthoptistin exakt gerade eingestellt und ausgehend von dieser Position um die entsprechenden Winkelgrade gedreht. Diese Unterschiede sind in Abb. 2.17 dargestellt.

Der Patient von Abb. 2.18 mit rechtsseitiger Trochlearisparese wäre bei gerader Kopfhaltung wegen Doppelbildern ab 5° Linksblick als nicht tauglich einzustufen.

2 Gutachterliche Prüfung der Sehfunktionen

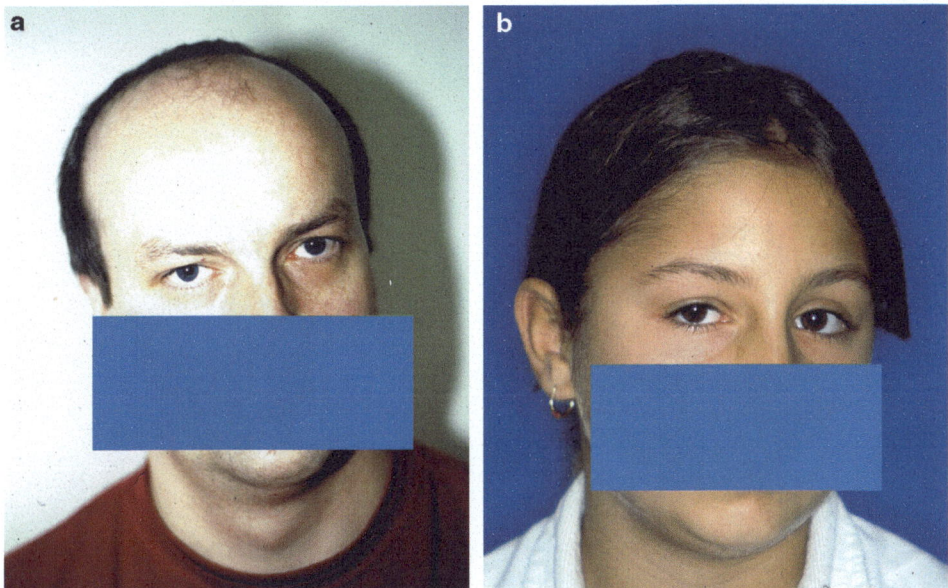

Abb. 2.16 a,b Patienten mit „normaler" Kopfhaltung wegen einseitigem Strabismus sursoadductorius. Ausgehend von dieser Kopfhaltung sollte der Bereich des binokularen Einfachsehens gemessen werden

Wäre dagegen seine „normale Kopfhaltung" als Ausgangsposition für die Messung des beidäugigen Sehens benutzt worden, wäre er für die Klasse B tauglich, da er in einer „normalen" Kopflinksdrehung von 10° und einer Kopflinksneigung bestimmt über 15° nach links noch beidäugig sehen kann. Auch bei frisch erworbenen Paresen muss dem Patienten ein ausreichend langer Zeitraum für die Anpassung angeraten werden. Dies ist in der Anlage 6 der FeV unter der Ziffer 2.3 für Lkw-Fahrer festgelegt:

> Nach einer neu eingetretenen relevanten Einschränkung des Sehvermögens muss ein geeigneter Anpassungszeitraum eingehalten werden, während dessen das Führen von Kraftfahrzeugen nicht erlaubt ist. Danach darf erst nach augenärztlicher Untersuchung und Beratung wieder ein Kraftfahrzeug geführt werden. (Anlage 6, Punkt 2.3 der FeV 2011, zuletzt geändert 2018)

Hierbei wird für schwächere Prismen ein Zeitraum von einigen Wochen, für ausgeprägte Umstellungen ein Zeitraum von bis zu 3 Monaten vorgeschlagen.

Sehr erfreulich ist, dass in der neuen Fassung erstmals auch fortschreitende, damit kontrollbedürftige Krankheiten vom Gesetzgeber anerkannt werden. Unter der Ziffer 2.4 steht:

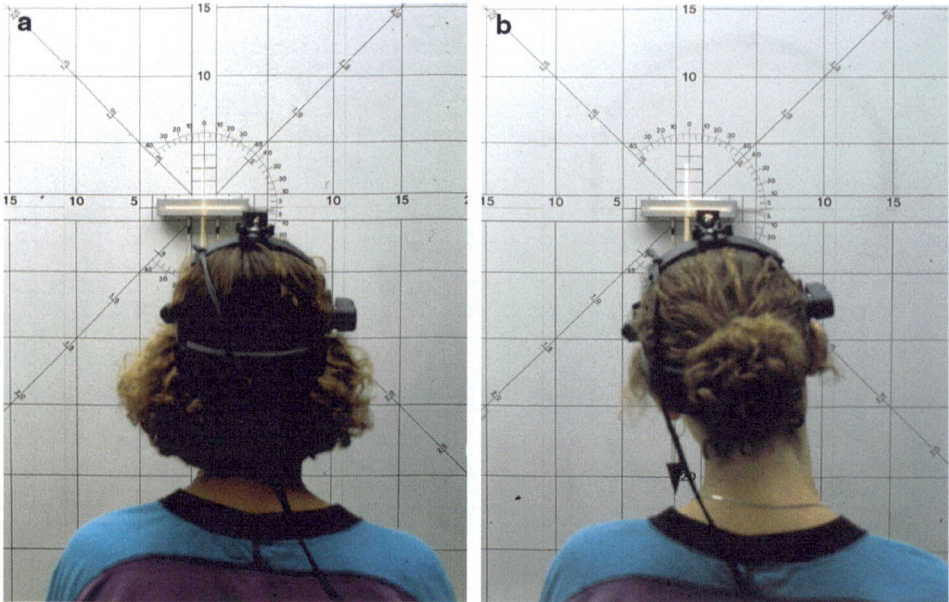

Abb. 2.17 Kopfhaltung vor der Tangententafel. **a** Exakt gerade Kopfhaltung, **b** „normale" Kopfhaltung von hinten gesehen

Abb. 2.18 Patient mit typischer rechtsseitiger Trochlearisparese mit Doppelbildern ab 5° Linksblick. Hierbei wurde als Startposition die gerade Kopfhaltung gewählt. Würde die gewohnheitsmäßig eingenommene „normale" Kopfhaltung gewählt werden, würden die Doppelbilder bei Linksblick erst ab 15° anfangen. Damit wäre der Patient für die Klasse B wieder fahrtauglich, wenn er sich einige Wochen daran gewöhnt hat

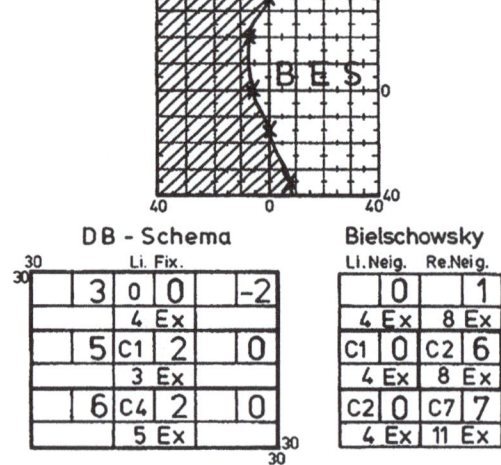

Besteht eine fortschreitende Augenkrankheit, ist eine regelmäßige augenärztliche Untersuchung und Beratung erforderlich. (Anlage 6, Punkt 2.4 der FeV 2011, zuletzt geändert 2018)

Dies heißt nicht, dass eine erneute Begutachtung notwendig wird. Damit ist die Wertigkeit und Bedeutung der augenärztlichen Beurteilung endlich vonseiten des Gesetzgebers anerkannt worden.

Nach 2–3 Monaten wäre dieser Patient mit seiner Trochlearisparese wieder tauglich, ein Auto zu fahren.

In der gesetzlichen Unfallversicherung, der privaten Unfallversicherung und beim sozialen Entschädigungsrecht werden Doppelbilder nach dem Schema von Haase und Steinhorst bewertet (Gramberg-Danielsen 2003b, a; Abb. 2.19). Für konzentrisch fortschreitende Doppelbildbereiche ergeben sich adäquate Bewertungen: Bei Doppelbildern jenseits von 20° im oberen Bereich werden 5–10 %, im unteren Bereich dagegen 15–20 % vorgeschlagen.

Kritikwürdig ist die Bewertung jedoch, wenn z. B. in der ganzen rechten Hälfte des Blickfeldes doppelt gesehen wird: Nach dem Schema müsste mit 25 % bewertet werden, also genau so viel wie bei Doppelbildern im gesamten Blickfeldbereich. Dies ist jedoch

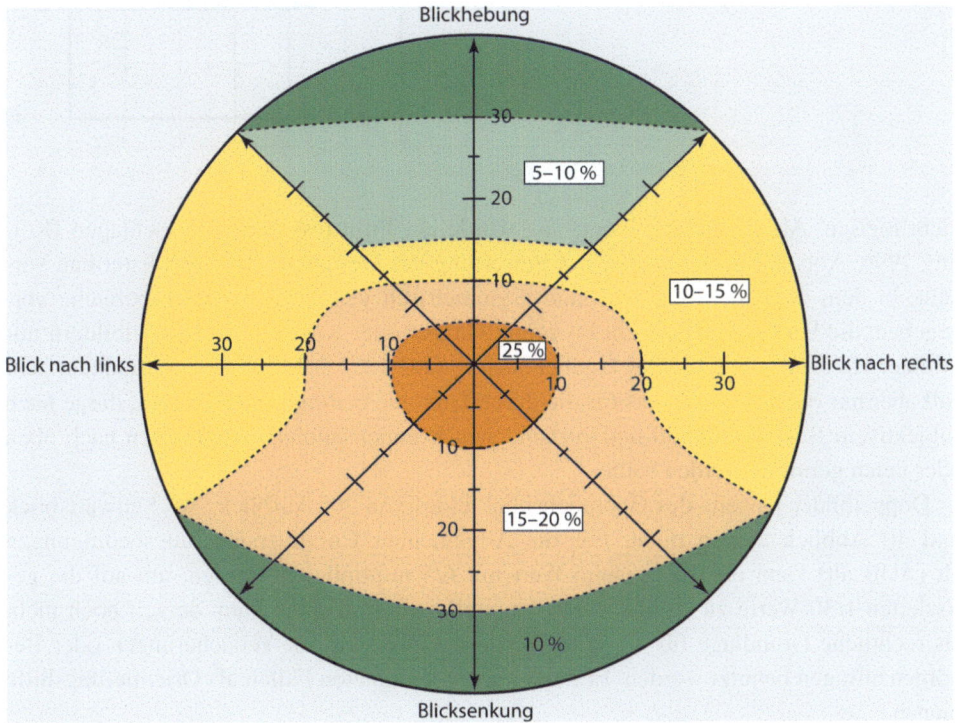

Abb. 2.19 Wertungsschema nach Haase und Steinhorst zur Bewertung von Diplopie. (Aus Gramberg-Danielsen 2003b, a)

Abb. 2.20 Wertungsschema nach Kolling zur ersten Abschätzung von Diplopie. (Aus Kolling 1996)

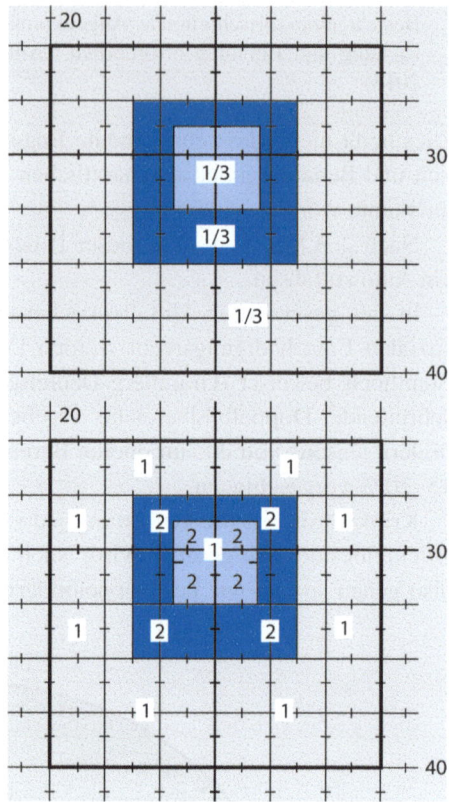

nicht logisch. Als alternativer Vorschlag wurde ein **Punktesystem** vorgeschlagen (Kolling 1996; Abb. 2.20), das analog zur Bewertung des Gesichtsfeldes nach Esterman vorgeht. In dem Gebrauchsblickfeld sind asymmetrisch verteilt 25 Wertungsbereiche vorgegeben, die bei Diplopie als ein Prozentpunkt gewertet werden. Bei Doppelbildern nur in einer Hälfte des Blickfeldes ergäben sich daraus 12,5 % MdE. Dieses Punktesystem soll aber nur einen Anhaltswert für die durch Diplopie bedingte MdE liefern, die je nach subjektivem Beschwerdebild und vorhandenen Kompensationsmöglichkeiten nach oben oder unten gerundet werden sollte.

Doppelbilder jenseits des Gebrauchsblickfeldes von 20° Aufblick, 30° Seitwärtsblick und 40° Abblick zählen nicht. Für die Allgemeinen Unfallversicherungsbedingungen alt (AUB alt) kann der ausgezählte Wert mit 6/5 multipliziert werden, um auf die geforderten 1/30-Werte zu kommen. Dieser publizierte Vorschlag kann derzeit noch nicht als rechtliche Grundlage für die gutachterliche Bewertung für Versicherungen oder Behördenanfragen benutzt werden. Er kann aber in geeigneten Fällen als Orientierungshilfe dienen.

2.3.3 Typische Fehler und wie man sie vermeidet

Klagt der zu Begutachtende über **monokulare Doppelbilder,** muss der objektive Befund dazu passen: Der Seheindruck muss mit stenopäischer Lücke, entsprechend Blende 32 in der Fotografie, besser werden. Oft erkennt die Skiaskopie als einfachste Untersuchungsmethode sicher und frühzeitig irreguläre Abbildungszustände, bevor die automatische Refraktometrie oder die Messung der Hornhautradien bzw. die Topometrie dies bestätigen. Bei nicht zu korrigierenden monokularen Doppelbildern wird nach der Funktion beurteilt: Bei der Sehschärfeprüfung sollte ein Zeichen pro Sekunde gefordert und bei den Lesetexten sollte flüssig gelesen werden.

Binokulare Doppelbilder sind für die Beurteilung der Fahreignung primär beim Blick in weite Ferne zu beurteilen: Bei intermittierendem Außenschielen darf ruhig ein Blick aus dem Fenster auf einen entfernten Kirchturm gewagt werden. Ebenso kann in 5 m Entfernung die Exklusionstendenz durch das Vorhalten eines Prismas von 5° Basis innen oder vertikaler Basis gesucht werden: Exkludiert der zukünftige Busfahrer bei jeder Basislage das Doppelbild, dann liegt kein konstantes beidäugiges Einfachsehen vor. Er wäre als untauglich einzuschätzen.

Asthenopien durch binokulare Störungen sind in der gutachterlichen Bewertung sehr schwer einzuschätzen, da oft die subjektiven Angaben nicht zu den objektiven Messwerten passen. In Zweifelsfällen sollte eine diagnostische Okklusion von 3 Tagen mit betonten Sehbelastungen durchgeführt werden, um binokulare Ursachen zu belegen. Treten dabei genau dieselben Beschwerden auf, müssen noch andere monokulare Funktionsstörungen wie jugendliche Akkommodationsschwäche ausgeschlossen werden. Sind die Beschwerden unter Okklusion, mit der in Zykloplegie kontrollierten richtigen Brille und auch mit Nahzusatz immer noch unverändert, liegt der Verdacht nahe, dass die Beschwerden keine ophthalmologische Ursache haben. Der augenärztliche Gutachter sollte auf die Abklärung der Kopfschmerzen auf neurologisch-psychiatrischem Gebiet hinweisen und die Möglichkeit einer mangelnden Krankheitsbewältigung andeuten.

Ein besonders kritisches Kapitel sind Augenstörungen nach **Schädel-Hirn-Traumata** oder nach einem **Schleudertrauma** der Halswirbelsäule. In diesen Fällen muss besonders sorgfältig auf die Abklärung durch die oben genannten Untersuchungen geachtet werden. Wenn alle Messwerte inklusive Akkommodationsbreite, Fusionsbreite und supranukleärer Motilität normal sind und wenn auf neurologischem Gebiet keine Funktionsstörungen und keine pathologischen Befunde im Magnetresonanztomogramm (MRT) zu finden sind, dann ist die Wahrscheinlichkeit groß, dass es sich um eine funktionelle Sehstörung ohne morphologisches Korrelat handelt. Dies hat dann auch keine Minderung der Gebrauchsfähigkeit auf augenärztlichem Gebiet zur Folge.

2.3.4 Schlussfolgerung

Doppelbilder und Motilitätsstörungen sind für manche augenärztliche Kollegen ein Buch mit sieben Siegeln. Orthoptistinnen sind die gut geschulten, geeigneten Mitarbeiter, diese Siegel mit gegenseitiger Hilfe aufzubrechen. Wie bei allen Begutachtungen müssen die subjektiven Angaben besonders kritisch betrachtet werden. Bis auf asthenopische Beschwerden durch HWS- oder Schädel-Hirn-Traumata sind jedoch die meisten binokularen Störungen eindeutig zuzuordnen und quantitativ zu messen. Die subjektive Bewertung und die Kompensation von Doppelbildern können interindividuell erheblich streuen und sollten dementsprechend auch individuell bewertet werden!

2.4 Stereosehen

G Kolling

▶ Tiefensehen

Querdisparates Tiefensehen	Querdisparates Tiefensehen (Stereopsis) wird nur durch unterschiedlich querdisparate Abbildung von Objektpunkten auf der Netzhaut verursacht und ist somit nur binokular möglich
Nichtquerdisparates Tiefensehen	Nichtquerdisparates Tiefensehen kann monokular und binokular ausgelöst werden durch: Lage der Objektpunkte im Bild, geometrische Perspektive, Konturenschärfe, Verteilung von Licht und Schatten, Objektüberdeckungen, atmosphärische Einflüsse, Bewegungsparallaxe, Konvergenz- bzw. Akkommodationsimpuls und Beziehung zwischen Netzhautbildgröße und Größenvorstellung

2.4.1 Grundlagen

Die Stereosehschärfe gehört zu den sog. Übersehschärfen („hyperacuity") und ist unter guten Bedingungen um den Faktor 10 besser als die Sehschärfe für Landolt-Ringe. In Reihenuntersuchungen hat Sachsenweger an einem 3-Stäbchen-Gerät nachgewiesen, dass die meisten Arbeiter im Mittel eine Stereosehschärfe von 10″ erreichen (Sachsenweger 1958). In 30 cm Entfernung können damit Unterschiede von 0,06 mm und in 30 m noch solche von 60 cm durch querdisparates Tiefensehen unterschieden werden! Deshalb hilft normalen beidäugigen Fahrern die Stereopsis auch im Straßenverkehr sehr und sie fehlt ihm bei akuter Einäugigkeit. Davon hat sich bestimmt jeder schon einmal überzeugt, wenn er mit einem Auge alleine in eine Parklücke fahren möchte. Allerdings vermisst ein gewohnter einäugiger Patient nichts und macht im statistischen Durchschnitt auch nicht mehr Fahrfehler. Trotz der außergewöhnlich guten physiologischen Leistungsfähigkeit spielt die Stereosehschärfe auch bei der Bewertung in anderen Eignungsfragen und in der Schadensbewertung nur eine untergeordnete Rolle.

Im Vergleich zur Sehschärfeprüfung sind die Testbedingungen in der klinischen Routine leider nicht optimal: Die niedrigsten Schwellenwerte liegen bei 40″ (Titmus-Test), 20″ (Randot-Test) oder 15″ (TNO-Test) und werden nur mit schlechten Prüfverfahren untersucht: Pro zu erkennender Stufe werden nur 3 oder 4 Alternativen angeboten. Dies wäre so, als ob bei der Sehschärfeprüfung pro Visusstufe nur ein einziger E-Haken in 4 Positionen zur Verfügung stünde. Niedrigere Schwellen lassen sich für jede Sehentfernung mit speziellen 3-Stäbchen-Geräten herstellen. An diesen können von Normalpersonen noch Unterschiede von 5″ bis zu 10″ wahrgenommen werden. Wenn pro Stereostufe nur wenige Alternativen vorhanden sind (nach vorne oder hinten versetzt), müssen die Abfragen sehr häufig wiederholt werden, um eine sichere Aussage über die Stereosehschärfe zu erlauben (Lachenmayr und Lund 1989; Lachenmayr und Vivell 1992a, b; Kromeier et al. 2002). Um vergleichbare Ratewahrscheinlichkeiten wie bei der Prüfung der Sehschärfe mit Landolt-Ringen zu ermöglichen, müssten für jede Querdisparation von 12 Abfragen: „Ist das Objekt nach vorn oder nach hinten versetzt?" 10 richtige Antworten gegeben werden. In der Literatur sind Stereoprüfverfahren beschrieben, die eine Ratechance von 1/8 aufwiesen (Lachenmayr 2003). Allerdings sind diese Laboraufbauten nicht industriell hergestellt worden und somit nicht käuflich zu erwerben (Kolling und Stratmann 1987; Fleck und Kolling 1996).

Die Stereosehschärfe wird in der klinischen Routine qualitativ wesentlich schlechter als die Sehschärfe untersucht: Schwellenwerte sind nicht optimal, Ratechancen sind viel zu hoch. Oft wird auf einer Stufe nur ein Zeichen mit einer Ratechance von 1/3 angeboten.

2.4.2 Gutachterliche Prüfung und Befundung

Bei der Fahreignungsbegutachtung wird für die höheren Klassen D, C und für die Fahrerlaubnis zur Fahrgastbeförderung ein „verschärfter" Sehtest z. B. von Arbeits- und Betriebsmedizinern durchgeführt. Hier wird u. a. das Erkennen eines Stereotestes mit randomisierten Punktemustern gefordert. Der Randot-Stereotest, der TNO-Test oder die Lang-Tests sind dazu empfohlen (Kroj 1985a, b). Dieser Siebtest bei der Fahreignungsbegutachtung dient nicht dazu, die Güte des Stereosehens zu testen, sondern ist als **Suchverfahren** anzusehen, um Binokularstörungen zu finden. Ein Proband, der keine randomisierte Stereopsis besitzt, hat entweder einen Mikrostrabismus, subnormales oder fehlendes Binokularsehen oder exkludiert aus anderen ophthalmologischen Gründen. Dieser Kandidat wird dann einer augenärztlichen Begutachtung zugeführt, um seine beidäugige Zusammenarbeit abzuklären.

Bei der augenärztlichen Eignungsuntersuchung dient die Güte des Binokularsehens dazu, die Eignung für die Klassen D, C und B mit Personenbeförderung festzustellen. Allerdings sind hier Freiräume in der Beurteilung vorhanden, die bei jahrzehntelang unfallfrei fahrenden Fahrern ausgenutzt werden können (Abschn. 2.3). Die weiche Formulierung in der Fahrerlaubnisverordnung „Ausschluss bei Schielen ohne konstantes binokulares Einfachsehen" kann für spezielle Einzelfälle individuell ausgelegt werden.

Bei den Untersuchungen der **Berufskraftfahrer** kommen häufiger Altinhaber einer Fahrerlaubnis zur Kontrolle, die vor dem 01.01.1999 ihre Fahrerlaubnis erhalten hatten. Für dieses Kollektiv gelten weiterhin die alten Vorschriften der StVZO, die jetzt unter dem Punkt 2.2.3 der Anlage 6 der FeV abgedruckt sind. Es gilt auch für diese Inhaber das Rechtsgut der **Besitzstandswahrung:** Die Inhaber unterliegen denselben Vorschriften wie bei ihrem damaligen Führerscheinerwerb. Ein Ende dieses Tatbestandes ist vom Bundesverkehrsministerium zurzeit nicht vorgesehen. Die Vorschriften vor 1999 sahen vor, dass auch einäugige Inhaber der Fahrerlaubnis der jetzigen Klasse C tauglich blieben. Dies ist für Fahrer mit einer Fahrerlaubnis, die nach dem 01.01.1999 erworben wurde, nicht mehr möglich, da es generell keine eigenen Regelungen für Führerscheininhaber mehr gibt.

Lkw-Fahrer der alten Klasse 2 bleiben als Inhaber nach der alten StVZO (Fahrerlaubnis vor dem 01.01.1999) auch tauglich, wenn sie einäugig werden. Nach einem Führerscheinentzug werden sie aber entsprechend der neuen FeV beurteilt: Dieser einäugige Inhaber wird dann arbeitslos.

Wird ein Fahrer **plötzlich einäugig,** verliert er seine gewohnten räumlichen Erfahrungswerte. Das Einparken, das Durchfahren durch enge Passagen und das Halten vor Hindernissen müssen neu eingeübt werden. Hier wird in Analogie zu Ziffer 1.4 der Anlage 6 zur FeV für die niederen Anforderungen auch für die Lkw-Fahrer ein Zeitraum von 3 Monaten empfohlen. Ebenso sollte sich ein Fahrer mit plötzlich erworbener Parese oder mit einem neu verordneten Prisma erst genügend an die neue Sehweise gewöhnen, bevor er wieder am Straßenverkehr teilnimmt. Auch diese Forderung nach einer ausreichenden Anpassungszeit ist jetzt in Anlage 6 unter Ziffer 2.3 gesetzlich geregelt. Dem Augenarzt fällt die Aufgabe zu, den Inhaber des Lkw-Führerscheins wieder als tauglich einzustufen, dieses aber ohne erneute Begutachtung. Wenn Privatpersonen nach einer Eingewöhnungszeit von einigen Wochen im Haushalt keine Probleme mehr haben, können sie sich unter Begleitung eines Führerscheininhabers langsam wieder an die Fahrsituation gewöhnen. Nur in Sonderfällen sollte eine Fahrerprobung mit einem Fahrschullehrer in Betracht gezogen werden. Eine neue Fahrprüfung oder eine neue Zulassung ist nicht notwendig. Der Patient ist in allen solchen Fällen auf den fachlichen Rat der Augenärzte oder der Orthoptistinnen angewiesen.

Bei allen **Schadensbegutachtungen** wird ein Verlust des Stereosehens mit 10 % nach den Empfehlungen der Bielschowsky-Gesellschaft für Schielforschung und Neuroophthalmologie angeraten (Lund 1993). Bei der privaten Unfallversicherung wird aus der Minderung der Gebrauchsfähigkeit von 10/25 ein Invaliditätsgrad von 20 %. Nach Schädel-Hirn-Traumata liegt nicht selten ein Fusionsverlust vor. Die Patienten gewöhnen sich nach 1 Jahr meist daran, das falsche Bild zu missachten. Obwohl sie auch das falsche Bild hervorrufen können, orientieren sie sich nicht danach. In solchen Fällen kann die Einschätzung von 25 % MdE auf 10 % MdE reduziert werden. Die Zwischenstufen richten sich nach den anamnestischen Angaben und den objektiven Untersuchungsbefunden.

2.4.3 Typische Fehler und wie man sie vermeidet

Bei der Untersuchung des Stereosehens wird meist in der Nähe in einer Entfernung von 30–40 cm untersucht. Dies ist an sich die falsche **Testentfernung** für den Straßenverkehr. Deshalb muss der begutachtende Augenarzt jeweils nachweisen, dass dieselbe Sehweise auch bei Blick in die Ferne gegeben ist. Dass Unterschiede vorkommen, ist nicht so selten.

Ein häufig vorkommendes Beispiel ist ein Bewerber mit einem **Strabismus divergens intermittens.** Er schielt bei Fernblick häufig manifest und hat dann kein Stereosehen, während er bei Nahblick meist kompensiert ist und normales Binokularsehen hat.

Weitere Beispiele sind ein kleinwinkliges, dekompensiertes **Innenschielen bei Fernblick** im fortgeschrittenen Alter oder eine leichte **Abduzensparese mit Diplopie** bei Fernblick. Solche Fahrer sollten keine Fahrerlaubnis der Klassen D und C erhalten. Allerdings würden diese Bewerber den „verschärften Sehtest" bestehen, da sie ja bei Nahblick randomisierte Stereopsis haben.

Wenn jedoch ein Omnibusfahrer im Alter von 50 Jahren zur ersten augenärztlichen Wiederholungsprüfung kommt, seit 25 Jahren unfallfrei fährt und gar kein beidäugiges Stereosehen hat, dann kann der Augenarzt in Rücksprache mit dem zuständigen Betriebsarzt eine weitere Beschäftigung des Busfahrers anraten.

2.4.4 Schlussfolgerung

Der Stereotest dient beim „verschärften Sehtest" für die Klassen D, C und für die Fahrerlaubnis zur Fahrgastbeförderung dazu, Bewerber mit Defekten des Binokularsehens zu finden. In den Ausnahmefällen mit nur leichtgradig reduziertem Binokularsehen, z. B. bei Mikrostrabismus, kann der Augenarzt einige Bewerber doch noch als tauglich einstufen. Taxifahrer benötigen für ihre Tätigkeit keine Stereopsis.

Bei der gesetzlichen Unfallversicherung wird der Verlust der Stereopsis mit 10 % MdE bewertet, wenn keine störende Diplopie vorliegt.

2.5 Dämmerungssehvermögen und Blendempfindlichkeit

G. Kolling

Dämmerungssehvermögen und Blendempfindlichkeit gehören zu den kardinalen Sehfunktionen. Eine besondere Bedeutung haben sie im Straßenverkehr. Das Risiko, im Straßenverkehr schwer zu verunglücken, ist in der Dämmerung und bei Dunkelheit weitaus größer als tagsüber (Lachenmayr 2003; Vivell 2007). Obwohl sich das durchschnittliche Verkehrsaufkommen in den Nachtstunden auf nur rund 15 % verringert, ereignet sich in dieser Zeit mehr als jeder 3. tödliche Verkehrsunfall. In Europa trifft dies etwa 15.000 Menschen pro Jahr, allein in Deutschland über 1500. Deshalb sind die genaue Prüfung und Bewertung des Dämmerungssehvermögens und der Blendempfindlichkeit insbesondere bei der Fahreignungsbegutachtung unverzichtbar. Aber auch bei anderen Fragestellungen im Rahmen einer Begutachtung sind diese Sehfunktionen wichtig und sollten in die Gesamtbeurteilung der Leistungsfähigkeit des visuellen Systems Eingang finden. Bei Intraokularlinsenchirurgie oder refraktiven Eingriffen ist die Untersuchung von Dämmerungssehvermögen und Blendempfindlichkeit prä- und postoperativ ebenso sinnvoll wie bei der Verordnung von getönten Brillengläsern und bei Vorliegen unterschiedlichster Netzhautpathologien, allen voran der Retinopathia pigmentosa.

Der Gutachter muss sich darüber im Klaren sein, dass von einem intakten Sehvermögen bei Tage (normale Tagessehschärfe) keineswegs auf ein intaktes Sehvermögen in der Dämmerung oder bei Nacht geschlossen werden kann.

▶ Die Sehschärfe bei Tage ist mit dem Sehvermögen bei Nacht nicht vergleichbar!

2.5.1 Dämmerungssehvermögen

Das Auge passt sich den unterschiedlichen Beleuchtungssituationen durch Adaptation an. Die Adaptationsfähigkeit, also die Anpassung des visuellen Systems an veränderte Leuchtdichtebedingungen, ist enorm. So können wir bei bewölkter Nacht und geringen Beleuchtungsstärken von 10^{-7} cd/m^2 ebenso sehen wie im grellen Sonnenlicht am weißen Tropenstrand zur Mittagszeit mit Beleuchtungsstärken von 10^6 cd/m^2, also über eine Skala von unglaublichen 13 Zehnerpotenzen. Die Adaptation wird durch unterschiedliche Mechanismen geregelt. Der bekannteste Prozess der Adaptation ist die Pupillenverengung bzw. Pupillenerweiterung. Diese schafft aber nur etwa eine der 13 Zehnerpotenzen. Eine stärkere Wirkung geht von einer Empfindlichkeitsänderung der Netzhaut aus, die sowohl im Bereich der Rezeptoren stattfindet als auch im Bereich der nachgeschalteten Neurone der Sehbahnkette (Adaptation).

Bei einer Beleuchtungsstärke von mindestens 1 cd/m^2 spricht man von **fotopischen** Bedingungen (Abb. 2.21). Dabei kann ein Visus von 1,0 erreicht werden. Fällt die Beleuchtungsstärke um einen Faktor 10 auf 0,1 cd/m^2 ab, so bestehen **mesopische**

Abb. 2.21 Straßenszene bei Tageslichtverhältnissen. **a** Straßenszene ohne Herabsetzung des Sehvermögens (fotopische Adaptation), **b** Die gleiche Szene, wie sie ein Patient mit moderater Katarakt wahrnimmt. Der Visus ist auf etwa 0,6 reduziert, **c** Die gleiche Szene, wie sie ein Patient mit fortgeschrittener Katarakt wahrnimmt. Der Visus ist auf etwa 0,3 reduziert

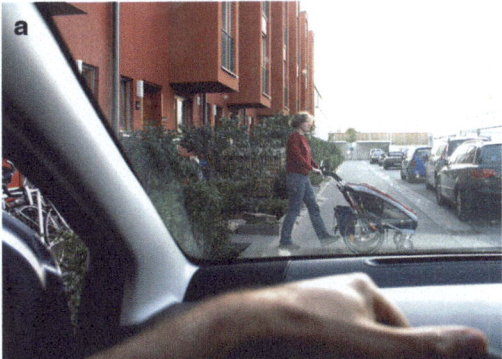

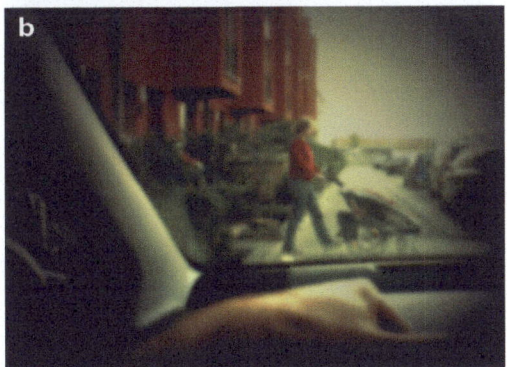

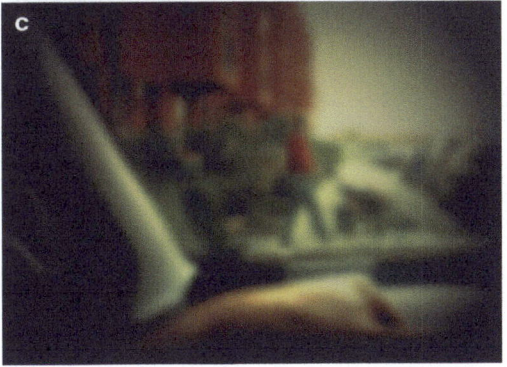

Bedingungen. Der dann noch erreichbare Visus beträgt 0,5. Bei einer Beleuchtungsstärke von 0,01 cd/m² oder weniger liegen **skotopische** Verhältnisse vor. Die Sehschärfe fällt auf 0,1 oder weniger ab.

Das **Dämmerungssehvermögen** liefert eine Aussage über die Unterschiedsempfindlichkeit des Auges bei **mesopischer Adaptation.** Die Beleuchtungsstärke beim nächtlichen Autofahren liegt bei etwa 0,1 cd/m². Unter diesen Bedingungen fällt die zentrale Sehschärfe, auch die des Normalsichtigen, auf ca. 0,5 ab, also auf etwa 50 % der Tagessehschärfe (Abb. 2.22). Geprüft wird dabei nicht die Sehschärfe mit Optotypen

Abb. 2.22 Straßenszene bei Nacht. **a** Das Sehvermögen ist nicht reduziert, **b** Das Sehvermögen ist durch eine moderate Katarakt reduziert, **c** Das Sehvermögen ist durch eine fortgeschrittene Katarakt reduziert

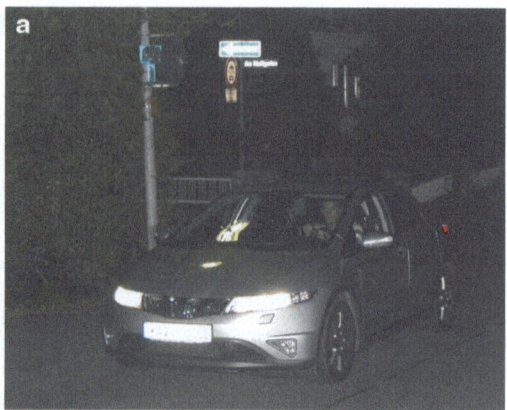
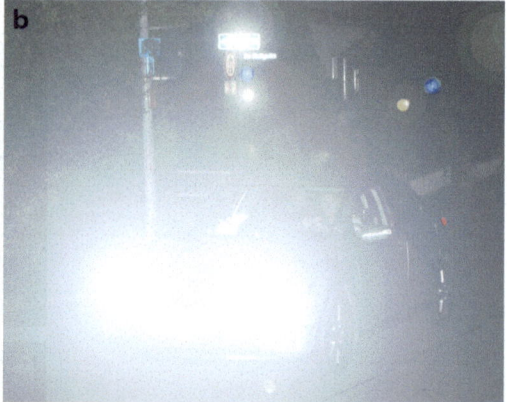
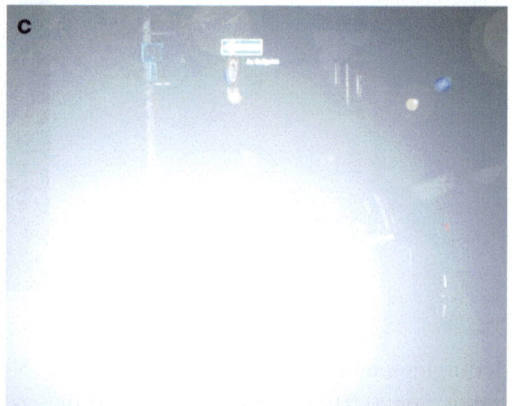

abgestufter Größe, sondern die Unterschiedsempfindlichkeit durch Veränderung des Testzeichenkontrastes gegenüber dem Umfeld. Die Prüfung wird mit Sehzeichen unterschiedlicher Kontraste durchgeführt. Diese Sehzeichen werden vor einem Umfeld mit geringer Helligkeit dargeboten.

▶ Bei mesopischen Bedingungen, also beim nächtlichen Autofahren, beträgt der Visus des Normalsichtigen nur noch ca. 0,5.

2.5.2 Blendempfindlichkeit

Als Blendung bezeichnet man eine Störung der visuellen Wahrnehmung, welche durch Leuchtdichteunterschiede im Bereich des Gesichtsfeldes ausgelöst wird. Es wird zwischen **physiologischer** und **psychologischer Blendung** unterschieden.

Physiologische Blendung liegt vor, wenn eine messbare Verschlechterung der Sehfunktion durch Störlichtquellen gegeben ist. Es kommt zur Einschränkung der Sehschärfe, der Unterschiedsempfindlichkeit, des Farbensehens, der Formerkennung und der Tiefenwahrnehmung.

Ist die Blendung hingegen subjektiv, ohne dass eine Beeinträchtigung der Sehleistung messbar ist, liegt eine psychologische Blendung vor.

Neben der physiologischen und psychologischen Blendung unterscheidet man hinsichtlich des zeitlichen Ablaufs der Blendung. Bei der **Simultanblendung** ist die Blendquelle während des Untersuchungsganges wirksam. Bei der **Sukzessivblendung** ist nur die Nachwirkung der Blendung wirksam.

Ein intaktes Dämmerungssehvermögen und eine normale Blendempfindlichkeit sind Grundvoraussetzungen für eine sichere Teilnahme am nächtlichen Straßenverkehr. Liegt eine Herabsetzung des Dämmerungssehvermögens vor, so gerät der Kraftfahrer sehr schnell in gefährliche Situationen, in denen er andere Verkehrsteilnehmer nicht mehr rechtzeitig erkennen kann, besonders bei Vorliegen von Blendung durch das Licht entgegenkommender Fahrzeuge oder durch ortsfeste Straßenbeleuchtung. Nicht selten ist bei erhöhter Blendempfindlichkeit die visuelle Wahrnehmung völlig aufgehoben.

Schon die **Streulichtentwicklung** in den brechenden Medien des gesunden Auges macht sich störend bemerkbar. Bei jedem Übergang an den optischen Medien des Auges kommt es zu Streulichtentwicklung. So fällt auf die Hornhaut ein Anteil von ca. 20–30 %, auf das Kammerwasser ein Anteil von ca. 3 %, auf die Linse ca. 40 % und auf den Glaskörper ca. 10 %. Beim Autofahren befindet sich vor den Augen noch die Windschutzscheibe und gegebenenfalls ein Brillenglas, die zur weiteren Streulichtentwicklung beitragen.

Die weitaus häufigste Ursache für eine Verminderung der Dämmerungssehschärfe und eine Steigerung der Blendempfindlichkeit sind **Trübungen der brechenden Medien,** wie sie bei einer Katarakt oder bei Pseudophakie auftreten. Zwischen 52 und 64 Jahren haben 50 % der Bevölkerung einen grauen Star (Abb. 2.23), oft ohne selbst Sehstörungen zu bemerken. Zwischen 65 und 75 Jahren haben dann annähernd 100 % der Bevölkerung einen grauen Star, wobei 50 % Sehstörungen bemerken, wenn das 75. Lebensjahr erreicht wird. Häufig klagen die Patienten über starke Blendung bei Sonne oder im Gegenlicht, wie bei nachts entgegenkommenden Autoscheinwerfern, bedingt durch die diffuse Lichtstreuung in der trüben Linse.

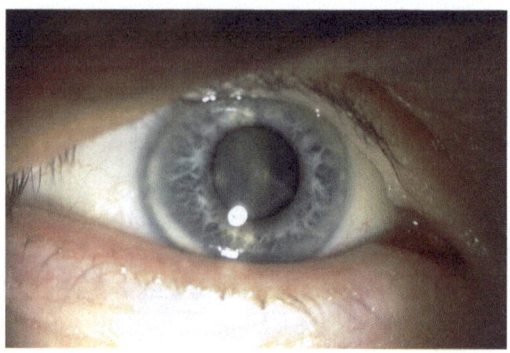

Abb. 2.23 Cataracta nuclearis; führt zur Visusminderung und zur Erhöhung der Blendempfindlichkeit und zur Herabsetzung des Dämmerungssehens

Viele Sehstörungen, die sich im Laufe des Lebens entwickeln, werden vom Patienten selbst nicht bemerkt. Eine Ausnahme ist hier die gesteigerte Blendempfindlichkeit bei Dämmerung und Nacht, die noch am ehesten auffällig wird (Lachenmayr und Lund 1989).

Besonders unter Berücksichtigung der demografischen Entwicklung mit der zu erwartenden starken Zunahme der Zahl Älterer, bei denen diese Störungen eine wichtige Rolle spielen, ist die Prüfung der Dämmerungssehschärfe und der Blendempfindlichkeit zunehmend wichtig. Dies ist vor allem deshalb von Bedeutung, weil die Zahl der Verkehrsteilnehmer in höherem Lebensalter rapide ansteigt (Kroj 1985a, b; Lund 1993).

Liegt eine Störung dieser Sehfunktionen vor, muss konsequenterweise eine Einschränkung des Fahrens in Dämmerung und bei Nacht erfolgen. Bei schwerwiegenden Störungen muss ein Nachtfahrverbot verhängt werden. Bereits geringfügige Trübungen der brechenden Medien, die noch zu keiner messbaren Herabsetzung der Tagessehschärfe führen, können die Dämmerungssehschärfe massiv mindern und die Blendempfindlichkeit erheblich steigern (Abb. 2.22b, c). Daher muss in jedem Fall eine sorgfältige Untersuchung dieser Sehfunktionen mit dafür geeigneten Geräten erfolgen.

Da die Blendempfindlichkeit auch von den Adaptationsmechanismen abhängig ist und hier vor allem die Adaptation auf Netzhautebene eine Rolle spielt, ist verständlich, dass auch nach einer Kataraktoperation eine erhöhte Blendempfindlichkeit bestehen bleiben kann. Natürlich sind Netzhaut- und Sehnerverkrankungen in diesem Zusammenhang ebenfalls von großer Bedeutung. Beispielhaft hervorzuheben ist die Retinopathia pigmentosa.

▶ Auch nach einer Kataraktoperation kann eine erhöhte Blendempfindlichkeit bestehen bleiben!

Retinopathia pigmentosa (Abb. 2.24) ist ein Oberbegriff für verschiedene hereditäre Krankheitsbilder aus dem Formenkreis der Netzhaut-Aderhaut-Dystrophien, die in der Regel beide Augen betreffen. Gemeinsam ist diesen Erkrankungen, dass sie zu einer fortschreitenden konzentrischen Gesichtsfeldeinschränkung führen und mit Störungen des

Abb. 2.24 Retinopathia pigmentosa. Am Fundus finden sich sog. Knochenbälkchenstrukturen in der mittleren Peripherie

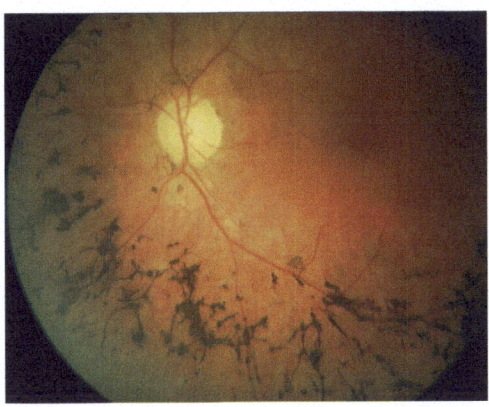

Dämmerungssehens bis hin zur Nachtblindheit (Hemeralopie) einhergehen. Es kommt zum progressiven Verlust der Stäbchen in der Netzhaut durch eine Phagozytosestörung des retinalen Pigmentepithels. Funduskopisch sieht man in der mittleren Peripherie knochenbälkchenartige Pigmentablagerungen, eine Verengung der Netzhautgefäße und eine wachsgelbe Opticusatrophie. Perimetrisch entwickeln sich zunächst verstreute relative und absolute Defekte in der mittleren Peripherie, die zunehmend konfluieren und zu Ringskotomen führen. Bei weiterem Fortschreiten mit Verlust der gesamten Peripherie kommt es zum sog. Flintenrohrgesichtsfeld (Lachenmayr und Vivell 1992a, b).

2.5.3 Untersuchungsmethode

Die Untersuchung von Dämmerungssehschärfe und Blendempfindlichkeit ist nur mit Geräten durchzuführen, die von den zuständigen Kommissionen der DOG für geeignet erklärt worden sind. Dieser Hinweis ist deshalb besonders wichtig, da auf dem Markt immer wieder Geräte auftauchen, die den geforderten Normen nicht entsprechen und so zu „besseren" Ergebnissen führen. Diese Geräte werden häufig nicht an Augenärzte, sondern z. B. an Augenoptiker verkauft, die dann eine „Nachtfahreignung" bescheinigen, die nicht der Realität entspricht. Hier werden Patienten im falschen Glauben gelassen, ihre Sehfunktionen seien intakt.

▶ Die Untersuchung von Dämmerungssehvermögen und Blendempfindlichkeit darf nur mit Geräten erfolgen, die von den zuständigen Kommissionen der DOG für geeignet erklärt worden sind.

Nachtfahreignung ist anzunehmen, wenn ein Landolt-Ring mit einer Lückenbreite von 10′ oder ein anerkanntes gleichwertiges Sehzeichen bei folgenden Kontrasten und Grundleuchtdichten erkannt wird:

- Klassen D, D1, DE, D1E: Kontrast 1:2,7
- Klassen C, C1, CE, C1E und Taxifahrer: Kontrast 1:5
- Klassen A, A1, A2, B, BE, AM, L und T: Kontrast 1:23
- Durchmesser der Blendlichtquelle ca. 20′, Blendwinkel 3°, Hornhautbeleuchtungsstärke 0,35 lx

Als Prüfkriterium muss ein Abbruchkriterium ähnlich DIN 58220 (Sehschärfeprüfung) realisierbar sein: Von 5 angebotenen unterschiedlichen Testzeichen müssen 3 als richtig erkannt werden. Dies bedeutet, dass für die kritischen Kontraststufen mindestens 5 unterschiedliche Testzeichen dargeboten werden müssen. Es muss möglich sein, bei der Untersuchung eine eventuelle Nachtmyopie zu bestimmen oder bei Bedarf auszugleichen.

2.5.4 Empfehlung von DOG und BVA

▶ Ein Fahrer, der auch die kontrastreichsten Sehzeichen von **1:23 nicht erkennt**, ist **definitiv nicht in der Lage**, ein Kraftfahrzeug in Nacht und Dämmerung sicher zu führen. In diesem Fall muss im Gutachten ein Nachtfahrverbot vorgeschlagen werden (DOG 2011a, b).

2.5.4.1 FeV
Zum 01.07.2011 trat eine Änderung der Anlage 6 zur FeV in Kraft, nach der zwingend **Dämmerungs- oder Kontrastsehen und Blendempfindlichkeit** geprüft werden **müssen**. In der früheren Anlage XVII zu §§ 9a ff StVZO, dem Vorläufer der Anlage 6 zur FeV, fand sich wenigstens noch der Hinweis, der sich auch heute wieder in der Anlage 6 zur FeV unter Punkt 2.2.3.2.2 wiederfindet:

> Wenn wegen Zweifeln an ausreichendem Sehvermögen eine augenärztliche Begutachtung stattfindet, sollte die Untersuchung auch die Dämmerungssehschärfe und die Blendempfindlichkeit umfassen. Werden dabei Mängel festgestellt, so ist der Betroffene auf die Gefahren durch geminderte Dämmerungssehschärfe und erhöhte Blendempfindlichkeit beim Fahren in der Dämmerung und in der Nacht hinzuweisen. (Anlage XVII der StVZO, Punkt 2.2.2)

Dies ist auch höchst sinnvoll, denn im nächtlichen Straßenverkehr erreicht selbst der junge Kraftfahrer regelmäßig die Grenzen seiner visuellen Wahrnehmungsfähigkeit, erst recht der ältere Kraftfahrer oder gar der Patient mit Störungen des Dämmerungssehvermögens. Es liegen mittlerweile eindeutige unfallstatistische Daten vor, dass Kraftfahrer mit reduzierter Dämmerungssehschärfe und/oder erhöhter Blendempfindlichkeit gehäuft nächtliche Verkehrsunfälle verursachen (Lachenmayr et al. 1998). Es wäre absurd, für die kritischsten Sehfunktionen, nämlich die Dämmerungssehschärfe und die Blendempfindlichkeit, beim Führen eines Kraftfahrzeuges keine Anforderungen zu stellen. Eine Minderung der Dämmerungssehschärfe und eine Steigerung der Blendempfindlichkeit sind nicht kompensierbar. In Blendsituationen kann die visuelle Wahrnehmung stark eingeschränkt bzw. völlig aufgehoben sein. Dies ist mit ein Grund dafür, dass sich der Großteil der Verkehrsunfälle mit Fußgängerbeteiligung und tödlichem Ausgang in der Dämmerung und nachts ereignet.

2.5.5 Blick in die Zukunft

Von verschiedenen Automobilherstellern werden mittlerweile Systeme angeboten, um dem Kraftfahrer das nächtliche Autofahren zu erleichtern. Diese Nachtsichtassistenten sollen „Unsichtbares" für den Fahrer sichtbar machen. Das NightView-System der Firma Daimler Benz bedient sich eines „aktiven" Systems, bei dem das Vorfeld des Fahrzeugs mittels Infrarotscheinwerfern ausgeleuchtet wird. Das Bild wird dann von einer Infrarotkamera aufgenommen. Das System der Firma BMW arbeitet mit einer Wärmebildkamera. Diese Kamera erfasst die Wärmestrahlung von Gegenständen in bis zu 300 m Entfernung vor dem Fahrzeug. Daraus wird ein Schwarz-Weiß-Bild erzeugt.

Beide Systeme haben Vor- und Nachteile, erhöhen aber die Sicherheit beim nächtlichen Verkehr auf jeden Fall. Natürlich sind noch weitere Erprobungen und Verbesserungen dieser Systeme notwendig, aber in Zukunft werden wir Fahrzeuge haben, die auch unter schlechten Sichtbedingungen mehr Sicherheit bringen werden. Es gibt mittlerweile verschiedene Entwicklungen in dieser Richtung auch von anderen Fahrzeugherstellern.

2.6 Farbensehen

H. Brandl

▶ Das menschliche Auge ist empfindlich für einen sehr schmalen Bereich aus dem breitbandigen elektromagnetischen Wellenspektrum: 400 nm $< \lambda <$ 750 nm.

2.6.1 Grundlagen

Die Farben Blau, Grün oder Rot sind **Empfindungen** der stimulierten Fotorezeptoren der Netzhaut, die durch die Wellenlängen um 435, 545 oder 700 nm ausgelöst werden. Diese physikalischen Wellenlängen tragen also nicht die Eigenschaften der Farben in sich, sondern lösen die Farbempfindungen aus. Entsprechendes gilt natürlich für das gesamte „empfundene" Sonnenspektrum, das aufzudecken Isaac Newton vorbehalten war.

Die trichromatische Theorie von Lomonossow, Young und Helmholtz, dass in der menschlichen Netzhaut Dreifarbenfotorezeptoren vorhanden sein müssen, ist zwischenzeitlich gesichert. Die abgestimmte Mischung dreier Elementarfarben vermag alle Farbempfindungen zu generieren. Absorptionsmessungen der einzelnen Zapfenpopulationen bestätigten die Dreifarbentheorie (Liebmann und Entine 1964; Wald und Brown 1963; Marks et al. 1964). So deckt die grünempfindliche Zapfengruppe fast das ganze sichtbare Farbspektrum ab, jedoch liegt die maximale Empfindlichkeit in dieser Zapfenpopulation bei ca. 545 nm; die Reizempfindlichkeit der grünempfindlichen Zapfen fällt jenseits dieses Maximums der Empfindlichkeit signifikant ab. Ähnliches gilt für die blau- bzw. rotempfindlichen Fotorezeptoren. Rushton (1958, 1963, 1964) konnte durch die Fundusreflektometrie den Nachweis der Existenz fotosensibler Pigmentstoffe führen. Ausbleichen z. B. des fotosensiblen Pigmentfarbstoffes für Rot durch rotes Licht erhöht die Reflexion des eingestrahlten Rotlichtes, da die Absorption durch den (ausbleichenden) Pigmentfarbstoff verringert wird.

Ebenso bestätigte sich die Gegenfarbentheorie von Hering. Kernaussage seiner Arbeitshypothese war, dass 3 Paare von Sehsubstanzen (rot-grün, blau-gelb, schwarz-weiß) existieren, die stoffwechselmäßig entweder ab- oder aufgebaut werden (Dissimilations-/Assimilationsvorgang, Nachbildentstehung, Kontrasterscheinung). Das Verhältnis dieser konträr verlaufenden Vorgänge löst dann diese Farbempfindungen aus.

▶ Zum Beispiel wird der Dissimilationsvorgang, der zur Blauempfindung führt, abrupt beendet, wenn der Blaureiz wegfällt – es beginnt unmittelbar nun der entgegengesetzte Vorgang, der zur Gelbempfindung führt.

Es ist das Verdienst von Kries (1911), der in seiner Zonentheorie die fotochemischen und neurophysiologischen Erkenntnisse, theoretisch postuliert von Lomonossow, Young/Helmholtz und Hering, zusammenführte.

Farben werden durch 3 Eigenschaften definiert:

- Farbton (abhängig von der Wellenlänge)
- Helligkeit (dunkel bis hell)
- Sättigung (reine Farbe bis gleich helles Unbunt)

Farbempfindungen werden jedoch nicht allein durch eine definierte Wellenlänge (monochrom) ausgelöst; in unserem Auge vermag z. B. die gleichzeitige Bestrahlung der Fotorezeptoren durch **rotes und grünes** Licht die Empfindung **Gelb** auszulösen. Die Farbempfindung Purpur (kommt nicht im sichtbaren Sonnenlichtspektrum vor) lässt sich nur durch Belichtung der Netzhaut durch **Rot und Blau** erzeugen. Hier spricht man von **additiver Farbmischung**. Nach diesem Prinzip der additiven Farbmischung arbeiten alle Farbdisplays (Farbfernsehmonitore, LCD-Bildschirme von Laptops etc.).

Bei Farbdisplays reichen 3 Grundfarbenreize aus (festgelegt von der internationalen Beleuchtungskommission CIE [Commission Internationale de l'Éclairage]), um einen großen Bereich des CIE-Farbdreiecks abzudecken. Dabei können bei mittleren Leuchtdichten (20–2000 cd/m^2) von einem Farbtüchtigen ca. 175 Farbtöne unterschieden werden. Die Diskriminierungsfähigkeit nimmt bei höheren Leuchtdichten wieder ab.

Wird eine Netzhautstelle zu lange von einem konstant bleibenden Farbreiz beleuchtet, dann reduziert sich die Empfindlichkeit für diese Farbe, dagegen steigert sich die Empfindlichkeit der dazugehörigen Komplementärfarbe. Zur Vermeidung dieses **Lokaladaptationsphänomens** (Umstimmungsvorgang) ist es bei Farbprüfungen notwendig, z. B. den Blick in das Anomaloskop auf max. 3 s zu beschränken. Für die anschließende „Erholungsphase" (Neutralstimmung) dient entweder die kurzzeitige Betrachtung (ca. 5 s) einer weißen Fläche oder der schweifende Blick aus dem Fenster bei Tageslicht ohne Fixierung farbiger Gegenstände.

Eine rein physikalische Spezifität ist es, durch Ausfiltern oder Absorbieren von Farben unterschiedliche Farbempfindungen zu erzeugen. Dieses Phänomen wird als **subtraktive Farbmischung** bezeichnet. Die subtraktive Farbmischung wendet z. B. der Maler an; auch Farbflecktests basieren auf diesem Prinzip.

Große Verdienste kommen hierbei Goethe zu, der seine Farbenlehre als die wichtigste Schöpfung neben seinen genialen Literaturwerken einstufte. Außerdem gehen auf Goethe die ersten Beschreibungen angeborener Farbsinnstörungen zurück (1790). Unabhängig davon und zeitnah berichtete der englische Naturwissenschaftler Dalton (1794) über seine Defizite in der Farbdiskriminierung: Rot, Orange, Gelb und Grün erschienen für Dalton alle gelb, wobei er Abstufungen nur aufgrund von Helligkeit und Sättigung wahrnahm. Negativ fiel Dalton sein Farbdiskriminierungsdefizit während seiner botanischen Arbeiten (Verwechslungsfarben) auf.

Die additive und die subtraktive Farbmischung sind Grundlagen der Tests zur Feststellung von Farbsinntauglichkeiten. Die Begründung für Farbsinnprüfungen sind Berufswünsche, die Farbdiskriminierung erfordern.

2.6.1.1 Geschichtlicher Hintergrund zur Einführung von Farbsinntests

Die rasch um sich greifende Industrialisierung im 19. Jahrhundert verlangte nach Verkehrsmitteln, die es ermöglichen, Rohstoffe und Güter in großem Umfang zu transportieren. Zur Lenkung des Verkehrsstromes zu Lande und zu Wasser fanden farbige Signale (z. B. Flaggen) und Signalleuchten Anwendung.

- Auf menschliches Versagen führte man u. a. diese 2 Verkehrskatastrophen in dieser Zeit zurück:
- 1875: Eisenbahnunglück bei Lagalunda (Schweden):
- Angenommene Ursache: Fehldeutung der Signale durch einen farbenblinden Lokführer
- 1900: Zusammenstoß zweier Fahrgastdampfer auf der Unterelbe mit 110 Toten:
- Angenommene Ursache: Verwechslung der roten und grünen Positionslichter durch einen anomalen Trichromaten, der Kapitän eines der beiden Schiffe war

▶ **Farbfehlsichtigkeit** Farbfehlsichtigkeit nennt man die verminderte Fähigkeit, die Farben so wahrzunehmen, wie sie Menschen mit normaler Farbensichtigkeit sehen können.

Kein normaler Trichromat kann sich völlig in die Farbenwelt eines Farbsinnschwachen hineinversetzen, geschweige denn eine Aussage treffen, was ein z. B. Deuteranomaler bzw. Protanomaler noch sehen könnte bzw. müsste.

Eine Reihe von Berufen setzt ein normales Farbensehen voraus. Hier ist es Aufgabe der Farbtests, Auffälligkeiten des Farbensehens aufzudecken.

Die Anforderungen an das Farbensehen können unterschiedlich sein. Neben dem normalen Farbensehen wird die Fähigkeit zur Farbtonunterscheidung verlangt. Berufe, die sehr gutes Farbensehen erfordern (Farb-, Druck-, Papierindustrie, Elektriker/Elektroniker, fliegendes Personal, Transportberufe etc.), werden von Berufen, bei denen zwar ein normales Farbensehen von Vorteil sein kann, aber nicht unbedingt erforderlich ist, unterschieden.

Während in einer Einstellungsuntersuchung auf angeborene Farbsinnstörungen geachtet wird, sollten bei Wiederholungsuntersuchungen auch erworbene Farbsinnstörungen Gegenstand der Prüfung sein (Medikamente, Netzhauterkrankungen etc.).

2.6.1.2 Erste Schritte zum Farbsinntest

Mit farbigen Gläsern, Wollbündeln und farbigen Papierschnitzeln begann die Untersuchung des Farbsinns (ab ca. dem Jahr 1837 durch Seebeck); Nagel stellte für die damalige Eisenbahn die ersten gebrauchsfähigen Pigmenttafeln zusammen. Die ersten pseudoisochromatischen Tafeln gehen auf Stilling (1877) zurück. Die heute sehr verbreiteten pseudoisochromatischen Tafeln wurden von Ishihara (1917) und Stilling/Velhagen entwickelt. Anfang des 20. Jahrhunderts wurde das Anomaloskop eingeführt. Köllner berief 1913 die erste Tagung der Bahnärzte ein, die ein Anomaloskop besaßen.

▶ Fehlerhafter experimenteller AnsatzEs ist leider mehrmals vorgekommen, normal farbsichtige Menschen durch Vorsetzen eines Grünfilters oder Rotfilters zu „Farbfehlsichtigen" zu machen, um dann experimentelle Aussagen über Tauglichkeit/Untauglichkeit für eine Berufsgruppe, mit z. T. weitreichenden Auswirkungen, zu erhalten. Dieser Experimentalansatz ist falsch!

Begründung: Hier handelt es sich lediglich um Verschiebungen im Farbenraum (CIE-Dreieck) von trichromatischen Probanden; es ist auf keinen Fall möglich, bei trichromatischen Personen Farbfehlsichtigkeiten durch Farbfilter nachzuahmen.

2.6.2 Farbsinnnormale – Einteilung der Farbsinnstörungen

2.6.2.1 Trichromaten

Der Mensch ohne Farbfehlsichtigkeit, ein sog. normaler Trichromat, hat 3 Arten von Farbrezeptoren. Diese Fotorezeptoren (Zapfen) enthalten Fotopigmente, die entweder

2 Gutachterliche Prüfung der Sehfunktionen

auf kurzwelliges (S, „short-wave"), mittelwelliges (M, „middle-wave") oder langwelliges (L, „long-wave") Licht ansprechen. Die „normale" Farbempfindung ist das Resultat des korrekten Zusammenwirkens dieser 3 Zapfenarten. Die S-, M- und L-Fotopigmente haben überlappende Empfindlichkeitsbereiche mit maximalen Absorptions-Peaks (λ_{max}) bei 420, 530 und 560 nm.

2.6.2.2 Anomale Trichromaten (Farbsinnschwache)

Bei dieser Farbsinnschwäche sind zwar alle 3 Zapfenarten vorhanden, jedoch ist der spektrale Empfindlichkeitsbereich einer Zapfenpopulation verschoben. Die spektralen Eigenschaften des mittel- oder langwellenempfindlichen Fotopigments liegen näher beim Partnerpigment als im Normalfall. Dadurch wird die Unterscheidung der 2 Gegenfarben (hier: Rot – Grün) erschwert und es kann zu einer Verwechslung kommen. Die Kurve der Rotrezeptoren ist zur Kurve der Grünrezeptoren hin verschoben (Rotschwäche – Verkürzung des Spektrums).

Bei anomalen Trichromaten muss man daher 3 Hauptformen unterscheiden:

- Protanomalie (Rotschwäche)
- Deuteranomalie (Grünschwäche)
- Tritanomalie (Blauschwäche)

2.6.2.3 Dichromaten (von 3 Zapfenpopulationen fehlt eine vollkommen)

Die Unterscheidbarkeit von Farbreizen ist bei Dichromaten schon stärker eingeschränkt. Dichromaten haben nur 2 verschiedene Arten von Farbrezeptoren in der Netzhaut. Es liegt dann ein Zweifarbensehen vor. Aus 2 Zapfenpopulationen setzt der Dichromat sein „Farbbild" (Dalton 1794) zusammen.

Die Dichromaten werden unterteilt in:

- Protanope (rotblind)
- Deuteranope (grünblind)
- Tritanope (blaublind)

Protanope

Protanopen fehlt das Zapfenpigment, das für den langwelligen Bereich des Spektrums zuständig ist. Betroffene können daher im Rotbereich schlechter Farben unterscheiden und verwechseln Rot und Grün, Rot mit Gelb, Braun mit Grün; sie haben z. B. Schwierigkeiten, da sie im Straßenverkehr aufleuchtende Bremslichter später bzw. gar nicht erkennen (Rotblindheit).

Bei ca. 1,2 % der Männer kommt es vor, dass diese Rotrezeptoren nicht vorhanden bzw. ohne Funktion sind.

Deuteranope
Deuteranope haben keine Zapfen, die im mittleren Bereich des Spektrums maximal empfindlich sind. Daher können sie Grün und Rot kaum unterscheiden. Die Farbsinnstörungen von Deuteranopen werden auch unter dem Begriff Grünblindheit zusammengefasst. Es treten ähnliche Probleme wie bei der Rotblindheit auf.

Bei ca. 1,4 % der Männer kommt es vor, dass die Grünrezeptoren fehlen.

Tritanope
Tritanope sind weitaus seltener als Protanope und Deuteranope. Ihnen fehlen die Pigmente, die im kurzwelligen Bereich des sichtbaren Lichts arbeiten, weshalb die Betroffenen kein Blau sehen können.

2.6.2.4 Genetik der Farbsinnstörungen
Die häufigsten Farbsinnstörungen sind angeboren und werden geschlechtsgebunden vererbt (X-chromosomal-rezessiv, lediglich die Achromatopsie wird autosomal-rezessiv vererbt).

Die Molekulargenetik vermag seit Kurzem auf der Genebene filigrane Zusammenhänge zwischen Deletionen, Hybridgenen, ungleichen Verknüpfungen („crossing") zwischen den L- und M-Pigmentgenen hinsichtlich der Defizite im Farbsinn zu interpretieren (Deeb 2004; Neitz und Neitz 2004).

Männer leiden ca. 20-mal häufiger an einer Farbsinnstörung als Frauen. Den größten Anteil daran haben Grünschwäche (ca. 50 % der Fälle), gefolgt von Grünblindheit (25 %), Rotschwäche (10 %) und Rotblindheit (15 %; Schmidt 1961). Störungen im Blaubereich sind sehr selten, ebenso eine totale Farbenblindheit (Tab. 2.3, mod. nach Wright 1946).

Neben angeborenen gibt es auch **erworbene Farbsinnstörungen**, die sich durch veränderte Farbwahrnehmungen bemerkbar machen und im Gegensatz zu angeborenen Farbsinnstörungen auch auf nur einem Auge auftreten können. Dies kann bei verschiedenen Erkrankungen der Netzhaut oder des Sehnervs vorkommen (sog. Köllner-Regel aus dem Jahr 1912; Köllner 1912). Auch Applikationen von Giften und bestimmten Medikamenten sowie Einwirkungen von Umweltnoxen können ein verändertes Farbsehen verursachen.

Tab. 2.3 Häufigkeit der Farbfehlsichtigkeiten in der männlichen Bevölkerung

Farbsinnstörung	Betroffene (%)
Protanomalie	1,0
Protanopie	1,2
Deuteranomalie	4,6
Deuteranopie	1,4
Tritanomalie	0,0001
Tritanopie	0,0001

2.6.3 Gutachterliche Prüfung und Befundung

Folgende Prüfverfahren (Farbreize) werden vorgestellt:

- Spektralfarben (z. B. Nagel-Anomaloskop; nach DIN-Norm 6160)
- Pigmentfarben (z. B. Farbflecktests)

Beiden Prüfverfahren gemeinsam ist die Feststellung eventueller Verwechslungsfarben anlässlich einer Farbsinnprüfung. Im CIE-Farbdreieck liegen die Verwechslungsfarben auf den sog. isochromatischen Linien, einem diagnostischen Leitbefund für Dichromaten (Abb. 2.25).

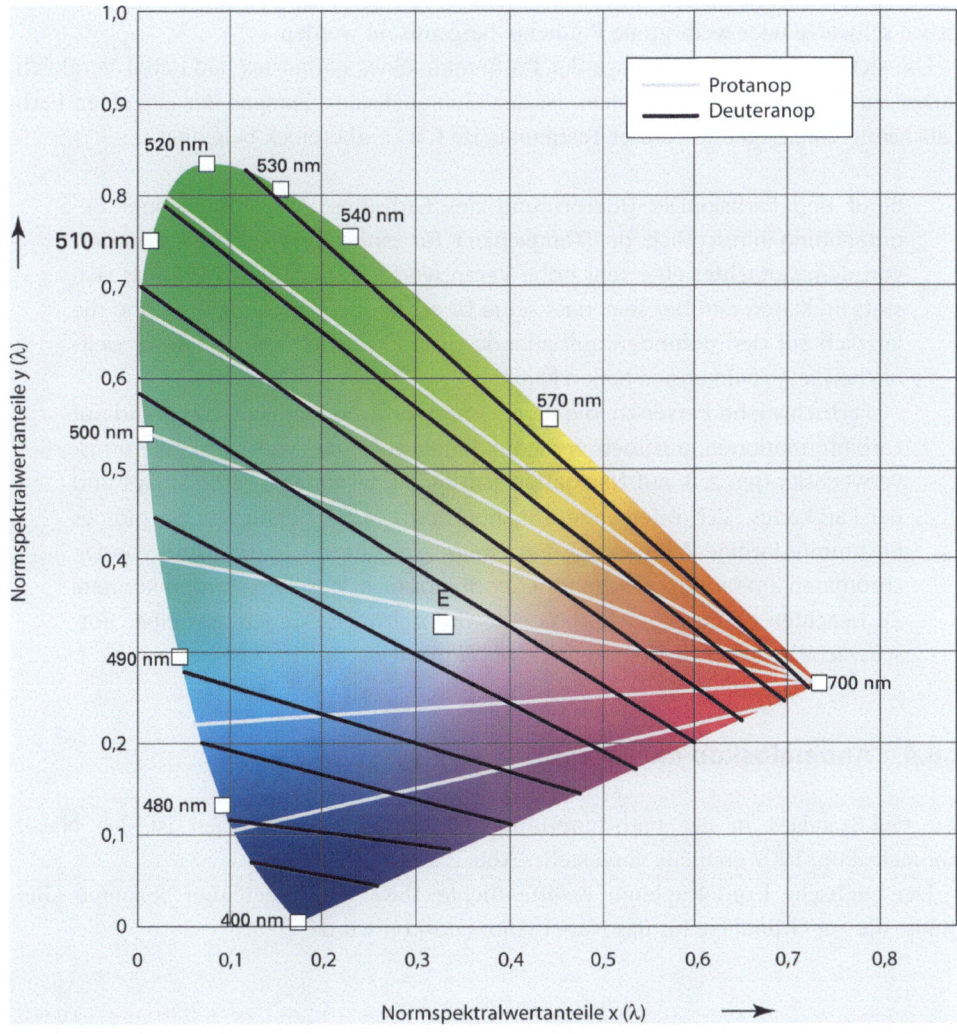

Abb. 2.25 Verwechslungslinien im CIE-Farbdreieck bei Deuteranopen und Protanopen. *E* Neutralpunkt/Weißpunkt

Während die Verwechslungsgeraden bei Dichromaten das gesamte Farbdreieck durchziehen, beschränken sich die Verwechslungsgeraden bei anomalen Trichromaten auf kürzere Strecken innerhalb des CIE-Farbdreiecks.

Da es sich bei den Spektralfotometern (z. B. Nagel-Anomaloskop) um die Anwendung monochromer Spektralfarben handelt, liegen diese reinen Farben auf dem Spektralfarbenzug, einer Begrenzungsseite des CIE-Farbdreiecks. Farben mit dem höchsten Sättigungsgrad (Spektrallinien) liegen also peripher; jedem Punkt innerhalb des CIE-Dreiecks ist ein bestimmtes Mischungsverhältnis aus farbigem Licht der Wellenlängen λ_1 und λ_2 zugeordnet. Im „Drehpunkt" des CIE-Farbdreiecks, auch „Schwerpunkt" oder besser „Weißpunkt" genannt, findet sich die resultierende Weißempfindung durch Mischung aller Spektrallichter.

Alle Pigmentfarben liegen auch deshalb innerhalb des Farbdreiecks, da den Pigmentfarben schwarze oder weiß-graue Pigmente beigemischt werden.

Um sich ein Bild über die Lage der Prüfpunkte eines Farbtestes und deren Vergleichbarkeit zu anderen Tests zu machen, ist den Gebrauchsanweisungen der einzelnen Farbtests häufig ein „Lagebild" dieser Testpunkte im CIE-Farbdreieck beigelegt.

▶ Beruf und FarbsinnDie Überprüfung des Farbsinns im Rahmen einer Begutachtung hinsichtlich der Tauglichkeit für einen Berufswunsch erfordert von dem Gutachter eine sehr hohe Verantwortung; der Gutachter muss sich stets im Klaren darüber sein, dass seine Überprüfung des Kandidaten und die letztlich auf den Befunden aufbauende gutachterliche Stellungnahme weitreichende Auswirkungen haben kann.

Farbschwache Personen, die eine verantwortliche Tätigkeit, basierend auf Farbinformationen, ausüben wollen, können aufgrund von Farbkodierungsverwechslungen z. B. auf Navigationskarten, Signallichtern, Farbdisplays und bei Farbkodes, sich oder andere in höchstem Maße gefährden. So gibt es bestimmte farbige Zeichen, die auf einem gleichhellen Hintergrund von Dichromaten am farbigen Bildschirm überhaupt nicht gesehen werden können. Zu beachten ist dabei auch, dass eine Grünschwäche gegenüber einer Rotschwäche in ihrer Auswirkung nicht verharmlost werden darf.

2.6.4 Anomaloskop nach Nagel

Der Goldstandard in der Farbsinnprüfung für das Rot-Grün-Sehen ist das Nagel-Anomaloskop, 1907 erstmals vorgestellt (Abb. 2.26).

Der englische Lord Rayleigh veröffentlichte 1881 seine nach ihm benannte Gleichung, die zur Grundlage für das Nagel-Anomaloskop wurde.

Abb. 2.26 Anomaloskop nach Nagel

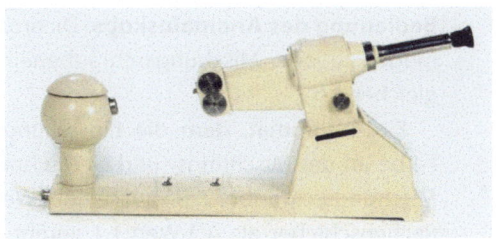

2.6.4.1 Aufbau und Funktion des Nagel-Anomaloskops

Dem Prüfauge wird über einem Einblicktubus ein kreisförmiges, halbiertes Feld von 2 Gesichtswinkeln dargeboten. Der untere Halbkreis leuchtet mit homogenem Licht ($\lambda = 589,3$ nm; Mitte der beiden Natriumlinien), der in seiner Helligkeit mit der Gelbschraube (GS) variiert werden kann.

Der obere Halbkreis bietet ein binäres Mischlicht aus einem roten und einem grünen Spektrallicht ($\lambda = 671$ nm; rote Lithiumlinie, $\lambda = 546,1$ nm; grüne Quecksilberlinie), deren Mischung mittels der Mischungsschraube (MS) geschieht.

Aus dem Mischungsverhältnis (Mischungsschraube mit Skala) von Rot und Grün und der eingestellten Leuchtdichte des Vergleichsgelbs (Gelbschraube mit Skala) kann die Farbnormalsichtigkeit bzw. Art und Ausprägung der Farbsinnstörung des Prüflings hinsichtlich des Rot-Grün-Sehens festgestellt werden.

Zusätzlich bietet das Nagel-Anomaloskop am Spaltsystem eine Blendenvorrichtung (genannt Vierlingblende), die es gestattet, 1 oder 2 Eintrittsspalte abzublenden. Damit ist es zusätzlich möglich, Scheingleichungen einzustellen sowie Schwellenmessungen und Untersuchungen über die Kontraststeigerung der anomalen Trichromaten durchzuführen.

2.6.4.2 Einstellungen am Nagel-Anomaloskop

Der normale Trichromat wird ein Mischungsverhältnis aus Rot und Gelb wählen, das einer Mischungsschraubeneinstellung von ca. 40 entspricht; der deuteranomale Trichromat nimmt wegen seiner erhöhten Reizschwelle für Grün nur Gleichungen an, denen mehr Grün als Rot beigemischt ist. Dagegen benötigt ein protanomaler Trichromat mehr Rot als Grün, um zum Natriumgelb des unteren Halbkreises abzugleichen.

▶ **Anomalquotient** Der Anomalquotient (AQ) gibt das Rot-Grün-Mischungsverhältnis in Form eines Zahlenwertes an. Bei Mittelnormgleichung (Mischungsschraube, MS auf 40) beträgt der AQ 1,0.

Den AQ kann man bequem mittels eines sog. Anomalquotienten-Rechenschiebers ermitteln (Einstellung der MS-Werte) oder durch folgende Formel (bei Normaleinstellung „40"):

$$AQ = \left(\frac{73 - MS}{MS}\right) \div 0,825$$

▶ **Bedienung des Anomaloskops** Dichromaten (Protanope, Deuteranope) vermögen zu jeder Mischungsschraubeneinstellung mit der Gelbschraube abzugleichen.

Ein Dichromat, dem die Einstellung auf gleiche Helligkeit und gleiche Farbe an der Mischungs- und Gelbschraube selbst überlassen wird, stellt die Mischungsschraube z. B. auf einen Wert ein, der laut Anomalquotienten-Rechenschieber als AQ-Wert 1,1 angibt. Es wäre nun ein fataler Fehler, eine normale Farbsichtigkeit anzunehmen: Derselbe Prüfling wird bei richtiger Einweisung und Führung durch den Untersucher „∞" viele AQ annehmen, also auch die Endgleichungen (Mischungsschraube auf 73 bzw. auf 0); dies macht natürlich die Angabe der AQ bei Dichromaten wenig sinnvoll.

Die Prüfung mit dem Anomaloskop gehört in die Hände des mit **allen** Variationen von Einstellungen vertrauten Untersuchers.

> **Beispiel**
>
> **Extremfall:** Annahme nur **einer** Grenzgleichung **und** einer anomalen Gleichung.
>
> **Diagnose(n):** Es könnte sich um einen extrem-protanomalen oder extrem-deuteranomalen Trichromaten handeln. ◀

Einstellbreite

Eine wesentliche Aussagekraft über die Fähigkeit zur Farbdiskriminierung bei anomalen Trichromaten kommt der Einstellbreite zu (Mischungsschraubenskala).

Die Einstellbreite wird unterteilt in:

- **absolute Einstellbreite:** Beobachtungszeit der Prüffelder im Anomaloskop: maximal 3 s
- **relative Einstellbreite:** Beobachtungszeit der Prüffelder im Anomaloskop: 15 s und mehr

> **Beispiel**
>
> Ein Prüfling stellt bei 2 Einstellungen (je 3 s Beobachtungszeit) mit der Mischungsschraube sein generiertes Mischlicht auf gleiche Helligkeit und gleiche Farbe mit dem Gelblicht (unterer Halbkreis) her. Der Untersucher ermittelt daraufhin die beiden Anomalquotienten:
>
> - $AQ_1 = 3$ (Mischungsschraubenskala: 21)
> - $AQ_2 = 4$ (Mischungsschraubenskala: 17)
>
> **Ergebnis:** Einstellbreite dieses Prüflings: **4 Skalenteile.**
>
> (Voraussetzungen waren: Normaleinstellung des Anomaloskops war bei 40, Einhaltung der Neutralstimmung (Abschn. 2.6.4.3)). ◀

▶▶ Für gutachterliche Aussagen zur Einstellbreite ist die **absolute** Einstellbreite zu benennen.

2.6.4.3 Untersuchung mit dem Nagel-Anomaloskop

In der Regel treten **kongenitale Farbensehstörungen seitengleich** auf, während **erworbene Farbensehstörungen** (z. B. Erkrankungen der Netzhaut, der Aderhaut, des Sehnervs, Intoxikationen durch Medikamente, umweltbedingte Noxen, metabolische Entgleisungen) **seitendifferent imponieren** können.

Der Untersuchungsraum darf weder farbige Wände haben, noch darf die Beleuchtung farbig sein. Es genügen Tageslichtverhältnisse, weiße oder graue Wände; der Blick aus dem Fenster soll nicht auf eine leuchtend farbige Fassade fallen.

Zur Herstellung der **Neutralstimmung** dient die helle, unbunte Fläche unterhalb des Beobachtungstubus, die ca. 5 s lang vor jeder Prüfphase zu betrachten ist. Die Betrachtung des Prüffeldes (Gleichungseinstellung) darf nur jeweils 3 s dauern (absolute Einstellbreite).

▶ **Wichtig**

Vor jeder Untersuchung ist die einwandfreie Funktion, insbesondere die Rayleigh-Gleichung (Mittelnormgleichung), von einem **normalen Trichromaten** zu überprüfen. Die Mischungsschraube soll dabei auf „40" zeigen. Dies ist deshalb von großer Bedeutung, da die erhaltene, evtl. abweichende Mittelnormgleichung in die Berechnung der Anomalquotienten eingeht (Beispiel in Abb. 2.27). Größere Abweichungen als ± 2 Skalenteile von der 40er-Mischungsschraubeneinstellung sollten an Alterungsprozesse der Lichtquelle, Spannungsschwankungen und auch an Veränderungen (auch Verschmutzungen) von Spalten, Filtern und Prisma denken lassen.

Als erste Einstellung: Beurteilung der Mittelnormgleichung

Frage an den Prüfling	Mögliche Antworten	Mögliche Bedeutung
Sind beide Halbfelder gleich hell und gleich farbig?	Antwort: »Ja«	– Normaler Trichromat – Dichromasie – Extreme anomale Trichromasie – Minimal-protanomale Trichromasie – Minimal-deuteranomale Trichromasie
	Antwort: »Beide Felder sind verschieden«	Wahrscheinlich anomaler Trichromat

Praxistipp

Je nach Alter des Prüflings kann bei geringen Helligkeitsunterschieden, aber Gleichfarbigkeit an der Gelbschraube die Helligkeit für den Prüfling nachjustiert werden, bis gleiche Helligkeit angegeben wird (so wird ein sehr junger Prüfling die Helligkeit etwas zurücknehmen, ein älterer Prüfling etwas mehr Helligkeitsbedarf haben).

Abb. 2.27 Beispiel: Beurteilung der Mittelnormgleichung

> **Untersuchungsablauf: Die korrekte Bedienung des Nagel-Anomaloskops**
> - Anamnestisch nach evtl. bekannten Augenerkrankungen fragen
> - Keine vorausgehende Applanationstonometrie mit fluoreszeinhaltigen Tropfen
> - Keine medikamentöse Mydriasis unmittelbar vor der Farbsinnprüfung
> - Keine unmittelbar vorausgehende Fundusspiegelung (auch nicht in Miosis)
> - Bequeme Sitzposition des Prüflings
> - Senkrechter Einblick in das Okular (andernfalls entstehen Farbsäume im/am Prüffeld, die ein korrektes Ergebnis infrage stellen könnten)
> - Mindestvisus nicht <0,2
> - Möglichkeit, sphärische Refraktionsdefizite begrenzt am Okular einzustellen
> - Keine getönten Korrekturgläser
> - Verständnisvolle Vorbereitung/Einweisung des Prüflings am Gerät inklusive einer kurzen Demonstration (Lerneffekte)

Suche nach den angenommenen Gleichungen

- Frage: Wann ist eine Gleichung angenommen?
- Antwort: Eine Gleichung gilt dann als angenommen, wenn das Mischlicht (aus Grün und Rot) gleich hell **und** farbgleich zum Gelblicht erscheint.

Vorgehensweise
Eine erste „Grobabschätzung" (auch aus zeitlichen Gründen) führt man folgendermaßen durch:

- Der Untersucher stellt die Mischungsschraube auf 20 (deuteranomal) ein, die Gelbschraube auf ca. 15.
- Bejaht der Prüfling die Frage, ob beide Felder gleich hell und gleich farbig sind, dann handelt es sich mit Sicherheit um einen Deuteranomalen, dessen Grenzgleichungen nun noch zu suchen sind.
- Verneint der Prüfling diese Frage, dann stellt der Untersucher die Mischungsschraube auf 60 (protanomal) und reduziert entsprechend die Helligkeit (Gelbschraube auf ca. 8).
- Wenn bei dieser Einstellung der Prüfling die Felder als gleich hell und gleich farbig benennt, dann wird es sich um einen Protanomalen handeln.

Man muss sich bei Verneinung oder Bejahung beider Fragen (MS-Einstellung 20 oder 60) darüber im Klaren sein, dass es mehr oder weniger ausgeprägte anomale Trichromaten gibt, die in diesem Bereich keine Gleichung angeben.
 Nun beginnt die eigentliche, präzise Suche nach den angenommenen Gleichungen. Hilfreich für die Untersuchung mit dem Anomaloskop nach Nagel ist das von Zrenner entwickelte Auswertungsschema, das in Abb. 2.28 (mod. nach Eberhart Zrenner, Universität Tübingen) wiedergegeben ist.

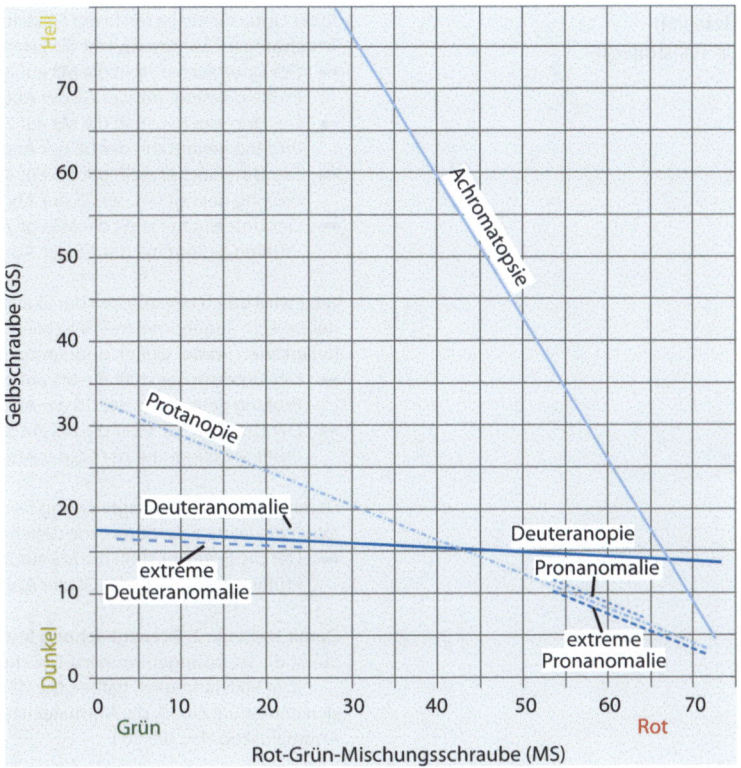

Abb. 2.28 Auswertungsschema für das Anomaloskop nach Nagel. *GS* Gelbschraube, *MS* Mischungsschraube, *Sktl* Skalenteile

▶ **Praxistipp** Entsprechend dem Fachnormenausschuss Farbe im Deutschen Normenausschuss wird empfohlen, den Prüfling es auch mit der Gelbschraube selbst versuchen zu lassen, die Felder auf gleiche Helligkeit **und** Farbgleichheit zu bringen.

Es empfiehlt sich, ausgehend von der Mittelnormgleichung (MS 40), sich z. B. in Zehnerschritten an die Grenzgleichungen „heranzutasten" (Abb. 2.29). Der Prüfling soll mittels Gelbschraube (GS) versuchen, das Prüffeld auf gleiche Helligkeit und gleiche Farbe einzustellen. Das Ergebnis wird jeweils protokolliert.

▶ Nicht vergessen: Nach jeder Prüffelddarbietung (max. 3 s) das Adaptationsfeld zwecks Neutralstimmung betrachten (ca. 3–5 s)!
Das Ergebnis einer Farbsinnprüfung am Anomaloskop wird immer mit **2 Anomalquotienten** angegeben. Begründung: Die Einstellbreite charakterisiert das Farbdiskriminierungsvermögen. Diese Einstellbreite hat ihre 2 Begrenzungspunkte, nämlich die **beiden** Anomalquotienten, also die beiden letzten „gleichen" Gleichungen.

Abb. 2.29 Beispiel: Gestaltung der Teststrategie

Jeder Untersucher ist frei in der Gestaltung seiner Teststrategie – Lehrmeister ist die Erfahrung, z. B.
- Der Untersucher stellt die MS auf 30, dem Prüfling gelingt mit der GS der Abgleich.
- Der Untersucher stellt die MS auf 20, dem Prüfling gelingt mit der GS der Abgleich nicht.
- Der Untersucher stellt die MS auf 40, dem Prüfling gelingt mit der GS der Abgleich nicht.
- Der Untersucher stellt die MS auf 25, dem Prüfling gelingt mit der GS der Abgleich.

Jetzt wird durch Herantasten der Skalenteile (Sktl) der Bereich angenommener Mischlichter und Gelbhelligkeiten immer weiter eingegrenzt:
- Der Untersucher stellt die MS auf 23, dem Prüfling gelingt mit der GS der Abgleich.
- Der Untersucher stellt die MS auf 31, dem Prüfling gelingt mit der GS der Abgleich nicht.

Damit steht die **1. Grenzgleichung** fest: MS = 30. Sie ist die letzte angenommene Gleichung.
- Der Untersucher stellt die MS auf 22, dem Prüfling gelingt mit der GS der Abgleich nicht.

Damit steht die **2. Grenzgleichung** fest: MS = 23. Sie ist die letzte angenommene Gleichung.
(Der Vollständigkeit halber: Die GS bewegte sich immer um ca. 15, die Normaleinstellung des Anomaloskops lag bei 40.)

Ergebnis:
- Der 1. Anomalquotient lautet 1,75.
- Der 2. Anomalquotient lautet 2,6.
- Absolute Einstellbreite: 7 Sktl
(MS 30 – MS 23 = 7 Sktl)

Interpretation: Der Verwechslungsbereich von Rot und Grün des Prüflings liegt zwischen den angenommenen Mischlichtern MS 23 und MS 30

Diagnose: Deuteranomalie mit unsicherer Einstellbreite (>5 Sktl)

2.6.4.4 Bereiche der Anomalquotienten (AQ)

- Bei Mittelnormgleichung beträgt der Quotient (Rot-Grün-Mischungsverhältnis) 1,0.
- Für normale Trichromaten liegen die AQ im Bereich zwischen 0,7 und 1,4.
- Deuteranomale weisen höhere AQ-Werte auf: AQ >1,7.
- Protanomale weisen niedrigere AQ-Werte auf: AQ <0,6.
- Bei extremer Protanomalie können die AQ-Werte von 0–1,0 reichen.
- Bei extremer Deuteranomalie können die AQ-Werte 1,0–∞ annehmen.

Bei reinen Dichromaten, die rein rechnerisch AQ-Werte von 0–∞ haben, wird die Angabe des AQ jedoch sinnlos.

2.6.4.5 Simulation/Aggravation

Das Ergebnis der Farbsinnprüfung am Nagel-Anomaloskop kann durch den Prüfling zu seinen Gunsten/Ungunsten beeinflusst werden. Traumberufe für männliche Jugendliche (Pilot, Kapitän etc.) erfordern einen ausreichenden Farbsinn. Wurde ein Farbsinndefizit festgestellt, das zum Ausschluss dieses Berufswunsches führt, dann fehlt bei einigen die Einsicht, das zu akzeptieren, da sie bisher laut eigenen Erkenntnissen keine Defizite in der Wahrnehmung der Umwelt feststellten.

Besonders berufsfixierte Kandidaten beginnen ein „Augenarzt-Hopping" mit dem Ziel, entweder berufsbezogen zulässige AQ-Werte zu erhalten oder eigene Teststrategien aus „Erfahrung" bei AQ-Prüfungen zu entwickeln. Jeder kleinste erklärende Bedienungshinweis kann ggf. von diesen Prüflingen mosaikartig umgesetzt werden, um doch noch zu den „richtigen" AQ-Werten zu kommen.

> **Beispiel**
>
> Den Gelbabgleich (GS) lassen häufig die Untersucher vom Prüfling durchführen. Auffallend wäre nun, wenn der Prüfling die GS von einem Ende zum anderen jeweils bis zum Anschlag „durchdreht" und anschließend (ca. 1/3 Drehung) die GS auf ca. 15 zeigt. Hier ist es ratsam, dass der Untersucher selbst den „Abgleich" entsprechend den Antworten des Prüflings vornimmt. ◄

2.6.5 Heidelberger Anomaloskop von Oculus, Wetzlar

In Anlehnung an das Nagel-Anomaloskop wurde ein in weiten Bereichen automatisiertes Gerät zur Diagnose der Rot-Grün- und Rot-Grün-Blau-Farbenfehlsichtigkeit entwickelt. Auch dieses Anomaloskop entspricht den gutachterlichen Erfordernissen (nach DIN 6160; Abb. 2.30).

Anstelle der Spektrallinien eines angeregten Metalls (z. B. Quecksilberlinie) finden im Heidelberger Anomaloskop schmalbandig emittierende Dioden (mit Filter) Verwendung. Über ein Tastenfeld werden die Anweisungen für das Mischlicht bzw. den Helligkeitsabgleich eingegeben. Die Neutralstimmung erfolgt durch automatische Einblendung von Weißlicht für jeweils ca. 5 s.

▶ Auch wenn das Heidelberger Anomaloskop dem Untersucher durch Automatisation viele Schritte abnimmt, bedarf dieses Gerät, ebenso wie das Nagel-Anomaloskop, einer perfekten Bedienung durch den Untersucher und eine exzellente Einweisung/Führung des Prüflings durch den Prüfenden. Erst dann können zuverlässige und reproduzierbare Ergebnisse erzielt werden.

Abb. 2.30 Heidelberger Anomaloskop

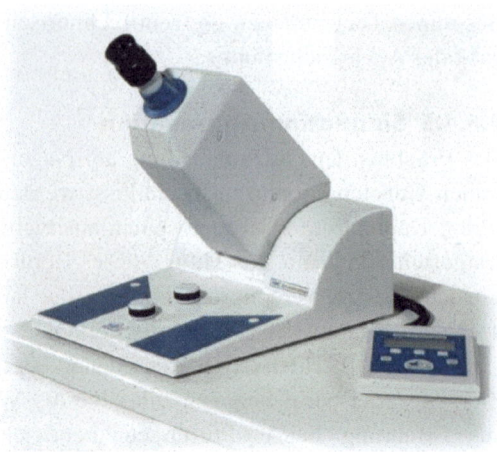

Weitere Hersteller/Vertreiber von Anomaloskopen, die die DIN-Norm 6160 erfüllen, sind z. B.:

- Fa. Neitz, Japan („OT2"), von Fa. Bon Optic, 23.556 Lübeck, importiert
- BKG Medizin Technik GmbH, 95.444 Bayreuth („Allfarbenanomaloskop IF2")

Bedauerlicherweise wird das Original-Nagel-Anomaloskop mangels Nachfrage seit Jahren nicht mehr gebaut. Gut erhaltene Gebrauchtgeräte sind rar und teuer.

2.6.5.1 Grenzfälle bei Farbmessungen
Farbasthenopie

▶ **Farbasthenopie** Der Farbasthenope zeigt bei längerer Betrachtung (>3 s) der Gleichungen am Anomaloskop Unsicherheit und größere Einstellbreiten (>6 Sktl) als bei kurzen Betrachtungszeiten von 3 s. Ermüdbarkeit und Umstimmung sind der charakteristische Hinweis.

Farbamblyopie

▶ **Farbamblyopie** Farbamblyope sind sehr unsicher einstellend (>10 Sktl); sie sind auch bei längerer Betrachtungszeit (z. B. 15 s) nicht ermüdbar bzw. nicht umstimmbar. An den Gleichungsgrenzen treten kaum Verschiebungen auf.

2.6.5.2 Color vision Assessment and Diagnosis (CAD)
Von der Europäischen Luftfahrtbehörde EASA wurde dieser aus England stammende Farbtest neben den o. g. Anomaloskopen zur Farbsinnprüfung bei Piloten(-anwärtern) und Flugverkehrsleitern (Fluglotsen) zugelassen. Dieser CAD-Test untersucht die Grenzen der Farbunterscheidungsfähigkeit von Rot, Grün und Blau.

2.6.6 Prüfverfahren mit pseudoisochromatischen Tafeln

2.6.6.1 Sensitivität der pseudoisochromatischen Tafeln

Ziel der Anwendung pseudoisochromatischer Tafelwerke ist es, zuverlässig und schnell bei einem Prüfling eine Aussage hinsichtlich seines Farbdiskriminierungsvermögens machen zu können. Anerkannte Pigmentproben sind:

- Velhagen-Tafeln
- Ishihara-Tafeln
- Farnsworth-Munsell 100-Hue-Test
- Panel D-15 (Dichotomous-Test)

Wie zuverlässig sind die Tafelwerke in der Aufdeckung von Farbsinnstörungen?
Ziel vieler Studien war daher, die Tafelwerke auf deren Versagerquote zu testen (Jaensch und Koepchen 1951; Frey 1962; Heinsius 1967; Verriest 1968).

▶ In der Zusammenschau der Ergebnisse aus diesen Studien kommt man zu dem Schluss, dass eine sichere Aussage über Art und Ausprägung der Farbsinnstörung weder mit dem Velhagen-Tafelwerk noch mit den Ishihara-Tafeln möglich ist.

Selbst einige Farbentüchtige machen 1–3 Fehler bei diesen Pigmentproben, ebenso gelingt es Farbengestörten, unter 3 Fehlern zu bleiben.

So schaffen es prot- bzw. deuteranomale Trichromaten, wenige oder keine Fehler bei den pseudoisochromatischen Tafeln zu machen.

Zur Reduzierung der Versagensquote sei daher empfohlen, den Prüflingen mindestens 2 Tafelwerke vorzulegen. Man muss sich aber stets im Klaren darüber sein, dass die Tafelwerke nur Hinweise geben können, ob der Prüfling „farbentüchtig" oder „farbenuntüchtig" ist oder ob das Ergebnis auf ein zweifelhaftes Farbdiskriminierungsvermögen hinweist. Eine eindeutige Benennung der Art **und** Ausprägung einer mit pseudoisochromatischen Tafeln aufgedeckten Farbsinnstörung ist nur mit dem Anomaloskop möglich.

2.6.6.2 Korrekte Durchführung des Testes mit pseudoisochromatischen Tafeln (z. B. Ishihara-Tafelwerk)

- Einhaltung des Leseabstandes von ca. 75 cm (auf entsprechende Korrektur achten)
- Tageslicht (Prüfling sitzt mit dem Rücken zum Fenster) oder (meist nicht optimal, aber häufig nicht anders möglich) tageslichtähnliche, künstliche Beleuchtung
- Achten auf reflexionsfreie Betrachtung der Tafeln
- Darbietung der Tafeln in „zufälliger" Reihenfolge und nur maximal 3 s Darbietungszeit pro Tafel

- Finger des Prüflings (auch des Prüfers) von der Tafeloberseite fernhalten – auf keinem Fall mit den Fingern die Zahlen bzw. die Linien berühren (lassen); besser (wenn es sein muss) mit einem zarten Schul-Haarpinsel den Linien/Punkten folgen
- Keine die Umstimmbarkeit des Auges fördernde Farbflächen im Prüfungsraum (z. B. knallbunte Tapeten)
- Keine Farbprüfung unmittelbar nach Hochleistungssport
- Mindestens 1 h Wartezeit zwischen einer Augeninnendruckmessung unter Verwendung von Fluoreszein und einer Farbsinntestung
- Mindestens 12 h (besser 24 h) Wartezeit zwischen einer Fluoreszenzangiografie und einem Farbtest; gilt auch z. B. für Argon-Laser-Koagulation (ALK) bei Netzhautforamen bzw. diabetische Retinopathie
- Keine Fundusspiegelung unmittelbar vor dem Farbtest
- Tafelwerke nie offen dem Tageslicht in unnötiger Weise aussetzen (Ausbleichen der Pigmente); nach Gebrauch die Tafeln wieder in ihre Hülle einschieben

▶ Intelligenz, Aufmerksamkeit, Leistungswille und Erfahrungen mit Farbsinnuntersuchungen können die Fehlerquote beeinflussen (und zwar in beide Richtungen). Man denke daher an einen Trainingsdurchgang, da dies helfen kann, Fehler und damit Fehldeutungen zu reduzieren.

Je nach Auftragsformulierung für ein Gutachten sollte beim Auftreten von 2 oder mehr Fehlern bei den isochromatischen Farbtafeln zur weiteren Abklärung das Anomaloskop zurate gezogen werden.

Nur ein Fehler bei den isochromatischen Tafelwerken (z. B. bei 24 Ishihara-Tafeln) sollte an der Farbsicherheit des Prüflings keine Zweifel aufkommen lassen – oder doch?

Auch hier gilt: Das Anomaloskop hilft, Fehldiagnosen zu vermeiden.

Als eher wissenschaftliche Farbuntersuchungen, insbesondere bei erworbenen Farbsinnstörungen, dienen der Farnsworth-Munsell 100-Hue-Test (hoher Zeitbedarf von ca. 45 min für Prüfling und Auswertung) und der Panel-D-15-Test (saturiert/desaturiert; Dauer ca. 10 min).

2.6.6.3 Kurzeinweisung über den Gebrauch des Panel-D-15-Testes

Der Farbenkreis um den Weißpunkt des CIE-Farbdreiecks ist in 15 Stufen unterteilt. In einem schwarz unterlegten Kästchen ist links eine blaue Farbmarke (Töpfchen mit ca. 1,5° großem Farbfleck aus 50 cm Betrachtungsabstand) fixiert. Der Prüfling hat die Aufgabe, aus den übrigen 14 Farbtöpfchen dasjenige Farbtöpfchen auszuwählen, das seinem Eindruck nach am besten passt bzw. farblich dem fixierten Ausgangsfarbtöpfchen am nächsten kommt. Daran schließt sich wieder das farblich dem Vorhergehenden am nächsten kommende an etc., bis alle Farbtöpfchen aufgereiht sind. Der Prüfling darf sich dann noch einmal vergewissern, ob er alles seiner Meinung nach „richtig" gelegt hat. Abb. 2.31 zeigt den saturierten und desaturierten Panel-D-15-Test.

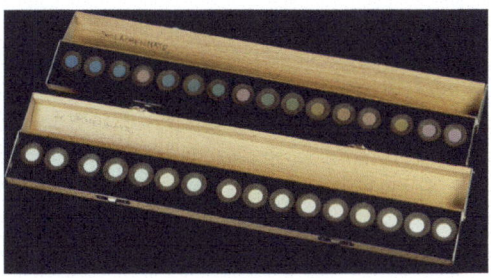

Abb. 2.31 Der saturierte (oben) und desaturierte (unten) Panel-D-15-Test. Für die Erfassung von hereditären Farbsinnstörungen ist in der Regel der saturierte Panel-D-15-Test ausreichend, empfindlicher ist der desaturierte Panel-D-15-Test, v. a. bei erworbenen Farbsinnstörungen

Der Untersucher schließt das Panel-D-15-Test-Kästchen und wendet es: Er trägt nun die Nummern der Farbtöpfchen (Beschriftung auf der Unterseite der Farbtöpfchen) in ein Schema ein. Aus den grafischen Verbindungslinien der gereihten Farbtöpfchen kann man ggf. auf die Art der Farbsinnstörung schließen. Eine erhöhte Aussagekraft erhält man mit dem desaturierten Panel-Test.

Man sollte jedoch nicht überrascht sein, wenn ein versierter Prüfling trotz bekannter Farbsinnstörung, z. B. einer Protanomalie, diesen Test fehlerfrei (ohne Verwechslungsgerade) legt. Durch „gekonntes" Scannen vermag ein Proband durchaus aufgrund von Helligkeitsunterschieden die Testaussage zu seinen Gunsten zu verschieben. Eine aussagekräftigere Selektion erreicht man daher eher mit dem desaturierten Panel-D-15-Test.

Durchführungsempfehlung für die Farbkreistests, z. B. Panel-D-15-Test:

- Falls notwendig: Auf den richtigen Refraktionsausgleich (für ca. 50 cm Abstand) achten.
- Der Prüfling darf keine getönten Gläser bzw. Kontaktlinsen tragen.
- Die Tischoberfläche soll matt grau bzw. matt schwarz sein (keine farbige Tischoberfläche).
- Die Tageshelligkeit im Prüfraum soll ca. 200–500 lx betragen. Auf Tageslichtqualität bei einer künstlichen Beleuchtungsquelle ist zu achten; man vermeide direkt auf die Farbtöpfchen fallendes Sonnenlicht.

2.6.7 Signallaternen

▶ Es gibt zurzeit keinen Signallaternentest in Europa, der die gutachterlichen Kriterien für die Feststellung einer „Farbsicherheit" erfüllt.

In den seit 08.04.2012 gültigen Tauglichkeitsrichtlinien der European Aviation Safety Agency (EASA) sind Signallaternen als „letzter" Rettungsanker vorgesehen, um fliegendes Personal mit Farbsinndefiziten gegebenenfalls als „farbsicher" einzustufen. Das Bestehen dieses Testes kann damit diesem Personenkreis den Weg ins Cockpit eröffnen. Es handelt sich um folgende Signallaternen: Spektrolux, Beyne und Holmes Wright.

Nachdem jedoch nachgewiesen wurde, dass auch Protanope (!!) diese Laternentests bestehen können, sollte dieser Hinweis genügen, dass Ergebnisse, die mit diesen Laternen erzielt werden, die Flugsicherheit tangieren können (Schubert 2007). Man denke nur an die Informationsdarbietung in einem Glascockpit voller Farbdisplays. Nicht zu vergessen ist das zum größten Teil farbig unterlegte Karten- und Informationsmaterial.

Nützliche Internetadressen
CIE, Commission Internationale de l'Éclairage (Internationale Beleuchtungskommission): http://www.cie.co.at

Color & Vision Research Laboratories (Herunterladen von CIE-Daten): http://cvrl.ioo.ucl.ac.uk

Deutsche Lichttechnische Gesellschaft: http://www.litg.de

2.6.8 CAD-Test

Der Colour Assessment and Diagnosis (CAD) Test stammt aus England und ist als weiterführender Farbtest zur Feststellung von Farbsicherheit von der European Union Aviation Safety Agency (EASA) für die Farbtestung von Fliegendem Personal und von Flugverkehrsleitern (Fluglotsen) zugelassen. Die zuständigen Kommissionen der DOG/BVA, die über die „Geeignetheit" der ophthalmologischen Prüfgeräte befinden, haben den CAD-Test für die Farbtestung zugelassen.

Literatur

Literatur zu Abschn. 2.1

Anlage 6 zur FeV (2011) Bundesgesetzblatt 2010 Teil I, S 2279 ff.
DIN-EN-ISO 8596 und 8597, (1996) Sehschärfeprüfung. Beuth, Berlin
DIN 58220 (1997) Sehschärfebestimmung. Teile 3, 4 und 6. Beuth, Berlin
DOG und BVA (2019) Fahreignungsbegutachtung für den Straßenverkehr. Empfehlung der Deutschen Ophthalmologischen Gesellschaft (DOG) und des Berufsverbandes der Augenärzte Deutschlands (BVA). Anleitung für die augenärztliche Untersuchung und Beurteilung der Eignung zum Führen von Kraftfahrzeugen, 7. Aufl. http://www.dog.org/wp-content/uploads/2009/09/DOG_Fahreignungsbegutachtung_2011.pdf (Cited 02 Dec 2011)
Empfehlung der DOG vom 22.09.1981, Kiel. Augenarzt 8:486–487

Graef M (2004) Strategien der Visusbestimmung. Klin Monatsbl Augenheilkd 221:557–565
Gramberg-Danielsen B (Hrsg) (2003) Richtlinien und Untersuchungsanleitungen. Berufsverband der Augenärzte Deutschlands e. V., Düsseldorf. ISSN 1431–4479
Paliaga GP (1993) Die Bestimmung der Sehschärfe. Quintessenz, München
Petersen J (1993) Die Zuverlässigkeit der Sehschärfenbestimmung mit Landolt-Ringen. Enke, Stuttgart
Rohrschneider K, Bültmann S, Mackensen I (2007) Grundlagen der Begutachtung nach dem Schwerbehindertengesetz und im sozialen Entschädigungsrecht. Ophthalmologe 104:457–463
Tost F, Claessens D, Gramberg-Danielsen B et al. (2018) VI-4.1 Begutachtung in der Augenheilkunde. Kursbuch der ärztlichen Begutachtung, 51. Aufl. ecomed Medizin, Hamburg, S 1–3650. ISBN 978-3-609-71301-4
Wesemann W, Schiefer U, Bach M (2010) Neue DIN-Normen zur Sehschärfebestimmung. Ophthalmologe 107:821–826
Wilhelm H (2004) Herr Doktor, wie viel sehe ich eigentlich? Klin Monatsbl Augenheilkd 221:555–556

Literatur zu Abschn. 2.2

Aulhorn E, Harms H (1972) Visual perimetry. In: Hurvich LM, Jameson D et al (Hrsg) Handbook of sensory physiology, Bd VII/4. Springer, Berlin, S 102
Bjerrum J (1889) Über Untersuchung des Gesichtsfeldes. Med Selskab Förhandl 219
DOG und BVA (2019) Empfehlung der Deutschen Ophthalmologischen Gesellschaft (DOG) und des Berufsverbandes der Augenärzte Deutschlands (BVA) zur Fahreignungsbegutachtung für den Straßenverkehr. Anleitung für die augenärztliche Untersuchung und Beurteilung der Eignung zum Führen von Kraftfahrzeugen, 7. Aufl. http://www.dog.org/wp-content/uploads/2009/09/DOG_Fahreignungsbegutachtung_2011.pdf (Cited 02 Dec 2011)
Fankhauser F, Spahr J, Bebie H (1977) Three years of experience with the Octopus Automatic Perimeter. Documenta Ophthalmol Proc Ser 14:7
Goldmann H (1945) Ein selbstregistrierendes Projektionskugelperimeter. Ophthalmologica 109:71
Lachenmayr B (1988) Perimetrie gestern und heute. Klin Monatsbl Augenheilk 193:80–92
Lachenmayr BJ, Vivell PMO (1992a) Perimetrie. Thieme, Stuttgart
Lauber H (1944) Das Gesichtsfeld – Untersuchungsgrundlagen, Physiologie und Pathologie. In: Engelking W et al. (Hrsg) Augenheilkunde der Gegenwart, Bd III. Bergmann, München
Mariotte E (1666) Mémories de l'Academie de Medicine 1:68
Weber J, Schiefer U, Kolling G (2004) Vorschlag für die funktionelle Bewertung von Gesichtsfeldausfällen mit einem Punktesystem. Ophthalmologe 101:1030–1033

Literatur zu Abschn. 2.3

DIN 5340 (1998–2004) Begriffe der Physiologischen Optik. Beuth, Berlin
DOG (2011) Empfehlung der Deutschen Ophthalmologischen Gesellschaft e. V. zur Fahreignungsbegutachtung für den Straßenverkehr. Anleitung für die augenärztliche Untersuchung und Beurteilung der Eignung zum Führen von Kraftfahrzeugen, 5. Aufl. http://www.dog.org/wp-content/uploads/2009/09/DOG_Fahreignungsbegutachtung_2011.pdf (Cited 02 Dec 2011)

Gramberg-Danielsen B (Hrsg) (2003b) Richtlinien und Untersuchungsanleitungen. Berufsverband der Augenärzte Deutschlands e. V, München
Kaufmann H (2004) Strabismus. Thieme, Stuttgart
Kolling G (1996) Überlegungen zur gutachterlichen Bewertung von Doppeltsehen und Kopfzwangshaltung. Klin Monatsbl Augenheilkd 208:63–65

Literatur zu Abschn. 2.4

Fleck R, Kolling GH (1996) Two new stereotests for long distance: examination of stereopsis with regard to the permission of driving. German J Ophthalmol 5:53–59
Kolling GH, Stratmann M (1987) Zur Untersuchung des Stereosehens mit einem Stereoferntest für die Belange des Straßenverkehrs. Fortschr Ophthalmol 84:392–395
Kroj G (1985a) Sicherheit älterer Menschen im Straßenverkehr. Zusammenfassung der Ergebnisse einer OECD/WHO-Forschungsgruppe. Z Verkehrssicherheit 31:33–41
Kromeier M, Schmitt C, Bach M, Kommerell G (2002) Bessern Prismen nach Hans-Joachim Haase die Stereosehschärfe? Klin Monatsbl Augenheilkd 219:422–428
Lachenmayr B (2003) Anforderungen an das Sehvermögen des Kraftfahrers. Dt Ärztebl 100(10):A624–A634
Lachenmayr B, Lund OE (1989) Sehvermögen und Straßenverkehr. Münch Med Wschr 131(37):648–651
Lund OE (1993) Die speziellen Probleme des älteren Kraftfahrers. Z Prakt Augenheilk 14:185–188
Sachsenweger R (1958) Experimentelle und klinische Untersuchungen des stereoskopischen Raumes. Nova Acta Leopoldina 136(20). Barth, Leipzig

Literatur zu Abschn. 2.5

Anlage XVII StVZO Bundesnorm (zu § 9 a Abs. 1 und 5, § 15 e Abs. 1 Nr. 2 a, § 15 f Abs. 2 Nr. 1) Anforderungen an das Sehvermögen der Kraftfahrer. www.landesrecht-bw.de/jportal/portal/page/bsbawueprod.psml?pid=Dokumentanzeige&showdoccase=1&js_peid=Trefferliste&fromdoctodoc=yes&doc.id=BJNR012150937BJNE017402307&doc.part=s&doc.price=2.4 (Cited 14 Feb 2012)
DOG (2011) Empfehlung der Deutschen Ophthalmologischen Gesellschaft e. V. zur Fahreignungsbegutachtung für den Straßenverkehr. Anleitung für die augenärztliche Untersuchung und Beurteilung der Eignung zum Führen von Kraftfahrzeugen, 5 Aufl. http://www.dog.org/wp-content/uploads/2009/09/DOG_Fahreignungsbegutachtung_2011.pdf (Cited 02 Dec 2011)
Kroj G (1985b) Sicherheit älterer Menschen im Straßenverkehr. Zusammenfassung der Ergebnisse einer OECD/ WHO-Forschungsgruppe. Z Verkehrssicherheit 31:33–41
Lachenmayr B, Berger J, Buser A, Keller O (1998) Reduziertes Sehvermögen führt zu erhöhtem Unfallrisiko im Straßenverkehr. Ophthalmologe 95:44–50
Vivell P (2007) Sehvermögen. In: Madea B, Mußhoff F, Berghaus G (Hrsg) Verkehrsmedizin. Deutscher Ärzte, Köln

Literatur zu Abschn. 2.6

Dalton J (1794) Extraordinary facts relating to the vision of colours. Memoirs Manchester Lit Phil Soc 5:28–45
Deeb SS (2004) Molecular genetics of colour vision deficiencies. Clin Exp Optom 87:4–5
Frey RG (1962) Die Trennschärfe einiger pseudo-isochromatischer Tafelproben. Graefes Arch Clin Exp Ophthalmol 165:20–30
Heinsius E (1967) Erfahrungen mit den neuen Farbsinn-Prüftafeln. Ärztl Dienst DB 28:17
Jaensch PA, Koepchen E (1951) Die Zuverlässigkeit der Farbsinnprüfung in der Praxis. Ärztl Dienst DB 37
Köllner H (1912) Die Störungen des Farbensehens. Karger, Berlin
Liebman PA, Entine GJ (1964) Sensitive low-light-level microspectrophotometer: detection of photosensitive pigments of retinal cones. J Opt Soc Am 54:1451–1459
Marks WB, Dobelle WH, MacNichol EF Jr (1964) Visual pigments of single primate cones. Science 143:1181–1182
Neitz M, Neitz J (2004) Molecular genetics of human color vision and color vision defects: the vision neurosciences, Bd 2. MIT Press, Cambridge, S 974–988
Rushton WAH (1958) Visual pigments in the colour blind. Nature 182:690
Rushton WAH (1963) A cone pigment in the protanope. J Physiol 168:345, 360, 374
Rushton WAH (1964) Colour blindness and cone pigments. Am J Optometry Arch Am Academy Optometry 41:265–280
Schmidt I (1961) Angeborene Formen von abweichendem Farbensinn. In: Trendelenburg W (Hrsg) Der Gesichtssinn, 2. Aufl. Springer, Berlin
Schubert A (2007) Farbdiskriminierung im Glas-Cockpit: Relevanz der Prüfung von Farbsinnstörungen mittels Signallaternen unter Berücksichtigung der Flugsicherheit. Diplomarbeit, FH Jena
Verriest G (1968) Vergleichende Studie über die Wirksamkeit einiger Tests zur Erkennung von Anomalien des Farbensinns. Arch Mal Prof 29:293
von Kries J (1911) Zonentheorie. In: Helmholtz H (Hrsg) Handbuch der physiologischen Optik, Bd 2, 3. Aufl. Leopold Voss, Leipzig, S 357
Wald G, Brown PK (1963) Visual pigments in human and monkey retinas. Nature 200:37
Wright WD (1946) Researches on normal and defective colour vision. Kimpton, London

Prüfung auf Simulation, Aggravation und Dissimulation

Bernhard Lachenmayr und Helmut Wilhelm

Inhaltsverzeichnis

3.1	Definition und Grundlagen	92
3.2	Absteigende Visusprüfung	93
3.3	Interferometrische Sehschärfeprüfung	94
3.4	Nystagmustest nach Kotowsky (optokinetischer Nystagmus)	96
3.5	Prüfung der Fixation	98
3.6	Simulationstafel am Ishihara-Test	98
3.7	Purkinje-Aderfigur	99
3.8	Haitz-Test	100
3.9	Binokulare Verwechslungstests	101
3.10	Prüfung auf Binokularfunktionen (Simultansehen, Stereosehen)	103
3.11	Preferential Looking	103
3.12	Sakkadenprüfung am Goldmann-Perimeter	104
3.13	Elektrophysiologische Untersuchungen: Muster-VECP	104
3.14	Vorgetäuschte Gesichtsfeldausfälle	105
3.15	Besonderheiten bei Dissimulation	107
Literatur		110

B. Lachenmayr (✉)
München, Deutschland
E-Mail: prof.dr.b.lachenmayr@t-online.de

H. Wilhelm
Universität Tübingen, Tübingen, Deutschland
E-Mail: helmut.wilhelm@med.uni-tuebingen.de

© Der/die Autor(en), exklusiv lizenziert an Springer-Verlag GmbH, DE, ein Teil von Springer Nature 2025
B. Lachenmayr (Hrsg.), *Begutachtung in der Augenheilkunde*,
https://doi.org/10.1007/978-3-662-69737-5_3

3.1 Definition und Grundlagen

Im Rahmen der augenärztlichen Begutachtung geht es für den Patienten oft um viel Geld, z. B. bei der Festlegung einer Unfallrente im Rahmen der gesetzlichen Unfallversicherung oder einer Entschädigungszahlung im Rahmen der privaten Unfallversicherung. Daher muss der Gutachter immer damit rechnen, dass bestehende Unfallfolgen übertrieben wiedergegeben werden und funktionelle Ausfälle angegeben werden, die gar nicht vorhanden sind.

Simulation	Wenn nach einem Unfall definitiv kein bleibender Schaden zustande kam und der Patient trotzdem eine Funktionsminderung, z. B. eine Sehschärfeherabsetzung oder einen Gesichtsfeldausfall, angibt, so spricht man von Simulation.
Aggravation	Wenn objektivierbare Schäden vorhanden sind, der Patient aber eine Funktionsminderung in einem Ausmaß angibt, das nach klinischer Erfahrung dem organischen Korrelat nicht entsprechen kann, wenn er also übertreibt, so spricht man von Aggravation.

Eine solche Konstellation ist im Rahmen der Begutachtung durchaus häufig und der erfahrene Gutachter hat eine Vorstellung, welche organischen Veränderungen mit welcher Funktionsminderung einhergehen können und welche nicht. Er muss mit Täuschungsversuchen rechnen.

Seltener ist der Fall der sog. **Dissimulation,** die dann vorkommt, wenn ein Patient eindeutige Schäden aufweist, z. B. einen Gesichtsfeldausfall nach einem Schädel-Hirn-Trauma, und er nun versucht, diese Defekte zu verschleiern oder als geringer darzustellen, als sie tatsächlich sind. Die Dissimulation begegnet dem Gutachter v. a. bei Kandidaten für die Fahrerlaubnisbegutachtung.

▶ Der Gutachter muss immer hellhörig werden, wenn zu einer angegebenen Funktionsminderung kein entsprechendes organisches Korrelat besteht (Gefahr der **Simulation** und **Aggravation**). Auch mit **Dissimulation,** d. h. dem Versuch der Verschleierung vorhandener Defekte, muss gerechnet werden.

Immer herangezogen werden kann bei Verdacht auf Simulation und Aggravation großflächiger Gesichtsfelddefekte – z. B. einer konzentrischen Gesichtsfeldeinschränkung, für die kein organisches Korrelat besteht – die **genaue Beobachtung** des Verhaltens des Patienten besonders in Situationen, in denen er sich unbeobachtet fühlt. Man lässt ihn z. B. allein ins Wartezimmer gehen oder schickt ihn an die entfernte Rezeption und beobachtet, wie er sich in fremder Umgebung bewegt. Der erfahrene Untersucher weiß, wie sich ein Patient mit einem Röhrengesichtsfeld von wenigen Grad Abstand von der Fixation im Rahmen einer Retinopathia pigmentosa verhält: Er ist in fremder Umgebung praktisch hilflos, er bewegt sich vorsichtig, seine Umgebung gewissermaßen sorgfältig abscannend.

Der Untersucher kann dem Patienten beim Betreten des Untersuchungszimmers die Hand zur Begrüßung von unten her entgegenstrecken. Wenn der Patient die dargebotene Hand spontan ergreift, so braucht er dafür mindestens ein Gesichtsfeld von 40–50° in der unteren Peripherie, damit er die Hand wahrnehmen kann.

Auch können dem Patienten, natürlich dezent und vorsichtig, Hindernisse in den Weg gestellt werden, z. B. ein Rollhocker oder ein Abfalleimer. Wenn diesen Hindernissen sicher und ohne Zögern ausgewichen wird, so kann auch keine hochgradige Gesichtsfeldeinschränkung auf wenige Grad vom Zentrum vorliegen. Allerdings kann der Betreffende versuchen, eine gewisse Hilflosigkeit zu demonstrieren, indem er mit jedem in den Weg gestellten Hindernis bewusst kollidiert, ohne sich dabei aber schmerzhaft anzustoßen. Ein Patient mit einer echten Gesichtsfeldeinengung hat gelernt, wie man Kollisionen vermeidet.

3.2 Absteigende Visusprüfung

Üblicherweise beginnt man die Sehschärfeprüfung mit großen Sehzeichen, die der Patient noch problemlos lesen kann. Schritt für Schritt wird dann die Optotypengröße verkleinert, bis gemäß dem in Abschn. 2.1 besprochenen Abbruchkriterium die Schwelle erreicht ist. Wenn man bei sehr großen Optotypen beginnt und die Sehschärfe liegt z. B. bei 1,0, so kann dies 6, 8 oder noch mehr Visusstufen umfassen, bis die Schwelle erreicht ist. Wer den Untersucher täuschen will, merkt sich in der Regel, nach wie vielen Zeilen er seine Angaben einstellt.

Empfehlenswert ist daher das **umgekehrte** Vorgehen, nämlich von den kleinen zu den größeren Optotypen überzugehen und den Patienten zur Mitarbeit zu motivieren („Jetzt mache ich die Zeichen noch größer, das müssten Sie eigentlich jetzt sehen können!", auch wenn dies nicht der Sehschärfeprüfung gemäß der DIN-Norm entspricht, so wie dies in Abschn. 2.1 dargestellt ist. Wenn es definitiv um den Verdacht der Simulation oder Aggravation geht, wenn z. B. aus Vorgutachten bereits bekannt ist, dass Verdachtsmomente in dieser Richtung bestehen und der Gutachter gewarnt ist, gelingt es vielleicht durch den Überraschungseffekt, die Fehlangabe nachzuweisen.

▶ Bei Verdacht auf Simulation bzw. Aggravation sollte die **absteigende Visusprüfung** zur Anwendung kommen mit Beginn bei kleinen Optotypen mit hoher Visusanforderung. Manchmal führt dies zum Erfolg, um das Verdachtsmoment in Richtung Simulation bzw. Aggravation zu erhärten.

▶ **Praxistipp** Zwar dürfen zur gutachterlichen Sehschärfeprüfung keine Zahlen oder Buchstaben verwendet werden. Bei dem Verdacht einer Simulation geht es aber nicht darum, einen genauen Visus zu bestimmen, sondern Widersprüche in den Angaben aufzuzeigen.

Bei der Sehschärfeprüfung hilft u. U. auch eine gewisse **„Zermürbungstaktik"** weiter: Es ist durchaus empfehlenswert, in Zweifelsfällen die Sehschärfeprüfung an unterschiedlichen Visusstrecken, auch z. B. mit Tafeln mit Snellen-Haken oder anderen ungewohnten Sehzeichen, zu wiederholen, aufsteigend und absteigend von unterschiedlichen Untersuchern, bis sich der Patient vielleicht dann doch in Widersprüche verwickelt. Auch das Ändern des Untersuchungsabstandes führt mitunter zu interessanten Ergebnissen. Ein Patient, der in 5 m 0,3 liest, muss in 2,5 m die 0,6 entsprechende Reihe und in 1 m sogar 1,5 lesen können (Nahzusatz beachten!).

Nutzen kann und sollte man auch die **Statistik.** Man sollte die Sehschärfeprüfung so gestalten, dass man dem Patienten mitteilt, man brauche immer eine Antwort – wenn er nichts erkenne, so müsse er eben raten (dies entspricht ohnehin DIN-gerechtem Vorgehen). Benutzt man einen Landolt-Ring mit 8 Möglichkeiten, so beträgt die Wahrscheinlichkeit, diesen bei 30 aufeinanderfolgenden Prüfungen falsch zu raten, nur 1,8 %, bei 40 Prüfungen 0,5 %. Dies wird allerdings häufig durchschaut.

Ein sehr gutes Verfahren ist der **Test nach Mojon und Flückiger (Internet-Suchbegriff „Mojon-Test"),** bei dem verschieden große Sehzeichen vorgehalten werden, die sich ebenso wie der Hintergrund aus einem feinen Streifenmuster zusammensetzen. Nicht die Größe des Sehzeichens, sondern das Streifenmuster bestimmt, ob das Zeichen erkannt wird. Es werden demnach alle Sehzeichen oder gar keins erkannt. Erkennt der Untersuchte nur die großen Zeichen, muss man von inkorrekten Angaben ausgehen.

3.3 Interferometrische Sehschärfeprüfung

Das Prinzip der interferometrischen Prüfverfahren besteht darin, 2 punktförmige kohärente Lichtquellen in die Knotenebene des Auges abzubilden (Abb. 3.1). Die sich im Auge ausbreitenden Lichtwellen sind aufgrund der Kohärenz in der Lage, zu interferieren:

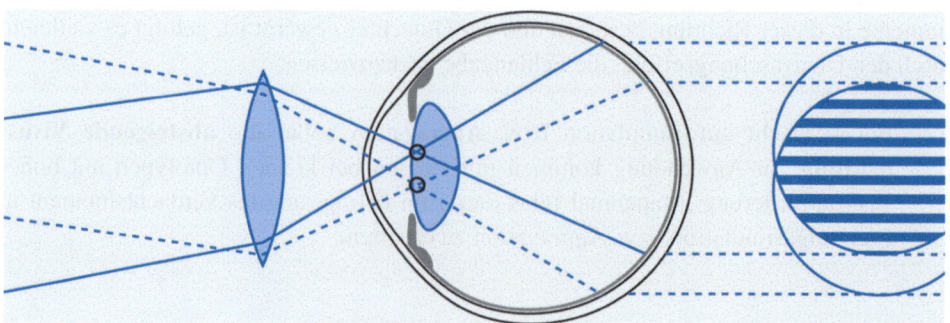

Abb. 3.1 Prinzip der interferometrischen Anordnung zur Bestimmung des retinalen Auflösungsvermögens. Das Licht zweier, in der Knotenebene des Auges abgebildeter, punktförmiger Lichtquellen erzeugt Interferenzstreifen. Je weiter die Lichtquellen auseinanderliegen, umso feiner wird das resultierende Streifenmuster und umgekehrt

Es entsteht ein Interferenzmuster von hellen und dunklen Streifen, die vom Patienten als Streifenmuster wahrgenommen werden. Durch Drehen der Lage der beiden Lichtquellen im Auge kann die Richtung verändert werden. Neben der horizontalen und vertikalen Ausrichtung können auch schräge Richtungen realisiert werden, sodass ein Abfragekriterium umgesetzt werden kann. Je weiter die beiden punktförmigen Lichtquellen auseinanderliegen, umso feiner wird das Interferenzmuster; je näher die beiden Punkte beieinanderliegen, umso gröber wird das Streifenmuster. Auf diese Weise kann die Gittersehschärfe geprüft werden, und zwar weitgehend unabhängig von der optischen Qualität der Augenmedien, abgesehen von der Tatsache, dass noch irgendwo ein optischer Zugang in das Augeninnere existieren muss.

Interferometrische Prüfverfahren funktionieren nicht mehr bei vollständig eingetrübten Augenmedien, z. B. bei maturer Katarakt, die keinen Funduseinblick mehr zulässt, bei einer völlig eingetrübten Hornhaut oder bei einer dichten Glaskörperblutung. Ein gewisses Minimum an optischer Erreichbarkeit des Augenhintergrundes muss noch vorhanden sein, sonst funktioniert die interferometrische Prüfung nicht (Lachenmayr 1993).

Es wurden zahlreiche technische Realisierungen von Interferometern durchgeführt, z. T. mit Verwendung von Lasern, z. T. mit Verwendung von Weißlichtquellen. Eine Übersicht über die verfügbaren Interferometer ist bei Lachenmayr (1993) zu finden. Heute gebräuchlich ist wegen der kompakten Bauweise meistens das Interferometer nach Heine, vielleicht auch noch das Lotmar-Visometer, das an die Spaltlampe montiert wird. Das Interferometer nach Heine wird wie ein direktes Ophthalmoskop an einen einfachen Haltegriff mit Batterie bzw.

Akku montiert. Abb. 3.2 zeigt das Interferometer der Fa. Heine. Der Untersucher muss die Lichteintrittspunkte in die Pupille platzieren, u. U. muss hierzu eine Weitstellung erfolgen, wenn die Pupille sehr eng ist. Dann wird entweder bei groben oder bei feinen Mustern begonnen und der Patient befragt, ob er Streifen wahrnimmt.

> ▶ **Praxistipp** Bei Verdacht auf Simulation und Aggravation empfiehlt sich auch hier eine **absteigende Sehschärfeprüfung** (Abschn. 3.2), d. h. man versucht eine positive Antwort hinsichtlich der Wahrnehmung eines Gittermusters bei möglichst feinen Streifenmustern, also hoher Sehschärfe zu erzielen.

Begrenzung der Aussagekraft
Der Untersucher muss aber wissen, dass die interferometrische Sehschärfeprüfung auch ihre Begrenzung hinsichtlich der Aussagekraft hat, nämlich zum einen bei Patienten mit einer **Amblyopie,** zum anderen bei Patienten mit mäßig **ausgeprägten Veränderungen in der Makula.** Bei amblyopen Augen ist bekannt, dass eine erhebliche Dissoziation zwischen der Gittersehschärfe und der Sehschärfe für Optotypen bestehen kann, d. h. bei Amblyopen kann das Phänomen auftreten, dass zwar eine gute oder brauchbare Gittersehschärfe erzielt wird, dass aber komplexere Muster, z. B. Landolt-Ringe, Zahlen oder Buchstaben, **nicht** aufgelöst werden können. Insofern kann einem Amblyopen Unrecht getan werden, wenn er z. B. eine Optotypensehschärfe von 0,4 angibt, am Interferometer

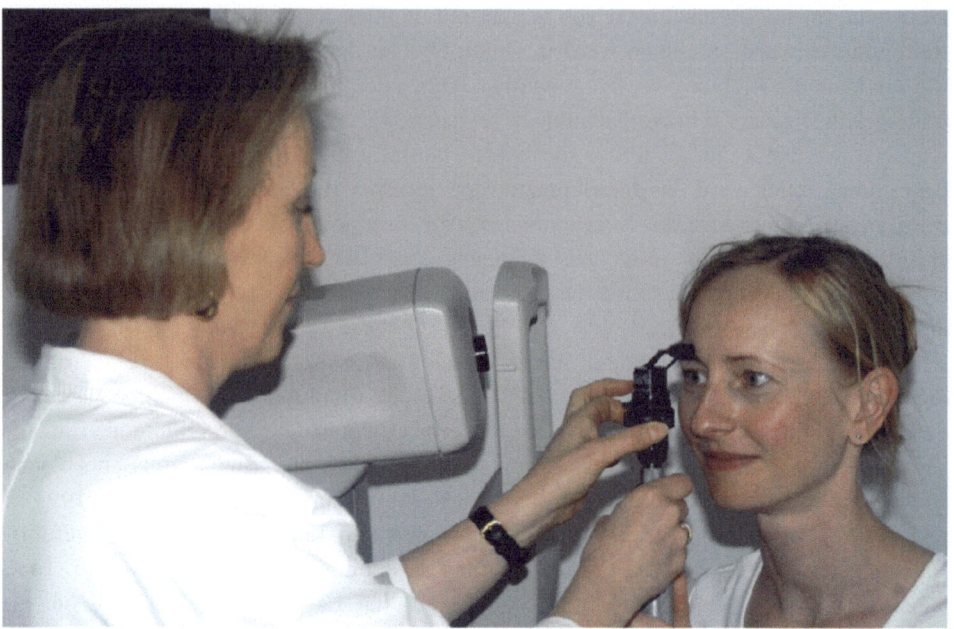

Abb. 3.2 Interferometer der Fa. Heine

aber 0,8 oder noch mehr erreicht. Dies muss der Begutachter berücksichtigen, genauso wie die Tatsache, dass aufgrund des relativ großen Testfeldes des Interferometers von bis zu 5° oder mehr große Teile der Makula abgedeckt werden. Somit kann es vorkommen, dass perizentrale Netzhautanteile eine noch ganz brauchbare Gittersehschärfe vortäuschen, obwohl im Zentrum der Makula selbst, etwa aufgrund einer Vernarbung oder einer subretinalen Neovaskularisation, definitiv die Sehschärfe deutlich schlechter ist.

▶ Interferometer zur Sehschärfeprüfung können bei Amblyopie und bei Makulaveränderungen zu einer **Überschätzung** der tatsächlichen Sehschärfe führen!

3.4 Nystagmustest nach Kotowsky (optokinetischer Nystagmus)

Der optokinetische Nystagmus (OKN) kann zur Objektivierung der **Sehschärfe** herangezogen werden. Wenn ein Beobachter auf einen um die vertikale Achse rotierenden Zylinder mit hellen und dunklen Streifen blickt, so führt dies zur Auslösung ruckartiger Augenbewegungen, eines sog. optokinetischen Nystagmus, zumindest dann, wenn der Betrachter in der Lage ist, aufgrund seiner Sehschärfe das Streifenmuster wahrzunehmen. Es wurden verschiedenste Vorrichtungen mechanischer und elektronischer Art entwickelt, um den optokinetischen Nystagmus auszulösen und zur Prüfung der Sehschärfe ähnlich einer Art Gittersehschärfe heranzuziehen.

3 Prüfung auf Simulation, Aggravation und Dissimulation

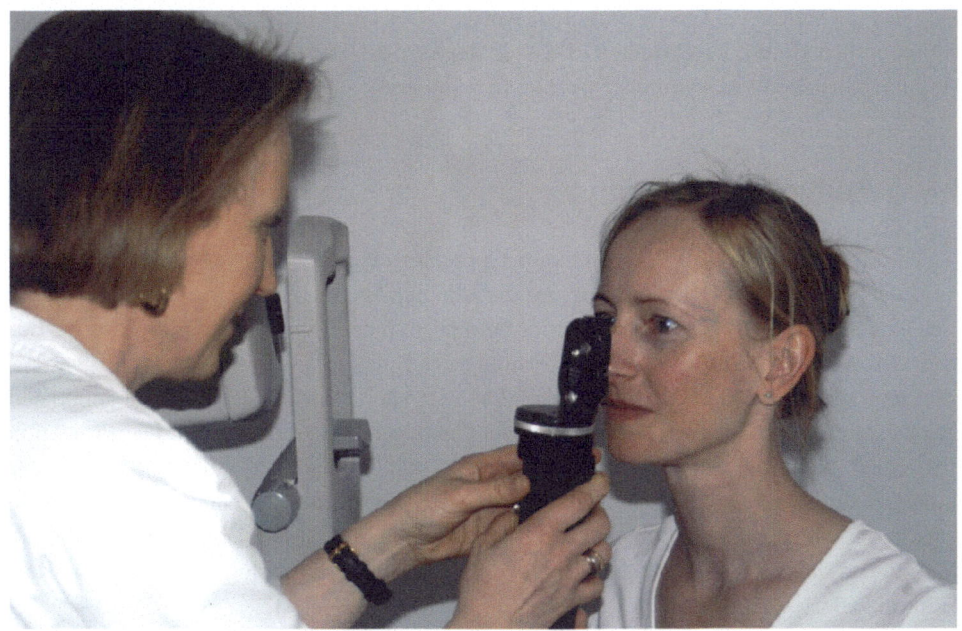

Abb. 3.3 Test nach Kotowsky der Fa. Oculus

Sehr gut für die Praxis geeignet ist der einfache Test nach Kotowsky, der vor Jahrzehnten von der Fa. Oculus in einem Ophthalmoskop eingebaut wurde (Abb. 3.3). Im Prinzip handelt es sich um ein direktes Ophthalmoskop, bei dem unter Kontrolle durch den Untersucher ein **drehendes Muster** aus hellen und dunklen Karos auf die Netzhaut projiziert wird. Wenn der Beobachter in der Lage ist, aufgrund seiner Sehschärfe das Muster aufzulösen, so führt dies zum unwillkürlichen Auslösen eines optokinetischen Nystagmus, was der Untersucher an dem Zustandekommen kurzer, ruckartiger Augenbewegungen erkennt. Somit kann ohne Antworten vonseiten des Patienten eine Prüfung des optokinetischen Nystagmus zur Abschätzung der Sehschärfe herangezogen werden.

Begrenzung der Aussagekraft
Für den Test nach Kotowsky gelten ähnliche Anforderungen bezüglich der Durchlässigkeit der optischen Medien und ähnliche Gefahren der **Fehleinschätzung** wie bei den interferometrischen Prüfverfahren. Bei amblyopen Augen kann eine Überschätzung stattfinden, auch bei Makulaveränderungen aufgrund der relativ großen Testfläche, die am Augenhintergrund abgebildet wird. Auch hier muss der Befund kritisch bewertet werden. Wenn allerdings eine Amblyopie ausgeschlossen ist und keine Makulaveränderungen vorhanden sind, die ja sichtbar sind oder ggf. auch mit der Fluoreszenzangiografie oder anderen angiografischen Verfahren abgeklärt werden können, dann können die Befunde zur Bewertung der Sehschärfe herangezogen werden. Leider ist der Test nach Kotowsky

von der Fa. Oculus nicht mehr aufgelegt worden. Der Gutachter muss sich daher auf die wenigen alten Geräte beschränken, die aber immer noch ihren Dienst verrichten und für die gutachterliche Praxis von unschätzbarem Wert sind.

3.5 Prüfung der Fixation

In den zur Verfügung stehenden direkten Ophthalmoskopen besteht in unterschiedlicher Form die Möglichkeit, eine **Testfigur** auf die Makula des untersuchten Auges abzubilden, z. B. einen kleinen Stern, einen Kreis oder ein Fadenkreuz. Dieser Test wird häufig im Bereich der orthoptischen Diagnostik zur Prüfung der Fixation angewendet, z. B. ob ein Patient zentral oder exzentrisch fixiert, was der Untersucher an der Lage des abgebildeten Objektes, z. B. des Sternchens auf dem Augenhintergrund, feststellen kann. Die Projektion etwa eines Sterns mit einem Ophthalmoskop auf den Augenhintergrund stellt einen sehr starken Fixationsanreiz dar. Dies bedeutet, dass der unbedarfte Patient, wenn er normale Sehschärfe hat, spontan das Objekt fixiert und es damit zentral auf seine Makula abbildet. Bewegt man das Sternchen ein klein wenig von der Foveola weg, erfolgt meistens eine Korrektursakkade.

▶ **Praxistipp** Aufgrund der klinischen Erfahrung ist davon auszugehen, dass für eine rasche und spontane Fixationsaufnahme wenigstens eine Sehschärfe in der Größenordnung von **>0,1** erforderlich ist.

Wenn also z. B. angegeben wird, die Sehschärfe läge nur noch bei „Handbewegung", und der Patient nimmt bei der Fixationsprüfung spontan und zielstrebig wiederholt die Testfigur auf, so ist ein Anhalt dafür gewonnen, dass die Sehschärfe bei 0,1 oder besser liegen muss.

3.6 Simulationstafel am Ishihara-Test

Der Ishihara-Test dient zur Prüfung des Farbensehens. Den Autoren ist schon so mancher Kandidat begegnet, der die Ishihara-Tafeln perfekt auswendig gelernt hatte, bei der Prüfung am Nagel-Anomaloskop aber z. B. eine Deuteranopie oder Protanopie aufwies. Viele Probanden stolpern aber über jene Testtafeln, bei denen der Farbtüchtige nichts, der Farbschwache aber eine Zahl erkennt.

▶ **Praxistipp** Wenn es um die generelle Frage einer Simulation oder Aggravation geht, so ist im Ishihara-Tafelsystem eine **Testtafel** eingebaut, die von jedem Farbsinngestörten beliebiger Art und auch von einem normal Farbtüchtigen gesehen werden muss.

Wenn auch diese Tafel nicht angegeben wird, so besteht ein weiteres Verdachtsmoment in Richtung Aggravation bzw. Simulation.

3.7 Purkinje-Aderfigur

Die sog. Purkinje-Aderfigur (Netzhautgefäßschattenfigur) entsteht durch den bei diaskleraler oder sogar transpalpebraler Beleuchtung hervorgerufenen Schattenwurf der Netzhautgefäße, den der Patient dann als bäumchenartiges Muster wahrnehmen kann. Abb. 3.4 zeigt ein Fluoreszenzangiogramm eines normalen Augenhintergrundes. So wie im Angiogramm die Gefäße durch den Farbstoff dargestellt werden, sieht der Patient dann selbst den Schattenwurf seiner eigenen Gefäße in Form von verzweigten bäumchenartigen Strukturen.

Die Aderfigur kann aber nur dann wahrgenommen werden, wenn eine richtige **Stimulation** erfolgt, so wie sie in Abb. 3.5 dargestellt ist: Der Untersucher muss eine möglichst helle und eng fokussierte Lichtquelle auf den Limbus des Patienten abbilden. Der Patient wird dabei aufgefordert, nach nasal zu blicken, damit ein möglichst großer Teil der temporalen Sklera freiliegt. Der Untersucher bewegt nun den Lichtpunkt oder Lichtstreifen limbusparallel langsam auf und ab und befragt den Patienten hinsichtlich der Wahrnehmung der in Abb. 3.4 dargestellten Aderfigur. Wichtig dabei ist, dass die Lichtquelle in Bewegung ist. Wenn der Lichtfleck ruht, verschwindet die Wahrnehmung der Aderfigur sofort.

Die Prüfung der Purkinje-Aderfigur funktioniert im Gegensatz zur Prüfung mit den interferometrischen Verfahren oder mit dem Nystagmustest nach Kotowsky auch noch sehr gut bei völliger Eintrübung der vorderen Augenmedien, z. B. bei einem kompletten Leukom oder einer maturen Katarakt. Sie funktioniert allerdings nicht mehr, wenn eine dichtere Trübung im Bereich des Glaskörpers vorliegt, z. B. eine Glaskörpereinblutung.

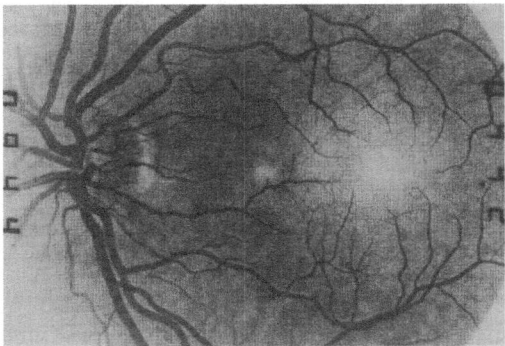

Abb. 3.4 Fluoreszenzangiografische Darstellung der Netzhautgefäße eines normalen Auges. Bei geeigneter diaskleraler Beleuchtung kann der Betrachter subjektiv den Schattenwurf seiner eigenen Netzhautgefäße in Form einer bäumchenartig verzweigten Struktur wahrnehmen

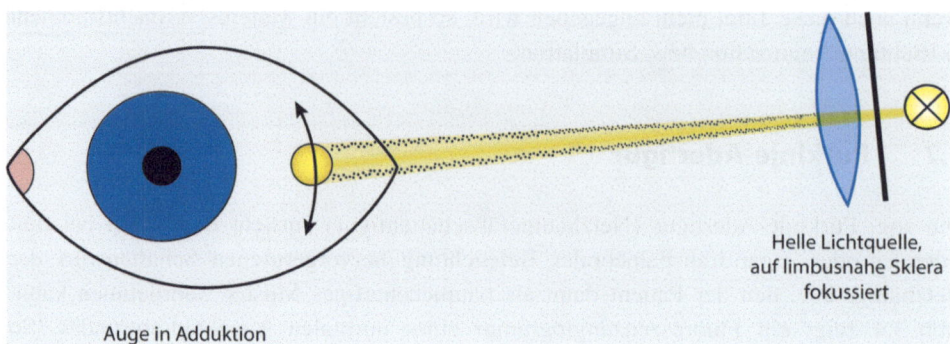

Abb. 3.5 Die Purkinje-Aderfigur (Netzhautgefäßschattenfigur) lässt sich am besten darstellen bei Fokussierung einer intensiven Lichtquelle auf die limbusnahe Sklera im Bereich der temporalen Lidspalte. Das Auge des Patienten steht dabei in Adduktion

Dann kommt keine gerichtete Abbildung mehr im Auge zustande, sondern nur noch eine diffuse Lichtstreuung, sodass keine Aderfigur ausgelöst werden kann.

▶ **Praxistipp** Bei korrekter Angabe der **Purkinje-Aderfigur** kann davon ausgegangen werden, dass die zentrale Sehschärfe in der Größenordnung von **0,1** oder besser liegt und dass keine großen Defekte (Skotome) im zentralen Gesichtsfeld vorliegen können.

Früher wurde die Prüfung der Aderfigur mangels anderer Möglichkeiten noch sehr viel mehr verwendet als heute. Einzelheiten zum Untersuchungsablauf und zur Literatur sind Lachenmayr (1993) zu entnehmen. Aktuelle Daten finden sich bei Schulze und Hoerle (2007).

3.8 Haitz-Test

Der Haitz-Test (Abb. 3.6) ist ein einfaches Kampimeter, das es erlaubt, das zentrale Gesichtsfeld seitengetrennt mit hoher Auflösung zu untersuchen.

▶ **Praxistipp** Die Wahrnehmung der kleinen farbigen Prüfmarken am Haitz-Test erfordert wenigstens eine Sehschärfe in der Größenordnung von **0,2** oder mehr.

Wenn also ein Kandidat eine Sehschärfe von „Fingerzählen" vorgibt und problemlos und fehlerfrei den Haitz-Test absolviert, dann ist der Verdacht auf Simulation und Aggravation erhärtet.

Abb. 3.6 Haitz-Test zur Prüfung des zentralen Gesichtsfeldes

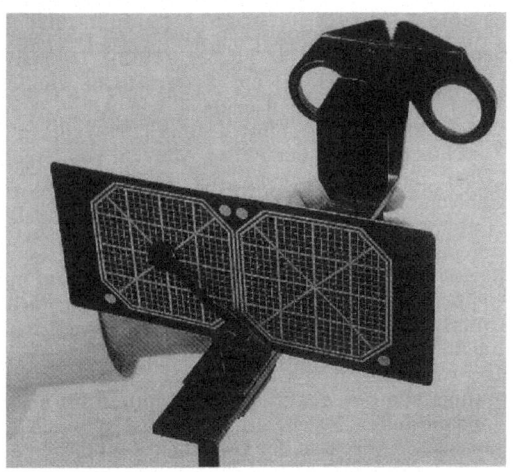

3.9 Binokulare Verwechslungstests

Für den Fall, dass lediglich an einem Auge eine Funktionsminderung angegeben wird, die nicht der Realität entspricht, kann auf binokulare Verwechslungstests zurückgegriffen werden. Die Verfahren zielen darauf ab, möglichst unbemerkt vom Patienten eine Prüfung der Sehschärfe des rechten oder linken Auges in wechselnder Folge durchzuführen, ohne dass er selbst weiß, welches Auge gerade geprüft wird. Dazu wurden vor Jahren schon einfache mechanische Verfahren mit Blenden entwickelt (z. B. die sog. Gratama-Röhre), die einen Bildwechsel zwischen rechtem und linkem Auge ermöglichen. Es kann damit **seitengetrennt** die Sehschärfe am linken oder am rechten Auge geprüft werden. Allerdings bemerkt der Patient natürlich sofort, wenn er ein Auge zukneift, welches Auge gerade offen ist und welches Auge gerade geprüft wird, sodass diese simplen Tests rasch durchschaut werden.

Etwas komplexer, aber natürlich immer noch leicht zu durchschauen, sind Trennverfahren mit **Polarisatoren am Phoropter**. Für den Refraktionsabgleich besteht die Möglichkeit, linkem und rechtem Auge gekreuzte Polarisatoren vorzuschalten. Die Testzeichen selbst werden dabei ebenfalls polarisiert dargeboten, sodass z. B. das linke Auge nur die obere Zeile auf der Testtafel lesen kann, das rechte Auge nur die untere Zeile. Durch schnelles Wechseln der Polarisatoren, wie es bei den modernen Phoropteren möglich ist, kann die Zuordnung zwischen der oberen und der unteren Zeile schlagartig verändert werden, sodass u. U. eine Aggravation aufgedeckt werden kann. Aber auch hier ist es durch einfaches Zukneifen eines Auges für den Betrachter relativ leicht möglich, festzustellen, welches Auge welcher Zeile zugeordnet ist. Problematisch ist die Tatsache, dass beim Umschalten der Polarisatoren Motoren bewegt werden und Geräusche entstehen, sodass der Patient alarmiert ist, dass jetzt gerade wieder irgendetwas geschieht. Insofern gelingt es oftmals doch nicht, mit den polarisierten Tests den Verdacht auf Aggravation oder Simulation zu erhärten. Manchmal führen sie aber doch zum Erfolg.

Den perfekten binokularen Verwechslungstest liefert der **Zeiss-Polatest E** (Abb. 3.7).

▶ Mit dem elektronischen Zeiss-Polatest E gelingt es häufig, Simulation und Aggravation aufzudecken.

Dieses zwar teure und aufwendige, aber ideale Gerät verwendet als Stimuluserzeugung einen LCD-Bildschirm, der polarisiert werden kann. Der Untersucher kann die Polarisatoren unbemerkt und ohne jegliche Geräuschentwicklung umschalten. Hier kann also ein permanenter Wechsel zwischen der Polarisation der einzelnen Testfelder erfolgen. Für den Untersuchten ist es wirklich schwierig nachzuvollziehen, welches Auge gerade welchem Sehzeichen zugeordnet wird, da der Wechsel sehr schnell stattfindet. Dem Patienten wird lediglich eine Brille vorgesetzt, die aus jeweils einem grauen Polarisationsfilter besteht, mehr ist dafür nicht erforderlich.

Mit 3D-Fernsehern war es ebenfalls möglich, solche Tests zu erzeugen. Diese sind aber mittlerweile vom Markt verschwunden. Virtual-Reality-Brillen bieten die Möglichkeit, solche Test zu konstruieren.

Einfach ist es, wenn ein Patient eine einseitige völlige Erblindung angibt: Die muss eine amaurotische Pupillenstarre zur Folge haben, die sich leicht nachweisen lässt.

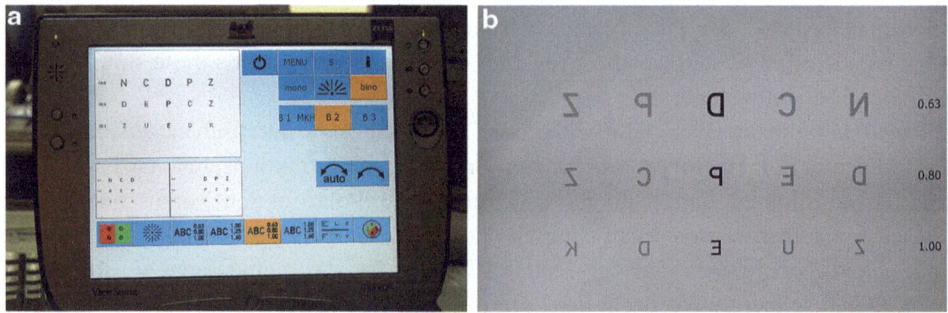

Abb. 3.7 Polatest E. **a** Bedienpult des Untersuchers. Teile der Stimulussequenz können in ständig wechselnder Folge rechtem oder linkem Auge zugeordnet werden, **b** Stimulusdarbietung (wegen Spiegelstrecke seitenverkehrt): Bei dieser speziellen Darbietung ist die mittlere Spalte unpolarisiert und kann von beiden Augen gelesen werden, die beiden Spalten rechts bzw. links können in unterschiedlicher Weise polarisiert werden und somit wechselnd nur dem rechten oder linken Auge zugeordnet werden, ohne dass der Betrachter den Wechsel bemerkt. In der Realität sind für den Betrachter alle Buchstaben in gleichem Kontrast, durch das Foto kommen die Kontraste der polarisierten Spalten schwächer zur Darstellung

3.10 Prüfung auf Binokularfunktionen (Simultansehen, Stereosehen)

Diese Tests führen wenigstens bei ausgeprägter Simulation und Aggravation durchaus zum Erfolg. Wenn z. B. ein Patient eine hochgradige Funktionsminderung von nur noch „Fingerzählen" auf einem Auge angibt (ohne jegliches organisches Korrelat) und in Wirklichkeit liegt die Sehschärfe bei 0,8 oder besser, so gelingt es ohne weiteres, mittels geeigneter Stereotests hochwertiges räumliches Sehen nachzuweisen. Dieses kann nur zustande kommen, wenn wenigstens eine Sehschärfe in der Größenordnung von 0,1 oder besser vorliegt. Wenn also ein jemand angibt, er würde auf einem Auge praktisch nichts mehr sehen, gibt aber normales Stereosehen an, z. B. mit dem Lang-Test, mit den verschiedenen Stereotests, die an den Sehzeichenprojektoren verfügbar sind, oder auch mit dem Zeiss-Polatest E, dann ist er als Simulant überführt.

Auch alle anderen Testverfahren, die auf Simultansehen oder höherwertige Binokularfunktionen abzielen, funktionieren in der gleichen Art und Weise: Hier kann z. B. der Schober-Test oder der Lichtschweiftest nach Bagolini zur Anwendung kommen. Letztlich funktioniert aber auch jeder einfache Stereotest zu diesem Zweck.

▶ Alle Tests zum Nachweis von Binokularfunktionen (Simultansehen, Stereosehen) können zur Aufdeckung hochgradiger einseitiger Simulation bzw. Aggravation herangezogen werden.

3.11 Preferential Looking

Das sog. Preferential Looking stammt aus der Kinderophthalmologie zur Beurteilung der Sehschärfe von Kleinstkindern, die sich noch nicht artikulieren können. Dem Patienten gegenüber steht ein Betrachtungsschirm, in dem sich seitlich links und rechts von der Fixation jeweils eine Öffnung befindet. In einem Feld wird eine graue Tafel wie das Umfeld dargeboten. Im anderen Feld können Muster unterschiedlichen Kontrastes und unterschiedlicher Ortsfrequenz eingesetzt werden. Wenn ein grobes Muster mit hohem Kontrast eingesetzt wird, so bildet dies einen auffälligen Fixationsreiz und das Kind ebenso wie der Erwachsene wird spontan auf diese auffällig gemusterte Fläche blicken. Der Beobachter hinter dem Schirm hat ein kleines Guckloch, durch das er die Fixation des Kandidaten – des Kindes oder auch des Simulanten – kontrollieren kann (Abb. 3.8).

Simulanten können am besten kommentarlos vor das Gerät gesetzt werden und der Untersucher beobachtet, ob der Betreffende Muster entsprechender Feinheit oder mit hinreichend geringem Kontrast spontan fixiert. Allerdings ist dieses Verfahren recht zeitaufwendig und oft nicht erfolgreich. Aber dennoch hilft es u. U. weiter, den Verdacht auf Simulation und Aggravation weiter einzugrenzen.

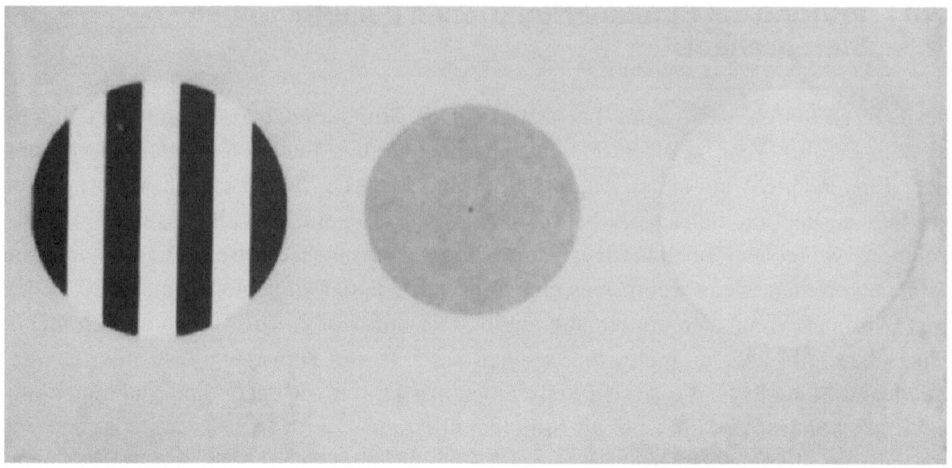

Abb. 3.8 Stimulusdarbietung beim Preferential Looking. Dem Probanden wird auf einer Seite links oder rechts von der Fixation ein auffälliges Gittermuster dargeboten, in der Abbildung *links;* auf der *rechten Seite* ein weißes Vergleichsfeld gleicher Leuchtdichte wie die Umgebung. In der *Mitte,* im Zentrum des grauen Feldes, befindet sich eine kleine Beobachtungsöffnung, durch die der Untersucher von hinten die Reaktion des Probanden beobachten kann

3.12 Sakkadenprüfung am Goldmann-Perimeter

Wird von einem Patienten eine hochgradige Visusminderung oder auch eine hochgradige Gesichtsfeldeinschränkung angegeben, für die kein organisches Korrelat besteht, so kann monokular oder binokular eine sog. Sakkadenprüfung am Goldmann-Perimeter erfolgen.

Man setzt den Patienten am besten ohne jeden Kommentar monokular oder binokular hinter das Goldmann-Perimeter und blendet dann je nach Fragestellung zentral oder in der Peripherie die helle und große Prüfmarke V/4 kurz auf. Die Marke V/4 ist ein extrem heller, großer und damit überschwelliger Stimulus und führt bei hinreichender Funktion sofort dazu, dass der Betrachter, der diesen **Lichtpunkt** kurz aufleuchten sieht, die Stelle fixiert, an der der Punkt aufgetaucht und wieder verschwunden ist. Wenn nun ein Kandidat wiederholt den Lichtpunkt im zentralen, perizentralen oder peripheren Gesichtsfeld spontan verfolgt und die Fixation immer wieder aufnimmt, so kann die Sehschärfe nicht bei „Handbewegungen" liegen. Es kann auch keine hochgradige konzentrische Gesichtsfeldeinschränkung auf wenige Grade von der Fixation vorliegen.

3.13 Elektrophysiologische Untersuchungen: Muster-VECP

Das sog. Mustersequenz-VECP (visuell evozierte kortikale Potenziale) dient der Prüfung der Übertragung der visuellen Information vom Sehnerv zum visuellen Kortex. Zu diesem Zweck wird dem Betrachter ein Karomuster vorgegebener Größe mit hohem Kontrast dargeboten, das in ständiger Folge in der Helligkeit umschlägt. D. h., die Fläche, die zunächst schwarz erscheint, wird im nächsten Moment weiß und diejenige, die weiß war, wird schwarz geschaltet. So entsteht ein flackerndes Muster, das dazu dient, einen Reiz zu erzeugen, der auf kortikaler Ebene am Hinterkopf durch auf die Kopfhaut aufgeklebten Elektroden abgeleitet wird. Für diese Untersuchungsmethode bestehen alterskorrigierte Normalwerte.

▶ Das Muster-VECP liefert eine Objektivierung der Übertragungsfähigkeit der visuellen Information vom Sehnerv zum Gehirn, wie auch im Seitenvergleich zwischen linkem und rechtem Auge.

Voraussetzung für die Erzeugung eines normalen Muster-VECP ist eine einigermaßen intakte optische Abbildung des Reizmusters auf die Netzhaut. Wenn etwa eine dichte **Katarakt** vorliegt oder eine **massive irreguläre Hornhautverkrümmung** nach perforierender Hornhautverletzung mit irregulärem Astigmatismus, so kommt kein vernünftiges Netzhautbild mehr zustande und dann ist die Aussagekraft dieser Ableitungstechnik eingeschränkt. Auch wenn der Untersuchte nicht korrekt fixiert, kann kein normales Potenzial abgeleitet werden. Deshalb muss sowohl auf Refraktion als auch auf Fixation geachtet werden.

Immer noch verwertbar ist der **Seitenvergleich** zwischen linkem und rechtem Auge. Man kann bei der Untersuchung Schritt für Schritt die Reizmuster kleiner darbieten im Sinne einer zunehmenden Sehschärfeanforderung und im Seitenvergleich prüfen, ob z. B. das als schlecht angegebene linke Auge im Vergleich zum normalen rechten Auge ein Defizit im Muster-VECP aufweist.

▶ **Praxistipp** Wenn an beiden Augen, auch an dem als geschädigt angegebenen Auge, ein völlig normales Muster-VECP bis hin zu den kleinsten Mustergrößen ableitbar ist, so kann dies mit einer angegebenen Sehschärfe von „Fingerzählen" oder auch „0,05" nicht vereinbar sein.

Eine Abschätzung der Sehschärfe ist möglich, wenn verschieden große Muster dargeboten werden. Diese können in randomisierter Reihenfolge gemischt werden, da der auswertende Computer problemlos Muster und kortikale Antwort zuordnen kann. Damit wird verhindert, dass der Patient bei großen Mustern korrekt fixiert und bei kleinen Mustern am Monitor vorbeischaut. Eine exakte Messung der Sehschärfe auf 0,1 genau ist damit nicht möglich, aber der Bereich lässt sich gut eingrenzen.

3.14 Vorgetäuschte Gesichtsfeldausfälle

Gesichtsfelddefekte werden seltener simuliert als ein eingeschränkter Visus. Wie in Abschn. 3.1 beschrieben, kann das Verhalten sowohl spontan als auch beim Durchlaufen einer arrangierten Hindernisbahn Hinweise geben, dass der Gesichtsfeldbefund nicht stimmen kann. Es sind aber noch eingehendere Tests möglich.

Der Klassiker unter den vorgetäuschten Gesichtsfeldausfällen ist die starke konzentrische Einengung, das Röhrengesichtsfeld. Am kinetischen Perimeter sieht es oft so aus, als endeten alle Isopteren an einer vorgegebenen Außengrenze, ganz gleich, welche Prüfmarke der Untersucher wählt. Eine bewährte Methode, dieses Röhrengesichtsfeld zu widerlegen, ist die Prüfung in zwei unterschiedlichen Entfernungen, praktischerweise als Kampimetrie. Wir improvisieren in solchen Fällen an einer weißen Tür, in deren Mitte wir mit einem Pflaster den Fixationspunkt markieren. Der Patient wird auf einem Stuhl in 1–1,5 m Entfernung platziert. Dann führt man mittels Zeigestock oder mit einem Laserpointer eine Prüfmarke von außen an den Fixationspunkt heran und markiert wiederum mit einem Pflasterstreifen die Stelle, an der die Prüfmarke gesehen wird. Mehr als drei oder vier Orte sollte man nicht prüfen, da mit der Untersuchungszeit das Risiko steigt, das der Untersuchte die Absicht durchschaut (was aber tatsächlich selten vorkommt). Dann verdoppelt man den Abstand zwischen Stuhl und Tür und prüft nochmal. Nach dem Strahlensatz müsste sich nun auch das Gesichtsfeld in etwa verdoppeln. Geschieht das nicht, oder verkleinert sich das Gesichtsfeld sogar, ist der Täuschungsversuch bewiesen.

Bei der Automatikperimetrie werden mitunter auch Halbseiten- oder gar Quadrantenausfälle simuliert. Hier ist die binokulare Perimetrie ein bewährtes Verfahren. Aus zwei monokularen Gesichtsfeldern das binokulare Gesichtsfeld zu konstruieren, erfordert sowohl physiologische Kenntnisse als auch Vorstellungsvermögen. In aller Regel wird ein binokulares Gesichtsfeld angegeben, das nicht der Realität entsprechen kann. Diese Untersuchung kann am Automatikperimeter erfolgen.

Hilfreich ist manchmal der blinde Fleck: Hat ein Patient auf einem Auge einen nasalen Gesichtsfeldausfall, der das Areal spiegelbildlich zum blinden Fleck einschließt, so muss bei korrekter Angabe und guter Mitarbeit der blinde Fleck auch im binokularen Gesichtsfeld perimetrierbar sein.

Auch bei einer einseitigen konzentrischen Einengung kann das binokulare Gesichtsfeld Aufschluss geben. Manchmal wird binokular eine Hemianopie angegeben als Korrelat für den einseitigen Gesichtsfeldausfall.

▶ **Praxistipp** Bei konzentrischer Gesichtsfeldeinengung ist die improvisierte Kampimetrie in zwei unterschiedlichen Distanzen hilfreich. In vielen Fällen gibt die binokulare Perimetrie Aufschluss

An einigen wenigen Kliniken besteht die Möglichkeit, ein objektives pupillomotorisches Gesichtsfeld zu untersuchen, bei dem die Pupillenantwort auf kleine lokale Reize an verschiedenen Gesichtsfeldorten mittels Pupillografie registriert wird. Echte konzentrische Einengungen wie bei tapetoretinaler Degeneration und Halbseitenausfälle z. B. nach Schlaganfall lassen sich damit verifizieren.

3.15 Besonderheiten bei Dissimulation

Das Phänomen der Dissimulation, also die Verschleierung vorhandener Defekte, kommt in der Begutachtung weniger häufig vor als der umgekehrte Fall der Simulation und Aggravation. Kandidaten, bei denen eher damit zu rechnen ist, sind erfahrungsgemäß v. a. Führerscheinbewerber, bei denen es um die Wiedererlangung oder Neuerteilung einer Fahrerlaubnis geht und bei denen massive Defekte z. B. im Gesichtsfeld oder im Rahmen einer Sehschärfeminderung vorliegen, die kritisch werden können.

Bezüglich einer Dissimulation von **Sehschärfewerten** besteht in der Regel keine Gefahr. Dies würde voraussetzen, dass der Kandidat die Optotypenfolge auswendig lernt. Dies ist bei der Verwendung von Landolt-Ringen praktisch unmöglich, bei Zahlen eher noch realistisch, wenn der Kandidat aufgrund der langjährigen Behandlung bei seinem Augenarzt die Optotypen allmählich auswendig kennt. Insofern muss darauf gedrängt werden, dass bei der gutachterlichen Prüfung im Regelfall keine Zahlen oder Buchstaben zur Anwendung kommen, sondern definitiv **nur Landolt-Ringe.**

Die Gefahr des Auswendiglernens von Optotypentafeln oder auch von Farbtesttafeln (z. B. Ishihara oder ähnlichen Farbtests) ist durchaus realistisch. Gerade bei der Farbsinnprüfung kommen meistens die Ishihara-Tafeln zur Anwendung, die man kaufen oder in einer Bibliothek finden kann. Mitunter lernt ein Farbsinngestörter die Tafeln auswendig und liest dann perfekt und fehlerfrei die Ishihara-Tafeln, obwohl er etwa „rotblind" (protanop) ist.

▶ **Praxistipp** In Zweifelsfällen sollten bei der Farbsinnprüfung zusätzlich ausgefallene Tafelsysteme verwendet werden, die wenig bekannt sind. Die Ishihara-Tafeln sollten in zufälliger Reihenfolge angeboten werden.

▶ Ein weiteres Problem der Dissimulation besteht bei der **Gesichtsfelduntersuchung.**

Ein Patient hat z. B. im Rahmen eines beidseitigen Glaukomschadens oder nach einem schweren Schädel-Hirn-Trauma massive Gesichtsfeldausfälle, die ihm die Wiedererteilung der Fahrerlaubnis verwehren. Er versucht natürlich im Rahmen der Untersuchung, möglichst viele der dargebotenen Lichtpunkte am Automaten oder auch bei der manuell-kinetischen Prüfung zu erkennen. Zu diesem Zweck wird er permanent in der Perimeterkugel umherblicken und somit eine extrem schlechte Fixation aufweisen. Dies sieht der Untersucher am Goldmann-Perimeter während der Untersuchung und erkennt die Absicht.

Häufig erfolgt vor der gutachterlich relevanten Goldmann-Perimetrie noch eine weitere Untersuchung am Automatikperimeter. Dabei wird eine Kontrolle der falsch-negativen Fangfragen und v. a. der **falsch-positiven Fangfragen** durchgeführt. Gerade derjenige, der ein gutes Gesichtsfeld produzieren möchte, wird eine immens hohe Zahl an falsch-positiven Antworten generieren! Wenn diese über 30 % liegt (was in derartigen Fällen sicherlich der Fall ist), dann ist völlig klar, dass der Automatenbefund nicht verwertbar ist.

▶ Auf die Rate der **falsch-positiven Antworten bei der automatischen Perimetrie** muss besonders geachtet werden!

Beispiel

Ein Beispiel für einen derartigen Dissimulanten findet sich in Abb. 3.9. Es handelte sich dabei um einen jungen Patienten nach schwerstem Schädel-Hirn-Trauma (Motorradunfall). Das eine Auge war vollständig erblindet, am anderen Auge lag die Sehschärfe noch in der Größenordnung von 0,4–0,5 mit erheblicher Optikusatrophie infolge der traumatischen Einwirkung.

Bei der Untersuchung des Gesichtsfeldes am automatischen Perimeter wurde ein auf den ersten Blick annähernd normal erscheinender Befund abgeliefert, allerdings mit einer hohen Rate falsch-positiver und falsch-negativer Antworten sowie Fixationskontrollen (Abb. 3.9a). Bei der nachfolgend durchgeführten Prüfung des Gesichtsfeldes am Goldmann-Perimeter unter strengster Überwachung der Fixation zeigte sich, dass dem Patienten gerade eben noch ein letzter Quadrant am funktionell einzigen Auge verblieben war (Abb. 3.9b). ◀

Dies ist ein extremer Fall von Dissimulation. Damit muss allerdings bei entsprechenden Kandidaten definitiv gerechnet werden. Das unterstreicht die Wichtigkeit der Fangfragen am automatischen Perimeter, damit nicht ein derartiger Kandidat als „normal" begutachtet wird.

▶ Achten Sie bei Gefahr auf Dissimulation stets auf die Fixationskontrollen und die falsch-positiven und falsch-negativen Fangfragen am automatischen Perimeter. Im Zweifelsfall muss immer eine Nachprüfung am manuellen Perimeter erfolgen!

3 Prüfung auf Simulation, Aggravation und Dissimulation

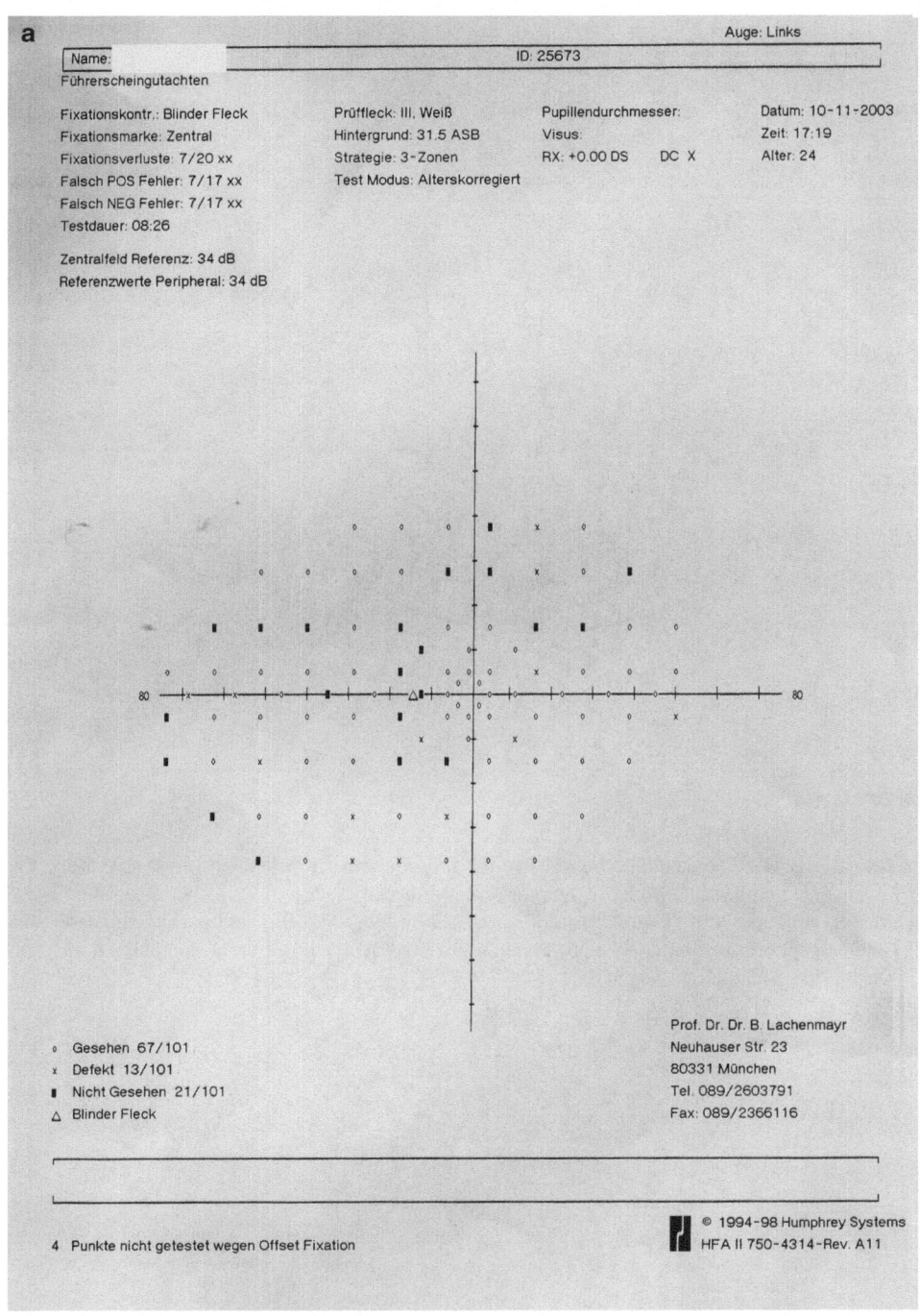

Abb. 3.9 Gesichtsfeldbefund beim Zustand nach schwerstem Schädel-Hirn-Trauma mit verbliebenem einzigem Auge. **a** Am Automaten wird ein noch annähernd normal scheinender Befund abgeliefert mit einer hohen Zahl falsch-positiver Antworten, falsch-negativer Antworten und Fixationskontrollen, **b** Bei der Prüfung am Goldmann-Perimeter zeigt sich, dass nur noch ein einziger Quadrant am verbliebenen Auge übriggeblieben ist

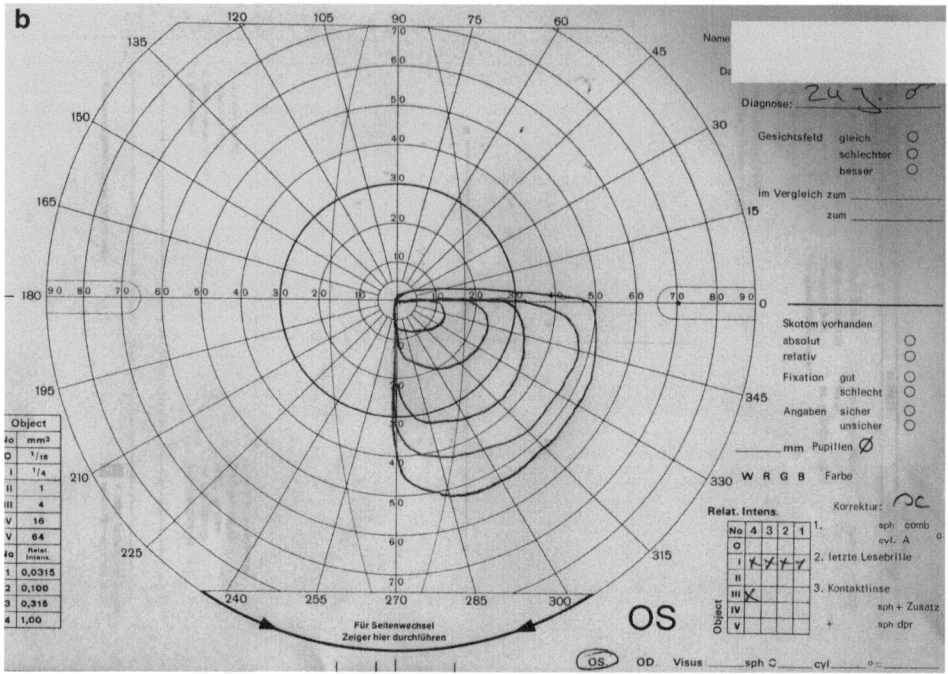

Abb. 3.9 (Fortsetzung)

Literatur

Lachenmayr B (1993) Potentielle Sehschärfe bei Störungen der brechenden Medien. Prüfung der sogenannten retinalen Sehschärfe. Quintessenz, München

Schulze S, Hörle S (2007) Comparison of visual acuity measurements and purkinje's vessel shadow perception for prediction of postoperative visual acuity in different ophthalmological diseases. Acta Ophthalmol Scand 85:171–177

Teil II
Eignungsbegutachtung

Straßenverkehr

4

Bernhard Lachenmayr

Inhaltsverzeichnis

4.1	StVZO – FeV	116
4.2	Fahrerlaubnisklassen	124
4.3	Sehtest und Sehtestbescheinigung	124
4.4	Erweiterter Sehtest für A- und B-Mediziner	127
4.5	Augenärztliches Gutachten	131
4.6	Auflagen und Beschränkungen	137
4.7	MPU, Zusatzbegutachtung durch andere ärztliche Disziplinen	138
4.8	Berufsgenossenschaftlicher Grundsatz „Fahr-, Steuer- und Überwachungstätigkeiten" G 25	139
4.9	Gutachtenbeispiele	147
Literatur		165

Die Fahreignungsbegutachtung ist eine wichtige und häufige Tätigkeit des Augenarztes. Er muss darüber befinden, ob ein Bewerber oder Inhaber einer bestimmten Fahrerlaubnisklasse aus ophthalmologischer Sicht in der Lage ist, ein Fahrzeug sicher im Straßenverkehr zu führen. Er muss dabei die gesetzlichen Vorschriften berücksichtigen, an die er im Gegensatz zur Verwaltungsbehörde zwar nicht gebunden ist, aber an denen er sich sinnvollerweise orientiert. Er kann bei der Urteilsfindung von den gesetzlichen Vorschriften nach oben oder unten abweichen und muss dies dann entsprechend fundiert begründen. Vonseiten der Deutschen Ophthalmologischen Gesellschaft (DOG) und des Berufsverbandes der Augenärzte Deutschlands (BVA) wurde eine umfangreiche Empfehlungsschrift zur Fahreignungsbegutachtung erarbeitet, die mittlerweile in 7. Auf-

B. Lachenmayr (✉)
München, Deutschland
E-Mail: prof.dr.b.lachenmayr@t-online.de

lage vorliegt. Dieser Empfehlungsschrift wurde vom Autor wesentlich mitgestaltet. Sie kommentiert detailliert die Untersuchungsmethoden und gibt Hinweise, wie bei Vorliegen von Sehmängeln zu verfahren ist.

An dieser Stelle sollen für den Leser eine Reihe von wichtigen Links zu Gesetzestexten und Empfehlungen der Verkehrskommission von DOG und BVA wiedergegeben werden; sie sind in alphabetischer Reihenfolge gelistet und geben Aufschluss zu vielen wichtigen Fragen der Fahreignungsbegutachtung für den Straßenverkehr:

- Änderung der Fahrerlaubnisverordnung FeV (2011)

https://www.dog.org/fuer-aerzte/leitlinien-stellungnahmen-empfehlungen/fahrerlaubnis-strassenverkehr/stellungnahmen-fahrerlaubnis/aenderung-der-fahrerlaubnisverordnung

- Anforderungen an das Sehvermögen bei Krankenfahrstühlen und anderen motorisierten Fahrzeugen (2021)

https://www.dog.org/fuer-aerzte/leitlinien-stellungnahmen-empfehlungen/fahrerlaubnis-strassenverkehr/stellungnahmen-fahrerlaubnis/anforderungen-an-das-sehvermoegen-bei-krankenfahrstuehlen

- Aufklärung bezüglich Straßenverkehrstauglichkeit vor Implantation einer multifokalen Intraokularlinse, Multifokal-IOL aller Art (2022)

https://www.dog.org/fuer-aerzte/leitlinien-stellungnahmen-empfehlungen/fahrerlaubnis-strassenverkehr/stellungnahmen-fahrerlaubnis/aufklaerung-strassenverkehrstauglichkeit-implantation-intraokularlinse

- Austrag der Auflage „Brille" aus dem Führerschein nach einem chirurgischen Eingriff (2015)

https://www.dog.org/fuer-aerzte/leitlinien-stellungnahmen-empfehlungen/fahrerlaubnis-strassenverkehr/stellungnahmen-fahrerlaubnis/austrag-der-auflage-brille-fuehrerschein

- Bewertung des Gesichtsfeldes bei alternierendem Schielen im Rahmen der Eignungsbegutachtung gemäß Fahrerlaubnisverordnung, FeV (2018)

https://www.dog.org/fuer-aerzte/leitlinien-stellungnahmen-empfehlungen/fahrerlaubnis-strassenverkehr/stellungnahmen-fahrerlaubnis/bewertung-des-gesichtsfeldes-bei-alternierendem-schielen

- Diabetes und Straßenverkehr (2017)

https://www.dog.org/fuer-aerzte/leitlinien-stellungnahmen-empfehlungen/fahrerlaubnis-strassenverkehr/stellungnahmen-fahrerlaubnis/diabetes-und-strassenverkehr

- Fahreignungsbegutachtung für den Straßenverkehr, Anleitung für die augenärztliche Untersuchung und Beurteilung der Eignung zum Führen von Kraftfahrzeugen (2018)

https://www.dog.org/fuer-aerzte/leitlinien-stellungnahmen-empfehlungen/fahrerlaubnis-strassenverkehr/stellungnahmen-fahrerlaubnis/fahreignungsbegutachtung

- Führung von Kraftfahrzeugen in Mydriasis (2018)

https://www.dog.org/fuer-aerzte/leitlinien-stellungnahmen-empfehlungen/fahrerlaubnis-strassenverkehr/stellungnahmen-fahrerlaubnis/kraftfahrzeugen-in-mydriasisa

- Gebrauch von Orthokeratologie-Linsen im Straßenverkehr (2022)

https://www.dog.org/fuer-aerzte/leitlinien-stellungnahmen-empfehlungen/fahrerlaubnis-strassenverkehr/stellungnahmen-fahrerlaubnis/gebrauch-von-orthokeratologie-linsen

- Homonyme Gesichtsfeldausfällen und Fahreignung (2015)

https://www.dog.org/fuer-aerzte/leitlinien-stellungnahmen-empfehlungen/fahrerlaubnis-strassenverkehr/stellungnahmen-fahrerlaubnis/homonyme-gesichtsfeldausfaelle-und-fahreignung

- Nachtfahrbrille (2022)

https://www.dog.org/fuer-aerzte/leitlinien-stellungnahmen-empfehlungen/fahrerlaubnis-strassenverkehr/stellungnahmen-fahrerlaubnis/nachtfahrbrille

- Prüfung des Dämmerungssehens bei der Fahreignungsbegutachtung (2012)

https://www.dog.org/fuer-aerzte/leitlinien-stellungnahmen-empfehlungen/fahrerlaubnis-strassenverkehr/stellungnahmen-fahrerlaubnis/pruefung-daemmerungssehen-fahreignungsbegutachtung

- Prüfung des Kontrastsehens im Rahmen der Fahreignungsbegutachtung für den Straßenverkehr (2022)

https://www.dog.org/fuer-aerzte/leitlinien-stellungnahmen-empfehlungen/fahrerlaubnis-strassenverkehr/stellungnahmen-fahrerlaubnis/pruefung-kontrastsehen-fahreignungsbegutachtung

- Sehschärfeprüfung bei der Eignungsbegutachtung nach FeV (2018)

https://www.dog.org/fuer-aerzte/leitlinien-stellungnahmen-empfehlungen/fahrerlaubnis-strassenverkehr/stellungnahmen-fahrerlaubnis/sehschaerfepruefung-eignungsbegutachtung

- Tagfahrlicht (2006)

https://www.dog.org/fuer-aerzte/leitlinien-stellungnahmen-empfehlungen/fahrerlaubnis-strassenverkehr/stellungnahmen-fahrerlaubnis/tagfahrlicht

▶ **Praxistipp** Die Empfehlungsschrift von DOG und BVA zur Fahreignungsbegutachtung steht auf der Homepage der DOG und kann aus dem Internet heruntergeladen werden (http://www.dog.org). Falls ein Exemplar in gedruckter Form gewünscht wird, kann dieses von den Geschäftsstellen von DOG und BVA angefordert werden, soweit noch Exemplare vorhanden sind.

4.1 StVZO – FeV

Die Straßenverkehrszulassungsordnung (StVZO) ist in ihrer ersten Fassung am 02.01.1975 in Kraft getreten und hatte die Straßenverkehrszulassungsverordnung vom 13.11.1937 ersetzt. Es folgten Änderungen in den Jahren danach, aber im Prinzip ist die StVZO bis Ende 1998 Basis der Begutachtung für die augenärztlichen Belange gewesen. Die Einzelheiten zu den Anforderungen an das Sehvermögen wurden in der Anlage XVII festgelegt.

Anlage XVII zu §§ 9a ff StVZO
Im Folgenden wird die Anlage XVII zu §§ 9a ff StVZO im Originalwortlaut wiedergegeben. Rechtsverbindlich ist die Anlage XVII zu §§ 9a ff StVZO seit dem 01.01.2011 wieder für sog. Altinhaber, die ihre Fahrerlaubnis vor dem 01.01.1999 erworben haben. Sie wurde in die Anlage 6 zur FeV unter Punkt 2.2.3 aufgenommen (Abschn. 4.1.5).

Anlage XVII zu §§ 9a ff StVZO

Anforderungen an das Sehvermögen der Kraftfahrer

1. **Sehtest**
   Der Sehtest (§ 9a Abs. 1) ist bestanden, wenn die zentrale Tagessehschärfe mit oder ohne Sehhilfen mindestens beträgt:

Bei Klassen 1, 1a, 1b, 3, 4, 5	Bei Klasse 2
0,7/0,7	1,0/1,0

2. **Mindestanforderungen an die zentrale Tagessehschärfe und die übrigen Sehfunktionen (§ 9a Abs. 5)**
   2.1. Mindestanforderungen an die zentrale Tagessehschärfe

4 Straßenverkehr

2.1.1. Liegt die zentrale Tagessehschärfe unterhalb der Grenze, bei der der Sehtest noch bestanden ist, so muss sie durch Sehhilfen so weit wie möglich dem Sehvermögen des Normalsichtigen angenähert werden.

2.1.2. Bei Bewerbern um eine Fahrerlaubnis dürfen jedenfalls folgende Werte nicht unterschritten werden:

Bei Bewerbern um die	Klassen 1, 1a, 1b, 3, 4, 5[b]	Klasse 2	Fahrerlaubnis zur Fahrgastbeförderung
Bei Beidäugigkeit	0,5/0,2[c]	0,7/0,5	1,0/0,7
Bei Einäugigkeit[a]	0,7	Ungeeignet	Ungeeignet

[a] Als einäugig gilt auch, wer auf einem Auge eine Sehschärfe von weniger als 0,2 besitzt
[b] Bei Bewerbern um eine Fahrerlaubnis der Klasse 5 genügt auf dem besseren Auge eine Sehschärfe von 0,3, wenn die Fahrerlaubnis auf Krankenfahrstühle beschränkt wird; Fußnote c gilt entsprechend
[c] Eine Sehschärfe von 0,5 auf dem besseren Auge genügt nur dann, wenn feststeht, dass das Wahrnehmungsvermögen des Bewerbers trotz verminderten Sehvermögens zum sicheren Führen eines Kraftfahrzeugs der beantragten Klasse noch ausreicht

2.1.3. Für Inhaber einer Fahrerlaubnis reichen abweichend von der Tabelle nach 2.1.2 folgende Mindestwerte für die zentrale Tagessehschärfe aus, wenn feststeht, dass das Wahrnehmungsvermögen des Betroffenen trotz verminderten Sehvermögens zum sicheren Führen eines Kraftfahrzeugs der Klasse/Art noch ausreicht:

Bei Bewerbern um die	Klassen 1, 1a, 1b, 3, 4, 5	Klasse 2	Fahrerlaubnis zur Fahrgastbeförderung
Bei Beidäugigkeit	0,4/0,2	0,7/0,2[b]	0,7/0,5[c]
Bei Einäugigkeit[a]	0,6	0,7	0,7[c]

[a] Siehe Fußnote 1 bei 2.1.2
[b] Nachweis ausreichenden Wahrnehmungsvermögens bereits bei Sehschärfe unter 0,5 auf dem schlechteren Auge erforderlich
[c] Sehschärfe unter 0,5 auf dem schlechteren Auge oder Einäugigkeit nur zulässig bei Beschränkung der Fahrerlaubnis zur Fahrgastbeförderung auf Kraftdroschken und Mietwagen

2.1.4. Die Mindestwerte für die zentrale Tagessehschärfe in der Tabelle nach 2.1.3 reichen auch aus für

2.1.4.1. Bewerber um eine Fahrerlaubnis der Klassen 1, 1a, 1b, 3 oder 4, wenn sie bereits Inhaber einer Fahrerlaubnis sind,

2.1.4.2. Bewerber, die nach § 14 Abs. 3 die Erteilung einer Fahrerlaubnis beantragen oder die innerhalb der letzten 2 Jahre vor der Stellung des Antrages eine der

Fahrerlaubnis zur Fahrgastbeförderung für Kraftomnibusse entsprechende deutsche Fahrerlaubnis besessen haben. (Änderung gem. BGBl 1993, 414).

2.1.4.3. Inhaber ausländischer Fahrerlaubnisse, die nach § 15 die Erteilung einer Fahrerlaubnis beantragen,

2.1.4.4. Bewerber um eine Fahrerlaubnis nach vorangegangener Entziehung (§ 15c), wenn seit der Entziehung, der vorläufigen Entziehung oder der Beschlagnahme des Führerscheins oder einer sonstigen Maßnahme nach § 94 der Strafprozessordnung nicht mehr als 2 Jahre verstrichen sind

2.2. Mindestanforderungen an die übrigen Sehfunktionen

2.2.1.

Bei Bewerbern und Inhabern der	Klassen 1, 1a, 1b, 3, 4, 5	Klasse 2, Fahrerlaubnis zur Fahrgastbeförderung
Gesichtsfeld	Normales Gesichtsfeld eines Auges oder gleichwertiges beidäugiges Gesichtsfeld	Normale Gesichtsfelder beider Augen[a]
Beweglichkeit	Bei Beidäugigkeit: Augenzittern sowie Begleit- und Lähmungsschielen ohne Doppeltsehen im zentralen Blickfeld bei Kopfgeradehaltung zulässig. Bei Augenzittern darf die Erkennungszeit für die einzelnen Sehzeichen nicht mehr als 1 s betragen bei Einäugigkeit: Normale Augenbeweglichkeit, kein Augenzittern	Normale Beweglichkeit beider Augen[a]; zeitweises Schielen unzulässig
Stereosehen	Keine Anforderungen	Normales Stereosehen[b]
Farbensehen	Keine Anforderungen	Rotblindheit oder Rotschwäche mit einem Anomalquotienten unter 0,5 – bei Fahrerlaubnis zur Fahrgastbeförderung: unzulässig – bei Klasse 2: Aufklärung des Betroffenen über die durch die Störung des Farbensehens mögliche Gefährdung ist ausreichend

[a] Bei zulässiger Einäugigkeit Mindestanforderungen wie für die Klassen 1, 1a, b, 3, 4, 5
[b] Bei zulässiger Einäugigkeit gelten keine Anforderungen

2.2.2. Wenn wegen Zweifeln an ausreichendem Sehvermögen eine augenärztliche Begutachtung stattfindet, sollte die Untersuchung auch die Dämmerungssehschärfe und die Blendungsempfindlichkeit umfassen. Werden dabei Mängel festgestellt, so ist der Betroffene auf die Gefahren durch geminderte

Dämmerungssehschärfe und erhöhte Blendempfindlichkeit beim Fahren in der Dämmerung und in der Nacht hinzuweisen

Die Anlage XVII zur StVZO ging weitgehend konform mit den Empfehlungen der DOG zur Fahreignungsbegutachtung, die in manchen Punkten schärfere, in manchen Punkten eher etwas gelockerte Anhaltswerte vorsahen. Bekanntlich fanden sich auch einige Probleme in der Anlage XVII zur StVZO, z. B. die Bewertung der Einäugigkeit bei Lkw-Fahrern oder das leidige Problem des „normalen Stereosehens".

▸ Die Anlage XVII zu §§ 9a ff StVZO wurde zum 01.01.2011 für Altinhaber, also alle Fahrer, die ihre Fahrerlaubnis vor dem Inkrafttreten der FeV am 01.01.1999 erworben haben, wieder in Kraft gesetzt.

Bevor auf die Anlage 6 zur FeV eingegangen wird, soll die **Richtlinie des Rates der Europäischen Union vom 19.07.1991** erwähnt werden:

Alle Bewerber einer Fahrerlaubnis müssen sich einer angemessenen Untersuchung unterziehen, um sicherzustellen, dass sie eine für das sichere Führen von Kraftfahrzeugen ausreichende Sehschärfe haben. In Zweifelsfällen ist der Bewerber von einer zuständigen ärztlichen Stelle zu untersuchen. Bei dieser Untersuchung ist unter anderem auf **Sehschärfe, Gesichtsfeld, Dämmerungssehen** und **fortschreitende Augenkrankheiten** zu achten. (Amtsblatt der Europäischen Gemeinschaften Nr. L 237/20 vom 24.08.1991)

Es hat ziemlich genau 20 Jahre gedauert, bis die Forderung nach der Prüfung des Dämmerungssehvermögens endlich in deutsches Recht aufgenommen wurde, nämlich mit der Novellierung der Anlage 6 zur FeV aus dem Jahre 2011. Nachfolgend wird ein Auszug der wichtigsten Passagen der Anlage 6 zur FeV wiedergegeben: Teil 1 befasst sich mit den Gruppe-1-Fahrern, Teil 2 mit den Gruppe-2-Fahrern (Berufskraftfahrer, Erläuterung in Abschn. 4.1.2), Abschn. 2.2.3 betrifft die sog. Altinhaber. Abschn. 2.2.3 ist identisch mit der eingangs wiedergegebenen Anlage XVII zur StVZO.
Anlage 6 (zu den §§ 12, 48 Abs. 4 und 5 FeV, FeV 2018).
Anforderungen an das Sehvermögen.

1. **Klassen A, A1, B, BE, M, S, L und T**
1.1 Sehtest (§ 12 Abs. 2)
Der Sehtest (§ 12 Abs. 2) ist bestanden, wenn die zentrale Tagessehschärfe mit oder ohne Sehhilfen mindestens beträgt: 0,7/0,7. Über den Sehtest ist eine Sehtestbescheinigung nach § 12 Abs. 3 zu erstellen.
1.2 Augenärztliche Untersuchung (§ 12 Abs. 5)
Besteht der Bewerber den Sehtest nicht, ist eine augenärztliche Untersuchung erforderlich. Bei dieser Untersuchung ist unter anderem auf Sehschärfe, Gesichtsfeld, Dämmerungs- oder Kontrastsehen, Blendempfindlichkeit, Diplopie

sowie andere Störungen der Sehfunktion zu achten, die ein sicheres Fahren infrage stellen können. Es müssen folgende Mindestanforderungen erfüllt sein:

1.2.1 Zentrale Tagessehschärfe

Fehlsichtigkeiten müssen – soweit möglich und verträglich – korrigiert werden. Dabei dürfen folgende Sehschärfenwerte nicht unterschritten werden: Bei Beidäugigkeit: Sehschärfe des besseren Auges oder beidäugige Sehschärfe: 0,5.

1.2.2 Übrige Sehfunktionen

Gesichtsfeld: Normales Gesichtsfeld eines Auges oder ein gleichwertiges beidäugiges Gesichtsfeld mit einem horizontalen Durchmesser von mindestens 120 Grad, insbesondere muss das zentrale Gesichtsfeld bis 20 Grad normal sein. Insgesamt sollte das Gesichtsfeld jedes Auges an mindestens 100 Orten geprüft werden. Ergeben sich unklare Defekte oder steht nicht zweifelsfrei fest, dass die Mindestanforderungen erfüllt werden, so hat eine Nachprüfung an einem manuellen Perimeter nach Goldmann mit der Marke III/4 zu erfolgen.

Beweglichkeit: Bei Beidäugigkeit sind Augenzittern sowie Schielen ohne Doppeltsehen in zentralem Blickfeld bei normaler Kopfhaltung zulässig. Doppeltsehen außerhalb eines zentralen Blickfeldbereichs von 20 Grad im Durchmesser ist zulässig. Bei Einäugigkeit ausreichende Beweglichkeit des funktionstüchtigen Auges.

1.3 Die Erteilung der Fahrerlaubnis darf in Ausnahmefällen in Betracht gezogen werden, wenn die Anforderungen an das Gesichtsfeld oder die Sehschärfe nicht erfüllt werden. In diesen Fällen muss der Fahrzeugführer einer augenärztlichen Begutachtung unterzogen werden, um sicherzustellen, dass keine anderen Störungen von Sehfunktionen vorliegen. Dabei müssen auch Kontrastsehen oder Dämmerungssehen und Blendempfindlichkeit geprüft und berücksichtigt werden. Daneben sollte der Fahrzeugführer oder Bewerber eine praktische Fahrprobe erfolgreich absolvieren.

1.4 Nach dem Verlust des Sehvermögens auf einem Auge oder bei neu aufgetretener Diplopie muss ein geeigneter Zeitraum (mindestens drei Monate) eingehalten werden, während dessen das Führen von Kraftfahrzeugen nicht erlaubt ist. Danach darf erst nach augenärztlicher Untersuchung und Beratung wieder ein Kraftfahrzeug geführt werden.

1.5 Besteht eine fortschreitende Augenkrankheit, ist eine regelmäßige augenärztliche Untersuchung und Beratung erforderlich

2. Klassen C, C1, CE, C1E, D, D1, DE, D1E und der Fahrerlaubnis zur Fahrgastbeförderung (§ 12 Abs. 6, § 48 Abs. 4 Nr. 4 und Abs. 5 Nr. 2)

Bewerber um die Erteilung oder Verlängerung der Fahrerlaubnis müssen die nachfolgenden Mindestanforderungen das Sehvermögen erfüllen:

2.1 Untersuchung durch einen Augenarzt, einen Arzt mit der Gebietsbezeichnung „Arbeitsmedizin", einen Arzt mit der Zusatzbezeichnung „Betriebsmedizin",

4 Straßenverkehr

einen Arzt bei einer Begutachtungsstelle für Fahreignung, einen Arzt des Gesundheitsamtes oder einen anderen Arzt der öffentlichen Verwaltung. Über die Untersuchung ist eine Bescheinigung gemäß dem Muster dieser Anlage zu erstellen.

2.1.1 Zentrale Tagessehschärfe
Feststellung unter Einhaltung der DIN 58220, Ausgabe Januar 1997. Fehlsichtigkeiten müssen – soweit möglich und verträglich – korrigiert werden. Dabei dürfen folgende Sehschärfenwerte nicht unterschritten werden: Sehschärfe auf jedem Auge 0,8 und beidäugig 1,0. Die Korrektur mit Gläsern von mehr als plus 8,0 Dioptrien (sphärisches Äquivalent) ist nicht zulässig; dies gilt nicht für intraokulare Linsen oder Kontaktlinsen.

2.1.2 Übrige Sehfunktionen
Normales **Farbensehen** (geprüft mit einem geeigneten Test, beispielsweise Tafeln nach Ishihara oder Velhagen). Normales **Gesichtsfeld,** geprüft mit einem automatischen Halbkugelperimeter, das mit einer überschwelligen Prüfmethodik das Gesichtsfeld bis 70 Grad nach beiden Seiten und bis 30 Grad nach oben und unten untersucht. Insgesamt sollte das Gesichtsfeld jedes Auges an mindestens 100 Orten geprüft werden. Alternativ kann eine Prüfung mit einem manuellen Perimeter nach Goldmann mit mindestens vier Prüfmarken (z. B. III/4, I/4, I/2, I/1) an jeweils mindestens 12 Orten pro Prüfmarke erfolgen. **Stereosehen,** geprüft mit einem geeigneten Test (z. B. Random-Dot-Test). Ausreichendes **Kontrast- oder Dämmerungssehen,** geprüft mit einem standardisierten anerkannten Prüfgerät.

2.2 Augenärztliche Untersuchung
Können die Voraussetzungen bei der Untersuchung nach Nr. 2.1 nicht zweifelsfrei festgestellt werden, ist zusätzlich eine augenärztliche Untersuchung erforderlich. Sind nur die Anforderungen an das normale Farbensehen nicht erfüllt, ist eine zusätzliche augenärztliche Untersuchung entbehrlich, wenn das Farbensehen bereits Gegenstand einer früheren augenärztlichen Untersuchung war und hierbei die Anforderungen bei nicht normalem Farbensehen nach den Ziffern 2.2.2 und 2.2.3 erfüllt wurden. Über die nach Satz 1 erforderliche Untersuchung ist ein Zeugnis gemäß dem Muster dieser Anlage zu erstellen. Es müssen folgende Mindestanforderungen erfüllt sein:

2.2.1 Zentrale Tagessehschärfe
Fehlsichtigkeiten müssen – soweit möglich und verträglich – korrigiert werden. Dabei dürfen folgende Sehschärfewerte nicht unterschritten werden: Sehschärfe des besseren Auges oder beidäugige Sehschärfe: 0,8, Sehschärfe des schlechteren Auges: 0,5. Werden diese Werte nur mit Korrektur erreicht, soll die Sehschärfe ohne Korrektur auf keinem Auge weniger als 0,05 betragen. Die Korrektur mit Gläsern von mehr als plus 8,0 Dioptrien (sphärisches Äquivalent) ist nicht zulässig; dies gilt nicht für intraokulare Linsen oder Kontaktlinsen. In Einzelfällen kann unter Berücksichtigung von Fahrerfahrung und

Fahrzeugnutzung der Visus des schlechteren Auges für die Klassen C, CE, C1, C1E unter 0,5 liegen, ein Wert von 0,1 darf nicht unterschritten werden. Ein augenärztliches Gutachten ist in diesen Fällen erforderlich.

2.2.2 Übrige Sehfunktionen

Gesichtsfeld: Normales Gesichtsfeld beider Augen, wenigstens normales binokulares Gesichtsfeld mit einem horizontalen Durchmesser von mindestens 140 Grad, insbesondere muss das zentrale Gesichtsfeld bis 30 Grad normal sein. Insgesamt sollte das Gesichtsfeld jedes Auges an mindestens 100 Orten geprüft werden. Ergeben sich unklare Defekte oder steht nicht zweifelsfrei fest, dass die Mindestanforderungen erfüllt werden, so hat eine Nachprüfung an einem manuellen Perimeter nach Goldmann mit der Marke III/4 zu erfolgen.

Beweglichkeit und Stereosehen: Ausschluss bei Doppeltsehen im Gebrauchsblickfeld (d. h. 25 Grad Aufblick, 30 Grad Rechts- und Linksblick, 40 Grad Abblick). Ausschluss bei Schielen ohne konstantes binokulares Einfachsehen.

Farbensehen: Bei Rotblindheit oder Rotschwäche mit einem Anomalquotienten unter 0,5 ist eine Aufklärung des Betroffenen über die mögliche Gefährdung erforderlich.

Kontrast- oder Dämmerungssehen, Blendempfindlichkeit:

Ausreichendes **Kontrast- oder Dämmerungssehen** geprüft mit einem standardisierten anerkannten Prüfverfahren einschließlich Prüfung der **Blendempfindlichkeit.**

2.2.3 Sonderregelung für Inhaber einer bis zum 31. Dezember 1998 erteilten Fahrerlaubnis

Hinsichtlich des Sehvermögens gelten für Inhaber einer bis zum 31. Dezember 1998 erteilten Fahrerlaubnis folgende Anforderungen (in dieser Gliederungsnummer sind alle Paragraphen ohne Gesetzesangaben solche der Straßenverkehrs-Zulassungs-Ordnung in der bis zum 31. Dezember 1998 geltenden Fassung):

Mindestanforderungen an die zentrale Tagessehschärfe und die übrigen Sehfunktionen (§ 9a Absatz 5)

2.2.3.1 Mindestanforderungen an die zentrale Tagessehschärfe

2.2.3.1.1 Liegt die zentrale Tagessehschärfe unterhalb von 1,0/1,0, so muss sie durch Sehhilfen so weit wie möglich dem Sehvermögen des Normalsichtigen angenähert werden.

2.2.3.1.2 Für Inhaber einer Fahrerlaubnis reichen folgende Mindestwerte für die zentrale

Tagessehschärfe aus, wenn feststeht, dass das Wahrnehmungsvermögen des

Betroffenen trotz verminderten Sehvermögens zum sicheren Führen eines

Kraftfahrzeugs der Klasse/Art noch ausreicht:

2.2.3.2 Mindestanforderungen an die übrigen Sehfunktionen

Bei Inhabern der	Klassen 1, 1a, 1b, 3, 4, 5	Klasse 2, Fahrerlaubnis zur Fahrgastbeförderung
Gesichtsfeld	Normales Gesichtsfeld eines Auges oder gleichwertiges beidäugiges Gesichtsfeld	Normale Gesichtsfelder beider Augen[a]
Beweglichkeit	Bei Beidäugigkeit: Augenzittern sowie Begleit- und Lähmungsschielen ohne Doppeltsehen im zentralen Blickfeld bei Kopfgeradehaltung zulässig. Bei Augenzittern darf die Erkennungszeit für die einzelnen Sehzeichen nicht mehr als eine Sekunde betragen Bei Einäugigkeit: Normale Augenbeweglichkeit, kein Augenzittern	Normale Beweglichkeit beider Augen[a]; zeitweises Schielen unzulässig
Stereosehen	Keine Anforderungen	Normales Stereosehen[b]
Farbensehen	Keine Anforderungen	Rotblindheit oder Rotschwäche mit einem Anomalquotienten unter 0,5 – bei Fahrerlaubnis zur Fahrgastbeförderung: unzulässig – bei Klasse 2: Aufklärung des Betroffenen über die durch die Störung des Farbensehens mögliche Gefährdung ausreichend

[a] Bei zulässiger Einäugigkeit gelten die Mindestanforderungen für die Klassen 1, 1a, 1b, 3, 4, 5
[b] Bei zulässiger Einäugigkeit: keine Anforderungen

2.2.3.2.2 Wenn wegen Zweifeln an ausreichendem Sehvermögen eine augenärztliche Begutachtung stattfindet, sollte die Untersuchung auch die Dämmerungssehschärfe und die Blendungsempfindlichkeit umfassen. Werden dabei Mängel festgestellt, so ist der Betroffene auf die Gefahren durch geminderte Dämmerungssehschärfe und erhöhte Blendungsempfindlichkeit beim Fahren in der Dämmerung und in der Nacht hinzuweisen.

2.3 Nach einer neu eingetretenen relevanten Einschränkung des Sehvermögens muss ein geeigneter Anpassungszeitraum (mindestens drei Monate) eingehalten werden, während dessen das Führen von Kraftfahrzeugen nicht erlaubt ist. Danach darf erst nach augenärztlicher Untersuchung und Beratung wieder ein Kraftfahrzeug geführt werden.

2.4 Besteht eine fortschreitende Augenkrankheit, ist eine regelmäßige augenärztliche Untersuchung und Beratung erforderlich

4.2 Fahrerlaubnisklassen

Es ist nicht Aufgabe des augenärztlichen Gutachters, Details bezüglich der Fahrerlaubnisklassen zu kennen, insbesondere bei Umschreibung ausländischer Führerscheine auf deutsche oder von Fahrerlaubnisklassen der StVZO in die Klassen der FeV. Dies ist Angelegenheit des Führerscheinkandidaten bzw. der Fahrerlaubnisbehörde. Der augenärztliche Gutachter muss lediglich wissen, dass es bezüglich der Anforderungen an das Sehvermögen 2 Gruppen von Fahrerlaubnisklassen gibt, die nach europäischem Recht formulierte Gruppe 1 und die Gruppe 2. In die Gruppe 1 sind alle Fahrerlaubnisklassen der „niederen Anforderung" einsortiert worden, in die Gruppe 2 alle Fahrerlaubnisklassen der „höheren Anforderung". **Gruppe 1** umfasst die Klassen A, A1, A2, B, BE, AM, L und T. **Gruppe 2** umfasst die Klassen C, C1, C1E, D, D1, D1E und die Fahrerlaubnis zur Fahrgastbeförderung. Der Buchstabe E steht dabei jeweils für die Berechtigung zum Führen eines Anhängers. Eine vereinfachte und nicht in allen Details vollständige Übersicht gibt Tab. 4.1.

Für nichtführerscheinpflichtige Fahrzeuge (Mofas, motorisierte Krankenfahrstühle etc.) bestehen nach Gesetz keine Anforderungen an das Sehvermögen. Gerade bei Mofafahrern muss aber doch ausreichende Sehschärfe und v. a. ein ausreichendes Gesichtsfeld zur sicheren Teilnahme am Straßenverkehr vorhanden sein. Die Auslegung liegt im Ermessen des augenärztlichen Gutachters. Es wird empfohlen, im Regelfall für das augenärztliche Gutachten das bewährte Formular gemäß Empfehlung von DOG und BVA zu verwenden. Im Rahmen der betriebsmedizinischen Sehtestung wurde die Möglichkeit eingeräumt, dass Patienten, bei denen eine hereditäre Farbsinnstörung besteht, nicht bei jeder Nachbegutachtung wieder ein komplettes augenärztliches Gutachten vorlegen müssen, da sich ja an einer hereditären Farbsinnstörung keine Veränderung ergibt.

▶ **Praxistipp** Bei den Fahrern der **Gruppe 1** (A, A1, A2, B, BE, AM, L und T) bestehen geringere Anforderungen an das Sehvermögen als bei den Fahrern der **Gruppe 2** (C, C1, C1E, D, D1, D1E und Fahrerlaubnis zur Fahrgastbeförderung).

4.3 Sehtest und Sehtestbescheinigung

▶ Ein einfacher „Sehtest" ist gemäß § 12 der FeV für Bewerber um eine Klasse der **Gruppe 1** möglich, also die Klassen A, A1, A2, B, BE, AM, L und T. Gefordert ist dann eine zentrale Sehschärfe von **mindestens 0,7 auf beiden Augen mit oder ohne Korrektur.**

Mehr wird beim Sehtest nicht geprüft, insbesondere erfolgt keine augenärztliche Untersuchung der Augen, ob Augenerkrankungen vorliegen, so wie dies in der Richtlinie des Europäischen Gesetzgebers aus dem Jahre 1991 gefordert wird. Insofern ist der Sehtest als ein ausgesprochen insuffizientes Instrument anzusehen, das leider in der vor-

Tab. 4.1 Grobe schematische Übersicht über die Führerscheinklassen der StVZO und der FeV[a]

Klassen gemäß StVZO	Klassen gemäß FeV
Klasse 1 (Klasse 4 reichte für A1)	Klasse A Krafträder mit/ohne Beiwagen >50 cm^3, >45 km/h AM, A1, A2 (Details s. § 6 FeV)
Klasse 3	Klasse B Pkw unter 3,5 t, nicht mehr als 8 Sitzplätze, Anhänger bis 750 kg
Klasse 2	Klasse C Lkw mehr als 3,5 t, Anhänger bis 750 kg C1: >3,5 t, aber <7,5 t
Klasse 2 mit Personenbeförderung (Omnibus >8 Personen)	Klasse D Omnibus mit über 8 Sitzplätzen Anhänger bis 750 kg D1 >8, <16 Sitzplätze
Klasse 3	Klasse BE
Klasse 2	Klasse CE, C1E Mit Anhänger von >7,5 t
Klasse 2 mit Personenbeförderung	Klasse DE, D1E Mit Anhänger von >7,5 t
Klasse 1, 3, 4 und 5	Klasse L Zugmaschinen <40 km/h, mit Anhänger <25 km/h für land- oder forstwirtschaftliche Zwecke, auch Stapler und selbstfahrende Arbeitsmaschinen
Klasse 2	Klasse T Zugmaschinen <60 km/h oder selbstfahrende Arbeitsmaschinen <40 km/h für land- oder forstwirtschaftliche Zwecke auch mit Anhänger
„Mofas" bis 25 km/h auf ebener Bahn **Krankenfahrstuhl**, motorisiert <300 kg Zugmaschinen, Stapler u. a. bis 6 km/h	Keine Fahrerlaubnis nötig

a Die Tabelle vereinfacht die Vielzahl der Unterteilungen und Entsprechungen, sie dient nur der Orientierung! Einzelheiten können in den §§ 6 und 9 der FeV nachgelesen werden. Es können hier weder Garantien für zeitliche oder inhaltliche Details noch für Vollständigkeit übernommen werden

liegenden Form akzeptiert werden muss, aber letztlich für die Sicherheit im Straßenverkehr nicht zweckdienlich ist. Stets sollte der augenärztliche Gutachter eine vollständige Untersuchung der Augen vornehmen, um das Vorliegen gravierender krankhafter Veränderungen auszuschließen. Die alleinige Prüfung der Tagessehschärfe würde es ermöglichen, dass ein Patient mit einer fortgeschrittenen Retinopathia pigmentosa und einem „Flintenrohrgesichtsfeld", das Blindheit im Sinne des Gesetzes bedeutet, bei einer Sehschärfe von 0,7/0,7 einen Sehtest bestehen kann und damit für das Führen eines Kraftfahrzeuges zugelassen werden kann.

▶ **Praxistipp** Besteht der Verdacht, dass massive krankhafte Veränderungen vorliegen, sollte der Gutachter keine Sehtestbescheinigung ausstellen oder, wenn er sie ausstellt, dann mit dem Vermerk, dass gravierende Zweifel an ausreichendem Sehvermögen bestehen.

Hier kann dann auf § 12 Abs. 8 der FeV verwiesen werden:

> Werden Tatsachen bekannt, die Bedenken begründen, dass der Fahrerlaubnisbewerber die Anforderungen an das Sehvermögen nach Anlage 6 nicht erfüllt oder dass andere Beeinträchtigungen des Sehvermögens bestehen, die die Eignung zum Führen von Kraftfahrzeugen beeinträchtigen, kann die Fahrerlaubnisbehörde zur Vorbereitung der Entscheidung über die Erteilung oder Verlängerung der Fahrerlaubnis oder über die Anordnung von Beschränkungen oder Auflagen die Beibringung eines augenärztlichen Gutachtens anordnen.

Bestehen also vonseiten des Gutachters aufgrund bekannter Vorerkrankungen oder eines Zufallsbefunds Zweifel an ausreichendem Sehvermögen, so sollte er keinesfalls eine Sehtestbescheinigung ausstellen, auch wenn die Anhaltswerte von 0,7/0,7 erreicht werden, sondern er muss auf ein komplettes augenärztliches Gutachten drängen oder die Begutachtung ablehnen. Hier ist er in der Pflicht mit seiner Verantwortung für die Sicherheit im Straßenverkehr.

Der Augenarzt kennt seine Patienten und wird, auch wenn ein Kandidat nur zu einem einfachen Sehtest erscheint, verantwortungsvollerweise eine komplette Untersuchung der Augen vornehmen. Sobald gravierende Mängel festgestellt werden, z. B. das Vorliegen einer Retinopathia pigmentosa, die bislang unbemerkt war, oder andere schwerwiegende Befunde, muss der Patient darüber informiert werden und es muss eine komplette augenärztliche Begutachtung in die Wege geleitet oder zumindest empfohlen werden.

▶ Bescheinigen Sie im Rahmen einer Sehtestbescheinigung immer nur die ausreichende **Sehschärfe,** keinesfalls ausreichendes **Sehvermögen.** Das Sehvermögen umfasst alle Qualitäten der Sehfunktionen, nicht nur die Sehschärfe.

Der Gutachter darf beim Erstellen einer Sehtestbescheinigung, wenn die Sehschärfe von 0,7/0,7 erreicht wird, nicht ausreichendes „Sehvermögen" attestieren. Der Begriff Sehvermögen umfasst gemäß DIN 5340 die „Gesamtheit der Sehfunktionen des Auges", also neben der Tagessehschärfe auch Funktionen wie Gesichtsfeld, Farbensehen, Dämmerungssehschärfe, Blendempfindlichkeit sowie Stellung und Motilität etc. Wenn der Gutachter daher ausreichendes Sehvermögen bescheinigt, setzt dies eine komplette Untersuchung aller genannten Sehfunktionen voraus. Wenn, wie üblicherweise bei der Durchführung eines Sehtestes, nur die Tagessehschärfe geprüft wird, darf auch nur ausreichende Sehschärfe attestiert werden (Abb. 4.1). Wird der Sehtest nicht bestanden, muss eine augenärztliche Begutachtung stattfinden (Abschn. 4.1.5).

In der Anlage 6 zur FeV findet sich die Forderung, dass eine Fehlsichtigkeit korrigiert werden muss, wenn die Korrektur umsetzbar und verträglich ist (Absätze 1.2.1, 2.1.1

4 Straßenverkehr

Abb. 4.1 Beispiel: Augenärztliches Zeugnis anstelle einer Sehtestbescheinigung

> Augenärztliches Zeugnis anstelle einer Sehtestbescheinigung
>
> Name des Prüflings: geb.:
>
> Anschrift:
>
> **Beantragte Fahrerlaubnisklasse A, A1, A2, B, BE, AM, L und T**
> (Unzutreffendes streichen)
>
> Die zentrale Tagessehschärfe ohne/mit Sehhilfe beträgt
> rechts   _____
> links   _____
> beidäugig   _____
>
> Damit sind die Sehtestanforderungen erfüllt.
>
> Ort: Datum:
>
> Stempel: Unterschrift:

und 2.2.1 der Anlage 6 zur FeV). Diese Forderung gilt gleichermaßen für Gruppe-1- wie für Gruppe-2-Fahrer.

▶ Für alle Kraftfahrer gilt gemäß Anlage 6 zur FeV folgende Vorschrift: „Fehlsichtigkeiten müssen – soweit möglich und verträglich – korrigiert werden".

Bei Bestehen einer fortschreitenden Augenerkrankung hat eine regelmäßige augenärztliche Untersuchung und Beratung zu erfolgen (Absätze 1.5 und 2.4 der Anlage 6 zur FeV). Dies gilt ebenfalls wieder gleichermaßen für Gruppe-1- wie für Gruppe-2-Fahrer.

▶ Für alle Kraftfahrer gilt gemäß Anlage 6 zur FeV folgende Vorschrift: „Besteht eine fortschreitende Augenerkrankung, ist eine regelmäßige augenärztliche Untersuchung und Beratung erforderlich".

4.4 Erweiterter Sehtest für A- und B-Mediziner

In der FeV wurde ein „erweiterter" Sehtest für Arbeitsmediziner, Betriebsmediziner, Ärzte bei einer Begutachtungsstelle für Fahreignung, Ärzte des Gesundheitsamtes oder Ärzte der öffentlichen Verwaltung eingeführt. Grundsätzlich kann auch der Augenarzt diesen erweiterten Sehtest durchführen. Die Verkehrskommission von DOG und BVA empfiehlt aber, als Augenarzt stets eine komplette augenärztliche Begutachtung vorzunehmen. Abgesehen davon ist der Arbeitsaufwand für diesen erweiterten Sehtest im Prinzip der gleiche wie für ein komplettes Gutachten. Als verantwortungsvoller Gutachter wird man sich auch nicht auf die alleinige Prüfung der aufgeführten Sehfunktionen beschränken, sondern die Augen stets komplett untersuchen, um das Vorliegen krankhafter Veränderungen auszuschließen.

Zum 01.07.2011 haben sich einige Veränderungen hinsichtlich der Anforderungen an die einzelnen Sehfunktionen, die Art der Prüfung und die Auswahl der Funktionen selbst ergeben. So wurde erstmals die Prüfung des „Kontrast- oder Dämmerungssehens mit einem standardisierten anerkannten Prüfgerät" eingeführt. Eine ähnliche Formulierung findet sich in Absatz 1.2 der Anlage 6 zur FeV für diejenigen Bewerber um Gruppe 1, die bei der augenärztlichen Begutachtung den Sehtest nicht bestanden haben. Es ist als ausgesprochen positiv zu bewerten, dass der Gesetzgeber endlich – 20 Jahre nach der Forderung des Rates der EU – diese Sehfunktionen in das Gesetz aufgenommen hat: Das Dämmerungssehen ist eine kardinal wichtige Sehfunktion, ähnlich wichtig wie die Tagessehschärfe oder das Gesichtsfeld. Das sog. Kontrastsehen, das im Fotopischen geprüft werden soll, ergänzt die übrigen Sehfunktionen und beschreibt die Wahrnehmung von Objekten unterschiedlicher Größe bei geringem Kontrast. Das Kontrastsehen ist vor allem wichtig bei Fahrt unter schlechten Sichtverhältnissen, also bei Nebel, Regen oder Schneetreiben. Der Gesetzgeber macht keinerlei Vorgaben, wie das Kontrastsehen zu prüfen ist (außer der lapidaren Feststellung: „geprüft mit einem standardisierten anerkannten Prüfgerät") und welche Grenzwerte zur Anwendung kommen sollen. Für die Prüfung des Dämmerungssehens stehen seit vielen Jahren standardisierte und anerkannte Prüfgeräte zur Verfügung, z. B. Mesoptometer, Mesotest oder Nyktometer. Auch existieren seit vielen Jahren konkrete Grenzwerte, wie sie bereits in Abschn. 2.5 aufgeführt wurden. Sie lauten wie folgt:

▶ Mindestanforderungen an das Dämmerungssehvermögen gemäß den Empfehlungen von DOG und BVA mit einem anerkannten Prüfgerät:

- Klassen D, D1, DE, D1E: mindestens Kontrast 1:2,7
- Klassen C, C1, CE, C1E und Taxifahrer: mindestens Kontrast 1:5
- Klassen A, A1, A2, B, BE, AM, L und T: mindestens Kontrast 1:23

Für die Prüfung des Kontrastsehens existieren keine konkreten Empfehlungen für Prüfverfahren und Grenzwerte. Wir geben daher nachfolgend im Wortlaut die Stellungnahme wieder, die die Verkehrskommission der DOG unter Federführung der Kollegen Kolling und Wilhelm an die dem Bundesministerium für Verkehr, Bau- und Stadtentwicklung (BMVBS) untergeordnete Fachbehörde Bundesanstalt für Straßenwesen (BASt) weitergeleitet hat (s. hierzu auch die Empfehlungsschrift von DOG und BVA):

4 Straßenverkehr

Anerkannte, standardisierte Prüfgeräte sind:

1. *Mesotest der Fa. Oculus und Nyktometer der Fa. Rodenstock*
   Beide Testgeräte werden seit über 35 Jahren benutzt. Normwerte, Testablauf und grundlegende Literatur sind allgemein bekannt und allen Untersuchungsstellen geläufig. Arbeits- und Betriebsmediziner von größeren Unternehmen verwenden wegen des berufsgenossenschaftlichen Grundsatzes „G 25" für Fahr-, Steuer- und Überwachungstätigkeiten diese Geräte ebenfalls und sind gewohnt für Neubewerber die Kontraststufe 1:2,7 zu verlangen, nur für Inhaber der Klasse C die Stufe 1:5.
   Als Siebtest für die Fahrerlaubnisklassen C, D und für die Fahrerlaubnis zur Fahrgastbeförderung kann als Grenzwert ohne und mit Blendung der Kontrast 1:2,7 empfohlen werden. Damit können von den Arbeits- und Betriebsmedizinern dieselben Grenzwerte mit denselben Geräten weiterhin benutzt werden.
2. *Einblickgeräte mit standardisierter Prüfung des photopischen Kontrastsehens*
   Einblickgeräte sind bei den Untersuchungsstellen sehr weit verbreitet. In diese Geräte können auch dieselben Kontrast- und Blendwerte im Mesopischen wie am Mesotest, aber auch mit photopischen Leuchtdichten eingebaut werden. Nach Informationen der Fa. Oculus ist ein Sehtestgerät in Erprobung, mit dem sowohl die Tagessehschärfe als auch das Dämmerungssehen wie am Mesotest möglich wird.
   Für photopische Leuchtdichtebedingungen kann auf die alterskorrelierten Normwerte mit den Pelli-Robson- *und den* MARS-Tafeln *zurückgegriffen werden. Herstellerfirmen photopischer Kontrastteste müssen dieselben Kontraste und Leuchtdichtebedingungen wie bei den Pelli-Robson-Tafeln garantieren und sollten in einer Versuchsserie nachweisen, dass mit anderen eingeführten Testverfahren des Kontrastsehens vergleichbare Resultate zu erzielen sind.*
   In einer Vergleichsstudie mit dem Mesotest hat Herr Prof. H. Wilhelm, Universitäts-Augenklinik Tübingen, in Zusammenarbeit mit dem Aeromedical Center Germany am Airport Stuttgart eine Vergleichsstudie mit dem neuen Kontrasttest in dem Einblickgerät „Optovist" der Fa. Vistec durchgeführt. Dabei waren die besten Übereinstimmungen bei einem Kontrastwert von 1,32 logCS (Weber-Kontrast) zu erzielen. Auf Anfrage an ihn kann die zur Veröffentlichung eingereichte Studie vorab eingesehen werden.
3. *Pelli-Robson-Tafeln und MARS-Tafeln mit standardisierter Beleuchtung*
   Es werden sehr große Buchstaben mit niedrigen Visusanforderungen (Buchstabengröße 2° bis 2,8°) angeboten, die mit schwächer werdenden Kontrasten auf den Tafeln gedruckt sind. Auch mit diesen Tafeln kann in gut reproduzierbarer Form das Kontrastsehen unter Tageslichtbedingungen geprüft werden. Als Grenzkontrast wird in der Literatur ein solcher von 1,5 logCS für ältere Personen über 60 Jahre angegeben (Bedienungsanleitung der MARS-Tafeln). Bei noch schlechteren Werten wird eine mittelgradige, krankhafte Störung des Kontrastsehens vermutet (Arditi 2005; van Rijn et al. 2011).

Es muss auf eine möglichst homogene, helle Ausleuchtung der Tafeln geachtet werden, da bei zu niedriger Helligkeit das Kontrastsehen abnimmt. Bei schlechten

Lichtbedingungen würden mehr Personen durchfallen, die dann beim Augenarzt wieder als tauglich eingestuft würden. Da die MARS-Tafeln nur in der Größe von DIN A4 gedruckt sind, werden hier keine großen Anforderungen an eine gleichmäßige Helligkeit gestellt. Eine helle Beleuchtung mit einer Schreibtischlampe ist ausreichend. Deshalb sind diese MARS-Tafeln die erste Wahl für Arbeits- und Betriebsmediziner, wenn sie keinen Mesotest zur Verfügung haben.

Demgegenüber sollte bei den wesentlich größeren Pelli-Robson-Tafeln am besten ein Lichtkasten benutzt werden, der von allen Seiten eine gleichmäßige Helligkeitsverteilung garantiert. Ein solcher Lichtkasten kann über Prof. H. Wilhelm, Tübingen, bezogen werden.

Mit diesen Beschreibungen stehen geprüfte, anerkannte, zum Teil nicht ganz billige Testgeräte mit entsprechenden Grenzwerten zur Verfügung.

Rein pragmatisch gesehen hat der Gesetzgeber für den erweiterten Sehtest vermutlich bewusst die Alternative „Kontrast- **oder** Dämmerungssehen" vorgesehen, damit die A- und B-Mediziner nicht gezwungen sind, ein relativ teures standardisiertes Gerät zur Prüfung des Dämmerungssehen (das stets auch die Blendempfindlichkeit beinhaltet, die hier gar nicht gefordert wird) anzuschaffen, sondern mit einem der preiswerten Tafelsystemen auch gesetzeskonform prüfen zu können, z. B. mit den MARS-Tafeln.

▶ Der sog. erweiterte Sehtest für A- und B-Mediziner prüft die Tagessehschärfe (monokular 0,8/0,8, binokular 1,0), das Farbensehen, das Gesichtsfeld, das Stereosehen und das Kontrast- oder Dämmerungssehen.

Was fordert der erweiterte Sehtest im Einzelnen in Anlage 6 zur FeV Absatz 2.1.2? Es geht um Bewertung der Fahreignung für Bewerber der Fahrerlaubnisklasse C, C1, CE, C1E, D, D1, DE, D1E und Klasse B mit Fahrgastbeförderung. Es müssen 5 Funktionen geprüft werden:

1. Zentrale Tagessehschärfe mit einer Mindestanforderung von unkorrigiert oder korrigiert monokular 0,8/0,8, binokular 1,0. Die Korrektur mit Gläsern von mehr als+8,0 dpt im sphärischen Äquivalent ist nicht zulässig. Diese Vorschrift gilt nicht für Intraokularlinsen oder Kontaktlinsen.
2. Farbensehen, geprüft mit einem geeigneten Tafelsystem, z. B. Tafeln nach Ishihara oder Velhagen.
3. Gesichtsfeld, geprüft mit einem automatischen Halbkugelperimeter mit genauen Vorschriften bezüglich der Geräteausstattung und des verwendeten Prüfprogrammes.
4. Stereosehen, geprüft mit einem geeigneten Test, z. B. einem Random-Dot-Test.
5. Kontrast- oder Dämmerungssehen, geprüft mit einem standardisierten, anerkannten Prüfgerät.

Im Rahmen dieses erweiterten Sehtestes muss daher auf Normalität hinsichtlich der zentralen Tagessehschärfe (monokular 0,8/0,8, binokular 1,0), auf Normalität des Farbensehens, auf Normalität des Gesichtsfeldes und auf Vorhandensein von Stereosehen geprüft werden. Auch muss nachgewiesen werden, dass ausreichendes Kontrast- oder Dämmerungssehen vorliegt. Wenn all diese Kriterien positiv zu bewerten sind und die zusätzlichen Vorgaben von Absatz 2.1.2 der Anlage 6 zur FeV eingehalten werden, kann der A- und B-Mediziner den Kandidaten für geeignet erklären. Wenn einer oder mehrere der zu prüfenden Punkte nicht als positiv zu bewerten sind, muss eine augenärztliche Begutachtung stattfinden. Im Falle einer hereditären Farbsinstörung ist eine Vorstellung beim Augenarzt bei einer Wiederholungsbegutachtung dann nicht erforderlich ist, wenn ausschließlich das Farbensehen auffällig ist (z. B. Vorliegen einer Protanomalie oder einer anderen hereditären Farbsinstörung) und wenn deswegen bereits zu einem früheren Zeitpunkt eine augenärztliche Untersuchung stattgefunden hat (s. Anlage 6 zur FeV Absatz 2.2 Prolog Zeile 3–6).

4.5 Augenärztliches Gutachten

Die Anhaltswerte, die gemäß Anlage 6 Absatz 1.2 (Gruppe-1-Fahrer) und Absatz 2.2 (Gruppe-2-Fahrer) für die Erstellung eines augenärztlichen Gutachtens gelten, sind in Tab. 4.2 und 4.3 wiedergegeben. Einzelheiten sollen hier nicht diskutiert werden, es sollen nur die wichtigsten Eckpunkte besprochen werden.

Tab. 4.2 Sehtest nach Anlage 6 zur FeV. (DOG 2019)[a]

	A, A1, A2, B, BE, AM, L und T	C, D und Fahrgastbeförderung (§ 48)
Sehschärfe	0,7/0,7	1,0/0,8
	Sonst nichts!	*Brillenglasstärke: ≤ +8,0 dpt* (sphärisches Äquivalent)
	Der Führerschein gilt lebenslang! Nach dem Gesetz sind keine Kontrollen gefordert! Alter Ausweis muss 2033 ersetzt werden, neue Papiere gelten nur 15 Jahre, ohne Sehtest!	*Farbensehen:* eine Prüftafel ist ohne Fehler zu lesen *Gesichtsfeld:* statisch an 100 definierten Orten mit Dreiphasenstrategie *Stereosehen:* eine Prüftafel mit Random-Dot-Mustern *Kontrast- oder Dämmerungssehen:* soll mit einem standardisierten anerkannten Prüfgerät geprüft „ausreichend" sein
Wer darf untersuchen?	Amtlich anerkannte Sehteststelle: Optiker, Arbeits-/Betriebsmediziner oder andere Ärzte	Arbeits-/Betriebsmediziner, Ärzte in Begutachtungsstelle, im Gesundheitsamt, in öffentlicher Verwaltung. Auch für Augenärzte möglich, besser vollständige Begutachtung durchführen!

[a] In dieser Tabelle sind die *Aussagen der Fahrerlaubnisverordnung kursiv und fett* gedruckt, dagegen die Empfehlungen von DOG und BVA in normaler Schrift wiedergegeben

Tab. 4.3 Augenärztliche Begutachtung nach Anlage 6 zur FeV mit Empfehlungen der DOG. (DOG 2019)[a]

		A, A1, A2, B, BE, AM, L und T	C, D und Fahrgastbeförderung (§ 48)
Sehschärfe	Binokular	0,5	0,8/0,5 *(Inhaber vor 1999 Klasse D: 0,7/0,5)* Nur Klasse C: 0,8; in Einzelfällen bis 0,1 möglich nach augenärztlichem Gutachten
	Monokular	0,5; in Einzelfällen bis 0,4/0,32, wenn Kontrastsehen normal ist	Nicht geeignet *(Inhaber vor 1999 der Klasse C und Taxifahrer mit 0,7 bleiben geeignet)*
	Fehlsichtigkeiten müssen – soweit möglich und verträglich – korrigiert werden		
Brillenglasstärke		Keine Begrenzung	Begrenzt bis +8,0 Dioptrien (sphärisches Äquivalent; nicht bei Myopien!)
		Geeignete Plusgläser mit besonderer Randgestaltung verordnen	*Gilt nicht für Kontakt- oder Intraokularlinsen*
Gesichtsfeld	Horizontal	120° Durchmesser gefordert	140° Durchmesser gefordert
	Zentrales Gesichtsfeld	Zentrale 20°: normal	Zentrale 30°: normal
	Im Zweifelsfall	*Manuell kinetische Perimetrie (Marke III/4 am Goldmann-Perimeter)*	Erlaubte Einäugige mit Blindem Fleck dürfen fahren
	Ausnahmen	**Homonyme Hemianopsie:** zentrale 20° ohne Ausfall, bis 30° muss horizontaler Meridian 10° ober- und unterhalb frei sein, evtl. Sonderfahrprüfung	Keine Ausnahmen möglich
		Bitemporale Hemianopsie: nur bei stabiler Fusion möglich mit 120° horizontalem Durchmesser In Einzelfällen auch mit 100° Durchmesser	Keine Ausnahmen möglich

(Fortsetzung)

Tab. 4.3 (Fortsetzung)

		A, A1, A2, B, BE, AM, L und T	C, D und Fahrgastbeförderung (§ 48)
Stellung und Beweglichkeit	Einäugigkeit	*Normale Beweglichkeit* evtl. Ersatz durch Kopfbewegungen 3 Monate Fahrpause bei neuer Einäugigkeit ist jetzt gesetzlich vorgeschrieben!	*Nicht erlaubt* (nur Inhaber LKW/Taxi vor 1999) Nach relevanter Änderung des Sehvermögens: geeignete Anpassung, augenärztl. Untersuchung und Beratung notwendig
	Beidäugigkeit	*Augenzittern und Schielen sind erlaubt,* wenn andere Funktionen normal sind Altinhaber der Klasse B sollten kein Augenzittern haben	Ausgeschlossen sind Schielen ohne konstantes binokulares Einfachsehen Empfohlene Abstufung: Klasse D: mindestens 100″ z. B. mit Titmus-Ringen Klasse C: mindestens Titmus-Fliege erkannt Klasse B (Taxi): kein Stereosehen nötig „Taxifahrer" sollten nicht schielen, Behörde soll unfallfreies Fahren mit Klasse B nachprüfen
	Doppelbildfreie Zone	20° *Durchmesser*, in zentralem Blickfeldbereich gelegen	*Nach oben 25°, horizontal je 30°, nach unten 40° reichend*
	„Normale" Kopfhaltung	Bedeutet: gewohnheitsmäßige, ohne Beschwerden, ohne äußere Entstellung eingenommene Kopfhaltung (ca. 10°), gilt nur für Klassen B und C!	
	Farbensehen (+Anomaloskop)	Aufklärung, besonders bei jeder Protostörung notwendig	*NEU: für alle Klassen: nur Aufklärung notwendig! Protanoper darf alles fahren!*
Dämmerungssehvermögen		FeV schreibt vor: *Prüfung von Kontrast- oder Dämmerungssehen und Blendempfindlichkeit,* auch für Klasse A	FeV schreibt vor: *Prüfung von Kontrast- oder Dämmerungssehen und Blendempfindlichkeit,*
	Kontrast von	1:23 ausreichend (Mesotest/Nyktometer)	Klasse C: 1:5, Klasse D und Taxi: 1:2,7 ausreichend

*a Winkelsekunden

[a] In dieser Tabelle sind die *Aussagen der Fahrerlaubnisverordnung* kursiv und **fett** gedruckt, dagegen die Empfehlungen von DOG und BVA in normaler Schrift wiedergegeben

▶ **Praxistipp** Ein augenärztliches Gutachten ist grundsätzlich dann erforderlich, wenn der Sehtest nicht bestanden wird, und zwar sowohl der einfache Sehtest für die Gruppe-1-Fahrer als auch der erweiterte Sehtest für die Gruppe-2-Fahrer.

Besteht ein Bewerber um eine Fahrerlaubnis der Gruppe 1 den Sehtest nicht, so muss er einer augenärztlichen Begutachtung unterzogen werden. Gemäß Absatz 1.2 der Anlage 6 zur FeV ist dabei „unter anderem auf Sehschärfe, Gesichtsfeld, Dämmerungs- oder Kontrastsehen und Blendempfindlichkeit, Diplopie sowie andere Störungen der Sehfunktionen, die ein sicheres Fahren infrage stellen können, zu achten." Es ist wiederum sehr zu begrüßen, dass die Prüfung von Dämmerungssehvermögen und Blendempfindlichkeit jetzt in das Gesetz aufgenommen wurde, was die DOG schon seit Jahrzehnten gefordert hat. Es wurde auch hier wie beim erweiterten Sehtest der A- und B-Mediziner (Abschn. 4.1.4) als Alternative zum Dämmerungssehen das Kontrastsehen eingebracht. Nachdem aber die Prüfung der Blendempfindlichkeit obligat ist, wird der augenärztliche Gutachter Dämmerungssehvermögen **und** Blendempfindlichkeit prüfen, eine Untersuchung des Kontrastsehens ist somit entbehrlich.

▶ Jeder Bewerber um eine Fahrerlaubnis der Gruppe 1, der den Sehtest nicht bestanden hat, muss einer augenärztlichen Begutachtung unterzogen werden. Dabei sind **Tagessehschärfe, Gesichtsfeld, Dämmerungs- oder Kontrastsehen** und **Blendempfindlichkeit** sowie **Augenstellung** und **Motilität** zu prüfen.

Für die Gruppe-1-Fahrer wurde unter Absatz 1.3 der Anlage 6 zur FeV die Möglichkeit eingeräumt, dass die Fahrerlaubnis in Ausnahmefällen auch dann erteilt werden darf, wenn die Anforderungen an das Gesichtsfeld oder die Sehschärfe nicht erfüllt werden. Es wird daran eine Reihe von zusätzlichen Voraussetzungen geknüpft, allerdings sehr vage und unverbindlich, zudem als „sollte" formuliert. Von dieser Möglichkeit sollte daher nur sehr vorsichtig Gebrauch gemacht werden. In der Stellungnahme von DOG und BVA vom Juli 2011 findet sich hierzu folgende Feststellung, die bis heute Gültigkeit hat (s. auch Empfehlungsschrift von DOG und BVA von 2019):

> Wie weit im Einzelfall nach unten abgewichen werden kann, muss von den zuständigen Gremien der DOG und des BVA noch im Detail beraten werden. Vorläufig geben wir die Empfehlung, dass ein Mindestvisus auf einem oder beiden Augen von 0,32 mit entsprechenden Auflagen vorliegen muss. Ein Visus unter 0,32 ist mit einer sicheren Teilnahme am Straßenverkehr nicht mehr vereinbar. Bezüglich des Gesichtsfeldes wäre eine Abweichung nach unten auf ein Minimum von 100° im horizontalen Durchmesser des Gesichtsfeldes noch tolerabel. In beiden Fällen müssen aber dann alle anderen Sehfunktionen definitiv ohne Einschränkungen sein.

Tagessehschärfe

Für die Führerscheinklassen der **Gruppe 1,** z. B. Klasse B, wird gefordert: **„Sehschärfe des besseren Auges oder beidäugige Sehschärfe: 0,5".** Einäugigkeit existiert nicht mehr (früher musste der Einäugige wenigstens eine Sehschärfe von 0,63 erreichen). Für die Führerscheinklassen der **Gruppe 2**, also C, D und B mit Fahrgastbeförderung, wurden die Anforderungen deutlich gelockert. Zwar wird im Prinzip immer noch **0,8/0,5** gefordert, aber „in Einzelfällen kann unter Berücksichtigung von Fahrerfahrung und Fahrzeugnutzung der Visus des schlechteren Auges für die Klassen **C, CE, C1 und C1E** unter 0,5 liegen, **ein Wert von 0,1 darf nicht unterschritten werden**". Diese (leider wieder sehr vage formulierte) Lockerung ist zu begrüßen, da sie im Prinzip eine Gleichschaltung zur sog. Altinhaberregelung erbringt.

▶ In Ausnahmefällen genügt für den Erwerb der Fahrerlaubnisklassen C, CE, C1 und C1E eine Sehschärfe von 0,8/0,1.

Gesichtsfeld
Bezüglich des Gesichtsfeldes wird für die niederen Führerscheinklassen ein horizontaler Mindestdurchmesser von 120° gefordert, für die höheren Führerscheinklassen von 140°. Zudem muss das zentrale Gesichtsfeld bis 20° (Gruppe 1) bzw. 30° (Gruppe 2) „normal" sein.

Binokularsehen und Motilität
Bezüglich des Binokularsehens empfiehlt die DOG (DOG 2019) bei Gruppe 2 ein abgestuftes Vorgehen wie folgt: Für Fahrer der Klasse D (Bus) sollte ein hochwertiges Binokularsehen mit einem Stereosehen mit Auflösung einer Querdisparation von wenigstens 100 Winkelsekunden (″(Achtung: 2 Hochkommas!!)) nachweisbar sein, so wie dies zu Zeiten der StVZO gemäß der Empfehlung der Verkehrskommission der DOG gefordert wurde. Für Klasse C sollten grobe Binokularfunktionen nachweisbar sein, z. B. „Titmus-Fliege erkannt". Die komplette Exklusion eines Auges ist nicht zulässig. Für Fahrer der Klasse B mit Fahrgastbeförderung ist kein Stereosehen erforderlich. Allerdings sollte kein kosmetisch auffälliger Strabismus bestehen. Diese Anforderungen umschreiben den im Gesetz geforderten Begriff mit „Ausschluss bei Schielen ohne konstantes binokulares Einfachsehen" (Absatz 2.2.2 der Anlage 6 zur FeV).

▶ Das Auftreten von **Doppelbildern (passagere oder permanente Diplopie)** ist grundsätzlich mit der aktiven Teilnahme am Straßenverkehr **nicht** vereinbar.

Für Gruppe 1 sollte die doppelbildfreie Zone wenigstens 20° Durchmesser umfassen, d. h. von der Primärposition aus 10° in alle Richtungen. Für Gruppe 2 ist die doppelbildfreie Zone größer angesetzt mit 25° nach oben, horizontal je 30° nach links und rechts und 40° nach unten, gemessen von der spontan eingenommenen Primärposition aus. Eine „normale" Kopfhaltung bedeutet, dass die Kopfhaltung gewohnheitsmäßig, ohne Beschwerden und ohne äußere Entstellung eingenommen wird. Dies ist dann gewährleistet, wenn die Kopfhaltung nicht mehr als etwa 10° von der normalen anatomischen Geradeaushaltung abweicht.

Farbensehen
Früher galt bezüglich des Farbensehens, dass bei Berufskraftfahrern der Klasse D etc. eine Rotsinnstörung nicht oder nur eingeschränkt zulässig war: Protanopie war nicht zugelassen, auch durfte der Anomalquotient (AQ) nicht unter 0,5 liegen. Diese Einschränkung wurde 2011 fallen gelassen, was als absolut skandalös zu betrachten ist. Bisher war es Gesetz in allen Verkehrsbereichen, dass der hochgradig Rotsinngestörte von der Personenbeförderung zu Recht ausgeschlossen war, hat er doch das erhebliche Risiko, bei schlechten Sichtverhältnissen die Rück- bzw. Bremslichter eines möglichen Vordermanns nicht oder zu spät zu erkennen mit der Gefahr, einen Auffahrunfall zu verursachen. Für alle Klassen der Gruppe 2 gilt ab dem 01.07.2011 wie bisher für die Klasse C etc., dass eine **„Aufklärung des Betroffenen über die mögliche Gefährdung"** ausreichend ist. Die DOG (DOG 2019) vertritt hier nach wie vor die Auffassung, dass die gesamte Gruppe 2 für hochgradig Rotsinngestörte nicht zugelassen werden darf, insbesondere für die Fahrer mit Personenbeförderung.

▶ Protanopie und Protanomalie mit einem Anomalquotienten unter 0,5 sind für die Klassen D etc. und für die Klasse B mit Fahrgastbeförderung nach einer „Aufklärung" zugelassen, ebenso wie die Fahrer der Klassen C etc. Seit dem 01.07.2011 sind sie von der Personenbeförderung nicht mehr ausgeschlossen.

Dämmerungssehvermögen und Blendempfindlichkeit
Die Prüfung von Dämmerungssehvermögen und Blendempfindlichkeit wurde in Anlage 6 zur FeV, Absatz 1.2, für Gruppe-1-Fahrer, die den Sehtest nicht bestanden haben, im Gesetz verankert. Ebenso findet sich die Prüfung des Dämmerungssehens (als Alternative zum Kontrastsehen) beim sog. erweiterten Sehtest der A- und B-Mediziner in Anlage 6 zur FeV, Absatz 2.1.2. Im Rahmen der augenärztlichen Begutachtung für Fahrer der Gruppe 2 ist das Dämmerungssehen in Anlage 6 zur FeV, Absatz 2.2, verankert. Die Prüfung von Dämmerungssehvermögen oder Kontrastsehen und Blendempfindlichkeit muss somit bei allen Fahrerlaubnisbewerbern erfolgen. Dafür sind die seit Jahren bewährten Grenzwerte, die in Abschn. 4.1.4 bereits aufgeführt wurden, anzuwenden – und zwar gleichermaßen bei der Prüfung mit und ohne Blendung. Wird die Stufe 1:23 nicht erkannt, so besteht keine Nachtfahreignung. In jedem Fall muss eine ausführliche Aufklärung erfolgen und ein Vermerk im Gutachten erscheinen, dass der Kandidat auf die Einschränkung hingewiesen wurde. In gravierenden Fällen sollte v. a. beim Berufskraftfahrer mit einem entsprechend hohen Gefährdungspotenzial (z. B. Gefahrengutfahrer, Busfahrer) ein Nachtfahrverbot vorgeschlagen werden.

▶ Wenn die **Stufe 1:23** bei der Prüfung des Dämmerungssehvermögens bzw. der Blendempfindlichkeit **nicht** erkannt wird, so besteht definitiv **keine Nachtfahreignung**. Dies muss insbesondere bei Berufskraftfahrern konsequent umgesetzt werden.

Kontrastsehen
Die Prüfung des Kontrastsehens ist im Rahmen der augenärztlichen Begutachtung entbehrlich; es wird auf die umfangreichen Ausführungen zu diesem Thema im vorherigen Abschn. 4.1.4 verwiesen.

In der Empfehlungsschrift von DOG und BVA (DOG 2019) sind detaillierte Verfahrenshinweise zu vielen Einzelfragen formuliert worden, z. B. bezüglich der Bewertung des Gesichtsfeldes in kritischen Fällen oder der Binokularfunktionen. Einzelheiten sollen hier nicht weiter diskutiert werden, der Leser sei dafür auf diese Empfehlungsschrift verwiesen.

4.6 Auflagen und Beschränkungen

Der Gutachter kann folgende Auflagen bzw. Beschränkungen für die Teilnahme am Straßenverkehr verhängen wie:

- Tragen von Brille und/oder Kontaktlinse
- schützende Brille
- Geschwindigkeitsbegrenzung auf 80 km/h auf Landstraßen bzw. 100 km/h auf Autobahnen
- Nachtfahrverbot
- Befristetes Fahrverbot bei akutem Verlust eines Auges (z. B. 3 Monate Fahrkarenz)
- zusätzlicher Außenspiegel
- Nachuntersuchung

In der Empfehlungsschrift von DOG und BVA (DOG 2019) sind diese Auflagen und Beschränkungen im Einzelnen kommentiert. Hierzu nur einige Hinweise:

▶ Eine **Geschwindigkeitsbegrenzung** von 80 km/h auf Landstraßen bzw. 100 km/h auf Autobahnen sollte dann verhängt werden, wenn die Sehschärfe auf dem besseren Auge bei 0,5 liegt und auf dem schlechteren Auge bei 0,2.

Ein **Nachtfahrverbot** ist dann zu verhängen, wenn selbst die stärkste Kontraststufe 1:23 nicht erkannt wird und insbesondere, wenn ein erhöhtes Gefährdungspotenzial vorliegt (z. B. Gefahrengutfahrer, Busfahrer etc.). Bei **Verlust eines Auges** (akut einsetzende Einäugigkeit) muss eine Fahrkarenz von wenigstens **3 Monaten** eingehalten werden, wie dies mittlerweile auch in der Anlage 6 zur FeV im Gesetz verankert ist. Diese Zeit ist erforderlich, um sich an den Zustand der Einäugigkeit zu gewöhnen und ausreichende Kompensationsmechanismen für das fehlende oder stark reduzierte Stereosehen zu entwickeln. Die Auflage des **zusätzlichen Außenspiegels** hat sich in der Praxis weitgehend erübrigt, da praktisch alle modernen Fahrzeuge mit 2 Außenspiegeln ausgestattet sind.

Sie war dafür gedacht, bei fehlender Funktion des rechten Auges oder massiven Gesichtsfeldeinschränkungen rechts temporal durch einen zusätzlichen Außenspiegel eine Kompensation zu schaffen.

▶ Regelmäßige **Nachuntersuchungen** sind nur dann ins Gutachten einzutragen, wenn **medizinische Gründe** dafür bestehen. Kürzere Zeitabstände als 2 Jahre sollten nicht zur Anwendung kommen. Bei einer zu erwartenden rascheren Verschlechterung der Sehfunktionen sollte keine Fahrerlaubnis mehr erteilt werden.

Nachuntersuchungen sollten nur aus medizinischen Gründen im Gutachten auferlegt werden, nicht dann, wenn dies vom Gesetzgeber ohnehin vorgeschrieben ist, wie bei den Berufskraftfahrern. Die Abstände für Nachuntersuchungen müssen medizinisch begründbar sein: Eine Nachuntersuchung kann daher nur dann festgelegt werden, wenn aus medizinischen Gründen in einem überschaubaren Zeitraum mit einer weiteren **Progression des Krankheitsbildes** und einer **Verschlechterung der Sehfunktionen** zu rechnen ist, z. B. bei einer ausgeprägten diabetischen Retinopathie, bei einem progredient verlaufenden Glaukom oder einer sich rasch verändernden Katarakt.

Als Abstand sollte wenigstens ein Zeitraum von 2 Jahren vorgesehen werden. Eine Wiederbegutachtung nach 1 Jahr oder gar in noch kürzeren Abständen ist wegen des damit verbundenen Aufwandes in der Regel nicht sinnvoll. In solchen Fällen sollte dann gar keine Fahrerlaubnis mehr erteilt werden. Bei Zuständen, bei denen **keine Progression** zu erwarten ist, typischerweise etwa bei einer Amblyopie in Folge eines Strabismus, ist es logischerweise **nicht** erforderlich, eine Nachuntersuchung nach 5 oder 10 Jahren aufzuerlegen. Es gibt viele Kandidaten, denen zu irgendeinem Zeitpunkt bei einer einseitigen Amblyopie eine regelmäßige Nachbegutachtung, z. B. alle 5 Jahre, auferlegt wurde. Dies ist sachlich nicht haltbar und sollte in der Praxis keine Anwendung finden.

4.7 MPU, Zusatzbegutachtung durch andere ärztliche Disziplinen

Hat der augenärztliche Gutachter Zweifel an der geistigen oder körperlichen Leistungsfähigkeit bzw. daran, ob der Kandidat tatsächlich in der Lage ist, am Straßenverkehr sicher teilzunehmen, so sollte auch bei Erreichen der augenärztlichen Mindestanforderungen eine Vorstellung bei der Medizinisch-psychologischen Untersuchungsstelle (MPU) und ggf. die Vorstellung bei einem anderen fachärztlichen Kollegen vorgeschlagen werden. Die MPU prüft ausreichende Reaktions- und Verarbeitungsfähigkeit des Kandidaten und kann differenziert ein Urteil darüber fällen, ob ein Patient, z. B. nach einem schweren Schädel-Hirn-Trauma mit motorischen und kognitiven Einschränkungen, noch in der Lage ist, mit hinreichender Schnelligkeit und Sicherheit die erforderliche Informationsverarbeitung im Straßenverkehr zu leisten.

▶ Wenn bei der augenärztlichen Begutachtung zwar die Grenzwerte erreicht werden, dennoch aber Zweifel an ausreichender Eignung für die aktive Teilnahme am Straßenverkehr bestehen, so sollte eine Zusatzbegutachtung bei der **Medizinisch-psychologischen Untersuchungsstelle (MPU)** durchgeführt werden.

Je nach Einzelfall muss eine zusätzliche fachärztliche Begutachtung beim Internisten (z. B. labiler Diabetes mellitus), beim Orthopäden, beim Neurologen, beim HNO-Arzt, beim Gerichtsmediziner (Drogenabhängigkeit), evtl. auch beim Chirurgen oder bei anderen Disziplinen erfolgen, um eine weitergehende Stellungnahme über die Fahreignung beizusteuern.

Es sei darauf hingewiesen, dass nicht der augenärztliche und ebenso wenig der nicht-augenärztliche fachärztliche Gutachter über die Erteilung oder Verweigerung der Fahrerlaubnis entscheidet, sondern **ausschließlich die Fahrerlaubnisbehörde.** Der Gutachter kann sein Urteil bilden und einen entsprechenden Vorschlag an die Behörde weitergeben. Die Umsetzung des gutachterlichen Vorschlages in die rechtsgültige Praxis erfolgt durch die Fahrerlaubnisbehörde. Je umfassender der Gutachter den zuständigen Sachbearbeiter durch ein ausführlich formuliertes und begründetes Gutachten informiert, umso besser kann der Sachbearbeiter sein eigenes Urteil fällen und eine sachgerechte Umsetzung durchführen.

▶ **Praxistipp** Schreiben Sie detaillierte Befunde in Ihr Gutachten. Verwenden Sie dazu die seit vielen Jahren bewährten Vordrucke der DOG, wie sie in der Empfehlungsschrift von DOG und BVA (DOG 2019) im Internet zu finden sind! Im Zweifelsfall kann dieses Gutachten an die offiziellen Formulare der Anlage 6 zur FeV angeheftet werden (Abb. 4.2).

4.8 Berufsgenossenschaftlicher Grundsatz „Fahr-, Steuer- und Überwachungstätigkeiten" G 25

Der berufsgenossenschaftliche Grundsatz G 25 befasst sich mit den verschiedenen Fahr-, Steuer- und Überwachungstätigkeiten, die arbeitsmedizinisch definiert sind, und liefert ein Rahmensystem zur Bewertung der Eignung des Einzelnen für innerbetriebliche Tätigkeiten. Leider wurde der G 25, der sich über viele Jahre bestens bewährt hat, von den Berufsgenossenschaften außer Kraft gesetzt und existiert somit nur noch als Empfehlung aus früherer Zeit. Da der G 25 nicht nur für Arbeits- und Betriebsmediziner, sondern auch für Augenärzte wegen seiner klaren Struktur und seinen differenzierten Beurteilungskriterien für die praktische Tätigkeit von großem Nutzen war, soll er als orientierende Praxishilfe nachfolgend wiedergegeben werden.

Vorab noch eine Anmerkung zu den Anforderungen an das Sehvermögen von **Gabelstaplerfahrern,** da diese Frage sehr oft an den Autor herangetragen wird: Wird ein

Augenärztliche Untersuchung des Sehvermögens nach Anlage 6 der Fahrerlaubnis-Verordnung			
Familienname:	Vorname:		Geb.Datum:
Wohnanschrift:			
Beantragte Fahrerlaubnisklasse:	Fahrerlaubnis bzw. Verlängerung der Fahrerlaubnis zur Fahrgastbeförderung (nach § 48 FeV)	Ja	Nein

I. Untersuchungsbefund vom

1. Zentrale Sehschärfe (Glasstärke angeben)

	rechts	links	Beidäugig
ohne Korrektion	/ / =	/ / =	/ / =
mit Brille	/ / =	/ / =	/ / =
mit Kontaktlinse (KL)	/ / =	/ / =	/ / =
mit KL und Brille	/ / =	/ / =	/ / =
	Ergebnis		**Methode**
2. Gesichtsfeld			
3. Stereosehen			
4. Stellung, Motilität			
5. Dämmerungssehvermögen			
6. Blendempfindlichkeit			
7. Farbensehen			
8. Optische Medien			
9. Augenhintergrund			
10. Die vorhandene Sehhilfe ist richtig und für den Straßenverkehr geeignet:		Ja	Nein

II. Untersuchungsergebnis Wodurch ist das Sehen beeinträchtigt?

III. Beurteilung des Sehvermögens für die Anforderungen im Straßenverkehr

1.

	Das Sehvermögen für die Fahrerlaubnisklasse ist **ausreichend** bei Einhaltung folgender Auflagen / Beschränkungen:	
	mit Brille	nur bis 80 km/h auf Landstraßen, bis 100 km/h auf Autobahn
	mit Kontaktlinse(n)	Nachtfahrverbot
	mit Kontaktlinse(n) und Brille	sonstige Auflagen oder Beschränkungen:
	mit Kontaktlinse(n) oder Brille	
	Das Sehvermögen reicht **nicht** aus, weil	

2. Augenärztliche Nachuntersuchung nach _____ Jahren erforderlich, weil

3. Weitere Untersuchungen sind zu Abschnitt I. Nr. _____ erforderlich durch

	augenärztlichen Obergutachter	Arzt für	Med.-psych.Untersuchungsstelle

IV. Bemerkungen

Die Identität des Untersuchten wurde geprüft. Die Untersuchung erfolgte gemäß den Empfehlungen der Deutschen Ophthalmologischen Gesellschaft und des Berufsverbands der Augenärzte Deutschlands.

Ort, Datum	Unterschrift des Arztes	Stempel des Arztes

Ich bin über die Mängel meines Sehvermögens aufgeklärt worden.

Ort, Datum	Unterschrift des Untersuchten	

Abb. 4.2 Formular zur Fahreignungsbegutachtung gemäß Empfehlung der DOG und des BVA. Dieses Formular kann von der Homepage der DOG heruntergeladen werden (http://www.dog.org)

4 Straßenverkehr

Gabelstapler mit Straßenzulassung auf öffentlichen Straßen bewegt, dann unterliegt der Fahrer zunächst vollumfänglich den Vorschriften der Fahrerlaubnisverordnung FeV. Unabhängig davon steht sehr oft die Frage im Raum, welche Anforderungen an das Stereosehen (querdisparates Tiefensehen) eines Gabelstaplerfahrers zu stellen sind. Im G 25 wird „Räumliches Sehen" verlangt, allerdings ohne konkreten Grenzwert. Es wird dort gefordert: „Tätigkeitsbezogen ausreichendes räumliches Sehen" – was eine sehr sinnvolle Empfehlung ist. Der Autor gibt als Sprecher der Verkehrskommission von DOG und BVA seit Jahren hierzu die Empfehlung, dass für **geringe Hubhöhen** bis maximal 5 m grobes Stereosehen ausreicht (z. B. Titmus Fliege positiv). In Einzelfällen können auch im Laufe des Lebens einäugig gewordene Fahrer, die ihr räumliches Sehen verloren haben, derartige Tätigkeiten weiterhin ausüben, wenn langjährige Fahrerfahrung besteht und eine Probetätigkeit unter fachkundiger Überwachung erfolgreich absolviert wurde. Für Tätigkeiten mit **hohen Hubhöhen** ab 5 m aufwärts (z. B. an Hochregalen) und grundsätzlich für Tätigkeiten mit Gefahrgut muss hochwertiges Stereosehen vorliegen (in der Größenordnung von ca. 10" bis maximal 50" Querdisparation). Das Platzieren von Schwerlasten in Hochregalen stellt ein großes Gefährdungspotenzial dar und ist eine der wenigen beruflichen Tätigkeiten, bei denen hochwertiges Stereosehen erforderlich ist.

Im Originaltext des G 25 steht:

> Diese Grundsätze geben Anhaltspunkte für die gezielte arbeitsmedizinische Vorsorgeuntersuchung von Versicherten, die Fahr-, Steuer- und Überwachungstätigkeiten ausüben. Ziel dieser Vorsorgeuntersuchungen ist es, „Unfall- oder Gesundheitsgefahren« für den Betroffenen oder Dritte zu verhindern". «

Der Originaltext des berufsgenossenschaftlichen Grundsatzes G 25 wurde in Auszügen im „Grauen Ordner" des BVA von Herrn Prof. Gramberg-Danielsen zitiert (2003). Auch weitergehende Einzelheiten zu den dort auftauchenden Formulierungen können im Grauen Ordner nachgelesen werden, v. a. welche Vorschriften und Richtlinien im Einzelfall zu berücksichtigen sind. Nachfolgend sind in Tab. 4.4 die Anforderungen an das Sehvermögen für die verschiedenen Tätigkeiten für Erstuntersuchung und Nachuntersuchung definiert.

Der Grundsatz G 25 zielt also darauf ab, durch arbeitsmedizinische Vorsorgeuntersuchungen Unfälle für den Betroffenen selbst oder für dessen Umgebung, also Dritte, zu verhindern. Dies ist ein sehr wichtiges Instrument und ein wichtiger Auftrag für den Arbeitsmediziner, der im Betrieb tätig ist. Er muss dafür sorgen, dass bei jedem Arbeitenden im Betrieb, der Fahr-, Steuer- und Überwachungstätigkeiten ausführt, bei der Erstuntersuchung und auch bei nachfolgenden Untersuchungen geprüft wird, ob ausreichendes Sehvermögen für die jeweilige Tätigkeit besteht.

Es findet zunächst eine Erstuntersuchung statt, in gewissen zeitlichen Abständen folgen dann Nachuntersuchungen. Der beurteilende Arbeitsmediziner kann zu folgenden Bewertungen kommen:

Tab. 4.4 Mindestanforderungen an das Seh- und Hörvermögen für die Anforderungsstufen 1 und 2 gemäß G 25. (Aus Gramberg-Danielsen 2003)

Merkmale	Anforderungsstufe 1	Anforderungsstufe 2
Sehschärfe Ferne[a]		
Bei Erstuntersuchung	0,7/0,5	0,5/0,5 (0,2[b])
Bei Nachuntersuchung	0,7/0,5 (0,2[b])	0,4/0,4 (0,2[b])
Einäugigkeit	Zulässig nur nach tätigkeitsbezogener Beurteilung:	
	0,7	0,6
Sehschärfe Nähe[b]	0,8/0,8	0,5/0,5
Räumliches Sehen	Tätigkeitsbezogen ausreichendes räumliches Sehen	
Farbsinn	Tätigkeitsbezogen ausreichender Farbsinn. Bei Auffälligkeiten ggf. Präzisierung am Anomaloskop: keine Störung im Rotbereich mit einem Anomalquotienten <0,5	
Gesichtsfeld	Normales Gesichtsfeld	Tätigkeitsbezogen ausreichendes Gesichtsfeld
	Perimetrie, mindestens bei jeder 2. Untersuchung	Perimetrie bei Hinweisen auf Gesichtsfeldausfälle
Dämmerungssehen/Blendungsempfindlichkeit	Nur bei erhöhten Anforderungen: Ohne Blendung:	
	Kontrast 1:2,7	Kontrast 1:5
	Umfeldleuchtdichte bei 0,032 cd/m^2	
	Mit Blendung	
	Kontrast 1:2,7	Kontrast 1:5
	Umfeldleuchtdichte 0,1 cd/m^2	
Hören	Flüstersprache 5 m	Umgangssprache 5 m

[a] Die gemeinsame beidäugige Sehschärfe gilt als Sehschärfe des besseren Auges. Sofern die angegebenen Grenzwerte mit oder ohne Sehhilfe erreicht werden, ist eine entsprechende arbeitsmedizinische Bescheinigung auszustellen. Ergibt die Untersuchung jedoch keine normale Sehschärfe, ist dem Untersuchten anzuraten, außerhalb der arbeitsmedizinischen Vorsorgeuntersuchung einen Augenarzt aufzusuchen, um ggf. durch Korrektion eine optimale Sehschärfe zu erreichen. Wird die geforderte Sehschärfe nur mit Sehhilfe erreicht, ist dieses in der Bescheinigung unter „Bemerkungen" anzugeben
[b] Sehschärfe von 0,2 auf dem schlechteren Auge nur im Einzelfall zulässig nach arbeitsplatzbezogener Beurteilung

- „Dauernde gesundheitliche Bedenken"
- „Befristete gesundheitliche Bedenken"
- „Keine gesundheitlichen Bedenken unter bestimmten Voraussetzungen"
- „Keine gesundheitlichen Bedenken"

Es werden 2 Anforderungsstufen unterschieden, eine Stufe 1 und eine Stufe 2, für die unterschiedliche Anforderungen an die einzelnen Sehfunktionen gestellt werden. Die Anforderungsstufe 1 weist verschärfte Anforderungen auf, die Anforderungsstufe 2 geringere Anforderungen.

Für die Anforderungsstufe 1 wird bei der Erstuntersuchung z. B. eine Sehschärfe von 0,7/0,5 verlangt, bei der Anforderungsstufe 2 dagegen 0,5/0,5. Wichtig ist, dass für viele Tätigkeiten auch der sog. Lichtsinn geprüft wird, was im augenärztlichen Bereich als Dämmerungssehvermögen bzw. Blendempfindlichkeit bezeichnet wird. In der Anforderungsstufe 1 wird ein Kontrast von 1:2,7 verlangt (mit und ohne Blendung), bei der Anforderungsstufe 2 ein Kontrast von 1:5. Bei Kraftfahrern der Klasse C mit einem Visus von weniger als 1,0/1,0 und bei allen übrigen Führerscheinklassen mit einem Visus von weniger als 0,7/0,7 muss gemäß dem berufsgenossenschaftlichen Grundsatz G 25 der sog. Lichtsinn mit den in Tab. 4.4 gegebenen Richtwerten für Anforderungsstufe 1 und Anforderungsstufe 2 geprüft werden. Dieses Faktum ist als sehr positiv zu bewerten und zeigt, dass im arbeitsmedizinischen Bereich die Wichtigkeit der Prüfung von Dämmerungssehvermögen und Blendempfindlichkeit erkannt wurde und auch angemessen umgesetzt wird, im Gegensatz zum Gesetzgeber, der es nach wie vor nicht für nötig erachtet, regelmäßig beim Kraftfahrer im Straßenverkehr diese Sehfunktionen zu prüfen.

▶ **Praxistipp** Beim berufsgenossenschaftlichen Grundsatz G 25 wird in einer Reihe von Fällen eine Prüfung von Dämmerungssehvermögen und Blendempfindlichkeit (der sog. Lichtsinn) gefordert. Dies unterstreicht die Wertigkeit dieser Sehfunktionen für die Sicherheit am Arbeitsplatz.

Tab. 4.5 definiert die Methoden und Prüfverfahren, die verwendet werden müssen, wobei darauf hinzuweisen ist, dass die Sehschärfeprüfung für die Ferne gemäß DIN 58220 er-

Tab. 4.5 Übersicht zu Prüfverfahren und Geräten[a] hinsichtlich des Sehvermögens bei der berufsgenossenschaftlichen Untersuchung gemäß dem Grundsatz G 25. *FeV* Fahrerlaubnisverordnung

Merkmale	Beispiele für Verfahren und Geräte
Sehschärfe Ferne	Methoden nach DIN 58220
Sehschärfe Nähe	Sehprobentafeln (z. B. Nieden, Birkhäuser) oder Sehtestgeräte
Räumliches Sehen	Titmus-Test, TNO-Test, Lang-Stereo-Test, Sehtestgeräte
Farbsinn	Prüftafeln nach Velhagen und Ishihara, Sehtestgerät, Anomaloskop
Gesichtsfeld	Perimeter, das die Anforderungen der Anlage 6 zur FeV erfüllt
Dämmerungssehen/ Blendungsempfindlichkeit	Nyktometer, Mesotest

[a] Test- oder Prüfgeräte nach Empfehlungen der Kommission für die Qualitätssicherung sinnesphysiologischer Untersuchungen und Geräte der Deutschen Ophthalmologischen Gesellschaft (DOG)

Tab. 4.6 Anforderungen an das Sehvermögen bei Erstuntersuchungen (*E*) und Nachuntersuchungen (*N*). – Sehfunktion wird im betreffenden Fall nicht geprüft, *0* Merkmal wird bei der Nachuntersuchung nicht geprüft, *1* Anforderungsstufe 1, *2* Anforderungsstufe 2

Fahrzeug Arbeitsplatz Tätigkeit[a]	Sehschärfe Ferne (SZ)		Sehschärfe Nähe (SN)		Räumliches Sehen (SR)		Farbensinn (SF)		Gesichtsfeld (SG)		Lichtsinn[c] (SL)	
	E	N	E	N	E	N	E	N	E	N	E	N
Pkw, Motorräder	2	2	–	–	–	–	–	2	2	2	2	2
Lkw	1	1	–	–	Ja	–	2	2	2	2	2	1
Schlepper	2	2	–	–	–	–	2	2	2	2	2	2
Omnibusse, sonstige Kraftfahrzeuge für den Personentransport	1	1	Soweit nicht die Rechtsvorschriften heranzuziehen sind:		Ja	Ja	2	2	1	1	1	2
Triebfahrzeuge bei Eisenbahnen, U-Bahnen, Straßenbahnen, Materialbahnen	1	1	Es sind die Rechtsvorschriften heranzuziehen		–	–	2[b]	2[b]	2	2	–	–
Binnenschiffe			Es sind die Rechtsvorschriften heranzuziehen									
Flurförderzeuge mit Fahrersitz/-stand mit Hubeinrichtung, z. B. Gabelstapler	1	1	–	–	Ja	–	–	–	2	2	–	–
Flurförderzeuge mit Fahrersitz/-stand ohne Hubeinrichtung	2	2	–	–	–	–	–	–	2	2	–	–
Regalbedienungsgeräte	1	1	–	–	Ja	Ja	–	–	2	2	–	–
Kommissioniergeräte	1	1	–	–	–	–	–	–	2	2	–	–

(Fortsetzung)

4 Straßenverkehr

Tab. 4.6 (Fortsetzung)

Fahrzeug Arbeitsplatz Tätigkeit[a]	Sehschärfe Ferne (SZ)	Sehschärfe Nähe (SN)	Räumliches Sehen (SR)	Farbensinn (SF)	Gesichtsfeld (SG)	Lichtsinn[c] (SL)
Hebezeuge mit hohen Anforderungen (Brückenkrane, Fahrzeugkrane, Turmdrehkrane, Hebebühnen)	1	1	Ja	–	2	2
Hebezeuge mit niedrigen Anforderungen	1	–	–	–	2	–
Chargiermaschinen und Pfannenwagen	1	–	–	–	2	–
Manipulatoren	1	–	–	–	–	–
Bagger, Grader, Dumper, Planierraupen[b], Schaufellader, Straßenwalzen, Muldenfahrzeuge[b]	2	–	–	–	2	–
Sonstige selbstfahrende Baumaschinen	2	–	–	–	2	–
Steuern von Förder- und Seilbahnmaschinen	1	1	2	–	–	–
Steuertätigkeiten mit hohen Anforderungen	1	1	2	1	2	–
Steuertätigkeiten mit niedrigen Anforderungen	2	1	2	1	2	–
Windenführer	2	–	–	–	–	–

(Fortsetzung)

Tab. 4.6 (Fortsetzung)

Fahrzeug Arbeitsplatz Tätigkeit[a]	Sehschärfe Ferne (SZ)	Sehschärfe Nähe (SN)	Räumliches Sehen (SR)	Farbensinn (SF)	Gesichtsfeld (SG)	Lichtsinn[c] (SL)
Überwachungstätigkeiten mit hohen Anforderungen	1	1	2	1	2	2
Überwachungstätigkeiten mit niedrigen Anforderungen	1	1	–	1	–	–

[a] Hinweise für die Arbeitsplätze und Tätigkeiten sind auch den „Auswahlkriterien für arbeitsmedizinische Vorsorgeuntersuchungen" (ZH 1/600.25) zu entnehmen

Die Anforderungsstufen sind in der Tab. 10.9 erläutert. Die Anforderungsstufe 0 bedeutet: Merkmal wird bei der Nachuntersuchung nicht nachgeprüft, weil davon ausgegangen werden kann, dass die untersuchte Person in der Lage ist, eine u. U. eingetretene Verschlechterung des Seh- und Hörvermögens aufgrund von Erfahrung zu kompensieren.

[b] Soweit Versicherte farbige Signale erkennen müssen

[c] Untersuchung des Lichtsinns ist nur erforderlich bei erhöhten arbeitsplatzspezifischen Anforderungen an den Lichtsinn oder bei Unterschreiten der Werte für die zentrale Tagessehschärfe mit oder ohne Sehhilfe 1,0/1,0 bei Inhabern der Fahrerlaubnis der Klassen C und D und 0,7/0,7 bei Inhabern einer Fahrerlaubnis der übrigen Klassen

folgen muss und dass für die Prüfung des Gesichtsfeldes ein Perimeter zu verwenden ist, wie es in der Anlage 6 zur FeV (Fahrerlaubnisverordnung) definiert ist, also entsprechend den Empfehlungen der DOG. Hierbei kann entweder ein automatisches Perimeter mit geeignetem Raster und geeigneter Strategie zur Anwendung kommen oder ein manuell-kinetisches Perimeter nach Goldmann.

Tab. 4.6 liefert für die verschiedenen Tätigkeiten, Arbeitsplätze und Fahrzeugtypen die Anforderungsstufen für Erstuntersuchung und Nachuntersuchung. Ein Strich in der Tabelle bedeutet, dass im betreffenden Fall diese Sehfunktion nicht geprüft wird. Eine Null in der Tabelle bedeutet, dass das Merkmal bei der Nachuntersuchung nicht geprüft wird. Dies betrifft ohnehin nur einen Fall, nämlich den Lkw-Fahrer bezüglich des räumlichen Sehens bei der Nachuntersuchung.

▶ Der berufsgenossenschaftliche Grundsatz G 25 dient der Verhütung von Unfällen bei innerbetrieblichen Tätigkeiten.

Insgesamt muss der berufsgenossenschaftliche Grundsatz G 25 als ein sehr konsequent und logisch aufgebautes System gelobt werden, das der Unfallverhütung dient und bei konsequenter Umsetzung in der Lage ist, rechtzeitig Funktionsstörungen zu erkennen. Nochmals hervorgehoben sei v. a. die Tatsache, dass die Prüfung von Dämmerungssehvermögen und Blendempfindlichkeit in vielen Fällen durchgeführt wird.

4.9 Gutachtenbeispiele

Siehe Abbildungen: Abb. 4.3, 4.4, 4.5, 4.6, 4.7, 4.8, 4.9, 4.10, 4.11, 4.12, 4.13, 4.14, 4.15, 4.16, 4.17 und 4.18

Name	B.	#38064
Vorname	E.	
Geburtsdatum	15.11.1968	
beantragte Fahrerlaubnisklasse	B und C	

I. Untersuchungsbefund

   1. Zentr. Sehschärfe   ohne Glas   RA: 1,0   LA: 0,8
                                 mit Glas
                                 (Glasstärke)
                                 mit Kontaktlinse
                                 mit Kontaktlinse und Glas

   2. Gesichtsfeld   unauffällig
   3. Stereosehen   vorhanden
   4. Stellung, Beweglichkeit   normal
   5. Dämmerungssehen   1:2
   6. Blendungsempfindlichkeit   1:2
   7. Farbensehen   normal
   8. Optische Medien   klar
   9. Augenhintergrund   unauffällig
   10. Die vorhandenen Sehhilfen sind richtig
       und für den Straßenverkehr geeignet: entfällt

II. Untersuchungsergebnis (Wodurch ist das Sehen beeinträchtigt?)
Normalbefund.

III. Beurteilung des Sehvermögens für die Anforderungen im Straßenverkehr
   1. Das Sehvermögen für die beantragte Fahrerlaubnisklasse ist ausreichend bei Einhaltung
       folgender Auflagen/Beschränkungen: ja
          a) mit Brille   –
          b) mit Kontaktlinse(n)   –
          c) mit Kontaktlinse(n) und Brille   –
          d) mit Kontaktlinse(n) oder Brille   –
          e) es darf nicht schneller als 80 km/h gefahren werden   –
          f) es dürfen nur Krankenfahrstühle gefahren werden   –
          g) sonstige Auflagen und/oder Beschränkungen   –

IV. Bemerkungen
Nach Entziehung der Klasse 3 musste auf behördliche Anordnung ein Führerscheingutachten vorgelegt werden. Es ergaben sich keine nennenswerten Einschränkungen des Sehvermögens, sodass volle Eignung für Klasse B und auch für Klasse C besteht, eine Nachbegutachtung ist nicht erforderlich.

Abb. 4.3 Beispiel 1

Name	K.	#38045
Vorname	G. R.	
Geburtsdatum	11.04.1958	
beantragte Fahrerlaubnisklasse	B mit Fahrgastbeförderung	

I. Untersuchungsbefund

1. Zentr. Sehschärfe ohne Glas
   mit Glas   RA: 0,1   LA: 0,8   bin.: 0,8
   (Glasstärke)   R: -4,25/-1,00/10°   L: -7,25/-1,00/21°
   mit Kontaktlinse
   mit Kontaktlinse und Glas
2. Gesichtsfeld — binokular normal
3. Stereosehen — eingeschränkt
4. Stellung, Beweglichkeit — normal
5. Dämmerungssehen — normal
6. Blendungsempfindlichkeit — normal
7. Farbensehen — normal
8. Optische Medien — klar
9. Augenhintergrund — Netzhautnarbe rechts
10. Die vorhandenen Sehhilfen sind richtig und für den Straßenverkehr geeignet: ja

II. Untersuchungsergebnis (Wodurch ist das Sehen beeinträchtigt?)

Fehlsichtigkeit bds., durch Brille ausreichend korrigiert; Schwachsichtigkeit rechts bei Netzhautnarbe durch Toxoplasmose.

III. Beurteilung des Sehvermögens für die Anforderungen im Straßenverkehr

1. Das Sehvermögen für die beantragte Fahrerlaubnisklasse ist ausreichend bei Einhaltung folgender Auflagen/Beschränkungen: ja
   a) mit Brille — XX
   b) mit Kontaktlinse(n) — –
   c) mit Kontaktlinse(n) und Brille — –
   d) mit Kontaktlinse(n) oder Brille — –
   e) es darf nicht schneller als 80 km/h gefahren werden — –
   f) es dürfen nur Krankenfahrstühle gefahren werden — –
   g) sonstige Auflagen und/oder Beschränkungen — –

IV. Bemerkungen

Zwar liegt die Sehschärfe am rechten Auge nur bei 0,1. Wegen der langjährigen Fahrerfahrung wird aber eine Ausnahmegenehmigung für die Wiedererteilung vorgeschlagen. Unfallfreies Fahren muss behördlicherseits überprüft werden.

Abb. 4.4 Beispiel 2

Name	F.	#37799
Vorname	C.	
Geburtsdatum	18.07.1990	
beantragte Fahrerlaubnisklasse	B	

I. Untersuchungsbefund
1. Zentr. Sehschärfe ohne Glas
   mit Glas RA: 0,2 LA: 1,0 bin.: 1,0
   (Glasstärke) R: 0/0/0° L: +3,25/-1,75/49°
   mit Kontaktlinse
   mit Kontaktlinse und Glas
2. Gesichtsfeld Einschränkung von links (Abb. 4.6a–c)
3. Stereosehen reduziert
4. Stellung, Beweglichkeit Augenzittern
5. Dämmerungssehen normal
6. Blendungsempfindlichkeit normal
7. Farbensehen Grünblindheit
8. Optische Medien klar
9. Augenhintergrund Sehnervenabblassung rechts
10. Die vorhandenen Sehhilfen sind richtig
    und für den Straßenverkehr geeignet: entfällt

II. Untersuchungsergebnis (Wodurch ist das Sehen beeinträchtigt?)
Gesichtsfeldeinschränkung von links, Fehlsichtigkeit, durch Brille korrigiert, Schwachsichtigkeit rechts.

III. Beurteilung des Sehvermögens für die Anforderungen im Straßenverkehr
1. Das Sehvermögen für die beantragte Fahrerlaubnisklasse ist ausreichend bei Einhaltung folgender
   Auflagen/Beschränkungen: ja
   a) mit Brille XX
   b) mit Kontaktlinse(n) -
   c) mit Kontaktlinse(n) und Brille -
   d) mit Kontaktlinse(n) oder Brille -
   e) es darf nicht schneller als 80 km/h gefahren werden -
   f) es dürfen nur Krankenfahrstühle gefahren werden -
   g) sonstige Auflagen und/oder Beschränkungen -

IV. Bemerkungen
Das Gesichtsfeld ist nach links eingeschränkt, die geforderten 120° im horizontalen Durchmesser werden aber noch erreicht. Insgesamt besteht Eignung für den Erwerb der Klasse B.

Abb. 4.5 Beispiel 3

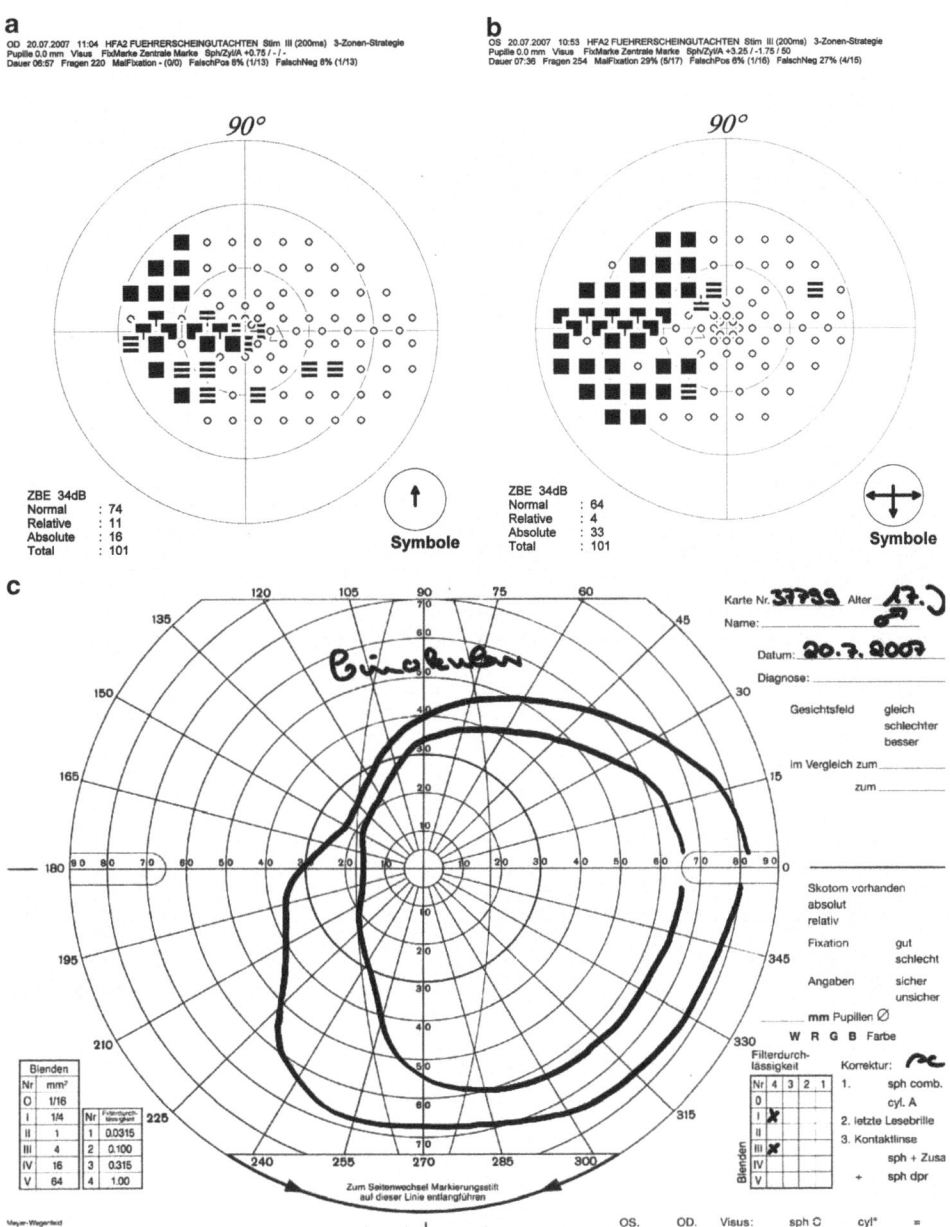

Abb. 4.6 a–c Statisches Gesichtsfeld aus Beispiel 3. **a** Rechtes Auge, **b** linkes Auge, **c** Goldmann binokular

Name		S.		#37732
Vorname		W.		
Geburtsdatum		18.09.1988		
beantragte Fahrerlaubnisklasse		B		

I. Untersuchungsbefund

1. Zentr. Sehschärfe   ohne Glas
                        mit Glas   RA: 1,0   LA: 1,0   bin.: 1,0
                        (Glasstärke)   R: -0,25   L: -0,75/-0,25/88°
                        mit Kontaktlinse
                        mit Kontaktlinse und Glas
2. Gesichtsfeld   Quadrantenausfall nach rechts/oben (Abb. 4.8a–c)
3. Stereosehen   normal
4. Stellung, Beweglichkeit   normal
5. Dämmerungssehen   normal
6. Blendungsempfindlichkeit   normal
7. Farbensehen   normal
8. Optische Medien   klar
9. Augenhintergrund   altersentsprechend
10. Die vorhandenen Sehhilfen sind richtig und für den Straßenverkehr geeignet: ja

II. Untersuchungsergebnis (Wodurch ist das Sehen beeinträchtigt?)
Quadrantenausfall nach rechts und oben homonym an beiden Augen.

III. Beurteilung des Sehvermögens für die Anforderungen im Straßenverkehr
1. Das Sehvermögen für die beantragte Fahrerlaubnisklasse ist ausreichend bei Einhaltung folgender Auflagen/Beschränkungen: nein
   a) mit Brille   -
   b) mit Kontaktlinse(n)   -
   c) mit Kontaktlinse(n) und Brille   -
   d) mit Kontaktlinse(n) oder Brille   -
   e) es darf nicht schneller als 80 km/h gefahren werden   -
   f) es dürfen nur Krankenfahrstühle gefahren werden
   g) sonstige Auflagen und/oder Beschränkungen   -

IV. Bemerkungen
Derzeit besteht wegen des Gesichtsfeldausfalles an beiden Augen keine Eignung für alle Klassen.

Abb. 4.7 Beispiel 4

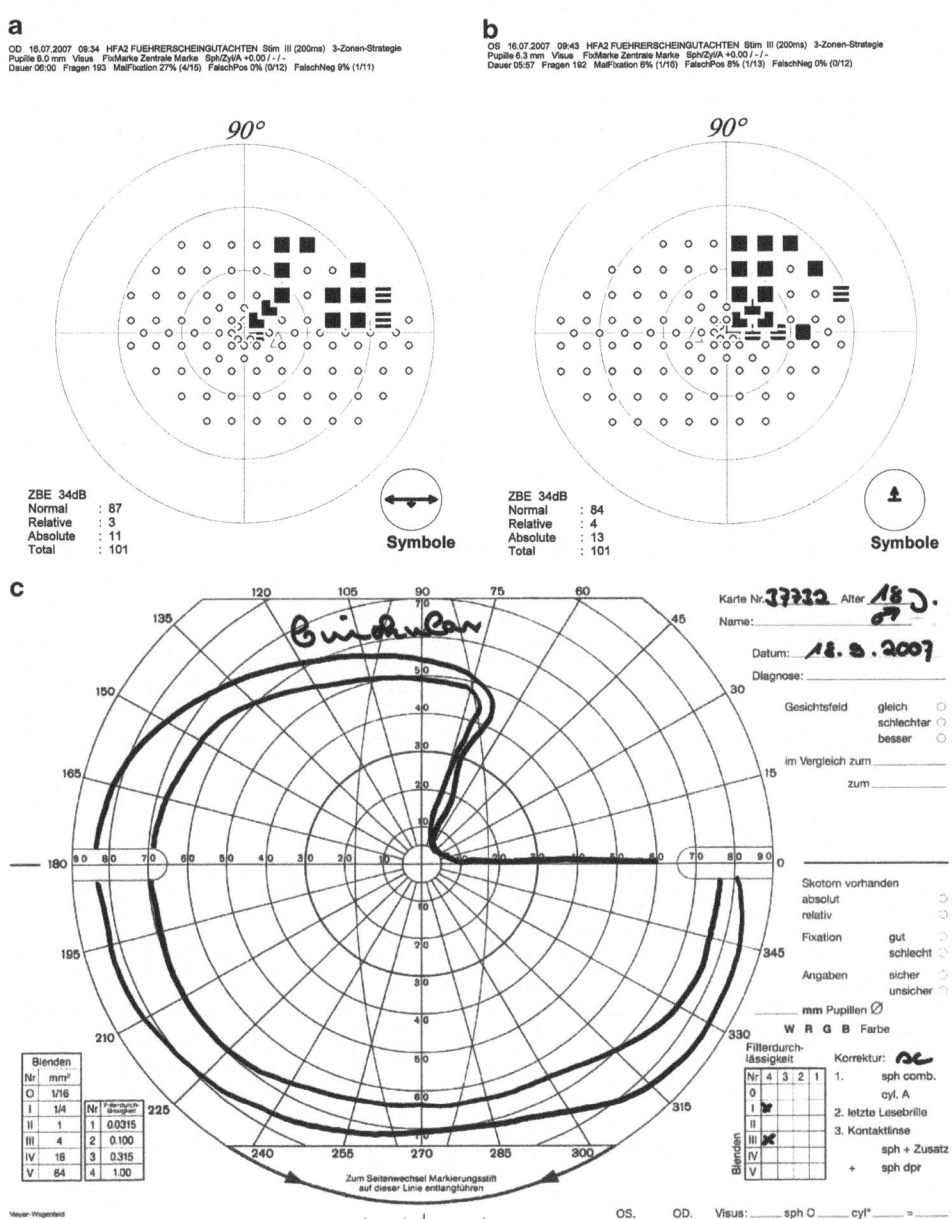

Abb. 4.8 a–c Statischer Befund aus Beispiel 4. a Rechtes Auge, **b** linkes Auge, **c** Goldmann binokular

Name	R.-S. #37729
Vorname	K.
Geburtsdatum	20.04.1965
beantragte Fahrerlaubnisklasse	B

I. Untersuchungsbefund

1. Zentr. Sehschärfe ohne Glas RA: 0,1 LA: 1,0
    mit Glas
    (Glasstärke)
    mit Kontaktlinse
    mit Kontaktlinse und Glas
2. Gesichtsfeld — unauffällig
3. Stereosehen — nicht vorhanden
4. Stellung, Beweglichkeit — normal
5. Dämmerungssehen — 1:1,2, normal
6. Blendungsempfindlichkeit — 1:2, normal
7. Farbensehen — vorhanden
8. Optische Medien — RA: Linsentrübung, LA: klar
9. Augenhintergrund — LA: unauffällig, RA: kein Einblick
10. Die vorhandenen Sehhilfen sind richtig und für den Straßenverkehr geeignet: — entfällt

II. Untersuchungsergebnis (Wodurch ist das Sehen beeinträchtigt?)
Angeborene Linsentrübung mit Schwachsichtigkeit rechts, völlig normales linkes Auge

III. Beurteilung des Sehvermögens für die Anforderungen im Straßenverkehr

1. Das Sehvermögen für die beantragte Fahrerlaubnisklasse ist ausreichend bei Einhaltung folgender Auflagen/Beschränkungen: ja
    a) mit Brille –
    b) mit Kontaktlinse(n) –
    c) mit Kontaktlinse(n) und Brille –
    d) mit Kontaktlinse(n) oder Brille –
    e) es darf nicht schneller als 80 km/h gefahren werden –
    f) es dürfen nur Krankenfahrstühle gefahren werden –
    g) sonstige Auflagen und/oder Beschränkungen –

IV. Bemerkungen
Die bisher durchgeführte regelmäßige Nachbegutachtung alle 5 Jahre ist medizinisch nicht begründet und somit nicht erforderlich.

Abb. 4.9 Beispiel 5

4 Straßenverkehr

Name	B. #38089
Vorname	H.
Geburtsdatum	18.04.1953
beantragte Fahrerlaubnisklasse	3 (B und C1/C1E)

I. Untersuchungsbefund
 1. Zentr. Sehschärfe   ohne Glas
    mit Glas   RA: 0,8   LA: 0,63   bin.: 0,8
    (Glasstärke)   R.: -0,75/-1,00/22°   L.: -1,50/0/0°
    mit Kontaktlinse
    mit Kontaktlinse und Glas
 2. Gesichtsfeld   homonymer Quadrantenausfall nach rechts und oben (Abb. 4.11a–c)
 3. Stereosehen   normal
 4. Stellung, Beweglichkeit   normal
 5. Dämmerungssehen   leicht reduziert
 6. Blendungsempfindlichkeit   leicht erhöht
 7. Farbensehen   normal
 8. Optische Medien   beginnende Linsentrübung
 9. Augenhintergrund   altersentsprechend
 10. Die vorhandenen Sehhilfen sind richtig und für den Straßenverkehr geeignet: ja

II. Untersuchungsergebnis (Wodurch ist das Sehen beeinträchtigt?)
Homonymer Quadrantenausfall nach rechts und oben bds. bei Z. n. Schlaganfall; Fehlsichtigkeit, durch Brille ausreichend korrigiert.

III. Beurteilung des Sehvermögens für die Anforderungen im Straßenverkehr
 1. Das Sehvermögen für die beantragte Fahrerlaubnisklasse ist ausreichend bei Einhaltung folgender Auflagen/Beschränkungen: nein
    a) mit Brille   –
    b) mit Kontaktlinse(n)   –
    c) mit Kontaktlinse(n) und Brille   –
    d) mit Kontaktlinse(n) oder Brille   –
    e) es darf nicht schneller als 80 km/h gefahren werden   –
    f) es dürfen nur Krankenfahrstühle gefahren werden   –
    g) sonstige Auflagen und/oder Beschränkungen   –

Das Sehvermögen reicht nicht aus wegen des beidseitigen Gesichtsfeldausfalls.

IV. Bemerkungen
Derzeit besteht keine Eignung für alle Fahrerlaubnisklassen. Allerdings liegt der Schlaganfall erst wenige Monate zurück, sodass eine gewisse Chance der Rückbildung besteht. Eine Nachbegutachtung in 6–9 Monaten wäre somit sinnvoll.

Abb. 4.10 Beispiel 6

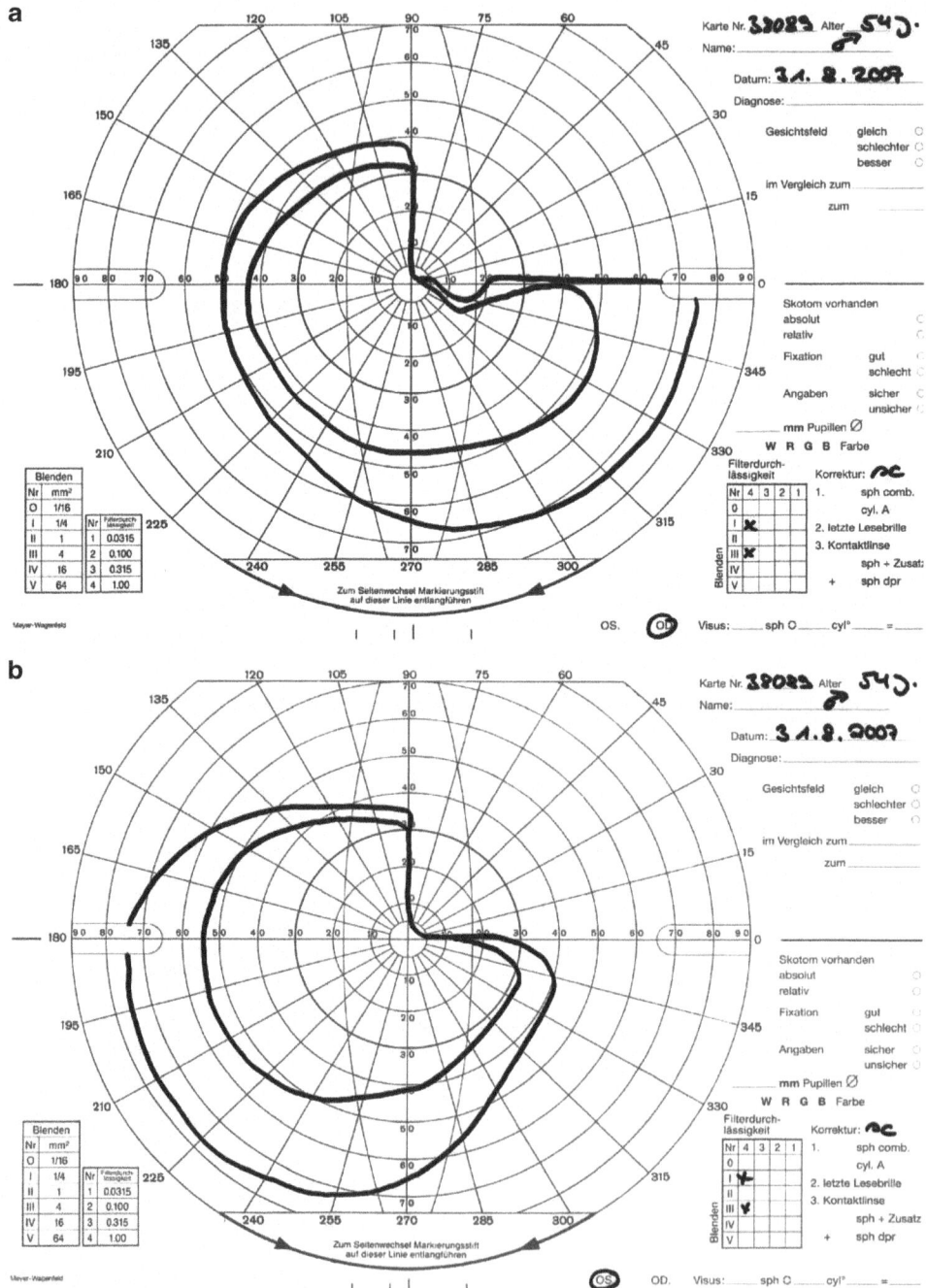

Abb. 4.11 a–c Goldmann-Perimetrie aus Beispiel 6. **a** Rechtes Auge, **b** linkes Auge, **c** binokular

4 Straßenverkehr

c

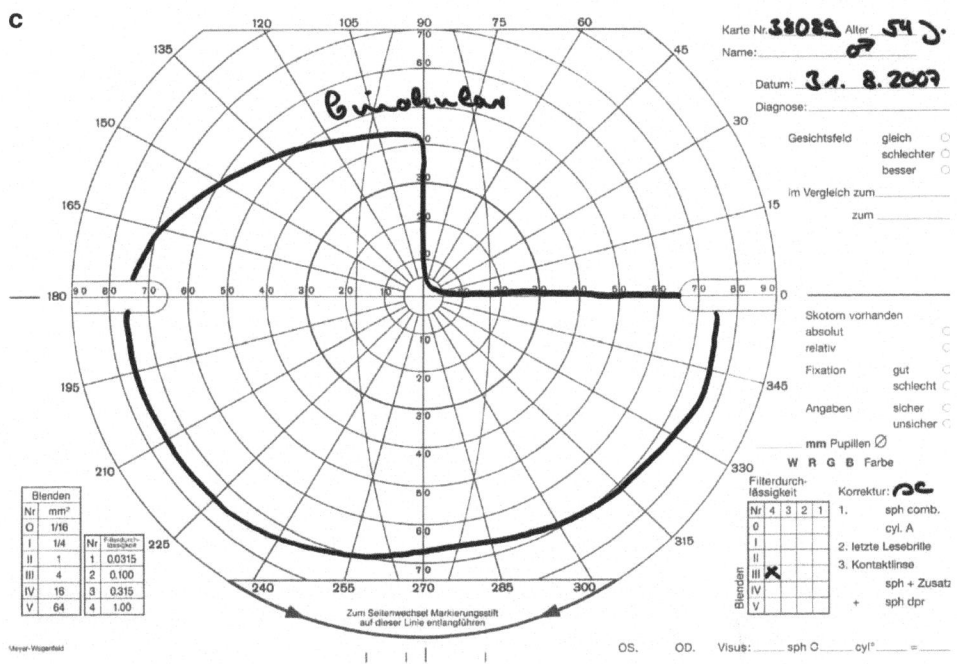

Abb. 4.11 (Fortsetzung)

Name	P.	#35933
Vorname	M.	
Geburtsdatum	26.02.1990	
beantragte Fahrerlaubnisklasse	B	

I. Untersuchungsbefund

   1. Zentr. Sehschärfe   ohne Glas   RA: 0,8   LA: HBW
                              mit Glas
                              (Glasstärke)
                              mit Kontaktlinse
                              mit Kontaktlinse und Glas
   2. Gesichtsfeld   RA normal (Abb. 4.13a–c)
   3. Stereosehen   nicht nachweisbar
   4. Stellung, Beweglichkeit   normal
   5. Dämmerungssehen   normal
   6. Blendungsempfindlichkeit   normal
   7. Farbensehen   normal
   8. Optische Medien   klar
   9. Augenhintergrund   normal
  10. Die vorhandenen Sehhilfen sind richtig
        und für den Straßenverkehr geeignet: entfällt

II. Untersuchungsergebnis (Wodurch ist das Sehen beeinträchtigt?)
Es besteht eine psychogene Sehstörung linksseitig nach einem Verkehrsunfall. Organisch besteht keinerlei Schädigung, weder von ophthalmologischer Seite noch von radiologischer Seite. Somit ist vom Vorliegen psychogener Sehstörungen auszugehen.

III. Beurteilung des Sehvermögens für die Anforderungen im Straßenverkehr
   1. Das Sehvermögen für die beantragte Fahrerlaubnisklasse ist ausreichend bei Einhaltung folgender
      Auflagen/Beschränkungen: ja
      a) mit Brille   –
      b) mit Kontaktlinse(n)   –
      c) mit Kontaktlinse(n) und Brille   –
      d) mit Kontaktlinse(n) oder Brille   –
      e) es darf nicht schneller als 80 km/h gefahren werden   –
      f) es dürfen nur Krankenfahrstühle gefahren werden   –
      g) sonstige Auflagen und/oder Beschränkungen   –

IV. Bemerkungen
Es besteht ausreichendes Sehvermögen für den Erwerb der Klasse B.

Abb. 4.12 Beispiel 7

4 Straßenverkehr

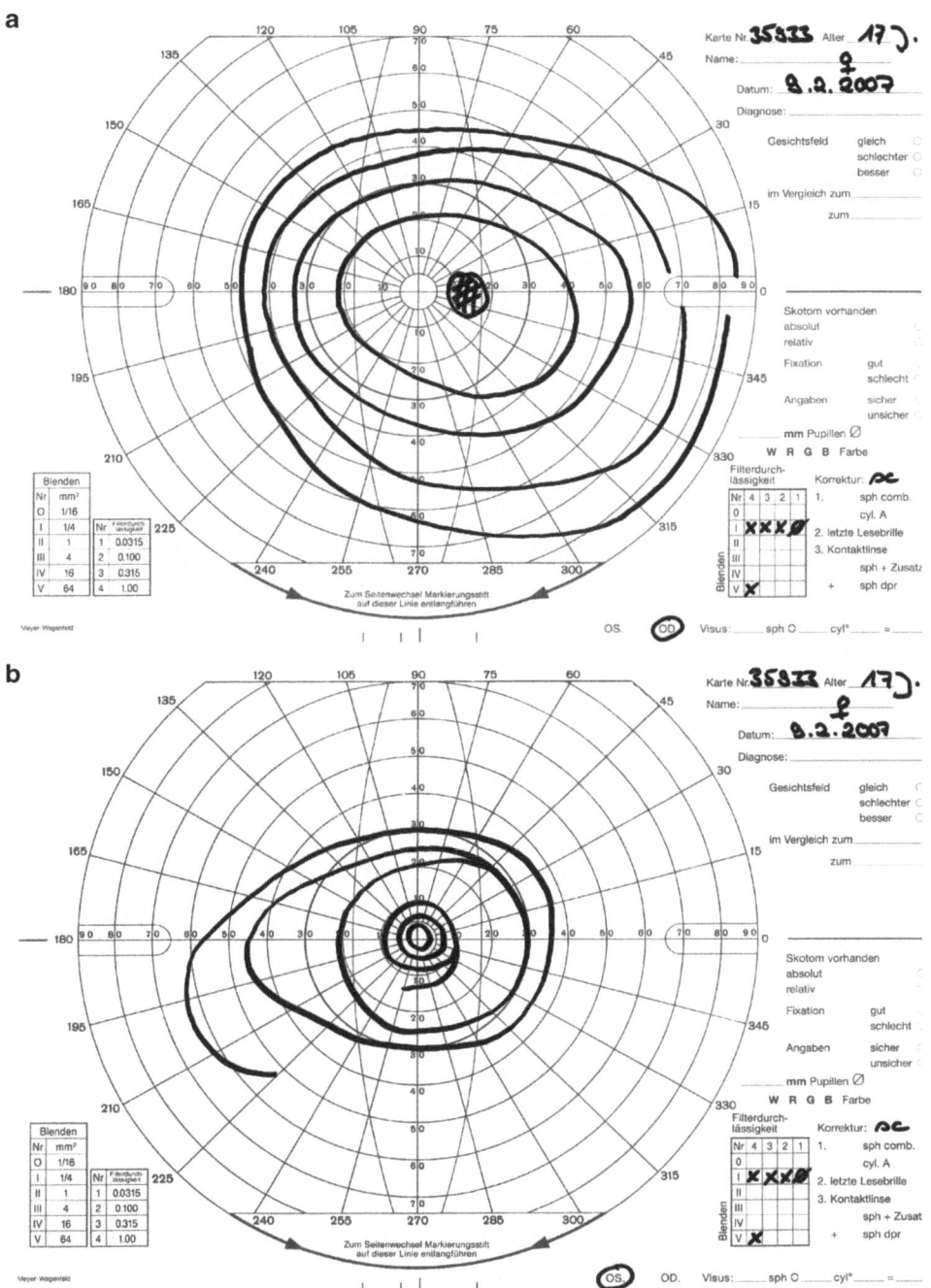

Abb. 4.13 a–c Goldmann-Perimetrie aus Beispiel 7. **a** Rechtes Auge, **b** linkes Auge, **c** binokular

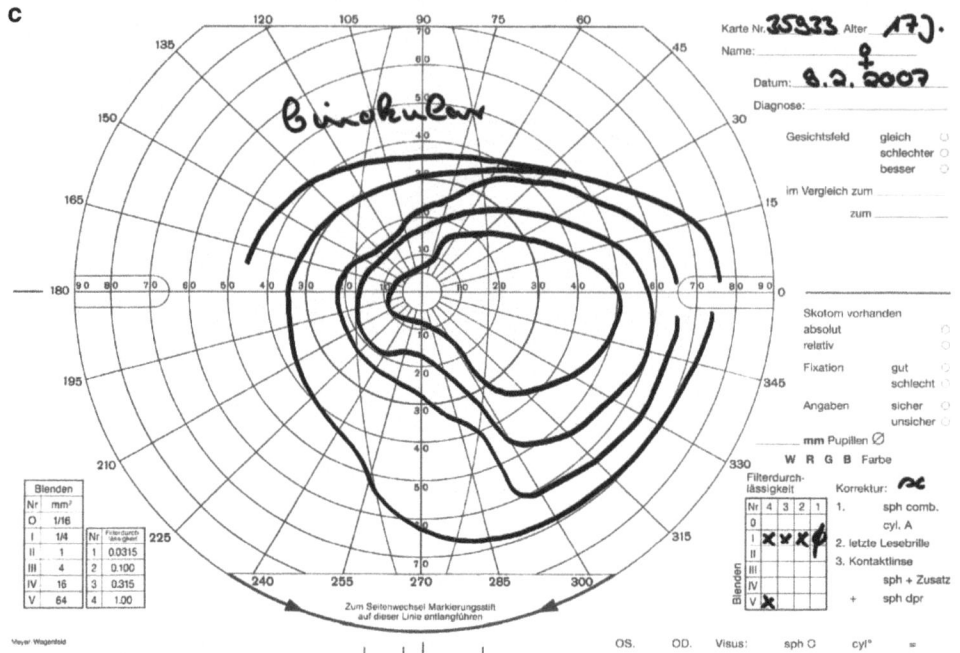

Abb. 4.13 (Fortsetzung)

Name	S.	#37850
Vorname	A.	
Geburtsdatum	10.10.1988	
beantragte Fahrerlaubnisklasse	B	

I. Untersuchungsbefund
1. Zentr. Sehschärfe ohne Glas
   mit Glas   RA: 0,5   LA: 0,2   bin.: 0,5
   (Glasstärke) R.: -5,25/-2,25/20° L.: -6,00/-2,50/15°
   mit Kontaktlinse
   mit Kontaktlinse und Glas
2. Gesichtsfeld   bds. normal
3. Stereosehen   reduziert
4. Stellung, Beweglichkeit   Augenzittern
5. Dämmerungssehen   1:23 erkannt
6. Blendungsempfindlichkeit   keine Angaben, somit stark erhöht
7. Farbensehen   normal
8. Optische Medien   Pseudophakie bds
9. Augenhintergrund   altersentsprechend
10. Die vorhandenen Sehhilfen sind richtig
und für den Straßenverkehr geeignet: ja

II. Untersuchungsergebnis (Wodurch ist das Sehen beeinträchtigt?)
Schwachsichtigkeit bds. nach kongenitaler Katarakt und bei Augenzittern, hohe Kurzsichtigkeit, durch Brille korrigiert.

III. Beurteilung des Sehvermögens für die Anforderungen im Straßenverkehr
1. Das Sehvermögen für die beantragte Fahrerlaubnisklasse ist ausreichend bei Einhaltung folgender Auflagen/Beschränkungen: ja
   a) mit Brille   XX
   b) mit Kontaktlinse(n)   -
   c) mit Kontaktlinse(n) und Brille   -
   d) mit Kontaktlinse(n) oder Brille   -
   e) es darf nicht schneller als 80 km/h gefahren werden   XX
   f) es dürfen nur Krankenfahrstühle gefahren werden   -
   g) sonstige Auflagen und/oder Beschränkungen   XX (Nachtfahrverbot)
2. Augenärztliche Nachuntersuchung nach 5 Jahren erforderlich, weil eine Verschlechterung nicht auszuschließen ist.

IV. Bemerkungen
Die Geschwindigkeitsbeschränkung sollte auf 80 km/h auf Landstraßen und auf 100 km/h auf Autobahnen festgelegt werden.

Abb. 4.14 Beispiel 8

Name	G.		#37508
Vorname	T.		
Geburtsdatum	25.07.1989		
beantragte Fahrerlaubnisklasse	B		

I. Untersuchungsbefund
1. Zentr. Sehschärfe ohne Glas
   mit Glas
   (Glasstärke)
   mit Kontaktlinse RA: 0,5   LA: 0,4   bin.: 0,5
   mit Kontaktlinse und Glas
2. Gesichtsfeld   normal
3. Stereosehen   vorhanden
4. Stellung, Beweglichkeit   normal
5. Dämmerungssehen   keine Angaben, stark reduziert
6. Blendungsempfindlichkeit   keine Angaben, stark erhöht
7. Farbensehen   normal
8. Optische Medien   Hornhautnarben bei Keratokonus
9. Augenhintergrund   altersentsprechend
10. Die vorhandenen Sehhilfen sind richtig
    und für den Straßenverkehr geeignet: ja

II. Untersuchungsergebnis (Wodurch ist das Sehen beeinträchtigt?)
Hornhautnarben bei Keratokonus mit Herabsetzung der zentralen Sehschärfe und eingeschränktem Dämmerungssehvermögen sowie erhöhter Blendempfindlichkeit.

III. Beurteilung des Sehvermögens für die Anforderungen im Straßenverkehr
1. Das Sehvermögen für die beantragte Fahrerlaubnis-Klasse ist ausreichend bei Einhaltung folgender
   Auflagen/Beschränkungen: ja
   a) mit Brille   -
   b) mit Kontaktlinse(n)   -
   c) mit Kontaktlinse(n) und Brille   XX
   d) mit Kontaktlinse(n) oder Brille   -
   e) es darf nicht schneller als 80 km/h gefahren werden   -
   f) es dürfen nur Krankenfahrstühle gefahren werden   -
   g) sonstige Auflagen und/oder Beschränkungen   XX (Nachtfahrverbot)
2. Augenärztliche Nachuntersuchung nach 2 Jahren erforderlich, weil eine Zunahme des
   Keratokonus nicht auszuschließen ist.

IV. Bemerkungen
Es besteht keine Nachtfahreignung.

Abb. 4.15 Beispiel 9

Name	P.	#37546
Vorname	F.	
Geburtsdatum	14.10.1987	
beantragte Fahrerlaubnisklasse	C1, C1E	

I. Untersuchungsbefund

1. Zentr. Sehschärfe   ohne Glas   RA: 1,0   LA: 0,2
   mit Glas
   (Glasstärke)
   mit Kontaktlinse
   mit Kontaktlinse und Glas
2. Gesichtsfeld — bds. normal
3. Stereosehen — vorhanden
4. Stellung, Beweglichkeit — normal
5. Dämmerungssehen — normal
6. Blendungsempfindlichkeit — normal
7. Farbensehen — normal
8. Optische Medien — klar
9. Augenhintergrund — links angeborene Netzhautnarbe
10. Die vorhandenen Sehhilfen sind richtig und für den Straßenverkehr geeignet: entfällt

II. Untersuchungsergebnis (Wodurch ist das Sehen beeinträchtigt?)
Netzhautnarbe links mit Herabsetzung der zentralen Sehschärfe

III. Beurteilung des Sehvermögens für die Anforderungen im Straßenverkehr

1. Das Sehvermögen für die beantragte Fahrerlaubnisklasse ist ausreichend bei Einhaltung folgender Auflagen/Beschränkungen: ja
   - a) mit Brille — –
   - b) mit Kontaktlinse(n) — –
   - c) mit Kontaktlinse(n) und Brille — –
   - d) mit Kontaktlinse(n) oder Brille — –
   - e) es darf nicht schneller als 80 km/h gefahren werden — –
   - f) es dürfen nur Krankenfahrstühle gefahren werden — –
   - g) sonstige Auflagen und/oder Beschränkungen — –

IV. Bemerkungen
Obwohl die Sehschärfe links nur bei 0,2 liegt, sollte gemäß Absatz 2.2.1 der Anlage 6 zur FeV eine Ausnahmegenehmigung erteilt werden.

Abb. 4.16 Beispiel 10

Name	A.	#38093
Vorname	B.	
Geburtsdatum	02.12.1980	
beantragte Fahrerlaubnisklasse	B	

I. Untersuchungsbefund
1. Zentr. Sehschärfe ohne Glas
   mit Glas   RA: 1,0   LA: 0,8   bin.: 1,0
   (Glasstärke) R.: -2,50/0/0° L.: -2,00/-0,50/83°
   mit Kontaktlinse
   mit Kontaktlinse und Glas
2. Gesichtsfeld   binokular normal (◘ Abb. 4.18)
3. Stereosehen   normal
4. Stellung, Beweglichkeit   normal
5. Dämmerungssehen   normal
6. Blendungsempfindlichkeit   normal
7. Farbensehen   normal
8. Optische Medien   klar
9. Augenhintergrund   Sehnervenabblassung
10. Die vorhandenen Sehhilfen sind richtig
    und für den Straßenverkehr geeignet: ja

II. Untersuchungsergebnis (Wodurch ist das Sehen beeinträchtigt?)
Sehnervenabblassung nach Gehirntumorentfernung, Fehlsichtigkeit, durch Brille ausreichend korrigiert.

III. Beurteilung des Sehvermögens für die Anforderungen im Straßenverkehr
1. Das Sehvermögen für die beantragte Fahrerlaubnisklasse ist ausreichend bei Einhaltung folgender
   Auflagen/Beschränkungen: ja
   a) mit Brille   XX
   b) mit Kontaktlinse(n)   –
   c) mit Kontaktlinse(n) und Brille   –
   d) mit Kontaktlinse(n) oder Brille   –
   e) es darf nicht schneller als 80 km/h gefahren werden –
   f) es dürfen nur Krankenfahrstühle gefahren werden   –
   g) sonstige Auflagen und/oder Beschränkungen   –

Augenärztliche Nachbegutachtung nach 5 Jahren erforderlich, weil eine Verschlechterung nicht ausgeschlossen ist.

IV. Bemerkungen
Die Defekte der statischen Perimetrie, die vom untersuchenden Augenarzt festgestellt wurden, konnten in der kinetischen Perimetrie am Goldmann-Perimeter nicht verifiziert werden. Binokular ergab sich ein normales Gesichtsfeld. Somit kann die Fahrerlaubnis der Klasse B erworben werden.

Abb. 4.17 Beispiel 11

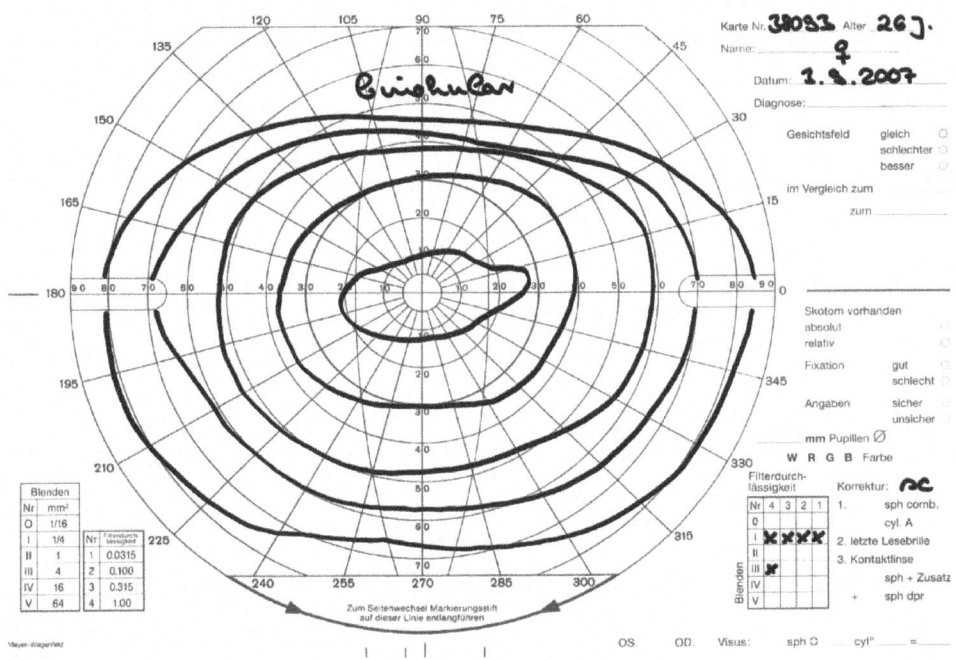

Abb. 4.18 Goldmann binokular aus Beispiel 11

Literatur

Arditi A (2005) Improving the design of the letter contrast sensitivity test. Invest Ophthalmol Vis Sci 46:2225–2229

Buhren J, Terzi E, Bach M, Wesemann W, Kohnen T (2006) Measuring contrast sensitivity under different lighting conditions: comparison of three tests. Optom Vis Sci 83:290–298

DOG (2019) Empfehlung der Deutschen Ophthalmologischen Gesellschaft e. V. und des Berufsverbandes der Augenärzte Deutschlands zur Fahreignungsbegutachtung für den Straßenverkehr. Anleitung für die augenärztliche Untersuchung und Beurteilung der Eignung zum Führen von Kraftfahrzeugen, 7. Aufl. http://www.dog.org/wp-content/uploads/2009/09/DOG_Fahreignungsbegutachtung_2011.pdf. Zugegriffen: 2. Mai 2019

FeV (1999) Verordnung über die Zulassung von Personen zum Straßenverkehr (Fahrerlaubnis-Verordnung, FeV). Bundesgesetzblatt 1998, Nr 55, Teil I

van Rijn LJ, Nischler C, Michael R et al

Gramberg-Danielsen B (Hrsg) (2003) Berufsgenossenschaftlicher Grundsatz G 25: Fahr-, Steuer- und Überwachungstätigkeiten. In: Berufsverband der Augenärzte Deutschlands e. V. (BVA) Richtlinien und Untersuchungsanleitungen. „Grauer Ordner". Mayer-Wagenfeld, Espelkamp

FeV (1999) Fahrerlaubnis-Verordnung. Verordnung über die Zulassung von Personen zum Straßenverkehr, Anlage 6. Anforderungen an das Sehvermögen. BGBl 1998, Nr. 55, Teil I

Anlage XVII zur StVZO (1975) Bekanntmachung vom 15.11.1974, in Kraft getreten am 02.01.1975, Gesetzesverordnungsblatt GVBl, S 242

Anlage 6 zur FeV (2018) Fahrerlaubnis-Verordnung vom 13.12.2010 (BGBl.I.S. 1980), die zuletzt durch Artikel 1 der Verordnung vom 03.05.2018 (BGBl.I.S.566) geändert worden ist

Schiffsverkehr

5

Karl-Ludwig Elze

Inhaltsverzeichnis

5.1	Allgemeine Aspekte	167
5.2	Zur Geschichte der Sportbootscheine	168
5.3	Die Sportschifffahrt	168
5.4	Berufsschifffahrt: Seediensttauglichkeit	176
5.5	Seelotsenuntersuchungsverordnung	182
5.6	Binnenschifffahrt	185
Literatur		192

5.1 Allgemeine Aspekte

Der Schiffsverkehr unterteilt sich in zwei Gruppen:

- Die Sportschifffahrt
- Die Berufsschifffahrt

Beide richten sich nach den gleichen Verkehrsregeln und benutzen die gleichen Verkehrsflächen. Im Laufe der Zeit haben die Anzahl der Schiffe und deren Geschwindigkeit zugenommen. So wurden Befähigungsnachweise erforderlich, die eine ausreichende Qualifikation der Schiffsführer beweisen.

K.-L. Elze (✉)
Hamburg, Deutschland

© Der/die Autor(en), exklusiv lizenziert an Springer-Verlag GmbH, DE, ein Teil von Springer Nature 2025
B. Lachenmayr (Hrsg.), *Begutachtung in der Augenheilkunde*,
https://doi.org/10.1007/978-3-662-69737-5_5

5.2 Zur Geschichte der Sportbootscheine

Im Sportschifffahrtsbereich gab es zunächst nur Segel- und Motorbootführerscheine der Sportverbände.

- 1934 erließ der Reichsminister eine Verordnung, mit der Sportsee- und Sporthochseeschifferzeugnisse eingeführt wurden.[1]
- 1967 folgte die Einführung der ersten Fahrerlaubnispflicht und des Motorbootführerscheins.[2]
- 1989 trat die Sportbootführerscheinverordnung Binnen in Kraft.[3]
- 1993 wurde die Verordnung des Reiches durch die Sportseeschifferverordnung abgelöst. Im gleichen Jahr wurden die Durchführungsrichtlinien für Sportsee- und Sporthochseeschifferschein erlassen.
- 1997 folgten die Durchführungsrichtlinien der Traditionsschifffahrt und 1999 die Durchführungsrichtlinien des Sportküstenschifferscheins.[4]
- Der Deutsche Seglerverband beendete am 01.01.2003 sein Führerscheinsystem zugunsten des amtlichen Sportbootführerscheins.

So gibt es heute in Deutschland ein klares Sportbootführerscheinsystem für Binnen- und Seereviere mit 5 Arten von Sportbootführerscheinen:

- Sportbootführerschein Binnen
- Sportbootführerschein See
- Sportküstenschifferschein
- Sportseeschifferschein
- Sporthochseeschifferschein

5.3 Die Sportschifffahrt

Das Bundesministerium für Verkehr und digitale Infrastruktur hat die Sportbootführerscheinverordnung (SpFV) in der Fassung vom 03. Mai 2017 (BGBl. I Seite 1016) eine zweite Verordnung zur Änderung sportbootrechtlicher Vorschriften im See- und Binnenbereich erlassen.

Hiermit wurden neue Sportbootführerscheine ab dem 01.01.2018 im Scheckkartenformat eingeführt. Die Sportbootführerscheine beider Geltungsbereiche für Binnenschifffahrtsstraßen und Seeschifffahrtsstraßen waren bisher zwei Dokumente, die künftig auf einer Karte vereint werden (siehe Abb. 5.1a and b).

5 Schiffsverkehr

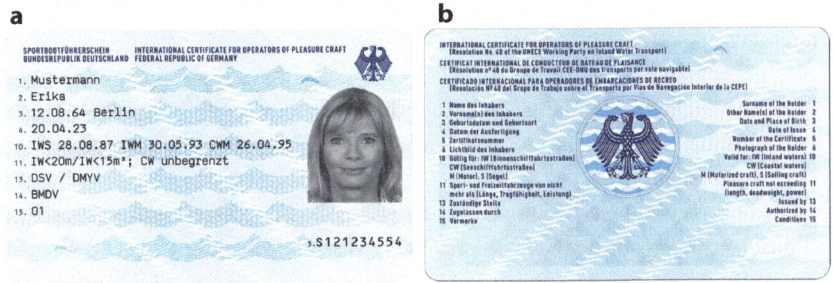

Abb. 5.1 **a** Der neue Sportbootführerschein, Muster Karte Vorderseite, **b** Der neue Sportbootführerschein, Muster Karte Rückseite. (© Bundesdruckerei GmbH)

Die kodierten Abkürzungen lauten wie folgt:

IWS	Binnenschifffahrtsstraßen unter Segel
IWM	Binnenschifffahrtsstraßen mit Antriebsmaschine
IW	<20 m/IW <15 m^3 = gültig für Fahrzeuge mit einer Länge unter 20 m oder mit einer Wasserverdrängung von weniger als 15 m^3
CWM	Seeschifffahrtsstraßen mit Antriebsmaschine
CW	Unbegrenzt gültig für Fahrzeuge ohne Längenbegrenzung

Die Codierung unter Ziffer 15 bedeutet:

1: Sehhilfe (Brille und/oder Kontaktlinse erforderlich
2: Hörhilfe erforderlich
3: Prothesen der Gliedmaßen erforderlich
4: Begleitpersonen erforderlich
5: Fahren nur bei Tageslicht erlaubt

Die vorgeschriebenen Fahrerlaubnisse sind der Sportbootführerschein Binnen und der Sportbootführerschein See (3 Seemeilen). Auf dem Letzteren aufbauend folgen freiwillig, jedoch empfohlen: der Sportküstenschifferschein (12 Seemeilen), der Sportseeschifferschein (30 Seemeilen) und der Sporthochseeschifferschein (weltweite Fahrt).[5]

Seit Einführung der Scheckkarte und Neufassung der Sportbootführerscheinverordnung gibt es nur noch die neue Bezeichnung „Sportbootführerschein", der sich weiterhin in zwei Geltungsbereiche mit entsprechender Bezeichnung unterscheidet.

Die Sportbootführerscheinverordnung wurde am 3. Mai 2017 (BGBl. I S. 1016,4043) neu gefasst und hat die bis zu diesem Zeitpunkt geltende Sportbootführerscheinverordnung Binnen sowie die Sportbootführerscheinverordnung See abgelöst. Die Bezeichnungen lauten seitdem wie folgt:

- Sportbootführerschein Binnen: Sportbootführerschein mit dem Geltungsbereich Binnenschifffahrtsstraßen (auf der Scheckkarte IWM bei „Antriebsmaschine" oder IWS für „unter Segel")
- Sportbootführerschein See: Sportbootführerschein mit dem Geltungsbereich Seeschifffahrtenstraßen (auf der Scheckkarte: CWM)

> **Begriffsbestimmung**
> Im Sinne dieser Verordnung vom 14. April 2023 laut Wasserstraßen- und Schifffahrtsverwaltung des Bundes:
>
> 1. Binnenschifffahrtsstraßen: die Bundeswasserstraßen im Sinne des § 1 Absatz 1 Nr. 2 des Bundesschifffahrtsaufgabengesetzes mit Ausnahme der Seeschifffahrtsstraßen und der Elbe im Hamburger Hafen
> 2. Seeschifffahrtsstraßen: die Seeschifffahrtsstraßen im Sinne des § 1 der Seeschifffahrtsstraßenordnung und des § 1 der Verordnung zur Einführung der Schifffahrtsordnung Emsmündung
> 3. Sportboote: nicht gewerbsmäßig, für Sport- oder Freizeitzwecke verwendete Fahrzeuge, einschließlich Wassermotorräder, ausgenommen Fahrzeuge, die durch Muskelkraft oder nur mit Segel von höchstens 6 Quadratmeter Fläche fortbewegt werden

Der Sportbootführerschein Binnen ist die amtliche Fahrerlaubnis zum Führen von Fahrzeugen unter 20 m Länge (ohne Ruder und Bugspriet) mit einer größeren Nutzleistung als 11,03 kW (15 PS) bei Verbrennungsmotoren bzw. 7,5 kW (10,20 PS) bei Elektromotoren (maßgeblich ist die Betriebsart S. 1 (Dauerbetrieb) nach DIN EN 60.034–1: Ausgabe Februar 2011). Bis zum 13. April 2023 bestand noch eine Längenbegrenzung für Fahrzeuge mit einer Länge von unter 15 m auf dem Rhein. (Letzte Änderung durch Verordnung vom 5. April 2023 (BGBl. 2023 II Nummer 105).

Der Sportbootführerschein See ist die amtliche Fahrerlaubnis für den Geltungsbereich Seeschifffahrtsstraßen (bis 3 sm Abstand von der Festlandsküste) zum Führen von Fahrzeugen mit einer größeren Nutzleistung als 11,03 kW (15 PS) bei Verbrennungsmotoren bzw. 7,5 kW (10,20 PS) bei Elektromotoren (maßgeblich ist die Betriebsart S. 1 [Dauerbetrieb] nach DIN EN 60.034–1: Ausgabe Februar 2011) ohne Längenbegrenzung. (Änderung durch Verordnung vom 1. Dezember 2022 [BGBl. I Seite 2211]).

Auf diesem Sportbootführerschein basierend können freiwillig die amtlich empfohlenen drei weiterführenden Führerscheine erworben werden.

Die Unterscheidung zwischen Verbrennungs- und Elektromotoren hinsichtlich der Nutzleistung erfolgte durch Verordnung vom 1. Dezember 2022 (BGBl. I Seite 2211) zum 1. Januar 2023.

5.3.1 Tauglichkeitsnachweis

Für die Zulassung zur Prüfung für diese beiden Führerscheine war es bis zum 1. Januar 2023 erforderlich, die Tauglichkeit durch die Vorlage eines „Ärztlichen Zeugnis für Sportbootführerscheinbewerber" nachzuweisen. Das „ärztliche Zeugnis" wurde abgelöst durch den „Tauglichkeitsnachweis" (offenbar in einer Ministeriumssitzung ohne Augenärzte) nach Anhang 1 der Anlage 2 der Sportbootführerscheinverordnung. Die erfolgte durch Verordnung vom 1. Dezember 2022 (BGBl. I Seite 2211) zum 1. Januar 2023. Mit dem Ergebnis dieser Verordnung sind beide Seiten nicht glücklich, da ein Arzt die Befunde von Nicht-Ärzten, einer Sehteststelle und einem Hörakustiker, für den Deutschen Segler-Verband unterschreiben soll.

▶ Die drei weiterführenden Bootsführerscheine See erfordern keine neue Tauglichkeitsuntersuchungen. Nach mehreren Änderungen in den letzten Jahren werden seit dem 1. April 2023 nur noch „Tauglichkeitsnachweise" nach dem neuen Muster akzeptiert (Erlass des BMDV vom 29. November 2022, VkBl. 2022, S. 854)

Dieses Formular lag bisher nicht in elektronischer Form vor, weil vom Bewerber nichts auszufüllen ist. Es konnte also nur ausgedruckt und per Hand (Blockschrift) oder mit einer Schreibmaschine vom Arzt ausgefüllt werden. Durch die fortschreitende Digitalisierung wird auch das Ausfüllen der Nachweise auf zwei Seiten gehandhabt. Trotzdem gilt die alte Vorschrift:
Beide Seiten des Zeugnisses müssen auf *einem* Blatt (Vorder- und Rückseite) gefertigt sein. Die Ärztin/der Arzt muss den Vordruck nach den Richtlinien auf beiden Seiten ausfüllen. Bei Nichtbeachtung führt es zur Ablehnung des Zeugnisses.
Die Kosten des Gutachtens bezahlt der Untersuchte.
Die Änderungen gegenüber dem Vorgängerformular sind aus ärztlicher Sicht gravierend. Früher hat man sich an den medizinischen Erfordernissen der Berufsschifffahrt orientiert. Früher stand unter Ausnahmen: Die campimetrische Untersuchung des besseren Auges mit der besseren Sehschärfe muss freie Gesichtsfeldaußengrenzen und darf keine pathologischen Skotome ergeben und das Auge mit der besseren Sehschärfe darf keine fortschreitende Augenerkrankung haben. Diese Regelung ist weggefallen. Noch 2010 mussten Brillenträger (33 % der Bewerber) eine Ersatzbrille mitführen. Diese Auflage ist entfallen, jetzt können die Inhaber dieser Führerscheine die Auflage aus ihren Scheinen streichen lassen. Im Ausweis steht nur: Sehhilfe ist zu tragen. Wiederholungsuntersuchungen bei Bewerbern, die ohne oder mit Sehhilfe grenzwertige Sehschärfenwerte erreicht haben, sind weggefallen (Abb. 5.2, 5.3).

Seite 1 von 2

Ärztlicher Nachweis über das Ergebnis zur medizinischen Tauglichkeit
eines Bewerbers/einer Bewerberin in der Sportbootschifffahrt

Name, Vorname des/der Untersuchten	
Geburtsdatum und -ort	Ausgewiesen durch Vorlage …………………………………………………… (Personalausweis oder Reisepass oder anderes Identitätsdokument)

Hinweis: Die Feststellung der medizinischen Tauglichkeit erfolgt anhand der Kriterien in Anlage 2 der Sportbootführerscheinverordnung (veröffentlicht unter www.gesetze-im-internet.de des Bundesministeriums für Justiz)

Die untersuchte Person wurde hinsichtlich ihrer körperlichen Fähigkeiten mit folgendem Ergebnis untersucht:

Untauglich	☐
Tauglich	☐
Tauglichkeit befristet bis *	☐
Tauglich mit einer oder mehrerer der folgenden Beschränkungen	☐
01 Sehhilfe (Brille und/oder Kontaktlinsen) erforderlich	☐
02 Hörhilfe erforderlich	☐
03 Prothesen der Gliedmaßen erforderlich	☐
04 Begleitperson erforderlich	☐
05 Nur bei Tageslicht	☐
07 Beschränkt auf einzelnes und/oder angepasstes Fahrzeug**	☐
08 Beschränkter Bereich**	☐
09 Sonstige, tauglichkeitsbezogene Auflage**	☐

Name, Anschrift/Stempel mit Anschrift/Telefon   Ort, Datum und Unterschrift des Arztes/der Ärztin

* Nur anzuwenden, wenn dies in Teil 1 der Anlage 2 ausdrücklich vorgesehen oder dies in ähnlich gelagerten Fällen angebracht ist.
** Bitte näher bezeichnende Auflage zu Code 09 in Druckbuchstaben in untenstehende Vorgabe eintragen und nicht über Zeilenlänge hinaus ausfüllen.

Abb. 5.2 Muster des Tauglichkeitsnachweises, Vorderseite (Seite 1/2)

Name, Vorname des/der Untersuchten

Seite 2 von 2

Angaben zur Sehteststelle
Eine Bescheinigung einer anerkannten Sehteststelle mit der Bestätigung eines ausreichenden Sehvermögens hat vorgelegen.
☐ Ja

Name der anerkannten Sehteststelle: _____
Anschrift der Sehteststelle: _____
_____

Datum der Untersuchung: _____

☐ Nein, die Untersuchung erfolgte durch die Unterzeichnerin/den Unterzeichner

Angaben zum Hörgeräteakustikbetrieb
Eine Bescheinigung des Hörgeräteakustikbetriebes mit der Bestätigung des ausreichenden Hörvermögens hat vorgelegen.
☐ Ja

Name des Hörgeräteakustikbetriebes: _____
Anschrift des Hörgeräteakustikbetriebes: _____
_____

Datum der Untersuchung: _____

☐ Nein, die Untersuchung erfolgte durch die Unterzeichnerin/den Unterzeichner

Name, Anschrift/Stempel mit Anschrift/Telefon   Ort, Datum und Unterschrift des Arztes/der Ärztin

Abb. 5.3 Muster des Tauglichkeitsnachweises, Rückseite (Seite 2/2)

Die „Wiederholungsuntersuchung" ist zum 15. September 2018 entfallen und wird seitdem nicht mehr eingetragen. (Erlass des BMDV vom 9. August 2018, VkBl. 2018 S. 682)

Durch die zum 1. Januar 2023 eingeführten neuen medizinischen Tauglichkeitskriterien Anlage 2 zu § 7 Absatz 2 Nr. 4 und § 10 Absatz 1 Satz 2 Sportbootführerscheinverordnung wurde die Anforderung an die Sehschärfe wie folgt gefasst:

1. Tagessehschärfe

Die Prüfung der Sehschärfe in der Ferne erfolgt durch einen Arzt oder Augenoptiker nach DIN 58220 Ausgabe September 2013.

Die Sehschärfe auf beiden Augen gemeinsam oder auf dem besseren Auge muss mit oder ohne Sehhilfe größer oder gleich 0,8 sein.

Die Einäugigkeit wurde wieder gestattet. Das Einäugige sehen ist erlaubt. (Verordnung vom 1. Dezember 2022 [BGBl. I Seite 2211]). Das bedeutet, wenn einäugige SHS-Sporthochseeschifferschein-Inhaber auf offenem Meer segeln, sind sie in einem Bereich der Internationalen Berufsschifffahrt, die Einäugigkeit verbietet.

Offenkundiges Doppeltsehen (Motilität), das nicht korrigiert werden kann, ist nicht erlaubt. Bei Einäugigkeit: normale Beweglichkeit und funktionstüchtigen Auges. Beschränkung 01 kann angezeigt sein.

2. Dämmerungssehvermögen

Zu testen bei Glaukom, Netzhauterkrankungen oder Medientrübungen (z. B. Katarakt). Kontrastsehen bei 0,032 cd/m^2 ohne Blendung; Testergebnis 1:2,7 oder besser, mit dem Mesotest überprüft.

3. Gesichtsfeld

Liegen anamnestische Hinweise auf Gesichtsausfälle beispielsweise durch Vorerkrankungen oder Unfälle vor, ist es erforderlich, das horizontale Gesichtsfeld daraufhin zu überprüfen, das mindestens ein Auge den Sehschärfen-Standard erfüllt und den Sektor des nicht sehenden Auges tüchtig kompensiert. Bei Glaukom oder Netzhautdystrophie oder wenn bei der Erstuntersuchung Anomalien erkannt werden, ist ein formeller Test durch einen Augenarzt erforderlich.

4. Farbunterscheidungsvermögen

Das Farbunterscheidungsvermögen ist als ausreichend anzusehen, wenn der Bewerber den Test mittels 24 Ishihara-Farbtafeln mit maximal zwei Fehlern besteht. Alternativ kann einer der unten genannten, anerkannten alternativen Tests durchgeführt werden.

Im Zweifelsfall ist eine Prüfung mit dem Anomaloskop durchzuführen. Der mit dem Anomaloskop gemessene Anomal-Quotient muss zwischen 0,7 und 1,4 liegen und somit auf eine normale Trichromasie hindeuten. Ergibt die Untersuchung mit dem Anomaloskop oder einem anderen anerkannten gleichwertigen Test keine Farbentüchtigkeit, so ist eine Grünschwäche (Deuteranomalie) mit einem Anomalquotienten zwischen 1,4 und 6,0 zulässig.

Anerkannte sind:

- Velhagen/Broschmann (Ergebnis mit maximal 2 Fehlern)
- Kuchenbecker-Broschmann (maximal 2 Fehler)

- HRR (Ergebnis mindestens „leicht")
- TMC (Ergebnis mindestens „second degree")
- Holmer-Wright B (Ergebnis höchstens 8 Fehler bei small)
- Farnsworth-Panel-D-15-Test (mindestens zu erreichendes Ergebnis: maximal eine diametrale Überschneidung im Diagramm der Anordnung der Farben)

Der Gebrauch von Filtergläsern als Sehhilfen für das Farbunterscheidungsvermögen, z. B. getönte Kontaktlinsen und Brille, ist nicht zulässig.

▶ Das Ärztliche Zeugnis gilt lebenslang. Die Untersuchungen der Bewerber erfolgen nur einmalig, daher gilt es besondere Sorgfalt walten zu lassen. Vor der Untersuchung soll sich der Bewerber durch Personalausweis oder Reisepass ausweisen. Es empfiehlt sich, bei dem Versuch von Ausreden seitens des Bewerbers konsequent zu sein.

▶ Die Sehschärfe muss nach DIN 58220 untersucht werden.

▶ Die Untersuchung der Farbentüchtigkeit mit den Farbtafeltests kann niemals den Anomalquotienten ergeben. Im geringsten Zweifelsfall muss mit dem Anomaloskop untersucht werden. Es wird immer der Wert als Anomalquotient angegeben, der am weitesten von der Normalgleichung entfernt ist.

5.3.2 Alter für die Zulassung beim Segeln

Die Zulassung zum Segeln erfolgt ab dem 14. Lebensjahr, die Zulassung mit Motor ab dem 16. Lebensjahr.

Der SKS Sportküstenschifferschein in Küstengewässern (bis 12 sm) im Alter von 16 Jahren.

Der SSS Sportseeschifferschein in küstennahen Seegewässern (bis 30 sm) Alter 16 Jahre.

Der SHS Sporthochseeschifferschein für die Weltweite Fahrt für die Weltweite Fahrt (Alter 18 Jahre).

5.3.3 Zur Statistik

In den Jahren 2022 und 2023 wurden durch den Deutschen Segler-Verband e. V. ca. 75.000 Sportbootführerscheine nach Prüfung erteilt. Davon wurden 25 % mit der Auflage 01 „Sehhilfe (Brille oder Kontaktlinsen) erforderlich" ausgegeben.

5.3.4 Binnenschifffahrtsstraßen, auf denen für das Führen eines Sportbootes unter Segel eine Fahrerlaubnis erforderlich ist

Stand 10. Mai 2017: Wasserstraßen- und Schifffahrtsverwaltung des Bundes

- Havel-Oder-Wasserstraße von der Spreemündung bis Spandau bis km 10,20
- Nieder Neuendorfer See
- Spandauer Havel
- Tegeler See
- Untere Havel-Wasserstraße von der Spreemündung bei Spandau bis km 16,40
- Pichelsdorfer Havel
- Große Wannsee-Spree-Oder-Wasserstraße von der Abzweigung aus der Havel bei Spandau bis Oder-Spree-Kanal (km 45,10)
  - Einschließlich: Untere Spree, Berliner Spree, Treptower Spree
  - Mit Ruhlebener Altarm
  - Mit Rummelsburger See
  - Mit Müggelspree von der Einmündung in die Spree-Oder-Wasserstraße (Köpenick) bis km 11,40 einschließlich Großem und Kleinem Müggelsee sowie „Die Bänke"
  - Mit Langer See
  - Mit Großer Krampe
  - Mit Seddigsee
  - Mit Griebnitzsee
  - Mit Kleinmachnower See
  - Mit Stölpchensee
  - Mit Pohlesee
  - Mit Kleiner Wannsee

5.4 Berufsschifffahrt: Seediensttauglichkeit

5.4.1 Zur Geschichte der Seediensttauglichkeit

Als erster Staat der Welt verkündete das Deutsche Reich im Juli 1887 eine gesetzliche Unfallversicherung für Seeleute. Zur Durchführung des Gesetzes wurde die See-Berufsgenossenschaft gegründet. Den ärztlichen Dienst muss man als Maßnahme für den Arbeitsschutz ansehen.

Der Dienst begann mit der Einführung der Pflichtuntersuchungen für Kapitäne, nautische Schiffsoffiziere und Mannschaften des Deckdienstes auf ausreichendes Seh- und Farbenunterscheidungsvermögen. Die Unfallverhütungsvorschriften wurden durch reichsrechtliche Bekanntmachungen am 09.05.1904[6] und am 01.07.1905[7] geregelt. Diese Untersuchungen übertrug die See-Berufsgenossenschaft an die von ihr bestellten Ärzte an allen Hafenplätzen.

Mit der Bekanntmachung von 1905 wurde die Tauglichkeitsuntersuchung auch für die Besatzungen der Kauffahrteischiffe für mittlere und große Fahrt eingeführt. Zunächst konnten die Reeder die Ärzte auswählen, bis schließlich der Erlass des Reichsverkehrsministers vom 12.06.1940 die ausschließliche Entscheidung über die Seediensttauglichkeit der See-Berufsgenossenschaft übertrug.

In der Nachkriegszeit wurden die Untersuchungen mehrere Jahre lang unterbrochen. Mit dem Seemannsgesetz vom 26.07.1957[8] wurde eine eindeutige Rechtsgrundlage geschaffen, die durch die Verordnung über die Seediensttauglichkeit vom 19.08.1970[9] ergänzt wurde.

Die Verordnung über maritime medizinische Anforderungen auf Kauffahrteischiffen (Maritime-Medizin-Verordnung-MariMedV) vom 14. August 2014 (BGBl. I S. 1383 ist gemäß Art. 4 dieser Verordnung am 21.8.2014 in Kraft getreten.

Heute sind diese Untersuchungen für alle Kapitäne und Besatzungsmitglieder vorgeschrieben. Nur mit einem positiven Ergebnis der Tauglichkeitsuntersuchung durch einen von der Dienststelle Schiffssicherheit Seeärztlicher Dienst BG Verkehr ermächtigten Arzt kann man als Kapitän oder Besatzungsmitglied beschäftigt werden.

5.4.2 Zur Geschichte der Farbsinnprüfung in der Seefahrt

Im 19. Jahrhundert kam es zu mehreren Schiffsunglücken durch farbenblinde Kapitäne. 1900 kollidierten 2 Passagierschiffe auf der Elbe durch die Farbenblindheit eines Schiffsführers. Infolge dessen führten mehrere Staaten die Farbsinnprüfung der Schiffsführer mit der *Holmgren*-Methode ein. Das Untersuchungsverfahren nach *Holmgren* besteht aus mehr als 120 Wollbündeln in verschiedenen Farben, wobei jede Farbe in mehreren Schattierungen vertreten ist. Der Prüfer legt einen Musterfaden vor, und dann muss der Prüfling rasch 8 Wollbündel ähnlicher Farbe dazu legen.

Am 9.5.1904 wurden erstmalig Untersuchungen der Seeleute auf das Farbunterscheidungsvermögen rechtverbindlich in Deutschland eingeführt. Im Jahre 1887 veröffentlichte Stilling die ersten Farbtafeln zur Prüfung des Farbensinns. Eine Verordnung vom 9.4.1929 (Reichsministerialblatt) verkündet, dass nach der Holmgren-Methode untersucht werden soll, jedoch in Zweifelsfällen soll man nach Nagel- Vierling oder Stilling prüfen. Im Jahr 1907 hatte Nagel das Anomaloskop herausgebracht und Lord Raleigh wissenschaftliche Arbeiten zu Farbsinnstörungen publiziert. Der Reichsminister ordnete 1941 an, dass Seefahrtschüler nur mit dem Anomaloskop untersucht werden sollten. Leider wurde diese Verordnung schon 1943 widerrufen, und die von 1929 wieder in Kraft gesetzt. Seit dem 1.September 1970 wird ein Anomalquotient zwischen 0,7 und 1,4 durch Verordnung im Bundesgesetzblatt gefordert.

5.4.3 Seediensttauglichkeit

▶ Ermächtigung des Arztes: Die Dienststelle Schiffssicherheit Seeärztlicher Dienst BG Verkehr darf für die Seediensttauglichkeitsuntersuchungen nur solche Ärzte ermächtigen, die besonderen Kenntnisse der gesundheitlichen Anforderungen im Schiffsdienst besitzen.

Seediensttauglich ist, wer nach seinem Gesundheitszustand geeignet und hinreichend widerstandsfähig ist, um an Bord von Kauffahrteischiffen als Kapitän oder Besatzungsmitglied beschäftigt zu werden oder als Schiffseigentümer eine solche Tätigkeit auszuüben und den zur Erhaltung der Schiffssicherheit gestellten besonderen Anforderungen seines Dienstzweiges zu genügen.

Seedienstuntauglich ist wer infolge gesundheitlicher Schäden und Schwächen den Anforderungen seines Dienstzweiges nicht gewachsen ist und andere Personen an Bord gefährdet. Bei Erkrankungen oder Veränderungen der Augen, welche ihre Funktion stärker beeinträchtigen oder zu Rückfällen neigen; Einäugigkeit, auch funktionelle Einäugigkeit.

Sehvermögen

Die Augen sind einzeln auf ihre Sehschärfe für die Ferne mit Sehproben in einem Abstand von 5 m, bei Kapitänen und Besatzungsmitgliedern des Deckdienstes auch auf die Sehschärfe für die Nähe, mit Leseproben zu prüfen.

Alle Besatzungsmitglieder (inkl. Kapitäne) müssen auf jedem Auge ohne Sehhilfen ein Mindestsehvermögen von 0,1 erreichen (STCW-Code. Abschnitt B-I/9. Absatz 19) (Tab. 5.1).

Sehhilfen

Wird das vorgeschriebene Sehvermögen nur mit einer Brille oder Kontaktlinse erreicht, so ist der untersuchten Person die Auflage zu erteilen, die Brille oder Kontaktlinse während des Dienstes ständig zu tragen und eine Ersatzbrille oder Ersatzlinsen an Bord des Schiffes mitzuführen.

Sehvermögen bei vorheriger Laser-Behandlung

Wurde eine Refraktionsoperation mit Laser durchgeführt, so soll eine vollständige Genesung erfolgt und die Qualität des Sehvermögens, einschließlich des Kontrastsehens, der Blendempfindlichkeit und der Qualität des Nahsehvermögens von einem Augenarzt geprüft worden sein.

In der alten Verordnung lag die Anforderung an die Sehschärfe ohne Korrektionsglas höher, diese wurden entsprechend des STWC-Übereinkommens herabgesetzt (Tab. 5.2).

Bei Nachuntersuchungen muss die Sehschärfe ohne und mit Brille noch mindestens auf dem einen Auge 0,7 und auf dem anderen Auge 0,5 betragen; die addierte Sehschärfe beider Augen muss jedoch ohne Korrektionsglas 0,2 betragen; dabei muss auf dem schlechteren Auge ausreichendes Orientierungsvermögen vorliegen.

Es darf keine Nachtblindheit vorliegen.

Das Gesichtsfeld darf nur unerheblich eingeschränkt sein. (Beispiel: Kleine sich deckende beidseitige Skotome bedeuten eine erhebliche Einschränkung.)

5 Schiffsverkehr

Tab. 5.1 Ansprüche an Sehvermögen, Farbtüchtigkeit, Gesichtsfeld und Nachtsehen bei unterschiedlichen Dienstzweigen an Bord

Regel des STCW-Übereinkommens	Dienstzweig an Bord	Sehvermögen in der Ferne ohne oder mit Sehhilfe[a]		Sehvermögen in der Nähe/ mittlerer Entfernung[b]	Farbtüchtigkeit[c]	Gesichtsfelder[d]	Nachtblindheit[d]	Diplopie (Doppelsehen)[4]
		Ein Auge	Anderes Auge	Beide Augen zusammen, mit oder ohne Sehhilfe				
I/11 II/1 II/2 II/3 II/4 II/5 VII/2	Decksdienst: Kapitäne, Decksoffiziere und Dienstgrade, die Brückendienste übernehmen	0,7	0,5	Sehvermögen erforderlich zum Navigieren (z. B. Lesen von Karten und nautischen Unterlagen, Nutzung von Instrumenten und Ausstattung auf der Brücke und Identifikation von Navigationshilfen)	siehe Bemerkung[e]	Normale Gesichtsfelder	Sehvermögen muss ausreichen, um in der Dunkelheit alle notwendigen Aufgaben zuverlässig zu erfüllen	Kein Hinweis auf Vorliegen einer solchen Sehstörung
I/11 III/1 III/2 III/3 III/4 III/5 III/6 III/7 VII/2	Technischer Dienst: Alle technischen Offiziere und Mannschaft oder andere, die Teil der Maschinenraumwache sind	0,4[6]	0,4	Sehvermögen erforderlich, um Instrumente in unmittelbarer Nähe abzulesen, Ausrüstung zu bedienen und die Systeme/Bauchteile sicher zu erkennen und zuzuordnen	nicht erforderlich	Ausreichende Gesichtsfelder	Sehvermögen muss ausreichen, um in der Dunkelheit alle notwendigen Aufgaben zuverlässig zu erfüllen	Kein Hinweis auf Vorliegen einer solchen Sehstörung

(Fortsetzung)

Tab. 5.1 (Fortsetzung)

Regel des STCW-Übereinkommens	Dienstzweig an Bord	Sehvermögen in der Ferne ohne oder mit Sehhilfe[a]		Sehvermögen in der Nähe/ mittlerer Entfernung[b],[2]		Farbtüchtigkeit[c]	Gesichtsfelder[d]	Nachtblindheit[d]	Diplopie (Doppelsehen)[4]
		Ein Auge	Anderes Auge		Beide Augen zusammen, mit oder ohne Sehhilfe				
I/11 III/6 III/7	Elektronischer Dienst: Alle elektrotechnischen Offiziere und elektrotechnischen Mannschaftsmitglieder	0,4[f]	0,4	Sehvermögen erforderlich, um Instrumente in unmittelbarer Nähe abzulesen, Ausrüstung zu bedienen und die Systeme/Bauchteile sicher zu erkennen und zuzuordnen		siehe Bemerkungen[g]	Ausreichende Gesichtsfelder	Sehvermögen muss ausreichen, um in der Dunkelheit alle notwendigen Aufgaben zuverlässig zu erfüllen	Kein Hinweis auf Vorliegen einer solchen Sehstörung
–	Küche und Bedienung	0,4[f]	0,4	–		nicht erforderlich	Ausreichende Gesichtsfelder	Sehvermögen muss ausreichen, um in der Dunkelheit alle notwendigen Aufgaben zuverlässig zu erfüllen	Kein Hinweis auf Vorliegen einer solchen Sehstörung

(Fortsetzung)

Tab. 5.1 (Fortsetzung)

Regel des STCW-Übereinkommens	Dienstzweig an Bord	Sehvermögen in der Ferne ohne oder mit Sehhilfe[a]		Sehvermögen in der Nähe/ mittlerer Entfernung[b]	Farbtüchtigkeit[c]	Gesichtsfelder[d]	Nachtblindheit[d]	Diplopie (Doppelsehen)[d]
		Ein Auge	Anderes Auge	Beide Augen zusammen, mit oder ohne Sehhilfe				
-	Übriger Schiffsdienst	0,4[f]	0,4	-	nicht erforderlich	Ausreichende Gesichtsfelder	Sehvermögen muss ausreichen, um in der Dunkelheit alle notwendigen Aufgaben zuverlässig zu erfüllen	Kein Hinweis auf Vorliegen einer solchen Sehstörung

[a] Werte angegeben nach Snellen oder einem äquivalenten verfahren in Dezimalzahlen.
[b] Bestimmung der Werte durch Lesetestverfahren. Eine Übersichtigkeit darf weder plus 5.0 dpt sphärisch noch plus 3.0 dpt zylindrisch übersteigen.
[c] Gemäß der internationalen Empfehlungen für die Anforderungen an die Farbtüchtigkeit im Verkehr der internationalen Beleuchtungskommission (CIE 143–2010).
[d] Wenn die ersten Untersuchungsergebnisse Hinweise für Einschränkungen ergeben, ist die zu untersuchende Person zusätzlich augenfachärztlich zu begutachten.
[e] CIE Farbsehvermögen Norm I.
[f] Angehörige der Dienstzweige „Technischer Dienst", „Elektrotechnischer Dienst", „Küche und Bedienung" sowie „Übriger Schiffsdienst" müssen ein kombiniertes Sehvermögen von mindestens 0,4 haben.
[g] CIE Farbsehvermögen Norm 1. 2 oder 3.

Tab. 5.2 Anforderung an die Sehschärfe ohne Korrektionsglas

Auf einem Auge	1,0
Auf dem anderen Auge	0,5
Auf jedem Auge	0,7

Farbentüchtigkeit ist gegeben, wenn die Farbtafeln zweier anerkannter Systeme (z. B. Farbtafeln nach Stilling/Velhagen, Ishihara oder Bostroem) richtig und schnell erkannt werden. In Zweifelsfällen muss eine augenfachärztliche Untersuchung mit Farbtafeln und dem Anomaloskop eine normale Trichromasie mit einem Anomalquotienten zwischen 0,7 und 1,4 ergeben.

▶ Mit der Farbtafeluntersuchung lässt sich nicht der Anomalquotient bestimmen. Besser ist es als Augenarzt gleich mit dem Anomaloskop zu untersuchen.[10] So vermeidet man eventuelle Regressansprüche

Der Arzt hat jeden Bewerber einzeln zu untersuchen. Bei der Untersuchung dürfen andere Bewerber nicht anwesend sein. Die Untersuchungsbefunde sind mindestens 5 Jahre lang aufzubewahren.

Geltungsdauer des Seediensttauglichkeitszeugnisses
Das Tauglichkeitszeugnis gilt grundsätzlich für die Dauer von zwei Jahren. Bei Jugendlichen unter 18 Jahren gilt es für die Dauer von 1 Jahr. Bei Personen, die mit der Zubereitung von Speisen und Getränken beschäftigt werden, gilt es für die Dauer eines Jahres.

Das Seediensttauglichkeitszeugnis wird von der Dienststelle Schiffsicherheit Seeärztlicher Dienst BG Verkehr ausgestellt. Der Augenarzt teilt die ermittelten Befunde in freier Form mit. Tab. 5.3 zeigt ein Muster.

Auf besondere Anforderung des Seeärztlichen Dienstes:

- Nachtblindheit ausschließen
- Erkrankungen der Augen, die zu Rückfällen und Komplikationen neigen, ausschließen
- Gesichtsfeldausfälle ausschließen

5.5 Seelotsenuntersuchungsverordnung

Die neuen Untersuchungsrichtlinien wurden durch das höhere Verkehrsaufkommen, schnellere Schiffe und Unfälle bedingt durch die Seelotseneignungsverordnung vom 12. Mai 2022 an die modernen Erfordernisse angepasst.

§ 1 Die körperliche und geistige Eignung für den Seelotsenberuf, insbesondere das erforderliche Hör- und Sehvermögen sowie die Farbtüchtigkeit, ist durch ein Zeugnis des Seeärztlichen Dienstes der See-Berufsgenossenschaft nachzuweisen.

Tab. 5.3 Sehvermögen und Farbtüchtigkeit

Sehvermögen: (Angabe in Dezimalbrüchen)		
Für die Ferne		
a) Ohne Korrektion	Re	Li
b) Mit Sehhilfe	Re	Li
Für die Nähe		
a) Ohne Korrektion	Re	Li
b) Mit Sehhilfe	Re	Li
c) Übersichtigkeit (mehr als 5,0 dpt sphärisch, mehr als 3,0 dpt zylindrisch)	Ja/Nein	Ja/Nein
Farbentüchtigkeit		
Ergebnis nach Stilling/Velhagen		
Ishihara		
Bostroem/Kugelberg		
Anomaloskop		
Sonstige Proben		

Das Zeugnis wird aufgrund einer Untersuchung des Seeärztlichen Dienstes der See-Berufsgenossenschaft, der fachärztliche Gutachten einholen kann, erstellt.

Die Kosten der Untersuchung trägt der Untersuchte.

§ 2 Einer seeärztlichen Untersuchung haben sich zu unterziehen:
1. Seelotsenbewerber vor der Zulassung zum Seelotsenanwärter,
2. Seelotsen alle 3 Jahre bis zum Ausscheiden,
3. Seelotsenanwärter und Seelotsen, wenn es die Aufsichtsbehörde aus besonderen Gründen verlangt.

§ 5 Die Augen sind einzeln auf ihre Sehschärfe für die Ferne mit Sehproben in einem Abstand nicht unter 5 m nach DIN 58220-T3 und auf ihre Sehschärfe für die Nähe mit Leseproben zu prüfen. Die DIN-Norm 58.220-T3 ist im Beuth-Verlag, Berlin und Köln, erschienen und beim Deutschen Patentamt in München archivmäßig gesichert niedergelegt.

5.5.1 Seelotsenbewerber und Seelotsenanwärter

Sehschärfe

Tab. 5.4. zeigt die erforderliche Sehschärfe bei **Seelotsenbewerbern und Seelotsenanwärtern.**

Die Gläserstärken, einfach oder in Kombination, dürfen die Grenzwerte von sphärisch plus 2,0 dpt oder minus 2,0 dpt nicht überschreiten. Zylindrische Gläser sind mit der Hälfte ihrer Dioptrienzahl und dem Vorzeichen der sphärischen Korrektur hinzuzurechnen.

Tab. 5.4 Notwendiges Sehvermögen bei Seelotsenbewerbern und Seelotsenanwärtern

	Sehschärfe
Für die Ferne ohne oder mit Korrektionsglas auf dem einen Auge	0,7
Auf dem anderen Auge	0,5
Ohne Korrektionsglas mindestens auf jedem Auge	0,1

Für die Nähe ist die Sehschärfe ausreichend, wenn ohne oder mit Korrektionsgläsern 0,8 in 40 cm Entfernung binokular (entsprechend Nieden 1) erkannt wird.

Wird die vorgeschriebene Sehschärfe nur mit Brille erreicht, so ist dem Untersuchten aufzuerlegen, die Brille während des Dienstes ständig zu tragen und eine Ersatzbrille mitzuführen.

Nachtsehen
Es dürfen keine Hinweise auf Nachtblindheit vorliegen, das heißt, die mesopische Sehschärfe muss mindestens die Kontrasteinstellung 1:5, mit Blendung die Kontrasteinstellung 1:5 erfüllen.

Gesichtsfeld
Ein normales Gesichtsfeld beider Augen ist erforderlich, wobei kleinere, sich nicht deckende Gesichtsfeldausfälle zulässig sind.

Farbtüchtigkeit
Die erforderliche Farbtüchtigkeit gilt als vorhanden, wenn bei der Untersuchung mit dem Anomaloskop ein Anomalquotient von 0,7–1,4 erreicht wird und die gezeigten Farbtafeln schnell und richtig erkannt werden. Da ein Anomalquotient gefordert wird, ist die Untersuchung mit Farbtafeln nicht sinnvoll.

> **Tipp**
>
> Bei der Untersuchung darauf achten, ob der Proband Chroma-Gen-Linsen[11] trägt. Bei einem Seemann mit einem Anomalquotient von 2,7 wurde laut Augenarztbefund die Deuteranomalie kompensiert. So eine Linse bringt sie als Untersucher in Probleme mit der See-Berufsgenossenschaft. ◄

5.5.2 Seelotsen

Sehschärfe
Tab. 5.5. zeigt die erforderliche Sehschärfe bei **Seelotsen**. Zudem muss ausreichendes Orientierungsvermögen vorliegen. Für die Nähe ist ausreichend, wenn ohne oder mit Brille 0,8/in 40 cm binokular (entsprechend Nieden 1) erkannt wird.

Tab. 5.5 Notwendiges Sehvermögen bei Seelotsen

	Sehschärfe
Für die Ferne ohne oder mit Korrektionsglas	
Mindestens auf einem Auge	0,7
Auf dem anderen Auge	0,5
Ohne Korrektionsglas	
Auf beiden Augen	0,1

Nachtsehen

Es dürfen keine Hinweise auf Nachtblindheit vorliegen, das heißt, die mesopische Sehschärfe muss mindestens die Kontrasteinstellung 1:5 ohne und mit Blendung erfüllen.

Gesichtsfeld

Ein normales Gesichtsfeld beider Augen ist erforderlich, wobei kleinere, sich nicht deckende Gesichtsfeldausfälle zulässig sind.

Farbtüchtigkeit

Bei Seelotsen gilt die erforderliche Farbtüchtigkeit als vorhanden, wenn die gezeigten Farbtafeln schnell und richtig erkannt werden. Nach der neuen Verordnung muss auch alle 3 Jahre eine Nachuntersuchung erfolgen.

Seelotsen, deren Sehvermögen vor dem Inkrafttreten dieser Verordnung untersucht und als ausreichend befunden wurde, aber nicht mehr den Anforderungen *dieser* Verordnung entspricht, sind weiterhin zum Seelotsenberuf geeignet, wenn ihr Sehvermögen noch den Anforderungen der ersten Untersuchung entsprechen.

Das fachärztliche Gutachten wird dem Untersuchten in Rechnung gestellt.

5.6 Binnenschifffahrt

Für das Befahren der großen Flüsse und Seen müssen verschiedene Patente erworben werden. Zuständig ist die Binnenschifffahrt-Berufsgenossenschaft, die für die erforderlichen Untersuchungen der Bewerber Ärzte ermächtigen kann. Durch die verschiedenen Länderhoheiten und die Vereinigung von Ost- und Westdeutschland hat es unterschiedliche Kriterien für die Befähigungszeugnisse gegeben. Diese einmal vergebenen Patente behalten ihre Gültigkeit, auch wenn viele Verordnungen im Laufe der Zeit geändert wurden. Auch jetzt gibt es noch keine ganz einheitliche Verordnung für Deutschland, die augenärztlichen Untersuchungskriterien jedoch haben sich im Laufe der Zeit mehr angeglichen. Insbesondere stütz man sich auf die Anforderungen des Rheinpatentes. Die aufgeführten Verordnungen über Binnenschiffer-Patente haben nebeneinander Gültigkeit und schließen sich nicht gegenseitig aus.

Befähigungszeugnisse in der Binnenschifffahrt[12] gibt es für das Binnenschifferpatent, das Rheinpatent, das Hamburger Hafenpatent, das Bodenseeschifferpatent und die Hochrheinpatentverordnung.

5.6.1 Binnenschifferpatent

Binnenschifferbewerber werden nach den Kriterien des Rheinpatentes untersucht.

§ 10 Der Bewerber muss für die Erteilung einer Fahrerlaubnis körperlich und geistig zum Führen eines Fahrzeuges nach Maßgabe der Anlage B1 der Rheinpatentverordnung[13] tauglich sein. Dem Antrag ist ein ärztliches Zeugnis, nicht älter als 3 Monate, beizufügen. Rechtfertigen Tatsachen Zweifel an der Tauglichkeit, kann die zuständige Behörde über das Zeugnis hinaus die Vorlage weiterer fachärztlicher Zeugnisse zur Feststellung der Tauglichkeit nach § 10 fordern. Wiederholungsuntersuchungen sind erforderlich.

1. mit Vollendung des 50. Lebensjahr und bis zum 65. Lebensjahr alle 5 Jahre,
2. mit Vollendung des 65. Lebensjahres jährlich.

Mindestanforderungen an die Tauglichkeit für Bewerber einen Rheinpatents sind in Tab. 5.6. festgehalten (nach Anlage B1 der Rheinpatentverordnung). Auch bei Verwendung von Sehhilfen (Kontaktlinsen, Brillen) müssen die Anforderungen an die Sehschärfe und das Gesichtsfeld erfüllt werden.

Tab. 5.6 Anforderungen an das Sehvermögen für Bewerber eines Rheinpatents

Tagessehschärfe	Mit oder ohne Sehhilfe $\geq 0{,}8$ auf dem besseren Auge. Einäugiges Sehen ist erlaubt
Dämmerungssehschärfe	Kontrast 1:2, nur in Zweifelsfällen zu prüfen
Dunkeladaptation	Nur in Zweifelsfällen zu prüfen. Das Ergebnis darf nicht mehr als eine log-Einheit von der Normalkurve abweichen
Gesichtsfeld	Abweichungen im Gesichtsfeld des Auges mit der besseren Sehschärfe sind nicht erlaubt. Im Zweifelsfall perimetrische Untersuchung
Farbunterscheidungsvermögen	Das Farbunterscheidungsvermögen ist als ausreichend anzusehen, wenn der Bewerber den Farnsworth-Panel-D-15-Test, den Ishihara-Test nach den Tafeln 12–14 oder einen anderen gleichwertigen Test besteht. In Zweifelsfällen Prüfung mit einem Anomaloskop, wobei bei den genannten Testverfahren gleichwertige Ergebnisse erzielt werden müssen
Motilität	Freie Beweglichkeit der Augen, keine Doppelbilder
Sehhilfe	Auch bei Verwendung von Sehhilfen (Kontaktlinsen, Brillen) müssen die Anforderungen an die Sehschärfe und das Gesichtsfeld erfüllt werden

▶ Nur mit dem Anomaloskop lassen sich alle Farbschwächen diagnostizieren. In der genannten Publikation werden Fehldiagnosen nachgewiesen, die aufgrund der alleinigen Untersuchung mit Farbtafeln gestellt wurden.

5.6.2 Rheinpatent

Verordnung über die Erteilung von Patenten für den Rhein.[14] Die von der Zentralkommission für die Rheinschifffahrt in Straßburg am 25. April und 28. November 1996 beschlossene Rheinpatentverordnung gilt auf der Bundes Wasserstraße Rhein.

Die Bewerber für das Rheinpatent müssen die gleichen Anforderungen für das ärztliche Zeugnis erfüllen, wie sie oben zur Erlangung des Binnenschifferpatentes beschrieben sind.

Zuständige Behörden für die Erteilung von Rheinpatenten sind die Wasser- und Schifffahrtsdirektionen West, Südwest und Süd. Diese können die Erledigung einzelner Aufgaben ihren nachgeordneten Stellen übertragen.

5.6.3 Hamburger Hafenpatent

Verordnung über Befähigungszeugnisse zum Führen von Hafenfahrzeugen[15]: Ein Hafenpatent ist erforderlich für das Führen von:

1. Hafenschlepp- und Schubfahrzeugen,
2. Festmacherbooten,
3. allen Hafenfahrzeugen, die Personen befördern,
4. sonstigen Hafenfahrzeugen mit mehr als 10 t Wasserverdrängung oder einer Maschinenleistung von mehr als 3,68 kW (%PS).

In der Personenbeförderung darf der Inhaber eines Hafenpatentes erst nach Vollendung des 21. Lebensjahres als Fahrzeugführer eingesetzt werden.

Das ärztliche Zeugnis darf nicht älter als 2 Jahre sein.

Eignung:
§ 4 Bewerber für das Hafenpatent müssen körperlich und geistig zur Fahrzeugführung geeignet sein und insbesondere über ausreichendes Hör-, Seh- und Farbunterscheidungsvermögen verfügen. Die Eignung ist gegeben, wenn durch ein ärztliches Zeugnis nachgewiesen wird, dass die Mindestanforderungen an die Tauglichkeit nach der *Anlage B 1 der Rheinpatentverordnung* vom 15. Dezember 1997[16] in der jeweils geltenden Fassung, unter Ausschluss nur einäugigen Sehens, erfüllt sind.

Untersucht wird nach den Anforderungen, wie in Tab. 5.6 und Abb. 5.4.

| Arbeitsmedizinischer Dienst |

Ärztliches Zeugnis über die Untersuchung der Tauglichkeit als Schiffsführer in der Rheinschifffahrt

		Zutreffendes ankreuzen ☐ oder ausfüllen	
	Familienname, ggf. Geburtsname, Vornamen		
	Geburtstag, -ort	Ausgewiesen durch	

I.	**Sehvermögen**					
	1. Tagessehschärfe					
		links	rechts		links	rechts
	☐ ohne Sehhilfe			☐ mit Sehhilfe		
	2. Dämmerungssehvermögen[1)]				☐ ja	☐ nein
	3. Dunkeladaption[1)] ausreichend				☐ ja	☐ nein
	4. Gesichtsfeld ohne Einschränkungen perimetrische Untersuchung[1)]				☐ ja	☐ nein
	5. Farbunterscheidungsvermögen ausreichend Prüfung mit Anomaloskop[1)]				☐ ja	☐ nein
	6. Motilität unauffällig				☐ ja	☐ nein
	Untersuchungsergebnis			☐ ausreichend		
				☐ ausreichend mit Sehhilfe		
				☐ nicht ausreichend		

II.	**Hörvermögen**			
		Hörgerät	☐ nein	☐ ja
	Hörverluste überschreiten 40 dB in	links	☐ nein	☐ ja
	den Frequenzen 500, 1000, 2000 und 3000 Hz	rechts	☐ nein	☐ ja
	Untersuchungsergebnis	☐ ausreichend		
		☐ ausreichend mit Hörgerät		
		☐ nicht ausreichend		

III.	**Krankheiten oder körperliche Mängel**
	Anzeichen für sonstige Krankheiten oder körperliche Mängel, die die Tauglichkeit als Schiffsführer ausschließen oder einschränken
	☐ liegen nicht vor ☐ liegen vor

Gesamturteil	
Als Schiffsführer	☐ tauglich
	☐ eingeschränkt tauglich (Hinweise für Auflagen siehe Rückseite)
	☐ eingeschränkt tauglich mit Hörgerät
	☐ eingeschränkt tauglich mit Sehhilfe
	☐ untauglich

| Ort, Datum | Unterschrift / Siegel / Stempel |

[1)] Nur in Zweifelsfällen prüfen. Anforderungen und Prüfmethoden: siehe Anlage B1

Abb. 5.4 Ärztliches Zeugnis über die Untersuchung der Tauglichkeit als Schiffsführer in der Rheinschifffahrt, Anlage B2 (Muster) Bundesgesetzblatt 1997 Teil II Nr. 50, Seite 2185 vom 19. Dezember 1997

5.6.4 Bodenseeschifferpatent

Der Bodensee ist ein internationales Gewässer, deshalb müssen Absprachen international und auch national zwischen den Anrainerländern erfolgen. Es ist kaum zu verstehen, dass in der Berufsschifffahrt nicht so einheitlich verfahren wird wie im Sportbootbereich. Im Bodenseebereich gibt es eine Bayrische Verordnung über die Schifffahrt auf dem Bodensee und eine Baden-Württembergische, in Absprache mit der Schweiz und dem Großherzogtum Baden. Zusätzlich haben die Bodenseeschiffsbetriebe für ihre Schiffsführer eigene Anforderungen. Es gibt somit drei Möglichkeiten der Eignungsprüfung zum Bodenseeschifferpatent.

5.6.4.1 Erste Möglichkeit: Baden-Württembergische Verordnung

Die Eignung zum Bodenseeschiffsführer nach der Bodensee-Schifffahrts-Ordnung vom 29. Februar 1984[17] (Baden-Württemberg)(Schifffahrtsamt Konstanz).

Der Inhaber eines Schifferpatents muss zum Schiffsführer geeignet sein. Die Eignung ist gegeben, wenn jemand über ausreichendes Hör-, Seh- und Farbunterscheidungsvermögen verfügt, und nach seinem bisherigen Verhalten erwarten lässt, dass er als Schiffsführer die Vorschriften beachten und auf andere Rücksicht nehmen wird.

Auf dem Bodensee gibt es Patente der Kategorie A, B, C, D

Bewerber der **Patente A und D** werden nach den Kriterien für den Sportbootführerschein untersucht. Folgende Anforderungen müssen erfüllt werden:

1. Sehvermögen

Die Sehschärfe muss mit oder ohne Sehhilfe 0,7 und 0,5 betragen; die addierte Sehschärfe beider Augen muss ohne Sehhilfe mindestens 0,15 ergeben. Dabei muss das schlechtere Auge noch ein ausreichendes Orientierungsvermögen besitzen. Die Augen sind einzeln auf ihre Sehschärfe in einem Abstand von 5 m zu prüfen.

2. Ausnahmebestimmungen für das Sehvermögen
- Die Sehschärfe auf einem Auge muss mit Sehhilfe mindestens 1,0, ohne Sehhilfe mindestens 0,5 ergeben.
- Das Auge darf keine fortschreitende Augenerkrankung haben.
- Die campimetrische Untersuchung muss freie Gesichtsfeldaußengrenzen und darf keine Skotome ergeben.

Über das Vorliegen der vorstehenden Voraussetzungen muss ein augenärztliches Zeugnis vorgelegt werden.

3. Auflagen bei Erforderlichkeit einer Sehhilfe

Wird von einem Bewerber die vorgeschriebene Sehschärfe nur mit Sehhilfe erreicht, so muss er die Sehhilfe bei der Führung des Fahrzeugs ständig tragen und eine Ersatzsehhilfe mitführen. Dieses wird im Patent eingestempelt.

4. Farbunterscheidungsvermögen
Das Farbunterscheidungsvermögen ist ausreichend, wenn die Farbtafeln zweier Systeme (nach Velhagen, Ishihara, oder Bostroem) richtig und schnell erkannt werden. In Zweifelsfällen muss eine augenärztliche Untersuchung mit dem Anomaloskop durchgeführt werden. Der Anomalquotient muss zwischen 0,7 und 6,0 ergeben.

Das Patent der Kategorie B ist zum Führen von Fahrgastschiffen erforderlich. Das Patent der Kategorie C ist für Güterschiffe erforderlich. Folgende Anforderungen müssen für **Patente B und C** erfüllt werden:

1. Körperliche Eignung
Der Bewerber muss körperlich zum Schiffsführer geeignet sein. Über das Vorliegen eines ausreichenden Seh-, Hör- und Farbunterscheidungsvermögens ist ein amtsärztliches Zeugnis vorzulegen. Das Mindestalter für Bewerber beträgt 21 Jahre.

2. Sehschärfe
Als ausreichend ist das Sehvermögen anzusehen, wenn die Sehschärfe auf dem besseren Auge mit oder ohne Brille mindestens 0,8 beträgt. Beträgt die Sehschärfe auf dem anderen Auge 0,1 oder weniger oder fehlt es, muss der Bewerber trotzdem ein plastisches Sehvermögen (die Fähigkeit zum Schätzen von Entfernungen) besitzen; das Blickfeld des besseren Auges muss regelrecht sein.

Liegt die Minderung der Sehkraft (bis auf 0,1 oder weniger) oder der Verlust des Auges noch kein volles Jahr zurück und ist das plastische Sehvermögen des Bewerbers unzureichend, so ist die Untersuchung nach Ablauf des Jahres zu wiederholen.

Bei Brillenträgern darf auf dem besseren Auge.

a) die Kurzsichtigkeit – 10 dpt;
b) die Weitsichtigkeit + 6 dpt;
c) die einfache Stabsichtigkeit 4 dpt nicht überschreiten

3. Augenleiden
Ein ausreichendes Sehvermögen darf nicht bescheinigt werden, wenn der Bewerber an einer voraussichtlich fortschreitenden Krankheit der für die Sehschärfe wesentlichen Teile des Auges leidet, die mit Wahrscheinlichkeit in kurzer Zeit eine erhebliche Verminderung der Sehkraft erwarten lässt.

4. Farbunterscheidungsvermögen
Das Farbunterscheidungsvermögen ist als hinreichend anzusehen, wenn der Bewerber den Ishihara-Test oder stattdessen den Hardy-Rand-Rittler-Test (H.R.R.-Test) nach den Tafeln 12–20 besteht oder mit dem Anomaloskop einen Quotienten zwischen 0,7 und 3,0 erreicht. Es wird empfohlen, für den Ishihara-Test Tafeln der 7., 9., 10., oder 11. Auflage, für den Hardy-Rand-Rittler-Test Tafeln der jeweils jüngsten Auflage zu verwenden.

5.6.4.2 Zweite Möglichkeit: Bayrische Verordnung

Die zweite Möglichkeit der Eignungsprüfung zum Bodensee-Schifferpatent ist in der Verordnung zur Einführung über die Schifffahrt auf dem Bodensee festgehalten.[18] Diese hat das Bayerische Staatsministerium für Wirtschaft, Infrastruktur, Verkehr und Technologie erlassen (das Schifffahrtsamt Lindau ist zuständig).

Im § 3 (2) 2. wird verordnet:

Bei den Kategorien B und C ist ein ärztliches Zeugnis über die körperliche und geistige Eignung zum Führen eines Fahrzeuges, insbesondere über ein ausreichendes Hör-, Seh- und Farbunterscheidungsvermögen beizufügen; darüber hinaus kann die zuständige Behörde bei allen Kategorien ein besonderes ärztliches Zeugnis oder das Zeugnis einer amtlich anerkannten medizinisch-psychologischen Untersuchungsstelle verlangen.

Auf Seite 19 im Artikel 12.03 stehen Allgemeine Voraussetzungen für das Schifferpatent:

Der Inhaber eines Schifferpatents muss für das Patent der Kategorie B und C 21 Jahre alt sein. Zum Schiffsführer geeignet sein. Die erforderliche Befähigung besitzen. Die Eignung ist gegeben, wenn jemand über ausreichende geistige und körperliche Eignung verfügt und nach seinem bisherigen Verhalten erwarten lässt, dass er als Schiffsführer die Vorschriften beachten und auf andere Rücksicht nehmen wird. Bestehen Zweifel über die geistige und körperliche Eignung, kann ein ärztliches Zeugnis verlangt werden. Bewerber um ein Schifferpatent der Kategorie B müssen ein ärztliches Zeugnis vorlegen.

▶ In den 30 Seiten dieser Verordnung wird nicht auf die augenärztlichen Untersuchungskriterien eingegangen.

5.6.4.3 Dritte Möglichkeit: Anforderungen der Bodenseeschiffsbetriebe

Eignungsprüfung zum Schiffsführer bei den Bodenseebetrieben. Die Anforderungen an das Sehvermögen sind bei der Einstellungsuntersuchung wie folgt:

1. Farbentüchtigkeit
2. Sehschärfe für die Ferne ist mit und ohne Sehhilfe **1,0/0,7** Eine Brillenkorrektur von +**5,0 dpt** und -**5,0 dpt** sphärisch inkl. **3,0 dpt** zylindrisch zulässig, das heißt, keine Hauptschnittebene darf **5,0 dpt** überschreiten

5.6.5 Hochrheinpatentverordnung

Anforderungen für den Erwerb eines Hochrheinpatentes[19]

Der Bewerber für das Hochrheinpatent muss ein ärztliches Zeugnis nach dem Muster der Anlage B2 vorlegen (Abb. 5.4), das nicht älter als drei Monate sein darf. Der Nachweis der Tauglichkeit kann auch mit einem gültigen von der Zentralkommission für die Rheinschifffahrt anerkannten Befähigungszeugnis geführt werden, für das die gleichen

Anforderungen wie nach Anlage B1 und B2 sowie nach der Rheinpatentverordnung gelten. Bestehen danach Zweifel an der Tauglichkeit, kann die zuständige Behörde die Vorlage weiterer ärztlicher oder fachärztlicher Zeugnisse verlangen.

▶ Der Augenarzt braucht nur die Untersuchungen in Tab. 5.6 und Abb. 5.4. durchzuführen. Ich empfehle immer die Farbsinnuntersuchung mit dem Anomaloskop durchzuführen.

Literatur

1. Bekanntmachung über die Einführung von Sportseeschiffer- und Hochseeschifferprüfungen an den Seefahrtsschulen vom 6. Juni 1934<(Reichsministerblatt S.447)
2. Verordnung über die Eignung und die Befähigung zum Führen von Motorsportfahrzeugen auf den Seeschifffahrtsstraßen und Küstengewässern (Motorbootführerscheinverordnung) vom 17. Januar 1967 (BGBl.I S 731)
3. Verordnung über das Führen von Sportbooten auf den Binnenschifffahrtstraßen (Sportbootführerscheinverordnung – Binnen – SportbootFüV-Binnen) vom 22. März 1989 (BGBl.S.536)
4. Verordnung über den Erwerb von Sportsee- und Sporthochseeschifferscheinen und die Besetzung von Traditionsschiffen (Sportseeschifferscheinverordnung) in der Neufassung vom 3. März 1998 (BGBL. S.394).
5. Sportsee- und Sporthochseeschifferscheine sind vorgeschriebene Fahrerlaubnisse für die Führung von Traditionsschiffen und Ausbildungsyachten, § 1 Sportseeschifferscheinverordnung a.a.O. und § 15 Absatz 1 Verordnung zur Anpassung der Regelungen über die Inbetriebnahme, Vermietung und gewerbsmäßigen Nutzung von Sportbooten und Wassermotorrädern (Seesportbootverordnung) vom 29. August 2002 (BGBl. S.3457)
6. Zentralblatt für das Deutsche Reich, S.142
7. RGBl. S.561
8. Vgl. §§ 81–83, 102b des Seemannsgesetzes(BGBl.1957IIS.713)i.d.F.der Änderungen durch Gesetz vom 25.8.1961(BGBl.IIS.1391) und Gesetz vom 6.9.1973(BGBl.IS.1306)
9. BGBL.IS. 1241, geändert durch Verordnung vom 9.9.1975 (BGBl. IS. 2507)
10. Ophthal. Physiol. Opt.Vol 17, No 3, S. 248–254, 1997
11. The ChromaGen System. The Times:Featured ChromaGen in their issue on the 10th of June 1997. The Chromagen system has been selected as a Millennium Product, as announced by the Prime Minister , Tony Blair MP on 2nd April 1998
12. Binnenschifferpatentverordnung vom 15. Dezember 1997 (BGBl I S. 3066, zuletzt geändert durch Artikel 501 der Verordnung vom 31. Oktober 2006 (BGBl. I S. 2407)
13. Anlage zur Verordnung vom 15.Dez.1997-BGBl.II S.2174 in der jeweils anzuwendenden Fassung
14. Vom 1. Oktober 2002 geändert durch Verordnung vom 19. Dezember 2003 (BGBl. 2003 II S. 2132, 2004 II S. 143) und durch Verordnung vom 20. Januar 2006 (BGBl. I S. 220)
15. HmbGVBl. vom 16. Februar 1982, S. 32
16. Bundesgesetzblatt II S. 2176)

5 Schiffsverkehr

17. Verwaltungsvorschrift des Ministeriums für Wirtschaft, Mittelstand und Verkehr über die Eignung zum Schiffsführer (zu Art.12.03 der Bodensee-Schifffahrts-Ordnung) vom 28. Febr. 1984-Az. V7772/28
18. Verordnung zur Einführung über die Schifffahrt auf dem Bodensee vom 20. März.1976 und in der Fassung der 6. Verordnung zur Änderung der Verordnung vom 5. November 2005. (Diese Verordnung umfasst mit Anlagen 30 Seiten)
19. Verordnung des Ministeriums für Umwelt und Verkehr zur Einführung der Verordnung über die Erteilung von Schifferpatenten für die Hochrheinstrecke zwischen Basel und Rheinfelden. (Baden-Württemberg, Schweiz und Großherzogtum Baden.) vom 30. November 2002

Flugverkehr

Jörg Frischmuth

Inhaltsverzeichnis

6.1   Grundlagen und rechtliche Voraussetzungen 195
6.2   Allgemeine Anforderungen an die Erteilung von Tauglichkeitszeugnissen für Piloten . . . 196
6.3   Medizinische Anforderungen Klasse 1 und Klasse 2 197
6.4   Medizinische Anforderungen Leichtluftfahrzeug-Pilotenlizenz (LAPL) 206
6.5   Medizinische Anforderungen Flugbegleiter. 208
6.6   Medizinische Anforderungen Klasse 3 Fluglotsen 210
6.7   Gutachten. 215
6.8   Der Augenarzt als flugmedizinischer Sachverständiger. 219
Literatur. 220

6.1   Grundlagen und rechtliche Voraussetzungen

Das Recht der Luftfahrt ist europäisches Recht. Die medizinischen Kriterien der flugmedizinischen Begutachtung des fliegenden Personals und der Fluglotsen ist in der Europäischen Union durch EU-Verordnungen geregelt.

Eine EU-Verordnung ist ein Rechtsakt der Europäischen Union mit allgemeiner Gültigkeit und unmittelbarer Wirksamkeit auf die EU-Mitgliedstaaten. Eine EU-Verordnung hat Gesetzescharakter.

Die EU-Verordnungen werden für alle europäischen Ländern in die jeweilige Amtssprache übersetzt, für Deutschland in Deutsch.

J. Frischmuth (✉)
Köln, Deutschland
E-Mail: jfrischmuth@t-online.de

© Der/die Autor(en), exklusiv lizenziert an Springer-Verlag GmbH, DE, ein Teil von Springer Nature 2025
B. Lachenmayr (Hrsg.), *Begutachtung in der Augenheilkunde*,
https://doi.org/10.1007/978-3-662-69737-5_6

Für Piloten und Kabinenpersonal wurde die EU-Verordnung 1178/2011 erlassen. Diese unterteilt die Piloten in Klasse 1 (Berufspiloten), Klasse 2 (Privatpiloten) und LAPL (Light Aircraft Pilot Licence).

Seit 2019 gilt die Durchführungsverordnung (DVO) (EU) 2019/27 der Kommission zur Änderung der Verordnung (EU) 1178/2011.

Die Tauglichkeit für Fluglotsen wird in der EU-Verordnung 2015/340 geregelt.

Die Europäische Agentur für Flugsicherheit (EASA, European Aviation Safety Agency) ist eine europäische Behörde mit Sitz in Köln. Die EASA hat für die Begutachtung von Piloten zur EU-Verordnung 1178/2011 und zur EU-Verordnung 2015/340 zulässige Nachweisverfahren, die Acceptable Means of Compliance (AMC) and Guidance Material (GM) to Part-MED Medical requirement for air crew, festgelegt. Die 2. Version gilt seit 2019.

Diese Acceptable Means of Compliance haben den Charakter einer Selbstverpflichtung der Europäischen Behörden mit Verbindlichkeit für die zuständige nationale Behörde. Die Acceptable Means of Compliance liegen nur in der englischen Originalfassung vor.

Die Umsetzung dieser EU-Verordnungen und der Acceptable Means of Compliance obliegt den Nationalen Lizenzbehörden.

In Deutschland gibt es drei zuständige von der EASA anerkannte Lizenzbehörden:

- Luftfahrtbundesamt (LBA) in Braunschweig, zuständig für den zivilen Luftverkehr
- Bundesaufsichtsamt für Flugsicherung (BAF) in Langen, zuständig für die Flugsicherung
- Luftfahrtamt der Bundeswehr (LufABw) in Köln, zuständig für den militärischen Luftverkehr

In diesem Abschnitt Flugverkehr werden die Anforderungen für die Tauglichkeit von folgendem Luftfahrtpersonal dargestellt:

- Berufspiloten Klasse 1
- Privatpiloten Klasse 2
- Privatpiloten LAPL
- Kabinenpersonal
- Fluglotsen

6.2 Allgemeine Anforderungen an die Erteilung von Tauglichkeitszeugnissen für Piloten

6.2.1 DVO (EU) 2019/27 zu VU (EU) 1178/2011 (Part Med)

MED.A.010 Begriffsbestimmungen

„**Farbensicher**" bezeichnet die Fähigkeit eines Bewerbers, die in der Flugnavigation verwendeten Farben jederzeit zu unterscheiden und die in der Luftfahrt verwendeten farbigen Lichter korrekt zu erkennen.

„Refraktionsfehler" bezeichnet die mit Standardmethoden in Dioptrien gemessene Abweichung von der Normalsichtigkeit, wobei der am stärksten ametrope Meridian zugrunde gelegt wird.

MED.B.005 Allgemeine medizinische Anforderungen
Bewerber um ein Tauglichkeitszeugnis sind gemäß den in den Unterabschnitten 2 und 3 im Einzelnen aufgeführten medizinischen Anforderungen zu beurteilen.

Darüber hinaus sind Bewerber als untauglich zu beurteilen, wenn sie einen der folgenden medizinischen Befunde aufweisen, der dazu führt, dass sie funktional so stark beeinträchtigt werden, dass die sichere Ausübung der mit der beantragten Lizenz verbundenen Rechte wahrscheinlich gefährdet wird oder sie wahrscheinlich plötzlich außerstande gesetzt werden, diese Rechte auszuüben.

a) Angeborene oder erworbene Normabweichungen;
b) aktive, latente, akute oder chronische Erkrankungen oder Behinderungen;
c) Wunden, Verletzungen oder Operationsfolgen;
d) Wirkungen oder Nebenwirkungen eines für therapeutische, diagnostische oder präventive Zwecke angewandten bzw. eingenommenen verschreibungspflichtigen oder nicht verschreibungspflichtigen Arzneimittels.

6.2.2 Guidance Material to Part-MED

GM2 MED.B.070 Visual system

„Eye specialist"
The term ‚eye specialist' refers to an ophthalmologist or a vision care specialist qualified in optometry and trained to recognise pathological conditions.

6.3 Medizinische Anforderungen Klasse 1 und Klasse 2

6.3.1 DVO (EU) 2019/27 zu (EU) 1178/2011 (Part Med) Klasse 1 und 2

MED.B.070 Sehorgan
a) Untersuchung
　1. Für ein Tauglichkeitszeugnis der Klasse 1:
　　i) Bei der Erstuntersuchung ist eine umfassende Untersuchung des Auges durchzuführen, die in Abhängigkeit von der Refraktion und der funktionellen Leistungsfähigkeit des Auges bei klinischer Indikation und in regelmäßigen Abständen wiederholt werden muss.

ii) Bei sämtlichen Verlängerungs- und Erneuerungsuntersuchungen ist eine Routineuntersuchung des Auges durchzuführen.
2. Für ein Tauglichkeitszeugnis der Klasse 2:
   i) Bei der Erstuntersuchung und bei sämtlichen Verlängerungs- und Erneuerungsuntersuchungen ist eine Routineuntersuchung des Auges durchzuführen.
   ii) Bei klinischer Indikation ist eine umfassende Untersuchung des Auges durchzuführen.
b) Sehschärfe
   1. Für ein Tauglichkeitszeugnis der Klasse 1:
      i) Der korrigierte oder unkorrigierte Fernvisus muss für jedes Auge getrennt mindestens den Wert 6/9 (0,7) und bei beidäugigem Sehen mindestens den Wert 6/6 (1,0) erreichen.
      ii) Bewerber, deren Sehschärfe auf einem Auge bei der Erstuntersuchung unter dem Grenzwert liegt, sind als untauglich zu beurteilen.
      iii) Unbeschadet des Buchstaben b Nummer 1 Ziffer i müssen Bewerber mit einer erworbenen Sehschärfe auf einem Auge unter dem Grenzwert oder einer erworbenen Einäugigkeit bei Verlängerungs- und Erneuerungsuntersuchungen an den medizinischen Sachverständigen der Genehmigungsbehörde verwiesen werden und können vorbehaltlich einer zufriedenstellenden augenärztlichen Beurteilung als tauglich beurteilt werden.
   2. Für ein Tauglichkeitszeugnis der Klasse 2:
      i) Der korrigierte oder unkorrigierte Fernvisus muss für jedes Auge getrennt mindestens den Wert 6/12 (0,5) und bei beidäugigem Sehen mindestens den Wert 6/9 (0,7) erreichen.
      ii) Unbeschadet des Buchstaben b Nummer 2 Ziffer i können Bewerber mit einer Sehschärfe auf einem Auge unter dem Grenzwert oder Einäugigkeit in Konsultation mit dem medizinischen Sachverständigen der Genehmigungsbehörde und vorbehaltlich einer zufriedenstellenden augenärztlichen Beurteilung als tauglich beurteilt werden.
   3. Bewerber müssen, gegebenenfalls mit korrigierender Sehhilfe, eine Tafel vom Typ N5 (oder gleichwertig) aus einer Entfernung von 30–50 cm und eine Tafel vom Typ N14 (oder gleichwertig) aus einer Entfernung von 100 cm lesen können.
c) Refraktionsfehler und Anisometropie
   1. Bewerber mit Refraktionsfehler oder Anisometropie können vorbehaltlich einer zufriedenstellenden augenärztlichen Beurteilung als tauglich beurteilt werden.
   2. Unbeschadet des Buchstabens c Nummer 1 sind Bewerber um ein Tauglichkeitszeugnis der Klasse 1 mit einem der folgenden medizinischen Befunde an den medizinischen Sachverständigen der Genehmigungsbehörde zu verweisen und können vorbehaltlich einer zufriedenstellenden augenärztlichen Beurteilung als tauglich beurteilt werden.

    i) Kurzsichtigkeit von mehr als −6,0 dpt;
    ii) Astigmatismus von mehr als 2,0 dpt;
    iii) Anisometropie von mehr als 2,0 dpt;
 3. Unbeschadet des Buchstabens c Nummer 1 sind Bewerber um ein Tauglichkeitszeugnis der Klasse 1 mit einer Weitsichtigkeit von +5,0 dpt an den medizinischen Sachverständigen der Genehmigungsbehörde zu verweisen und können vorbehaltlich einer zufriedenstellenden augenärztlichen Beurteilung als tauglich beurteilt werden, sofern sie über ausreichende Fusionsreserven verfügen, ihr Augeninnendruck und die Vorderkammerwinkel normal sind und keine sonstige signifikante Pathologie nachweisbar ist. Unbeschadet des Buchstabens b Nummer 1 Ziffer i muss die korrigierte Sehschärfe jedes Auges mindestens einen Wert von 6/6 erreichen.
 4. Bewerber mit klinisch diagnostiziertem Keratokonus können vorbehaltlich einer zufriedenstellenden augenärztlichen Beurteilung als tauglich beurteilt werden. Solche Bewerber um ein Tauglichkeitszeugnis der Klasse 1 müssen an den medizinischen Sachverständigen der Genehmigungsbehörde verwiesen werden.
d) Binokularfunktion
 1. Bewerber um ein Tauglichkeitszeugnis der Klasse 1 sind als untauglich zu beurteilen, wenn sie keine normale Binokularfunktion aufweisen und wenn dieser medizinische Befund wahrscheinlich die sichere Ausübung der mit der Lizenz verbundenen Rechte gefährdet, wobei gegebenenfalls geeignete Korrekturmaßnahmen zu berücksichtigen sind.
 2. Bewerber mit Diplopie sind als untauglich zu beurteilen.
e) Gesichtsfelder
Bewerber um ein Tauglichkeitszeugnis der Klasse 1 sind als untauglich zu beurteilen, wenn sie keine normalen Gesichtsfelder aufweisen und wenn dieser medizinische Befund wahrscheinlich die sichere Ausübung der mit der Lizenz verbundenen Rechte gefährdet, wobei gegebenenfalls geeignete Korrekturmaßnahmen zu berücksichtigen sind.
f) Augenoperation
Bewerber, bei denen eine Augenoperation durchgeführt wurde, sind als untauglich zu beurteilen. Nach der vollständigen Wiederherstellung ihres Sehvermögens und vorbehaltlich einer zufriedenstellenden augenärztlichen Beurteilung können sie jedoch als tauglich beurteilt werden.
g) Brillen und Kontaktlinsen
 1. Kann ein zufriedenstellendes Sehvermögen nur unter Einsatz korrigierender Sehhilfen erreicht werden, so müssen die Brillen oder Kontaktlinsen das bestmögliche Sehvermögen vermitteln, gut vertragen werden und für fliegerische Zwecke geeignet sein.
 2. Die Anforderungen an das Sehvermögen müssen bei der Ausübung der mit der/den verwendeten Lizenz(en) verbundenen Rechte mit nur einer einzigen Brille erfüllt werden können.

3. Für die Fernsicht müssen bei der Ausübung der mit der/den verwendeten Lizenz(en) verbundenen Rechte eine Brille oder Kontaktlinsen getragen werden.
4. Für die Nahsicht muss bei der Ausübung der mit der/den verwendeten Lizenz(en) verbundenen Rechte eine Brille griffbereit sein.
5. Bei der Ausübung der mit der/den verwendeten Lizenz(en) verbundenen Rechte muss jederzeit eine Ersatzbrille für die Fern- bzw. Nahsicht mit gleicher Korrektur griffbereit sein.
6. Sofern bei der Ausübung der mit der/den verwendeten Lizenz(en) verbundenen Rechte Kontaktlinsen getragen werden, müssen diese für die Korrektur des Fernvisus bestimmt und monofokal sein, dürfen keine Färbung aufweisen und müssen gut vertragen werden.
7. Bewerber mit starkem Refraktionsfehler müssen Kontaktlinsen oder eine Brille mit hochbrechenden Gläsern tragen.
8. Orthokeratologische Kontaktlinsen dürfen nicht verwendet werden.

MED.B.075 Farberkennung
a) Bewerber sind als untauglich zu beurteilen, wenn sie nicht nachweisen können, dass sie die für die sichere Ausübung der mit der Lizenz verbundenen Rechte relevanten Farben erkennen können.
b) Untersuchung und Beurteilung
1. Bewerber, die sich erstmals ein Tauglichkeitszeugnis erteilen lassen möchten, müssen sich dem Ishihara-Test unterziehen. Bewerber, die den Test bestehen, können als tauglich beurteilt werden.
2. Für ein Tauglichkeitszeugnis der Klasse 1:
   i) Bewerber, die den Ishihara-Test nicht bestehen, sind an den medizinischen Sachverständigen der Genehmigungsbehörde zu verweisen und müssen sich weitergehenden Farberkennungstests unterziehen, um nachzuweisen, dass sie farbensicher sind.
   ii) Bewerber müssen normale Trichromaten oder farbensicher sein.
   iii) Bewerber, die weiterführende Farberkennungstests nicht bestehen, sind als untauglich zu beurteilen.
3. Für ein Tauglichkeitszeugnis der Klasse 2:
   i) Bewerber, die den Ishihara-Test nicht bestehen, müssen sich weiterführenden Farberkennungstests unterziehen, um nachzuweisen, dass sie farbensicher sind.
   ii) Bei Bewerbern, deren Farberkennung nicht zufriedenstellend ist, ist das Tauglichkeitszeugnis auf die Ausübung der mit der verwendeten Lizenz verbundenen Rechte auf Flüge am Tag einzuschränken.

6.3.2 Acceptable Means of Compliance Klasse 1

AMC1 MED.B.070 Visual system
a) Eye examination
   1. At each aero-medical examination, an assessment of the visual fitness should be undertaken and the eyes should be examined with regard to possible pathology.
   2. All abnormal and doubtful cases should be referred to an ophthalmologist. Conditions which indicate ophthalmological examination include but are not limited to a substantial decrease in the uncorrected visual acuity, any decrease in best corrected visual acuity and/or the occurrence of eye disease, eye injury, or eye surgery.
   3. Where specialist ophthalmological examinations are required for any significant reason, this should be imposed as a limitation on the medical certificate.
   4. The possible cumulative effect of more than one eye condition should be evaluated by an ophthalmologist.
b) Comprehensive eye examination
   A comprehensive eye examination by an eye specialist is required at the initial examination. All abnormal and doubtful cases should be referred to an ophthalmologist. The examination should include:
   1. history;
   2. visual acuities near, intermediate and distant vision (uncorrected and with best optical correction if needed);
   3. examination of the external eye, anatomy, media (slit lamp) and fundoscopy;
   4. ocular motility;
   5. binocular vision;
   6. visual fields;
   7. tonometry on clinical indication;
   8. objective refraction: hyperopic initial applicants with a hyperopia of more than +2 dioptres and under the age of 25 should undergo objective refraction in cycloplegia;
   9. assessment of mesopic contrast sensitivity; and
   10. colour vision.
c) Routine eye examination
   A routine eye examination may be performed by an AME and should include:
   1. history;
   2. visual acuities – near, intermediate and distant vision (uncorrected and with best optical correction if needed);
   3. examination of the external eye, anatomy, media and fundoscopy; and
   4. further examination on clinical indication.
d) Refractive error and anisometropia

1. Applicants with the following conditions may be assessed as fit subject to satisfactory ophthalmic evaluation and provided that optimal correction has been considered and no significant pathology is demonstrated:
   i) hypermetropia not exceeding +5.0 dioptres;
   ii) myopia not exceeding −6.0 dioptres;
   iii) astigmatism not exceeding 2.0 dioptres;
   iv) anisometropia not exceeding 2.0 dioptres.
2. Applicants should wear contact lenses if:
   i) hypermetropia exceeds +5.0 dioptres;
   ii) anisometropia exceeds 3.0 dioptres.
3. An evaluation by an eye specialist should be undertaken 5-yearly if:
   i) the refractive error is between −3.0 and −6.0 dioptres or +3 and +5 dioptres;
   ii) astigmatism or anisometropia is between 2.0 and 3.0 dioptres.
4. An evaluation by an eye specialist should be undertaken 2-yearly if:
   i) the refractive error is greater than −6.0 dioptres or +5.0 dioptres;
   ii) astigmatism or anisometropia exceeds 3.0 dioptres.

e) Uncorrected visual acuity

No limits apply to uncorrected visual acuity.

f) Visual acuity

1. Reduced vision in one eye or monocularity: Applicants for revalidation or renewal with reduced central vision or acquired loss of vision in one eye may be assessed as fit with an OML if:
   i) the binocular visual field or, in the case of monocularity, the monocular visual field is acceptable;
   ii) in the case of monocularity, a period of adaptation time has passed from the known point of visual loss, during which the applicant should be assessed as unfit;
   iii) the unaffected eye achieves distant visual acuity of 6/6 (1,0) corrected or uncorrected;
   iv) the unaffected eye achieves intermediate visual acuity of N14 and N5 for near;
   v) the underlying pathology is acceptable according to ophthalmological assessment and there is no significant ocular pathology in the unaffected eye; and
   vi) a medical flight test is satisfactory.
2. Visual fields

   Applicants with a visual field defect, who do not have reduced central vision or acquired loss of vision in one eye, may be assessed as fit if the binocular visual field is normal.

g) Keratoconus

Applicants with keratoconus may be assessed as fit if the visual requirements are met with the use of corrective lenses and periodic evaluation is undertaken by an ophthalmologist.

h) Binocular function

Applicants with heterophoria (imbalance of the ocular muscles) exceeding:

1. at 6 m:

   2.0 prism dioptres in hyperphoria,
   10.0 prism dioptres in esophoria,
   8.0 prism dioptres in exophoria
   and

2. at 33 cm:

   1.0 prism dioptre in hyperphoria,
   8.0 prism dioptres in esophoria,
   12.0 prism dioptres in exophoria

   should be assessed as unfit. A fit assessment may be considered if an orthoptic evaluation demonstrates that the fusional reserves are sufficient to prevent asthenopia and diplopia.

i) Eye surgery

The assessment after eye surgery should include an ophthalmological examination.

1. After refractive surgery, a fit assessment may be considered, provided that:

   i) stability of refraction of less than 0.75 dioptres variation diurnally has been achieved;
   ii) examination of the eye shows no post-operative complications;
   iii) glare sensitivity is within normal standards;
   iv) mesopic contrast sensitivity is not impaired;
   v) an evaluation is undertaken by an eye specialist.

2. Following intraocular lens surgery, including cataract surgery, a fit assessment may be considered once recovery is complete and the visual requirements are met with or without correction. Intraocular lenses should be monofocal and should not impair colour vision and night vision.

3. Retinal surgery entails unfitness. A fit assessment may be considered 6 months after surgery, or earlier if recovery is complete. A fit assessment may also be considered earlier after retinal laser therapy. Regular follow-up by an ophthalmologist should be carried out.

4. Glaucoma surgery entails unfitness. A fit assessment may be considered 6 months after surgery or earlier if recovery is complete. Regular follow-up by an ophthalmologist should be carried out.

j) Visual correction

Correcting lenses should permit the licence holder to meet the visual requirements at all distances.

AMC1 MED B.075 Colour vision

a) At revalidation and renewal examinations, colour vision should be tested on clinical indication.
b) The Ishihara test (24 plate version) is considered passed if the first 15 plates, presented in a random order, are identified without error.
c) Those failing the Ishihara test should be examined either by:
   1. anomaloscopy (Nagel or equivalent). This test is considered passed if the colour match is trichromatic and the matching range is 4 scale units or less, or if the anomalous quotient is acceptable; or by
   2. lantern testing with a Spectrolux, Beynes or Holmes-Wright lantern. This test is considered passed if the applicant passes without error a test with accepted lanterns.
   3. Colour Assessment and Diagnosis (CAD) test. This test is considered passed if the threshold is less than 6 standard normal (SN) units for deutan deficiency, or less than 12 SN units for protan deficiency. A threshold greater than 2 SN units for tritan deficiency indicates an acquired cause which should be investigated.

6.3.3 Acceptable Means of Compliance Klasse 2

AMC2 MED.B.070 Visual system

a) Eye examination
   1. At each aero-medical revalidation examination an assessment of the visual fitness of the applicant should be undertaken and the eyes should be examined with regard to possible pathology. Conditions which indicate further ophthalmological examination include but are not limited to a substantial decrease in the uncorrected visual acuity, any decrease in best corrected visual acuity and/or the occurrence of eye disease, eye injury, or eye surgery.
   2. At the initial assessment, the examination should include:
      i) history;
      ii) visual acuities near, intermediate and distant vision (uncorrected and with best optical correction if needed);
      iii) examination of the external eye, anatomy, media and fundoscopy;
      iv) ocular motility;
      v) binocular vision;
      vi) visual fields;
      vii) colour vision;
      viii) further examination on clinical indication.
   3. At the initial assessment the applicant should submit a copy of the recent spectacle prescription if visual correction is required to meet the visual requirements.

b) Routine eye examination
A routine eye examination should include:
1. history;
2. visual acuities – near, intermediate and distant vision (uncorrected and with best optical correction if needed);
3. examination of the external eye, anatomy, media and fundoscopy;
4. further examination on clinical indication.
c) Visual acuity
Reduced vision in one eye or monocularity: Applicants with reduced vision or loss of vision in one eye may be assessed as fit if:
1. the binocular visual field or, in the case of monocularity, the monocular visual field is acceptable;
2. in the case of monocularity, a period of adaptation time has passed from the known point of visual loss, during which the applicant should be assessed as unfit;
3. the unaffected eye achieves distant visual acuity of 6/6 (1,0), corrected or uncorrected;
4. the unaffected eye achieves intermediate visual acuity of N14 or equivalent and N5 or equivalent for near (Refer to GM1 MED.B.070);
5. there is no significant ocular pathology in the unaffected eye; and
6. a medical flight test is satisfactory.
d) Binocular function
Reduced stereopsis, abnormal convergence not interfering with near vision and ocular misalignment where the fusional reserves are sufficient to prevent asthenopia and diplopia may be acceptable
e) Eye surgery
2. After refractive surgery a fit assessment may be considered provided that there is satisfactory stability of refraction, there are no post-operative complications and no increase in glare sensitivity.
3. After cataract, retinal or glaucoma surgery a fit assessment may be considered once recovery is complete and the visual requirements are met with or without correction.
f) Visual correction
Correcting lenses should permit the licence holder to meet the visual requirements at all distances.

AMC2 MED B.075 Colour vision
a) Colour vision should be tested on clinical indication at revalidation and renewal examinations.
b) The Ishihara test (24 plate version) is considered passed if the first 15 plates, presented in a random order, are identified without error.
c) Those failing the Ishihara test should be examined either by:

1. anomaloscopy (Nagel or equivalent). This test is considered passed if the colour match is trichromatic and the matching range is 4 scale units or less, or if the anomalous quotient is acceptable; or by
2. lantern testing with a Spectrolux, Beynes or Holmes-Wright lantern. This test is considered passed if the applicant passes without error a test with accepted lanterns.
3. Colour Assessment and Diagnosis (CAD) test. This test is considered passed if the threshold is less than 6 standard normal (SN) units for deutan deficiency, or less than 12 SN units for protan deficiency. A threshold greater than 2 SN units for tritan deficiency indicates an acquired cause which should be investigated.

6.4 Medizinische Anforderungen Leichtluftfahrzeug-Pilotenlizenz (LAPL)

6.4.1 DVO (EU) 2019/27 zu 1178/2011 (Part Med) LAPL

MED.B.095 Ärztliche Untersuchung und/oder Beurteilung von Bewerbern um Tauglichkeitszeugnisse für LAPL

a) Bewerber um Tauglichkeitszeugnisse für LAPL sind gemäß der besten flugmedizinischen Praxis zu beurteilen.

b) Die vollständige Krankengeschichte des Bewerbers ist besonders zu berücksichtigen.

c) Die Erstbeurteilung, alle anschließenden Folgebeurteilungen, nachdem der Lizenzinhaber das 50. Lebensjahr vollendet hat, sowie alle Beurteilungen, bei denen die Krankengeschichte des Bewerbers dem Sachverständigen nicht vorliegt, umfassen zumindest
   1. eine klinische Untersuchung;
   2. eine Messung des Blutdrucks;
   3. eine Urinanalyse;
   4. einen Sehtest;
   5. einen Hörtest.

d) Nach der Erstbeurteilung müssen anschließende Folgebeurteilungen mindestens die beiden folgenden Positionen umfassen, bis der Lizenzinhaber das 50. Lebensjahr vollendet hat:
   1. eine Beurteilung der Krankengeschichte des LAPL-Inhabers;
   2. die unter Buchstabe c genannten Maßnahmen, soweit sie vom flugmedizinischen Zentrum, dem flugmedizinischen Sachverständigen oder dem Arzt für Allgemeinmedizin entsprechend der besten flugmedizinischen Praxis für notwendig erachtet werden.

6.4.2 Acceptable Means of Compliance LAPL

AMC13 MED.B.095 Visual system
a) Applicants should not possess any abnormality of the function of the eyes or their adnexa or any active pathological condition, congenital or acquired, acute or chronic, or any sequelae of eye surgery or trauma, which is likely to interfere with the safe exercise of the privileges of the applicable licence.
b) Eye examination
The examination should include visual acuities (near, intermediate and distant vision) and visual field.
c) Visual acuity
  1. Visual acuity with or without corrective lenses should be 6/9 (0,7) binocularly and 6/12 (0,5) in each eye.
  2. Applicants who do not meet the required visual acuity should be assessed by an AME or AeMC, taking into account the privileges of the licence held and the risk involved.
  3. Applicants should be able to read, binocularly, an N5 chart (or equivalent) at 30–50 cm and an N14 chart (or equivalent) at 100 cm, with correction if prescribed.
d) Visual acuity
Applicants with substandard vision in one eye may be assessed as fit if the better eye:
  1. achieves distant visual acuity of 6/6 (1,0), corrected or uncorrected;
  2. achieves distant visual acuity less than 6/6 (1,0) but not less than 6/9 (0,7), after ophthalmological evaluation.
e) Visual field defects
Applicants with a visual field defect may be assessed as fit if the binocular visual field or, in the case of monocularity, the monocular visual field is acceptable.
f) Eye surgery
  1. After refractive surgery, a fit assessment may be considered, provided that there is satisfactory stability of refraction, there are no post-operative complications and no significant increase in glare sensitivity.
  2. After cataract, retinal or glaucoma surgery a fit assessment may be considered once recovery is complete.
g) Visual correction
Correcting lenses should permit the licence holder to meet the visual requirements at all distances.

AMC14 MED.B.095 Colour vision

Applicants for a night rating should correctly identify 9 of the first 15 plates of the 24-plate edition of Ishihara pseudoisochromatic plates or should be colour safe.

AMC5 MEB.095 Metabolic and endocrine systems

d) Diabetes mellitus
e) Aero-medical assessment by, or under the guidance of, the medical assessor of the licensing authority:
    2. Ophthalmological review at yearly intervals, including:
        i) visual fields – Humphrey-perimeter;
        ii) retinae – full dilatation slit lamp examination;
        iii) cataract – clinical screening.
    The development of retinopathy requires a full ophthalmological review.

6.5 Medizinische Anforderungen Flugbegleiter

6.5.1 EU-Verordnung 1178/2011 (Part Med)

Anforderungen für die flugmedizinische Beurteilung von Flugbegleitern.

MED.C.020 Allgemeines

Flugbegleiter dürfen keine:

a) angeborenen oder erworbenen Normabweichungen;
b) aktiven, latenten, akuten oder chronischen Erkrankungen oder Behinderungen;
c) Wunden, Verletzungen oder Operationsfolgen und
d) Wirkungen und Nebenwirkungen eines für therapeutische, diagnostische oder präventive Zwecke angewendeten bzw. eingenommenen verschreibungspflichtigen oder nicht verschreibungspflichtigen Arzneimittels aufweisen, die eine funktionelle Beeinträchtigung eines Ausmaßes nach sich ziehen würden, das zu Handlungsunfähigkeit führen oder ihre Fähigkeit zur Wahrnehmung ihrer Sicherheitspflichten und Verantwortlichkeiten beeinträchtigen könnte.

MED.C.025 Inhalt flugmedizinischer Beurteilungen

a) Eine flugmedizinische Erstbeurteilung umfasst mindestens:
    1. eine Beurteilung der Krankengeschichte des sich bewerbenden Flugbegleiters und
    2. eine klinische Untersuchung:
        i) des Herz-Kreislauf-Systems;
        ii) von Lunge und Atemwegen;
        iii) des Bewegungsapparats;

6 Flugverkehr

      iv) von Hals, Nase und Ohren;
      v) des Sehorgans und
      vi) der Farberkennung.
b) Jede anschließend durchgeführte flugmedizinische Folgebeurteilung umfasst zumindest:
   1. eine Beurteilung der Krankengeschichte des sich bewerbenden Flugbegleiters sowie
   2. eine klinische Untersuchung, sofern dies gemäß der bewährten medizinischen Praxis für notwendig erachtet wird.
c) Im Sinne von Buchstabe a und Buchstabe b müssen in Zweifelsfällen oder bei klinischer Indikation im Rahmen der flugmedizinischen Beurteilung eines Flugbegleiters auch weitere ärztliche Untersuchungen, Tests oder Überprüfungen durchgeführt werden, die vom flugmedizinischen Sachverständigen, vom flugmedizinischen Zentrum oder vom Arzt für Arbeitsmedizin für notwendig erachtet werden.

6.5.2 Acceptable Means of Compliance Cabin Crew

AMC13 MED.C.025 Visual system
a) Examination
   1. a routine eye examination should form part of the initial and all further examinations and assessments; and
   2. an extended eye examination should be undertaken by an eye specialist when clinically indicated.
b) Distant visual acuity, with or without correction, should be with both eyes 6/9 (0,7) or better.
c) Cabin crew members should be able to read an N5 chart (or equivalent) at 30–50 cm, with correction if prescribed.
d) The binocular visual field or, in the case of monocularity, the monocular visual field should be acceptable.
e) Cabin crew members who have undergone refractive surgery may be assessed as fit subject to satisfactory ophthalmic evaluation.
f) Cabin crew members with diplopia should be assessed as unfit.
g) Spectacles and contact lenses:
If satisfactory visual function is achieved only with the use of correction:
   1. in the case of myopia or hyperopia or both, spectacles or contact lenses should be worn whilst on duty;
   2. in the case of presbyopia, spectacles should be readily available for immediate use;
   3. the correction should provide optimal visual function and be well-tolerated;
   4. a spare set of similarly correcting spectacles should be readily available for immediate use whilst on duty;
   5. orthokeratologic lenses should not be used.

AMC14 MED.C.025 Colour vision
Cabin crew members should be able to correctly identify 9 of the first 15 plates of the 24-plate edition of Ishihara pseudoisochromatic plates. Alternatively, cabin crew members should demonstrate the ability to readily perceive those colours of which the perception is required for the safe performance of their duties.

6.6 Medizinische Anforderungen Klasse 3 Fluglotsen

6.6.1 EU-Verordnung 2015/340 (ATCO.MED)

ATCO.MED.B.070 Sehorgan
a) Untersuchung
   1. Bei der Erstuntersuchung ist eine umfassende Untersuchung des Auges durchzuführen, die in Abhängigkeit von der Refraktion und der funktionellen Leistungsfähigkeit des Auges in regelmäßigen Abständen wiederholt werden muss.
   2. Bei sämtlichen Verlängerungs- und Erneuerungsuntersuchungen ist eine Routineuntersuchung des Auges durchzuführen.
   3. Bei Anwärtern ist eine Tonometrie bei der ersten Verlängerungsuntersuchung nach dem 40. Lebensjahr, bei klinischer Indikation und unter Berücksichtigung der Familienanamnese durchzuführen.
   4. Anwärter müssen dem AeMC oder AME einen augenärztlichen Untersuchungsbericht in Fällen vorlegen, in denen
      i) die funktionelle Leistung deutlich verändert ist;
      ii) die Fernvisusstandards nur mit einer korrigierenden Sehhilfe erreicht werden können;
   5. Anwärter mit einem hohen Refraktionsfehler müssen an die Genehmigungsbehörde verwiesen werden.
b) Der korrigierte oder unkorrigierte Fernvisus muss für jedes Auge getrennt mindestens den Wert 6/9 (0,7) und bei beidäugigem Sehen mindestens den Wert 6/6 (1,0) erreichen.
c) Erstanwärter mit Einäugigkeit oder funktioneller Einäugigkeit, einschließlich einer Störung des Augenmuskelgleichgewichts, müssen als untauglich beurteilt werden. Bei Verlängerungs- oder Erneuerungsuntersuchungen kann der Anwärter bei zufriedenstellendem augenärztlichem Untersuchungsergebnis als tauglich beurteilt werden. Anwärter müssen an die Genehmigungsbehörde verwiesen werden.
d) Erstanwärter mit erworbener Sehschärfe auf einem Auge unter dem Grenzwert müssen als untauglich beurteilt werden. Bei Verlängerungs- oder Erneuerungsuntersuchungen wird der Anwärter an die Genehmigungsbehörde verwiesen und kann bei zufriedenstellendem augenärztlichen Untersuchungsergebnis als tauglich beurteilt werden.

e) Anwärter müssen, gegebenenfalls mit korrigierender Sehhilfe, eine Tafel vom Typ N5 (oder gleichwertig) aus einer Entfernung von 30–50 cm und eine Tafel vom Typ N14 (oder gleichwertig) aus einer Entfernung von 60–100 cm lesen können.
f) Anwärter müssen ein normales Gesichtsfeld und eine normale binokulare Funktion aufweisen.
g) Anwärter, bei denen eine Augenoperation durchgeführt wurde, müssen bis zur vollständigen Wiederherstellung des Sehvermögens als untauglich beurteilt werden. Eine Beurteilung als tauglich kann von der Genehmigungsbehörde vorbehaltlich einer zufriedenstellenden augenärztlichen Beurteilung in Erwägung gezogen werden.
h) Anwärter mit klinisch diagnostiziertem Keratokonus müssen an die Genehmigungsbehörde verwiesen werden und können vorbehaltlich einer zufriedenstellenden augenärztlichen Beurteilung als tauglich beurteilt werden.
i) Bewerber mit Diplopie sind als untauglich zu beurteilen.
j) Brille und Kontaktlinsen

Kann ein zufriedenstellendes Sehvermögen nur unter Einsatz korrigierender Sehhilfen erreicht werden, so muss die korrigierende Sehhilfe das bestmögliche Sehvermögen vermitteln, gut vertragen werden und für Flugverkehrskontrollzwecke geeignet sein.

Die Anforderungen an das Sehvermögen müssen während der Ausübung der mit der Lizenz erworbenen Rechte für alle Entfernungen mit einer einzigen Brille erfüllt werden können.

Bei der Ausübung der mit der/den geltenden Lizenz(en) verbundenen Rechte muss jederzeit eine Ersatzbrille mit gleicher Korrektur griffbereit sein.

Kontaktlinsen, die bei der Ausübung der mit der Lizenz erworbenen Rechte getragen werden, müssen monofokal und dürfen nicht getönt und nicht orthokeratologisch sein. Monovisionslinsen dürfen nicht verwendet werden.

Anwärter mit starkem Refraktionsfehler müssen Kontaktlinsen oder eine Brille mit hochbrechenden Gläsern tragen.

ATCO.MED.B.075 Farberkennung
Anwärter müssen normale Trichromaten sein.

6.6.2 Acceptable Means of Compliance ATCO.MED

AMC1 ATCO.MED.B.070 Visual system
a) Eye examination
   1. At each aero-medical revalidation examination, the visual fitness should be assessed and the eyes should be examined with regard to possible pathology.
   2. All abnormal and doubtful cases should be referred to an ophthalmologist. Conditions which indicate ophthalmological examination include but are not limited

to a substantial decrease in the uncorrected visual acuity, any decrease in best corrected visual acuity and/or the occurrence of eye disease, eye injury or eye surgery.
3. Where ophthalmological examinations are required for any significant reason, this should be imposed as a limitation on the medical certificate.
4. The effect of multiple eye conditions should be evaluated by an ophthalmologist with regard to possible cumulative effects. Functional testing in the working environment may be necessary to consider a fit assessment.
5. Visual acuity should be tested using Snellen charts, or equivalent, under appropriate illumination. Where clinical evidence suggests that Snellen may not be appropriate, Landolt ‚C' may be used.

b) Comprehensive eye examination

A comprehensive eye examination by an eye specialist is required at the initial examination. All abnormal and doubtful cases should be referred to an ophthalmologist. The examination should include:
1. history;
2. visual acuities – near, intermediate and distant vision; uncorrected and with best optical correction if needed;
3. objective refraction – hyperopic initial applicants with a hyperopia of more than +2 dioptres and under the age of 25 in cycloplegia;
4. ocular motility and binocular vision;
5. colour vision;
6. visual fields;
7. tonometry;
8. examination of the external eye, anatomy, media (slit lamp) and fundoscopy;
9. assessment of contrast and glare sensitivity.

c) Routine eye examination

At each revalidation or renewal examination, the visual fitness should be assessed and the eyes should be examined with regard to possible pathology. All abnormal and doubtful cases should be referred to an ophthalmologist. This routine eye examination should include:
1. history;
2. visual acuities – near, intermediate and distant vision; uncorrected and with best optical correction if needed;
3. morphology by ophthalmoscopy;
4. further examination on clinical indication.

d) Refractive error
1. Applicants with a refractive error between +5.0/−6.0 dioptres may be assessed as fit provided optimal correction has been considered and no significant pathology is demonstrated. If the refractive error exceeds +3.0/−3.0 dioptres, a four-yearly follow-up by an eye specialist should be required.
2. Applicants with:

i) a refractive error exceeding − 6 dioptres;
ii) an astigmatic component exceeding 3 dioptres; or
iii) anisometropia exceeding 3 dioptres;
may be considered for a fit assessment if:
A) no significant pathology can be demonstrated;
B) optimal correction has been considered;
C) visual acuity is at least 6/6 (1.0) in each eye separately with normal visual fields while wearing the optimal spectacle correction;
D) two-yearly follow-up is undertaken by an eye specialist.
3. Applicants with hypermetropia exceeding +5.0 dioptres may be assessed as fit subject to a satisfactory ophthalmological evaluation provided there are adequate fusional reserves, normal intraocular pressures and anterior angles and no significant pathology has been demonstrated. Corrected visual acuity in each eye shall be 6/6 or better.
4. Applicants with a large refractive error shall use contact lenses or high-index spectacle lenses.

e) Convergence
Applicants with convergence outside the normal range may be assessed as fit provided it does not interfere with near vision (30–50 cm) or intermediate vision (100 cm) with or without correction.

f) Substandard vision
1. Applicants with reduced central vision in one eye may be assessed as fit for a revalidation or renewal of a medical certificate if the binocular visual field is normal and the underlying pathology is acceptable according to ophthalmological evaluation. Testing should include functional testing in the appropriate working environment.
2. Applicants with acquired substandard vision in one eye (monocularity, functional monocular vision including eye muscle imbalance) may be assessed as fit for revalidation or renewal if the ophthalmological examination confirms that:
    i) the better eye achieves distant visual acuity of 1.0 (6/6), corrected or uncorrected;
    ii) the better eye achieves intermediate and near visual acuity of 0.7 (6/9), corrected or uncorrected;
    iii) there is no significant ocular pathology;
    iv) a functional test in the working environment is satisfactory; and
    v) in the case of acute loss of vision in one eye, a period of adaptation time has passed from the known point of visual loss, during which the applicant is assessed as unfit.
3. An applicant with a monocular visual field defect may be assessed as fit if the binocular visual fields are normal.

g) Keratoconus Applicants with keratoconus may be considered for a fit assessment if the visual requirements are met with the use of corrective lenses and periodic review is undertaken by an ophthalmologist.
h) Heterophoria
Applicants with heterophoria (imbalance of the ocular muscles) exceeding when measured with optimal correction, if prescribed:
1. at six metres:
2.0 prism dioptres in hyperphoria,
10.0 prism dioptres in esophoria,
8.0 prism dioptres in exophoria
and
2. at 33 cm:
1.0 prism dioptre in hyperphoria,
8.0 prism dioptres in esophoria,
12.0 prism dioptres in exophoria

may be assessed as fit provided that orthoptic evaluation demonstrates that the fusional reserves are sufficient to prevent asthenopia and diplopia. The Netherlands Optical Society (TNO) testing or equivalent should be carried out to demonstrate fusion.
i) Eye surgery
1. After refractive surgery or surgery of the cornea including cross linking, a fit assessment may be considered, provided:
    i) satisfactory stability of refraction has been achieved (less than 0.75 dioptres variation diurnally);
    ii) examination of the eye shows no post-operative complications;
    iii) glare sensitivity is normal;
    iv) mesopic contrast sensitivity is not impaired;
    v) evaluation is undertaken by an ophthalmologist.
2. Cataract surgery
Following intraocular lens surgery, including cataract surgery, a fit assessment may be considered once recovery is complete and the visual requirements are met with or without correction. Intraocular lenses should be monofocal and should not impair colour vision.
3. Retinal surgery/retinal laser therapy
    (i) After successful retinal surgery, applicants may be assessed as fit once the recovery is complete. Annual ophthalmological follow-up may be necessary. Longer periods may be acceptable after two years on recommendation of the ophthalmologist.
    (ii) After successful retinal laser therapy, applicants may be assessed as fit provided an ophthalmological evaluation shows stability.
4. Glaucoma surgery

A fit assessment may be considered six months after successful glaucoma surgery, or earlier iif recovery is complete. Six-monthly ophthalmological examinations to follow up secondary complications caused by the glaucoma may be necessary.
5. Extraocular muscle surgery
A fit assessment may be considered not less than six months after surgery and after a satisfactory ophthalmological evaluation.
j) Visual correction
Spectacles should permit the licence holder to meet the visual requirements at all distances

AMC1 ATCO.MED.B.075 Colour vision
a) Pseudoisochromatic plate testing alone is not sufficient.
b) Colour vision should be assessed using means to demonstrate normal trichromacy.

GM1 ATCO.MED.B.075 Colour vision
The means to demonstrate normal trichromacy include:

a) anomaloscopy (Nagel or equivalent). This test is considered passed if the colour match is trichromatic and the matching range is four scale units or less;
b) Colour Assessment and Diagnosis (CAD) test

6.7 Gutachten

Die rechtlich notwendige augenärztliche Beteiligung bei der Begutachtung von Luftfahrtpersonal differiert je nach angestrebter Lizenz.

Bei einer Erstuntersuchung auf Klasse 1 ist zwingend eine umfassende Untersuchung der Augen durch einen Augenarzt an einem Aeromedical Center notwendig. Nachuntersuchungen können durch den Aeromedical Examiner durchgeführt werden. Im Zweifelsfall soll jedoch ein Augenarzt einbezogen werden, sowie bei notwendiger Brille (Tab. 6.1). In diesem Fall führt der Augenarzt eine umfassende Augenuntersuchung durch und dokumentiert sie mit dem komplett ausgefüllten Augenärztlichen Untersuchungsbericht.

Für ein Medical Klasse 2 und LAPL ist keine augenärztliche Untersuchung vorgeschrieben.

Tab. 6.1 Augenärztliche Untersuchungsintervalle Klasse 1 nach Refraktionsstärke

	Alle 5 Jahre	Alle 2 Jahre
Hyperopie/Myopie	+3,0 bis +5,0 / −3,0 bis −6,0	> −6,0
Astigmatismus	>2,0 <3,0	>3,0
Anisometropie	>2,0 <3,0	>3,0

Der Aeromedical Examiner führt die Routineuntersuchung selbst durch und dokumentiert diese auf dem medizinischen Untersuchungsbericht.

Verantwortungsvolle Aeromedical Examiner haben aber immer einen „Augenarzt ihres Vertrauens".

Bei einer Erstuntersuchung auf Klasse 3 (Fluglotsen) ist wie bei der Klasse 1 zwingend eine umfassende Untersuchung der Augen durch einen Augenarzt an einem Aeromedical Center notwendig. Bei einer Nachuntersuchung muss der Anwärter dem Aeromedical Examiner einen augenärztlichen Untersuchungsbericht vorlegen, wenn die funktionelle Leistung deutlich verändert ist sowie wenn der geforderte Fernvisus nur mit einer korrigierenden Sehhilfe erreicht wird. Augenärztliche Kontrollen müssen alle 4 Jahre bei Überschreiten einer Refraktion von ± 3 dpt sowie alle 2 Jahre bei einer Refraktion > − 6,0 dpt, Astigmatismus > 2,0 dpt, Anisometropie > 2,0 dpt erfolgen.

Der begutachtende Augenarzt hält in einem augenärztlichen Untersuchungsbericht den Befund fest.

Untersuchungstechniken der visuellen Funktionen in Bezug auf die Anforderungen im Flugdienst sind im Joint Aviation Authority (2005) JAA Manual of Civil Aviation Medicine, Chapter 13, Aviation Ophthalmology auf englisch erläutert.

Vor der Durchführung der Untersuchung muss die Identität des Antragstellers geprüft werden.

Reicht der Platz für die Beantwortung einer Frage auf dem Bogen nicht aus, ist für ergänzende Angaben ein gesondertes Blatt zu verwenden. Dieses ist mit dem Namen und Vornamen des Bewerbers und mit dem Namen, Vornamen, dem Datum und der Unterschrift des untersuchenden Augenarztes zu versehen. Ein unvollständig oder unleserlich ausgefüllter Untersuchungsbericht kann zur Zurückweisung des Antrags an sich und zur Rücknahme von ausgestellten Tauglichkeitszeugnissen führen. Falsche oder irreführende Angaben durch den Untersucher sowie die Zurückhaltung von Informationen, die für die Tauglichkeitsbeurteilung wichtig sind, können zu strafrechtlicher Verfolgung, Versagung des Antrags an sich und/oder Rücknahme von ausgestellten Tauglichkeitszeugnissen führen.

Das Formular „Augenärztlicher Untersuchungsbericht" kann von der Homepage des Luftfahrbundesamtes heruntergeladen werden: https://www.lba.de/SharedDocs/Downloads/DE/Formulare/L6/25_Augenaerztlicher_U_Bericht.html?nn=2090640

Ein augenärztliches Votum muss nicht zwingend von dem das Medical ausstellenden Aeromedical Examiner übernommen werden. Der AME kann sich über das Votum eines Facharztes für Augenheilkunde hinwegsetzen. Er muss jedoch den augenärztlichen Untersuchungsbericht dem Luftfahrtbundesamt übermitteln.

Eintragungen von relevanten Einschränkungen im Tauglichkeitszeugnis

Im Tauglichkeitszeugnis/Medical Certificate des Piloten können multiple Einschränkungen eingetragen sein, die augenärztlich relevant sind. Diese sollten bei der Befundung und Ausstellung des Augenärztlichen Untersuchungsberichtes beachtet werden (Tab. 6.3).

Verweisung
Nicht jede gesundheitliche Störung darf bezüglich der Tauglichkeit Klasse 1 abschließend durch den Fliegerarzt beurteilt werden. Bestimmte Störungen müssen zur abschließenden Tauglichkeitsentscheidung vom Fliegerarzt an die lizenzführende Behörde (LBA) verwiesen, also abgetreten werden.

Konsultation
Ähnlich wie bei der Klasse 1 gibt es bei der Klasse 2 und LAPL gesundheitliche Störungen, für die der Fliegerarzt zur abschließenden Tauglichkeitsentscheidung einen Spezialisten und die lizenzführende Behörde (LBA) konsultieren muss.

▶ Ist ein Bewerber nicht tauglich Klasse 2, ist er zumeist auch nicht tauglich LAPL, da Bewerber um Tauglichkeitszeugnisse für LAPL gemäß der bewährten flugmedizinischen Praxis zu beurteilen sind!

▶ **Praxistipp** Die in den EASA-Regularien erwähnten (englischen)Nahlesetafelnsind keine Nieden-Tafeln! Die in dem EASA-Text aufgeführte englische Nahlesetafel N5 entspricht Nieden 4–5 (Visus 0,5); die Nahlesetafel N14 entspricht Nieden 9 (Visus 0,5) (Tab. 6.2).

▶ **Cave** Mit der seit 2019 geltenden Durchführungsverordnung (EU) 2019/27 der EU-Verordnung 1178/2011 (Part Med) müssen die Bewerber normale Trichromaten oder farbsicher sein.

Farbsicher heißt nicht farbnormal, sondern bezeichnet die Fähigkeit eines Bewerbers, die in der Flugnavigation verwendeten Farben jederzeit zu unterscheiden und die in der Luftfahrt verwendeten farbigen Lichter korrekt zu erkennen.

Dazu muss der Ishihara-Test oder einer der durch die EASA anerkannten weiterführenden Farberkennungstests bestanden sein: Anomaloskop, Signallaternentest oder Colour Assessment and Diagnosis (CAD) Test.

Nach Vorgaben der EASA kann ein Bewerber mit einer Diagnose H53.5 Farbsinnstörung nach ICD-10 als farbsicher gelten.

An die richtige Handhabung der Ishihara-Tafeln sei erinnert: Abstand: ca. 75 cm, Korrektur falls notwendig, Darbietung in zufälliger Reihenfolge, Tageslicht oder tageslichtähnliche Beleuchtung, weder farbige Brillengläser noch getönte Kontaktlinsen, Darbietungszeit: 3 s/Tafel.

Man beachte: Bereits **ein** Fehler bei den Ishihara-Tafeln führt zu weiterführenden Farbsinntests.

Aufgrund der Ratewahrscheinlichkeit haben selbst Deuteranope und Protanope den Signallaternentest bestanden und gelten somit als farbsicher!

Tab. 6.2 Vergleich der verschiedenen Nahlesetafeln. (GM1 MED.B.070 Visual system und GM1 ATCO. MED.B.070 Visual system)

a) Leseabstand: 40 cm

Dezimal	Nieden	Jäger	Snellen	N	Parinaud
1,0	1	2	1,5	3	2
0,8	2	3	2	4	3
0,7	3	4	2,5		
0,6	4	5	3	5	4
0,5	5	5	3	5	4
0,4	7	9	4	8	6
0,35	8	10	4,5		8
0,32	9	12	5,5	10	10
0,3	9	12		12	
0,25	9	12		14	
0,2	10	14	7,5	16	14
0,16	11	14	12	20	

b) Leseabstand: 80 cm

Dezimal	Nieden	Jäger	Snellen	N	Parinaud
1,2	4	5	3	5	4
1,0	5	5		6	5
0,8	7	9	4	8	6
0,7	8	10	4,5		8
0,63	9	12	5,5	10	10
0,6	9	12		12	10
0,5	9	12		14	10
0,4	10	14	7,7	16	14
0,32	11	14	12	20	14

Bei Bewerbern für den LAPL wird sogar diese Farbsinnanforderung aufgeweicht. Bei nicht vorhandener Farbsicherheit kann die Einschränkung VCL (gültig nur bei Tage) entfallen, wenn beim Ishihara-24-Tafel-Test 9 der ersten 15 Tafeln erkannt werden.

Strikt ist jedoch die Verordnung bei Fluglotsen. Dort ist keine Farbsinnstörung erlaubt. Der Bewerber muss ein normaler Trichromat sein. Die Diagnostik muss per Anomaloskop oder alternativ per CAD-Test erfolgen.

Tab. 6.3 Eintragungen von augenärztlich relevanten Einschränkungen im Tauglichkeitszeugnis

VDL	Korrektur für eine eingeschränkte Sehschärfe in der Ferne	Fernbrille
VML	Korrektur für eine eingeschränkte Sehschärfe in der Ferne, der Zwischendistanz und der Nähe	Multifokale Brille
VNL	Korrektur für eine eingeschränkte Sehschärfe in der Nähe	Nahbrille
VXL	Korrektur für das Fernsehen in Abhängigkeit vom Arbeitsplatz	Nur Klasse 3. Für Fluglotsen außerhalb des Tower, die im Bereich bis 100 cm keine Fernbrille nutzen
VXN	Korrektur für das Nahsehen in Abhängigkeit vom Arbeitsplatz	Nur Klasse 3. Für Fluglotsen außerhalb des Tower, die im Bereich bis 100 cm statt der Fernbrille eine Nahbrille nutzen
CCL	Korrektur ausschließlich durch Kontaktlinsen	
VCL	Gültig nur bei Tage	Nur Klasse 2, wenn nicht farbsicher
RXO	Spezielle Augenärztliche Untersuchung erforderlich	
SSL	Besondere Einschränkungen wie angegeben	
SIC	Besondere regelhafte medizinische Untersuchungen – mit der zuständigen Lizenzstelle Verbindung aufnehmen	Klasse 1 und 3
OML	Gültig nur als Co-Pilot oder mit qualifiziertem Co-Piloten	Nur Klasse 1, wird nur durch das LBA vergeben
OPL	Gültig nur ohne Passagiere	Ausschließlich PPL und LAPL
OCL	Gültig nur als Co-Pilot	Ausschließlich PPL und LAPL
OSL	Gültig nur mit Sicherheitspilot	Ausschließlich PPL und LAPL
ORL	Gültig nur mit Sicherheitspilot, wenn Passagiere transportiert werden	Ausschließlich PPL und LAPL

6.8 Der Augenarzt als flugmedizinischer Sachverständiger

In der Durchführungsverordnung (EU) 2019/27 der Kommission zur Änderung der Verordnung (EU) 1178/2011 sind die Anforderungen an flugmedizinische Sachverständige (Aeromedical) festgelegt.

Seit Einführung dieser Verordnung ist es auch Augenärzten möglich, die Qualifikation als flugmedizinischer Sachverständiger zu erlangen. Die Rechte sind nicht mehr auf die

Fachärzte für Innere Medizin, Allgemeinmedizin und Arbeitsmedizin beschränkt. Eine Zusatzbezeichnung „Flugmedizin" ist nicht erforderlich.

6.8.1 Anforderungen flugmedizinische Sachverständige Klasse 2

MED.D.010 Anforderungen für die Ausstellung einer Anerkennung als flugmedizinischer Sachverständiger
- Approbation als Arzt
- Facharzt
- Grundlehrgang Flugmedizin (60 h)
- Der Bewerber muss über geeignete Einrichtungen, Verfahren, Unterlagen sowie über funktionsfähige Ausrüstung verfügen, die für die Durchführung flugmedizinischer Untersuchungen geeignet sind.

6.8.2 Anforderungen flugmedizinische Sachverständige Klasse 1

MED.D.015 Anforderungen für die Ausweitung von Rechten
- 30 Untersuchungen Klasse 2 oder gleichwertige Untersuchungen in den letzten 3 Jahren
- Aufbaulehrgang Flugmedizin (60 h)
- Mindestens zweitägige praktische Schulung an einem flugmedizinischen Zentrum

Literatur

Acceptable Means of Compliance (AMC) and Guidance Material (GM) to Part-MED Medical requirements for air crew Issue 2 28 January 2019. https://www.easa.europa.eu/en/document-library/acceptable-means-of-compliance-and-guidance-materials/amc-gm-part-med-issue-2

AMC & GM to Part ATCO.MED — Issue 1, Amendment 1. https://www.easa.europa.eu/en/document-library/acceptable-means-of-compliance-and-guidance-materials/amc-gm-part-atcomed-issue-1

Durchführungsverordnung (EU) 2019/27 der Kommission vom 19. Dezember 2018 zur Änderung der Verordnung (EU) Nr 1178/2011 zur Festlegung technischer Vorschriften und von Verwaltungsverfahren in Bezug auf das fliegende Personal in der Zivilluftfahrt gemäß der Verordnung (EU) 2018/1139 des Europäischen Parlaments und des Rates. https://eur-lex.europa.eu/legal-content/DE/TXT/PDF/?uri=CELEX:32019R0027

Joint Aviation Authority (2005) JAA Manual of Civil Aviation Medicine, Chapter 13, Aviation Ophthalmology

VERORDNUNG (EU) Nr. 1178/2011 DER KOMMISSION vom 3. November 2011 zur Festlegung technischer Vorschriften und von Verwaltungsverfahren in Bezug auf das fliegende Personal in der Zivilluftfahrt gemäß der Verordnung (EG) Nr. 216/2008 des Europäischen Parlaments und des Rates. https://eur-lex.europa.eu/legal-content/DE/TXT/PDF/?uri=CELEX:32015R0340

VERORDNUNG (EU) 2015/340 DER KOMMISSION vom 20. Februar 2015 zur Festlegung technischer Vorschriften und von Verwaltungsverfahren in Bezug auf Lizenzen und Bescheinigungen von Fluglotsen gemäß der Verordnung (EG) Nr. 216/2008 des Europäischen Parlaments und des Rates, zur Änderung der Durchführungsverordnung (EU) Nr. 923/2012 der Kommission und zur Aufhebung der Verordnung (EU) Nr. 805/2011 der Kommission. https://eur-lex.europa.eu/legal-content/DE/TXT/PDF/?uri=CELEX:32015R0340

Bahnverkehr

Uwe Kraffel

Inhaltsverzeichnis

7.1 Grundlagen und allgemeine Aspekte 223
7.2 Augenärztliches Gutachten 225

7.1 Grundlagen und allgemeine Aspekte

▶ Grundsätzlich erfolgt die Begutachtung der Bahnangestellten nur durch die bahneigenen Betriebsärzte. Bei zweifelhaften Befunden beauftragen diese die Vertragsaugenärzte der Bahn. Dies soll sicherstellen, dass bei der Begutachtung auch die erforderlichen Geräte vorhanden sind. Ein Gutachten auf Wunsch eines Bahnangestellten kann, muss aber nicht der hier vorgestellten Struktur entsprechen. Die Honorierung kann in so einem Fall nicht durch die Bahn erfolgen.

Die Untersuchung der Bahnmitarbeiter regelt die Konzernrichtlinie 107 (KoRil, früher Tauglichkeitsvorschrift). Auch wenn es hilfreich ist, diese zur Begutachtung vorliegen zu haben, ist es nicht unbedingt erforderlich. Der Betriebsarzt der Bahn gibt bei der Beauftragung an, was untersucht werden soll und welche Anforderungen erfüllt werden müssen.

U. Kraffel (✉)
Berlin, Deutschland
E-Mail: uwe@kraffel.de

▶ **Cave** Es dürfen nur die beauftragten Untersuchungen durchgeführt werden. Der Bahnarzt ist verpflichtet, die Rechnung zu überprüfen, ob unaufgefordert der Untersuchungsaufwand ausgedehnt wurde. Entsprechende Untersuchungen werden nicht honoriert. Visus und Fundus sind immer anzufordern und auf dem entsprechenden Formular schon vorgedruckt. Zeigt sich bei der Untersuchung, dass es sinnvoll ist, den Untersuchungsumfang auszuweiten, sollte eine Rücksprache erfolgen.

Die Anforderungen übernimmt der Bahnarzt aus der KoRil. Sie sind immer einzuhalten. Vermeiden Sie Diskussionen über die Inhalte. So erscheinen die Anforderungen an das Sehvermögen für den Führer eines ICE beispielsweise wenig einleuchtend, weil der Zug auf Sichtweite nicht stoppen kann. Die Zugführer müssen jedoch in der Lage sein, durch das Bahngelände zu ihrem Zug zu gelangen, um diesen vom Abstellgleis zu bewegen. Deshalb sind bei Zugführern räumliches Sehen, Dämmerungssehen und ausreichendes Sehvermögen erforderlich.

Der Bahnarzt leitet die erforderlichen Unterlagen dem Augenarzt zu. In der Regel wird er sie dem zu Untersuchenden mitgeben. Diese sind:

- Untersuchungsauftrag mit der Angabe der Anforderungen
- Zweiseitiges Gutachtenformular
- Rechnungsformular

Es empfiehlt sich, Gutachten und Rechnungsformular direkt dem Bahnarzt zuzusenden. Dies beschleunigt die Bearbeitung der Rechnung deutlich.

▶ Die Anforderungen werden durch einen Zahlenschlüssel angegeben. Dieser ist dreistellig und könnte z. B. 121 lauten.

- Die 1. Stelle steht für den Farbsinn
  - 1 farbtauglich (AQ 0,65–1,4)
  - 2 farbuntauglich
- Die 2. Stelle steht für das Sehvermögen
  - 1 steht für 1,0/0,7
  - 2 steht für 0,7/0,7 oder 1,0/0,5
  - 3 steht für 0,7/0,5
  - 4 steht für 0,5/0,3
- Die 3. Stelle steht für das Hörvermögen und interessiert daher hier nicht.

Die Anforderungen zu den weiteren Sehfunktionen werden nach Einstellungs- oder Nachuntersuchung unterschieden.

Eine Korrektur ist von +5,0 dpt (sph) inklusive 3,0 dpt (cyl) zulässig, das heißt keine Hauptschnittebene darf 5,0 dpt überschreiten. Bei Nachuntersuchungen dürfen die Werte überschritten werden, wenn keine Funktionsbeeinträchtigung der Augen vorliegt.

Verkehrsrelevante Einschränkungen des Gesichtsfeldes machen ebenso untauglich wie Motilitätseinschränkungen mit Diplopie.

Bei der Einstellung darf kein Glaukom vorliegen. Bei der Nachuntersuchung ist ein Glaukom zulässig, wenn keine Gesichtsfeldeinschränkungen vorliegen.

Eine Pseudophakie und ein Zustand nach refraktiver Chirurgie sind zur Einstellung nicht zulässig.

7.2 Augenärztliches Gutachten

Eckdaten
- **Auftraggeber:** Bahnarzt im Auftrag des jeweiligen Konzernteiles
- **Fragestellung:** Tauglichkeit für die Tätigkeiten
- **Durchzuführende Untersuchungen:** entsprechend der Anforderung
- **Formulare/Vordrucke:** werden vom Betriebsarzt mitgegeben
- **Abrechnung, wie?:** auf dem mitgegebenen Rechnungsformular
- **Vergütung, wie viel?:** Die Vergütung erfolgt nach UV-GOÄ
- **Frist:** Regelung, falls vorhanden

Tab. 7.1 zeigt ein Beispielgutachten.

Tab. 7.1 Beispiel eines augenärztlichen Gutachtens

Frage und Erläuterungen	Beispieltext
Frage 1: Augenärztliches Gutachten / Augenärztlicher Bericht Zutreffendes ist anzukreuzen	X Augenärztliches Gutachten
Über den Mitarbeiter Vom Auftragsbogen zu übernehmen	Sorglos, Susi, 17.4.72 Triebfahrzeugführer, S-Bahn Berlin, 4711
Verkehrsmedizinische Untersuchung… Zutreffendes ist vom Auftrag zu übertragen	1 1 X G37 X Sehschärfe X Gesichtsfeld X Farbsinn

(Fortsetzung)

Tab. 7.1 (Fortsetzung)

Frage und Erläuterungen	Beispieltext
Getragene Sehhilfe Es sind die derzeit für diese Tätigkeit getragenen Refraktionswerte einzutragen	R + 2,0 comb − 2,0 160° L + 2,0 comb -2,5 95°
Sehschärfe mit getragener Sehhilfe Nicht die bestmögliche Sehschärfe, sondern die mit der Brille erreichte Sehschärfe	R 1,0 L 0,5
Objektive Refraktion	R + 2,5 comb -2,25 162° L + 1,75 comb -2,75 20°
Subjektive Refraktion jeweils ohne und mit Refraktion sowie die erforderliche Refraktion für Ferne, Nähe und Bildschirmentfernung	R 0,2 L 0,2 bin 0,2 R + 2,0 comb -2,0 160° L + 2,0 comb -2,5 20° R 1,0 L 1,0
2 Farbensinn 2.1 Farbtafeln Es werden die Farbtafeln vorgegeben. Entweder Ishihara oder Bostroem sowie Velhagen Es muss die Auflage angegeben werden, sowie die jeweils gemachte Anzahl der Fehler	Ishihara 1978 Auflage 3 Fehler Velhagen 21. Auflage 6 Fehler
2.2 Anomaloskop Es ist die Art des Anomaloskopes sowie der erreichte Wert getrennt für beide Augen anzugeben. Dies geschieht um erworbene Farbsinnstörungen zu detektieren ft steht für farbtauglich fu steht für farbuntauglich	Nagelanomaloskop R Absolut 2,0 Relativ 1,8–2,3 L Absolut 2,0 Relativ 1,8–2,3 X fu
Lichtsinn Die nicht verwendeten Geräte sind zu streichen, für Dämmerungssehen, Blendungssehen und Readaptationszeit sind die jeweiligen Werte einzutragen	Mesoptometer II 1:2,0 1:2,5 5 s
Binokularsehen Stellung Beweglichkeit Stereosehen	Parallelstand Stereosehen bis 40° vorhanden
Gesichtsfeld Die Untersuchung hat ausschließlich am Goldmann-Perimeter stattzufinden	intakt
Augeninnendruck	Beiderseits 14 mm Hg
Organbefund Hier ist Platz für die Beschreibung eventueller morphologischer Veränderungen	Bds. o.B.
Diagnosen Wenn irgend möglich in Deutsch und leserlich. Der Betriebsarzt muss sie in die Akte des Mitarbeiters übertragen	Weit- und Stabsichtigkeit Grünschwäche

(Fortsetzung)

Tab. 7.1 (Fortsetzung)

Frage und Erläuterungen	Beispieltext
Bemerkungen	Es wird eine falsche Brille getragen
Erreichte Tauglichkeitsgruppe Nur angeben, wenn anhand der beauftragten und durchgeführten Untersuchungen eine Beurteilung möglich ist	2 1 X
Die Anforderungen werden erfüllt	Nein
Ohne/mit Sehhilfe Auch angeben, wenn wie im Beispielsfalle grundsätzlich die Anforderungen nicht erfüllt werden. Ggf. die erforderlichen Werte eintragen	Mit Sehhilfe
Bildschirmarbeitsplatz-Brille erforderlich Nur beantworten, wenn G 37 abgefragt wurde	
Nachuntersuchung durch … Nur Angaben machen, wenn eine außerordentliche Untersuchung erforderlich ist, beispielsweise wenn eine Verschlechterung erwartet wird	
Begründung für weiterführende Untersuchung/Nachuntersuchung	

Berufliche Eignung

8

Klaus Rohrschneider

Inhaltsverzeichnis

8.1	Einteilung der Berufseignung anhand der Sehschärfe	231
8.2	Einäugigkeit	233
8.3	Gesichtsfeldeinschränkungen	234
8.4	Farbsinnstörungen	234
8.5	Schielen/Heterophorie	235
8.6	Körperliche Belastbarkeit	235
8.7	Tauglichkeitsvorschriften	236
8.8	Fazit	237
Literatur		238

Im Rahmen der Eignungsbegutachtung kommt der Fahreignungsbegutachtung speziell für den Straßenverkehr allein aufgrund der Anzahl der Antragsteller ein übergeordneter Stellenwert zu (Kap. 4). Daneben spielt die Frage der beruflichen Eignung bzw. der Einschränkungen aufgrund einer reduzierten Sehfunktion eine ganz wesentliche Rolle.

Eine Sehbehinderung stellt für zahlreiche Berufsbilder eine oft erhebliche Beschränkung dar, daher ist der Augenarzt häufig gefordert, seinen Patienten hier sachgerecht zu beraten. Eine Begutachtung im Hinblick auf eine berufliche Tätigkeit ist sicher eine Ausnahme. Hier spielte früher die Untersuchung auf Bildschirmtätigkeit im Rahmen des berufsgenossenschaftlichen Grundsatzes G 37 eine Rolle, den es inzwischen nicht mehr gibt. Allerdings ist für zahlreiche Tätigkeiten mit visuellen Anforderungen,

K. Rohrschneider (✉)
Ophthalmologische Rehabilitation und seltene Augenerkrankungen Univ.-Augenklinik Heidelberg, Heidelberg, Deutschland
E-Mail: klaus.rohrschneider@med.uni-heidelberg.de

© Der/die Autor(en), exklusiv lizenziert an Springer-Verlag GmbH, DE, ein Teil von Springer Nature 2025
B. Lachenmayr (Hrsg.), *Begutachtung in der Augenheilkunde*,
https://doi.org/10.1007/978-3-662-69737-5_8

so auch bei Bildschirmarbeit eine Angebotsvorsorge gemäß Arbeitsmedizinischer Regel AMR 14.1 erforderlich (DGUV 2019).

Angesichts der nahezu unübersehbaren Anzahl verschiedener Berufsbilder ist eine Auflistung verschiedener Tätigkeiten in Abhängigkeit von Sehschädigungen unterschiedlichen Ausmaßes oder hinsichtlich verschiedener Funktionsverluste in diesem Kapitel auch ansatzweise kaum möglich. Bereits 1931 haben Sattler und Kaiser in der 1. Auflage des Werkes „Berufswahl und Auge" hierzu eine umfassende Darstellung der Tauglichkeitsvoraussetzungen erstellt, die zuletzt in der von Pape, Blankenagel und Kaiser überarbeiteten 4. Auflage aktualisiert wurde (Pape et al. 1976). Danach sind im deutschsprachigen Raum nur noch kurze Zusammenstellungen zu Sehfunktion und Berufswahl bzw. Arbeitsplatz erschienen, die keine wesentlichen neuen Einschätzungen lieferten (Merté 1989; Pape 1992). Im Zuge der Entwicklung der verschiedenen Berufsbilder erscheint es inzwischen kaum noch möglich, allgemeingültige Regeln der Eignungsvoraussetzungen aufzustellen, da die Anforderungen für identische Berufe je nach Arbeitsplatz sehr stark voneinander abweichen.

Grundsätzlich ist festzustellen, dass die Beurteilung der beruflichen Einsatzmöglichkeiten eng verknüpft ist mit verschiedenen Formen einer Sehschädigung. Davon ausgehend sind in der Vergangenheit Listen geeigneter Berufsbilder erstellt worden, die anhand bestimmter Mindestanforderungen an das Sehorgan zusammengestellt wurden. Jede solche Zusammenstellung kann dabei nur Anhaltspunkte liefern und niemals eine individuelle Berufsberatung ersetzen. Daneben existieren für bestimmte Berufe oder als Einstellungsvoraussetzung durchaus fest definierte Anforderungen, die aufgrund der unterschiedlichen Zuständigkeiten und stetigen Veränderungen immer nur einen augenblicklichen Stand widerspiegeln können.

In diesem Kapitel sollen die wesentlichen Aspekte dargestellt werden, die bei unterschiedlichen Sehbehinderungen zu berücksichtigen sind, und anhand von Beispielen verdeutlicht werden.

▶ Die Einteilung unterschiedlicher Funktionseinschränkungen ist vergleichbar derjenigen bei Begutachtung aus anderer Ursache, wesentliches und zuvorderst zu beurteilendes Kriterium stellt auch hier die **Sehschärfe** dar.

Einschränkungen des Gesichtsfeldes sind demgegenüber von geringerer Bedeutung, wenn man von der Gefährdung (z. B. Metallberufe, Arbeiten in Höhe) und der Frage der Aufsichtspflicht absieht (z. B. als Erzieher, Lehrer). Dagegen können Farbsinnstörungen und v. a. der Verlust bzw. das Fehlen des räumlichen Sehens eine größere Rolle spielen, als es nach Einstufung der Minderung der Erwerbsfähigkeit (MdE) der Fall ist (z. B. Schifffahrt).

Ein weiterer, hier ganz wesentlicher Aspekt ist die Frage der **Gewöhnung** bzw. des zeitlichen Verlaufes der Sehbeeinträchtigung. So sind Menschen mit bereits im Kindes- oder Jugendalter aufgetretener Sehschädigung hinsichtlich ihrer beruflichen Einsatzmöglichkeiten in der Regel erheblich weniger eingeschränkt als ein mitten im Berufsleben stehender Mensch, der plötzlich eine Sehbehinderung erleidet. Hierbei kommt neben der Gewöhnung auch der Aspekt der vorher ausgeübten Tätigkeit zum Tragen. Gewisse Berufe mit sehr hohen Anforderungen an das Sehvermögen würde ein Sehbehinderter prinzipiell nicht ergreifen.

8.1 Einteilung der Berufseignung anhand der Sehschärfe

Eine Beurteilung der Eignung Sehbehinderter für unterschiedliche Berufsbilder ist an einer Differenzierung in unterschiedliche Ausmaße der Sehbeeinträchtigung gebunden. Für die meisten Berufe ist die üblicherweise rein statische Sehschärfebestimmung als Fernvisus mit Einzeloptotypen, ähnlich der Beurteilung von Sehbehinderten überhaupt, nur bedingt aussagekräftig.

▶ Hier spielen der Nahvisus und die Lesefähigkeit eine deutlich größere Rolle, und andere Partialfunktionen des Sehens wie mesopisches Sehen und das Sehvermögen unter reduzierter Beleuchtung oder bei geringem Kontrast sind sicher bedeutsamer als bei einer globalen Einstufung der Sehfunktion im Rahmen einer allgemeinen Begutachtung.

Insgesamt ist die von Pape et al. (1976) erfolgte Unterteilung in folgende Gruppen auch heute noch sinnvoll, wenn man von der expliziten Erwähnung der praktisch nicht mehr vorhandenen aphaken Personen absieht (Tab. 8.1).

Gruppe I Hier ergeben sich nur in Einzelfällen Einschränkungen, die sich aufgrund exakt vorgegebener Eignungskriterien ergeben können. Ansonsten ist bei unauffälligen weiteren Funktionen wie Gesichtsfeld, Farbsinn und v. a. räumlichem Sehen keine Beschränkung vorhanden. Neben Berufen, die aufgrund von Tauglichkeitsbestimmungen nur bei vollem Sehvermögen ausgeübt werden können (u. a. Tätigkeiten bei Polizei, Bundeswehr, Luftfahrt, Personenbeförderung, Feuerwehr, Justizvollzugsdienst), gibt es

Tab. 8.1 Einteilung des Sehvermögens. *Bds.* beidseits

Gruppe	Sehvermögen	Visus
I	Volle Sehtüchtigkeit	Mindestens 1,0/0,5
IIa	Gröbere einseitige Sehschädigung	Mindestens 1,0/0,3 und weniger oder einseitige Aphakie
IIb	Mäßige beidseitige Sehschädigung	Bds. 0,4–0,9
III	Sehbehinderung	Bds. 0,06–0,3
IV	Hochgradige Sehbehinderung	Bds. 0,03–0,05
V	Blindheit	Sehschärfe beidäugig oder am besseren Auge 0,02 oder weniger

zahlreiche weitere, die so hohe Anforderungen an das Sehvermögen stellen, dass eine auch nur mäßige Sehbehinderung eine Einschränkung darstellt. Hier seien beispielhaft genannt: Architekt, Augenarzt, Feingeräteelektroniker und technischer Zeichner.

Gruppe IIa Bei einer einseitigen Einschränkung stellt sich im Wesentlichen die Frage des Stereosehens. Der maximale Funktionsverlust, also die zur Einäugigkeit führende einseitige Erblindung, ist aus funktioneller Sicht nicht unbedingt erheblich von einer ausgeprägten Schielamblyopie zu unterscheiden, obwohl dabei natürlich keine zusätzliche Gesichtsfeldeinschränkung vorliegt. Diese spielt aber nur eine untergeordnete Rolle. Dennoch darf hieraus keinesfalls geschlossen werden, dass eine „funktionelle Einäugigkeit" deshalb zu einer entsprechenden MdE oder einem Grad der Behinderung (GdB) vergleichbar der tatsächlichen Einäugigkeit führt (Kap. 12).

Gruppe IIb Die mäßige beidseitige Sehbehinderung wird hinsichtlich der Auswirkungen auf die Berufstätigkeit auch heute noch häufig unterschätzt. Die zunehmenden Anforderungen an das Sehen, verbunden mit zunehmender visueller Kontrolle verschiedener Arbeitsvorgänge sowie steigender Anforderungen an die Arbeitsgeschwindigkeit, führen schon bei geringen Visuseinschränkungen zu einer auch messbaren Einschränkung der Arbeitsleistung. Hierbei ist jedoch besonders zu berücksichtigen, dass z. B. der Myope im kurzen Arbeitsabstand durch seine Fehlsichtigkeit im Vorteil ist und daher trotz des eingeschränkten Fernvisus einer normalen Belastung ausgesetzt werden kann.

Gruppen III und IV Wesentliche Einschränkungen liegen bei einer Sehbehinderung oder einer hochgradigen Sehbehinderung vor. Hier haben sich durch die in den letzten Jahren erhebliche Zunahme von Tätigkeiten an Bildschirmen oder am Computer bei einer entsprechenden Qualifizierung deutliche Verbesserungen der Einsatzmöglichkeiten ergeben. Eine Sehbehinderung stellt primär nie ein Hindernis für eine Bildschirmtätigkeit dar. Daneben sind Berufe wie Gärtner, Polsterer, Bäcker, Buchbinder, Schreiner, aber auch Physiotherapeut durchaus auch für Sehbehinderte geeignet.

Gruppe V Demgegenüber sind die Berufsbilder, die schon lange als typische Blindenberufe gelten, gerade im Bereich der geringeren Qualifikationen (z. B. Besenbinder oder Bürstenmacher) auf dem Arbeitsmarkt nicht oder nahezu nicht mehr vorhanden. Die Zunahme der Anzahl mehrfach Behinderter mit hochgradiger Sehbehinderung oder Blindheit v. a. aufgrund einer Frühgeburtlichkeit stellt hier kaum lösbare Anforderungen an die Möglichkeiten der beruflichen Eingliederung. Auch als Telefonist ist ein Einsatz ohne gleichzeitige Bedienung eines PC inzwischen in der Regel nicht mehr möglich, sodass hier ein weiterer typischer Blindenberuf nahezu verloren gegangen ist.

8.2 Einäugigkeit

Die vordringliche funktionelle Einschränkung der Einäugigkeit ist der **Verlust der Stereopsis**. Ein wesentlicher Aspekt hierbei ist, in welchem Alter dieser Verlust eingetreten ist. Sofern das räumliche Sehen bereits im Kindesalter verloren wurde oder seit jeher gefehlt hat, ergeben sich deutlich geringere Auswirkungen auf eine berufliche Tätigkeit als bei einer erst später einsetzenden Schädigung. Die Einschätzung der Tiefenbeurteilung erfolgt dann monokular und ist damit akkommodationsabhängig, daher wird mit dem Verlust der Akkommodationsfähigkeit eine zunehmende Einschränkung zu beobachten sein.

Demgegenüber spielt der so oft angeführte Faktor der Gewöhnung an eine erworbene Einäugigkeit nur eine untergeordnete Rolle. Bereits 2 Wochen nach einer einseitigen Sehschädigung ist eine nahezu vollständige Gewöhnung eingetreten, die allerdings nicht an diejenige einer angeborenen Einäugigkeit heranreicht (Pape 1969). Bezüglich der Fahrtauglichkeit gilt nach der Fahrerlaubnisverordnung bei akut eingetretener Einäugigkeit zunächst ein 3-monatiges Fahrverbot (Abschn. 4.2).

Bezüglich einer beruflichen Tätigkeit ist die Gewöhnung aber auch an andere Faktoren geknüpft, die von zusätzlichen äußeren Gegebenheiten abhängig ist. So ist der Ersatz des räumlichen Sehens leichter möglich, wenn bei handwerklichen Verrichtungen ersatzweise der Tastsinn eingesetzt werden kann oder wenn keine sich wesentlich bewegenden Teile im Gebrauchsblickfeld erscheinen. Tätigkeiten, die ein hohes räumliches Auflösungsvermögen voraussetzen, wie Löten, Schweißen, Polieren feiner Oberflächen, sind für den Einäugigen ungeeignet. Somit sind handwerkliche Berufe wie Dreher, Klempner, Schlosser, Werkzeugmacher nicht sinnvoll. Diese Einschränkung betrifft aber besonders auch feinmanuelle Tätigkeiten wie z. B. bei Zahntechnikern, Goldschmieden und Uhrmachern.

Der Aspekt der Gefährdung von Tätigkeiten auf Leitern oder Gerüsten ist bei erworbener Einäugigkeit immer zu berücksichtigen. So wären hier Berufe wie Dachdecker, Gebäudereiniger, aber auch Maler oder Maurer zu berücksichtigen. Allerdings gibt es in der Regel keine eindeutigen Ausschlusskriterien, d. h. im Einzelfall kann eine entsprechende Tätigkeit durchaus ohne wesentliches Handicap möglich sein. Dies gilt besonders für den Fall der seit jeher fehlenden Stereopsis. Einem auch auf Baustellen und Gerüsten seit Jahrzehnten unfallfrei tätigen Maler mit fehlendem räumlichen Sehvermögen anlässlich einer Kontrolluntersuchung nach Kataraktoperation bei einer Sehschärfe von 0,5 und 0,4 eine solche Tätigkeit zu verbieten, erscheint nahezu willkürlich. Genauso muss der Tendenz einiger Arbeitgeber, Einäugige grundsätzlich nicht mehr in der industriellen oder handwerklichen Produktion einzusetzen, entschieden entgegengewirkt werden.

In Einzelfällen treten bei normaler Sehschärfe des verbliebenen Auges Probleme der Gewöhnung auf, die sich vor allem in einer reduzierten Lesefähigkeit zeigen. Ursächlich ist hierbei typischerweise der Verlust der Funktion des Führungsauges, z. B. bei Mikrostrabismus mit erfolgreicher Amblyopietherapie.

8.3 Gesichtsfeldeinschränkungen

Obwohl ein ausreichendes binokulares Gesichtsfeld v. a. bei Berufen mit wechselnden Arbeitsplätzen oder beweglichen Teilen aus Gründen des Unfallschutzes notwendig ist, gibt es nur wenige Tauglichkeitsbestimmungen, die Angaben zum Gesichtsfeld enthalten. So wird auch bei amtsärztlichen Untersuchungen höchstens ausnahmsweise eine Gesichtsfeldprüfung vorgenommen.

Ein weiterer Aspekt ist die Frage der **Aufsichtspflicht,** die bei der Tätigkeit mit Schutzbefohlenen sowie v. a. bei verschiedenen sozialen Berufen gegeben sein muss (z. B. Erzieher, Heimerziehungspfleger, evtl. Physiotherapeut). Hierbei wird eine konzentrische Gesichtsfeldeinengung auf 30° (Goldmann III/4) typischerweise als Grenzbefund eingestuft (entsprechend einer Visusminderung auf 0,3).

Die durch starke Korrekturgläser hervorgerufenen Gesichtsfeldeinschränkungen (v. a. das Ringskotom bei Aphakiekorrektur) mit Brille sind insbesondere im Verkehrswesen zu berücksichtigen.

▶ Grundsätzlich sind Gesichtsfeldausfälle je nach Lage, Tiefe und Ausdehnung für einen Großteil der Berufe hinderlich bis unakzeptabel. Ausfälle in der unteren Gesichtsfeldhälfte sind besonders schwerwiegend, was besonders beim Lesen und für die Mobilität bedeutsam ist (Aulhorn und Lüddeke 1977).

Als Beispiele für Berufe, bei denen aus Gründen der Orientierung oder des erhöhten Unfallrisikos ein freies Gesichtsfeld gefordert wird, seien Maurer, Betonbauer, Dachdecker und Gerüstbauer erwähnt.

8.4 Farbsinnstörungen

Angesichts der Häufigkeit angeborener Farbsinnstörungen, speziell der anomalen Trichromasie (Protanomalie, Deuteranomalie) und der Dichromasie (Protanopie, Deuteranopie) bei etwa 8 % aller Männer ist die Bedeutung dieser Einschränkung für die Berufswelt seit Langem bekannt. Dies gilt besonders im gesamten Verkehrswesen, wo rot als **Warnfarbe** von hoher Bedeutung ist. Daneben kann fehlendes Farbunterscheidungsvermögen in Mal-, Textil- und Druckereiberufen zu Einschränkungen führen. Moderne Berufsbilder wie Mediengestalter setzen ebenfalls ein normales Farbsehvermögen voraus. Auch ein Zahnarzt benötigt ein normales Farbsehvermögen, um die geringen Farbunterschiede von Implantaten korrekt zu erkennen. Daneben sind Einschränkungen in der Elektrobranche vorhanden. Allerdings gibt es keine definitiven Ausschlusskriterien seitens der Innungen oder Berufsgenossenschaften, sodass auch hier eine Einzelfallentscheidung notwendig ist, die besonders bei den anomalen Trichromasien häufig eine entsprechende Tätigkeit möglich erscheinen lässt, besonders wenn für optimale Beleuchtungsbedingungen gesorgt werden kann.

Im Verkehrswesen führt eine schwerwiegende Rot-Grün-Störung vor allem im Flugverkehr und Schiffsverkehr zu Einschränkungen, während seit 2011 die Fahrtauglichkeit im Straßenverkehr selbst für Protanope das Führen von Fahrzeugen der Klasse CE nicht mehr ausschließt (Abschn. 4.2). Da dies von der Verkehrskommission von BVA und DOG unverändert sehr kritisch gesehen wird, sei darauf hingewiesen, dass im Berufsleben oft eine Eignung nach der DGUV-Empfehlung „Fahr-, Steuer- und Überwachungstätigkeiten" erforderlich ist, die unverändert eine Tauglichkeit bei Protanopie ausschließt.

8.5 Schielen/Heterophorie

Die wesentliche Folge eines frühkindlichen Schielsyndroms besteht im Verlust des räumlichen Sehens infolge einer Suppression des amblyopen Auges. Die sich daraus ergebenden Folgen für die Berufswahl bzw. Eignung sind im Wesentlichen übereinstimmend mit denjenigen der Einäugigkeit und dort bereits beschrieben (Abschn. 8.2).

Die Auswirkungen einer Heterophorie dagegen werden unterschiedlich beurteilt (Schmidtke und Schober 1967). Sofern durch diese asthenope Beschwerden ausgelöst werden, sind solche auch bei einer beruflichen Tätigkeit zu erwarten. In Bezug auf eine Bildschirmtätigkeit stellt dies neben Fragen der Tränenfilmstabilität den bei Sehbehinderten wesentlich zu beurteilenden Faktor dar, der evtl. Einschränkungen erwarten lässt.

8.6 Körperliche Belastbarkeit

Obwohl sich die Lehrmeinung bezüglich körperlicher Belastbarkeit z. B. nach Keratoplastik oder erfolgreicher Operation einer Amotio bereits vor 20–30 Jahren erheblich geändert hat, finden sich bis heute Aussagen von Augenärzten, die insbesondere bei hochgradig Myopen eine Gefährdung durch schwere körperliche Belastung sehen, v. a. wenn es bereits an einem Auge zu einer Amotio gekommen ist. Hierfür fehlt jede wissenschaftliche Grundlage. Daher ist eine Einschränkung wie das Heben von maximal 10 kg außer in der Rekonvaleszenz nach schweren Augenoperationen nicht sinnvoll und regelrecht lebensfern. Auch die Entstehung von Lacksprüngen oder Netzhautblutungen kann selbst bei ausgedehnten Dehnungsveränderungen der Netzhaut nicht kausal mit äußeren Faktoren in Zusammenhang gebracht werden.

Unstrittig ist die Prognose bezüglich der Sehschärfe bei hochgradiger Myopie langfristig begrenzt, dies sollte daher bereits bei der Berufswahl berücksichtigt werden. Beschränkungen sind darüber hinaus bei Subluxatio oder Ectopia lentis mit weitgehend intaktem Zonulaapparat genauso wie bei den verschiedenen Glaukomformen unbegründet.

Immer noch unsicher ist die Beurteilung bezüglich drohender Glaskörperhämorrhagien bei Gefäßkrankungen wie Morbus Eales oder bei fortgeschrittener proliferativer diabetischer Retinopathie. Hier ist neben der grundsätzlich erhöhten Blutungsgefahr sicher auch ein gewisses Risiko eines auslösenden Faktors im Sinne einer plötzlichen Belastung vorhanden.

Bei den verschieden Formen einer Uveitis, speziell einer Iritis oder Iridozyklitis, werden auslösende Mechanismen für einen akuten Schub z. B. infolge körperlicher Tätigkeit oder Stress diskutiert. Es ist im Einzelfall jedoch nicht möglich, wirklich ein auslösendes Ereignis festzustellen, sodass auch hier mit Einschränkungen eher zurückhaltend vorgegangen werden sollte.

Grundsätzlich sollte der Schutz des Betroffenen vor körperlichem Schaden gegenüber inadäquaten Einschränkungen der beruflichen Einsatzmöglichkeiten aufgrund eines ärztlichen Rates gut abgewogen werden. Sonst kann eine iatrogen hervorgerufene Berufsunfähigkeit zu erheblichen Konsequenzen führen.

8.7 Tauglichkeitsvorschriften

Angesichts der Vielzahl von Tauglichkeitsvorschriften für Tätigkeiten, als Einstellungsvoraussetzung oder als Festlegung von Grenzwerten, werden die wesentlichen Gebiete hier nur kurz beleuchtet. Der Interessierte sei auf weiterführende Hinweise verwiesen. Dabei sind einige Richtlinien bundesweit gültig, während andere auf Länderebene geregelt werden.

Es existieren sehr umfangreiche Tauglichkeitsbestimmungen für die Bundeswehr, die darüber hinaus noch für spezielle Verwendungsfelder spezifiziert sind (Zentralvorschrift A1–831/0–4000). Im Rahmen der Überarbeitung von der früheren ZDv 46/1 ist die Begutachtung auch hier an der individuellen Verwendungs- und Leistungsfähigkeit der Soldaten orientiert. Auch für die Polizei, die Feuerwehr, die Deutsche Bahn und die Post existieren spezifische Anforderungen, die z. B. in der Feuerwehrdienstvorschrift FwDV 300 oder der Polizeidienstvorschrift PDV 300 definiert sind. Diese sind jedoch i. d. R. nicht frei zugänglich, außerdem erfolgt die Einstellung nach Ländergesetzen. Für die Einstellung als Beamter sind ebenfalls je nach Tätigkeit unterschiedliche Anforderungen formuliert, unabhängig davon muss der Augenarzt hier bei Vorliegen von Augenerkrankungen häufig Stellung beziehen, ob auf absehbare Zeit – in der Regel 5–10 Jahre – die berufliche Tätigkeit weiter ausgeübt werden kann. Im Verkehrswesen gibt es neben den Richtlinien für den Straßenverkehr Anforderungen für den Flugverkehr und den Schiffsverkehr. Bei Letzterem sind deutliche Unterschiede zwischen zivilem Schiffsverkehr sowie den Anforderungen für Binnenschifffahrt und Seeschifffahrt vorhanden (Abschn. 4.2). Darüber hinaus sind gegebenenfalls auch die DGUV-Empfehlungen für arbeitsmedizinische Beratungen und Untersuchungen zu beachten; hier sei exemplarisch die Empfehlung „Fahr-, Steuer- und Überwachungstätigkeiten" genannt, in der auch Anforderungen an das Sehvermögen festgelegt sind.

Der gutachtlich tätige Augenarzt sollte beim jeweiligen Auftraggeber klären, ob eine reine Mitteilung der erhobenen Befunde ausreichend ist oder eine Beurteilung anhand von vorgegebenen Kriterien gewünscht ist; in diesem Fall müssen die Kriterien natürlich bekannt sein.

8.8 Fazit

Die beruflichen Einsatzmöglichkeiten Sehbehinderter haben sich in den vergangenen Jahren durch die zunehmende Verbreitung von Bildschirmtätigkeit erheblich verbessert. Die von vielen Augenärzten fälschlich eingeschränkte oder gar untersagte Bildschirmtätigkeit eröffnet diesem Personenkreis eine berufliche Rehabilitation großen Ausmaßes.

▶ Eine Bildschirmtätigkeit ist gerade bei erheblicher Funktionsminderung in der Regel problemlos und ohne Risiko für den Berufstätigen möglich. Dabei muss auf eine adäquate Arbeitsplatzausstattung, d. h. einen großen Monitor, ggf. auch Vergrößerungssoftware, Sprachausgabe oder eine vergrößerte Tastatur, geachtet werden (DGUV 2019).

Für hochgradig Sehbehinderte ist hier an eine Kombination mit einem Bildschirmlesegerät oder einem zusätzlichen Kameraanschluss, der eine Darstellung des aufgenommenen Bildes direkt auf dem Monitor erlaubt, zu denken. Auch der Einsatz eines Scanners mit OCR-Software (OCR: Optical Character Recognition, Texterkennung) ist sehr hilfreich. Gegebenenfalls ist zusätzlich eine Braille-Zeile notwendig. Daneben ist durch die Entwicklung weiterer elektronischer Hilfsmittel wie Tablet-PC gerade am Arbeitsplatz ein deutlicher Nachteilsausgleich möglich. Durch diese Möglichkeiten sind die Einsatzmöglichkeiten Sehbehinderter am Arbeitsplatz durchaus mit Nichtbehinderten vergleichbar. Für den Sehbehinderten besteht ein Anspruch auf eine notwendige Arbeitsplatzausstattung, die meist vom Integrationsamt, in bestimmten Fällen aber auch durch die Agentur für Arbeit oder die Rentenversicherung finanziert wird. Sinnvoll ist hierfür die Anerkennung als Schwerbehinderter oder eine Gleichstellung (Abschn. 12.2.3).

Zur Unterstützung von Maßnahmen zur Teilhabe schwerbehinderter Menschen am Arbeitsleben sind Integrationsfachdienste eingeführt worden (§ 109 SGB IX). Diese beraten und unterstützen schwerbehinderte Menschen und vermitteln geeignete Arbeitsplätze, daneben bieten sie den Arbeitgebern Hilfe und Informationen an. Dies gilt auch für sehbehinderte Menschen. Zusätzliche Informationsquellen sowie die Möglichkeit zu einer umfassenden Berufsberatung inklusive einer Berufsfindung und Arbeitsplatzerprobung bestehen für Menschen zu Beginn der Berufsausbildung in den Berufsbildungswerken (BBW), von denen deutschlandweit 3 auf Sehbehinderte und Blinde spezialisiert sind (Chemnitz, Soest, Stuttgart). Daneben sind Berufsförderungswerke (BFW) für notwendige Rehabilitationsmaßnahmen bereits im Berufsleben stehender Personen im Sinne einer Weiterqualifizierung oder Umschulung vorhanden, auch hier gibt es 3 speziell auf Sehbehinderte und Blinde ausgerichtete BFW in Düren, Halle und

Würzburg (Veitshöchheim). Ein Augenleiden war im Jahre 1990 die Ursache für 1953 Frühberentungen (ca. 1 %; Krumpaszky et al. 1992). Diese Menschen waren erheblich jünger als der Durchschnitt der anderen Frühberenteten. Daher ist eine sinnvolle und erfolgreiche Rehabilitation gerade bei Berufstätigen mit schwerwiegenden Augenschädigungen von hoher Wichtigkeit.

Literatur

Aulhorn E, Lüddeke H (1977) Das periphere Gesichtsfeld. Ber Dtsch Ophthalmol Ges 74:33–42
DGUV (2019) DGUV Information 215–410. Bildschirm- und Büroarbeitsplätze. Leitfaden für die Gestaltung
Krumpaszky HG, Klauß V, Kloske G (1992) Soziale Kosten von Sehbehinderung und Blindheit. Rehabilitationsangebot für die Betroffenen. Klin Monatsbl Augenheilkd 201:370–374
Merté H-J (1989) Arbeitsplatz und Auge – Sehen im Beruf. In: Lund O-E, Waubke T (Hrsg) Auge und Allgemeinleiden – Der Augenarzt als Konsiliarius. Enke, Stuttgart, S 158–165
Pape R (1969) Die Gewöhnung an das monokulare Tiefensehen. Ophthalmologica Additamentum 158:396–403
Pape R (1992) Sehfunktion und Berufswahl. Augenarzt 26:119–124
Pape R, Blankenagel A, Kaiser J (1976) Berufswahl und Auge. Die Berufseingliederung Sehgeschädigter. Enke, Stuttgart
Schmidtke H, Schober H (1967) Sehanforderungen bei der Arbeit. Gentner, Stuttgart

Teil III
Gutachten im Sozialwesen und der Versicherung

Gesetzliche Unfallversicherung (GUV) 9

Frank Tost, Bernhard Lachenmayr und Gernot Freißler

Inhaltsverzeichnis

9.1 Allgemeine Aspekte der Gesetzlichen Unfallversicherung (GUV)................... 241
9.2 Augenärztliche Bewertung in der Gesetzlichen Unfallversicherung (GUV)............ 254
9.3 Sonstige Aspekte der augenärztlichen MdE-Einschätzung........................ 278
Literatur.. 288

9.1 Allgemeine Aspekte der Gesetzlichen Unfallversicherung (GUV)

Die gesetzliche Unfallversicherung (GUV) erbringt Entschädigungsleistungen für den auf Grundlage des Siebten Buch Sozialgesetzbuch (SGB VII) versicherten Personenkreis. Dafür ist der Begriff des Arbeitsunfalls weitläufig gefasst, um sämtliche denkbaren Besonderheiten einer beruflichen, schulischen oder sonstigen Tätigkeit einzubeziehen.

F. Tost
Klinik und Poliklinik für Augenheilkunde, Universitätsmedizin Greifswald, Greifswald, Deutschland
E-Mail: Frank.Tost@med.uni-greifswald.de

B. Lachenmayr (✉)
München, Deutschland
E-Mail: prof.dr.b.lachenmayr@t-online.de

G. Freißler
Bamberg, Deutschland
E-Mail: gernotfreissler@onlinemed.de

© Der/die Autor(en), exklusiv lizenziert an Springer-Verlag GmbH, DE, ein Teil von Springer Nature 2025
B. Lachenmayr (Hrsg.), *Begutachtung in der Augenheilkunde*,
https://doi.org/10.1007/978-3-662-69737-5_9

Der Augenarzt ist für die Feststellung der objektiven medizinischen Befunde, also sämtlicher Verletzungsfolgen und deren Behandlung verantwortlich. Die Schilderung des Unfallherganges sollte im Wortlaut des Betroffenen dokumentiert werden. Ob der verunfallte Patient dann tatsächlich Anspruch auf eine Entschädigung oder Rentenzahlung hat, liegt ausdrücklich nicht im Entscheidungsbereich des Augenarztes. Darüber befinden Versicherungsträger und die Sozialrechtsprechung, gemäß der gültigen Gesetze und Verordnungen. Der Augenarzt trägt aufgrund seiner speziellen Sachkunde am Sehorgan zur medizinischen Sachverhaltsaufklärung bei. Für die individuelle Prüfung des Ursachenzusammenhanges sind auf den Erfahrungsstand der Augenheilkunde und aktuelle medizinisch-naturwissenschaftliche Kenntnisse gestützte Begründungen für Verwaltung und Gerichte von höchster Bedeutung.

9.1.1 Versicherungszweck und Versicherungsschutz, Organisation

Die GUV gehört zu den 5 Säulen (neben der Renten-, Kranken-, Arbeitslosen- und Pflegeversicherung gemäß SGB) der gesetzlichen Sozialversicherung in Deutschland. Über Pflichtbeitragszahlungen der Unternehmen und für den öffentlichen Sektor aus den Steuereinnahmen erfolgt die Finanzierung der GUV. Die Träger der GUV (Unfallversicherungsträger, UV-Träger), welche die organisatorischen Abläufe verantworten, sind die in Anlage 1 zum § 114 SGB VII aufgeführten

- gewerblichen Berufsgenossenschaften (BG),
- die Sozialversicherung für Landwirtschaft, Forsten und Gartenbau (auch als landwirtschaftliche BG bezeichnet),
- die Unfallversicherung von Bund und Bahn,
- die Unfallkassen der Länder, die Gemeindeunfallversicherungsverbände und Unfallkassen der Gemeinden,
- die Feuerwehr-Unfallkassen sowie die gemeinsamen Unfallkassen für den Landes- und den kommunalen Bereich.

Aufgaben der Unfallversicherungsträger
Wesentliche Aufgabe und Zweck der GUV ist

- die Verhütung arbeitsbedingter Unfälle und Berufskrankheiten (Prävention),
- bei Eintritt arbeitsbedingter Unfälle oder einer Berufskrankheit die Genesung des Versicherungsnehmers optimal zu unterstützen, um möglichst die Gesundheit und normale Leistungsfähigkeit wiederherzustellen (Rehabilitation), sofern sich das nicht erreichen lässt,
- den Versicherten bzw. seine Angehörigen mit Sach- und Geldleistungen zu unterstützen (Entschädigung).

9 Gesetzliche Unfallversicherung (GUV)

Versicherter Personenkreis in der GUV und versicherte Tätigkeit
Gemäß § 2 Abs. 1 SGB VII zählen zuallererst „Beschäftigte" also insbesondere Arbeitnehmer und Auszubildende. Des Weiteren ein breites Spektrum von Personengruppen, die von der Legislatur als schutzwürdig angesehen werden und gesetzlich in der GUV pflichtversichert sind. Dazu gehören u. a. Schüler, Studenten, häusliche Pflegepersonen, Ehrenamtliche u. a. Zudem kennt die GUV eine „Versicherung kraft Satzung" § 3 SGB VII und die „Freiwillige Versicherung" nach § 6 SGB VII. Die Klärung des individuellen Versichertenstatus fällt in die Zuständigkeit der Unfallversicherungsträger. An dieser Stelle kann nur auf die Vielfältigkeit des versicherten Personenkreises und der versicherten Tätigkeiten verwiesen werden. Entsprechend des beabsichtigten Versicherungszweckes sind in der GUV – wie bei ausnahmslos allen anderen Versicherungen auch – nur bestimmte Risiken abgesichert (SGB VII § 7). Daher sind Versicherte in der GUV keineswegs 24 h am Tag oder 365 Tage im Jahr geschützt.

> **Praktische Beispiele**
>
> - **Versicherter Personenkreis (§ 2 SGB VII):** Der Elektriker als Arbeitnehmer angestellt in einer lokalen Elektrofirma ist bei einer Drahtverletzung in der GUV pflichtversichert durch seinen Arbeitgeber. Sein in Selbstständigkeit tätiger Chef und Firmeninhaber als Elektromeister kann sich freiwillig durch Antrag in der GUV versichern lassen, gehört aber nicht zu dem in der GUV pflichtversicherten Personenkreis.
> - **Nichtversicherter Personenkreis (§§ 4,6 SGB VII):** Versicherungsfreie Personen mit dem individuell auszuübenden Recht einer freiwilligen Versicherung sind z. B. selbstständig tätige Ärzte, Zahnärzte und Apotheker.
> - **Versicherte Tätigkeit:** Bei dem Versuch, den kaputten Transporter der Elektrofirma zu reparieren, in welcher der Elektriker als Angestellter arbeitet und durch die er in der GUV pflichtversichert ist, rutscht er mit dem Kreuzschlüssel ab und verletzt sich am Auge schwer. Der Elektriker war im Interesse des Unternehmens tätig und es handelte sich um eine versicherte Berufstätigkeit.
> - **Nichtversicherte Tätigkeit:** Der angestellte Elektriker bekommt vom Firmeninhaber die Genehmigung in der Elektrofirma während der Arbeitszeit Metallarbeiten für zu Hause durchzuführen. Hierbei verletzt er sich am Auge (zentrale tiefe Hornhautverletzung). Weil die Tätigkeit ausschließlich privaten Zwecken diente und nicht der Arbeitstätigkeit im Elektrikerbetrieb, besteht kein Versicherungsschutz durch die GUV. ◄

▶ Die GUV leistet nur für Schadensereignisse z. B. Unfälle durch Arbeitstätigkeiten oder Wegeunfälle, die in ihren Schutzbereich gehören.

Es bedarf deshalb für jedes Schadensereignis (Unfall) zuerst der Sachverhaltsaufklärung zur Unfallkausalität (BSG Urt. v. 29.11.2011 B2 U 10/11 R) unter Einbeziehung objektiver medizinischer Befunde und subjektiver Angaben, damit der Unfallversicherungsträger seine Leistungspflicht angemessen prüfen kann.

9.1.2 Versicherungsfälle – Arbeitsunfall, Berufskrankheit

Eintritt des Versicherungsfalls
Wesentliche Voraussetzung für den Erhalt von Leistungen aus der GUV ist der Eintritt des Versicherungsfalls. Dazu gehören Arbeitsunfälle und Berufskrankheiten sowie Wegeunfälle.

Definition des Arbeitsunfalles
Im SGB VII § 7 ist geregelt unter welchen Bedingungen Arbeitsunfälle und Berufskrankheiten den Versicherungsfall in der gesetzlichen Unfallversicherung (GUV) auslösen.

Im SGB VII, § 8 wird der Arbeitsunfall in nachfolgender Weise definiert:

„(1) Arbeitsunfälle sind Unfälle von Versicherten in Folge einer, den Versicherungsschutz nach § 2, 3 oder 6 begründenden Tätigkeit (versicherte Tätigkeit). Unfälle sind zeitlich begrenzte, von außen auf den Körper einwirkende Ereignisse, die zu einem Gesundheitsschaden oder zum Tode führen".

Mit eingeschlossen sind Wegeunfälle, aber nur auf dem direkten, nicht unterbrochenen Weg von und zur Arbeit. Verbotswidriges Handeln schließt den Versicherungsfall nicht aus, aber schon das vorsätzliche Auslösen eines Arbeitsunfalles.

Zudem führte das Bundessozialgericht zu den formalen juristischen Kriterien in seinem Urteil vom 29.11.2011 – B 2 U 10/11 R weiter aus: „Ein Arbeitsunfall eines Versicherten setzt danach voraus, dass seine Verrichtung zur Zeit des Unfalls einen gesetzlichen Tatbestand einer versicherten Tätigkeit erfüllt (innerer oder sachlicher Zusammenhang), [die Tätigkeit] zu dem zeitlich begrenzten von außen auf den Körper einwirkenden Ereignis – dem Unfallereignis – geführt (Unfallkausalität) und das Unfallereignis einen Gesundheitsschaden oder den Tod des Versicherten verursacht hat (haftungsbegründende Kausalität); das Entstehen von länger andauernden unmittelbaren oder mittelbaren Unfallfolgen aufgrund des Gesundheitsschadens (haftungsausfüllende Kausalität) ist keine Tatbestandsvoraussetzung eines Arbeitsunfalls" (Ergänzung der Autoren).

Versichert ist die unfallbedingte notwendige Heilbehandlung, die Entschädigung der Unfallfolgen und die unfallbedingten Wettbewerbsnachteile.

Versicherungsschutz besteht somit für

- Den Arbeitsunfall und seine Folgen
- Die Verschlimmerung eines Unfallschadens
- Unfallfolgeschäden
- Unfallbedingte chronische Schmerzen
- Berufskrankheiten

Für den Einzelfall jeweils genau zu prüfen:
- Vorschädigungen (Schadensanlage oder Vorschaden, wenn sie als wesentliche Ursache zu bewerten sind)

9 Gesetzliche Unfallversicherung (GUV)

Praktische Beispiele

- **Schadensanlage oder Vorschaden – Zuständigkeit der GUV bejaht:** Eine 45-jährige Versicherte erleidet bei Zustand nach refraktiv-chirurgischer Behandlung wegen hoher Myopie eine Augenverletzung mit Verlust des Hornhaut-Flaps. Konkurrierende Ursachen waren einerseits die versicherte Tätigkeit mit Aufprall eines stumpfen Gegenstandes (Augenprellung mit Gewebeverlust) und andererseits die weit vor dem Unfall erfolgte LASIK wegen hoher Myopie. Im Rahmen der Kausalitätsprüfung war die auf die refraktiv-chirurgische Behandlung zurückzuführende Minderbelastbarkeit der Kornea unerheblich, weil die Ursache aus dem versicherten Bereich (Augenprellung durch versicherte Tätigkeit) als wesentliche Ursache bewertet wurde. Die Hornhautverletzung gilt als der versicherte Gesundheitsschaden, weil der Texturstörung der Kornea keine überragende Bedeutung beizumessen ist, die den Mitwirkungsanteil der versicherten Einwirkung (biomechanisch wirksame Scherkräfte bei Augenprellung) übersteigt.
- **Schadensanlage oder Vorschaden – Zuständigkeit der GUV abgelehnt:** Ein 14-jähriger Schüler wird durch einen Mitschüler durch einen Schneeball am Auge getroffen. Objektive medizinische Befunde einer Augenprellung z. B. Hyposphagma, Hyphäma, Störung der Pupillomotorik o.ä. stellt man nicht fest. 10 Tage später wird der Knabe wegen einer Netzhautablösung chirurgisch behandelt. Auf dem Partnerauge finden sich ebenfalls Netzhautveränderungen und in der interdisziplinären Zusammenschau der Befunde wird eine genetisch bedingte Bindegewebsstörung (Stickler-Syndrom) diagnostiziert. Unter Berücksichtigung der gesicherten medizinischen Tatsachen (vor allem fehlende medizinische Hinweiszeichen auf eine gesicherte Augenprellung) war die GUV hier nicht zuständig, weil die Grunderkrankung (Kollagenopathie) als wesentliche Ursache für den Gesundheitsschaden einzuordnen war (Vorschädigung kommt überragende Bedeutung zu, die den Mitwirkungsanteil des Unfallereignisses erheblich übersteigt). ◄

▶ Wenn eine unfallbedingte Ursache (auch Teilursache) für den Gesundheitsschaden wesentlich ist, wird in der GUV alles entschädigt. Es gilt das „Alles-oder-Nichts-Prinzip".

Nicht versichert sind:

- Nachschäden (Spätschaden), die zeitlich erst nach dem Unfall aufgetreten sind und in keinem Zusammenhang mit dem Unfallereignis stehen.

9.1.3 Dokumentation des Schadensbildes und dessen besondere Bedeutung

Die Dokumentation des klinischen Erstbefundes nach einer Gewalteinwirkung und der frühe Krankheitsverlauf sichert wichtige Befundtatsachen und Indizien (medizinische Hinweise). Ebenso können Folgebefunde nach einigen Tagen oder Wochen ergänzende Aussagen liefern. Sofern später der Versicherungsfall vor einem Sozialgericht „ausermittelt" wird, kann es die Klärung der Zusammenhangsfrage erleichtern, wenn möglichst viele Brückensymptome erfasst worden sind. Der sog. „Vollbeweis" des Gesundheitserstschadens und der Folgeschaden gelingt nur unter Einbeziehung objektiver Befunde (medizinischer Befundtatsachen wie Spaltlampenbiomikroskopie, multimodale Bildgebung usw.).

Vollbeweis der Tatsachen **bedeutet, das nach Beweiswürdigung der Richter bzw. das Sozialgericht anhand aller rechtlich relevanten Tatsachen (z. B. Unfallereignis, Unfallschaden), den objektiv feststellbaren medizinischen Befunden sowie der nachvollziehbaren Begründung des medizinischen Sachverständigen zu den Pro- und Kontra-Argumenten der medizinischen Hinweise (Indizien) zur subjektiven Überzeugung gelangt, das ein mit an Sicherheit grenzender Wahrscheinlichkeit ein Ursachenzusammenhang anzunehmen ist. Es besteht eine so hohe Wahrscheinlichkeit, dass keine begründeten Zweifel mehr bestehen.**

Der entschädigungspflichtige Unfallschaden ist stets abzugrenzen von einem Gesundheitsschaden, der wahrscheinlich auch bei jedem anderen alltäglichen Ereignis zu etwa derselben Zeit und etwa im selben Ausmaß entstanden wäre oder hätte entstehen können („unwesentliche Teilursache").

▶ Initiale Dokumentation aller pathologischen objektiven Veränderungen des/der verunfallten Auges/Augen ist unverzichtbar.

Die Leistungen aus der gesetzlichen Unfallversicherung sind ein einklagbares Rechtsgut, der Leistungsanspruch besteht lebenslang. Es kommt daher immer wieder auf eine angemessene sorgfältige Dokumentation medizinischer objektiver Befunde des Gesundheitserstschadens und der subjektiven Angaben des Versicherten (möglichst in seinen eigenen Worten) an. Die Mindestkriterien an die ärztliche Dokumentation sind nachfolgend aufgeführt.

Mindestanforderungen an die (augen-)ärztliche Dokumentation sind:

- Wann wurde erstmalig ein Unfall als Krankheitsursache angegeben?
- Bei welcher Arbeitstätigkeit trat der Unfall auf?
- Welche Angaben machte der Versicherte zum Unfallhergang bei der Erstvorstellung?
- Präzise Beschreibung aller objektiven medizinische Befunde mit Abweichung vom normalen Gesundheitszustand

- Dokumentation äußerer Verletzungszeichen z. B. Hyposphagma, Hornhautstromaverletzung, Kammerwinkelrezessus
- Beschreibung der Verletzungen und Dokumentation des Krankheitsverlaufes

▶ Die gutachtliche Untersuchung und Beurteilung erfolgt meistens Monate bis Jahre nach dem Unfallereignis. Die wichtigste Voraussetzung für eine zuverlässige Feststellung des Gesundheitserstschadens sind die zeitnah zum Unfallereignis dokumentierten objektiven medizinischen Befunde und subjektiven Angaben.

Es kann nicht deutlich genug betont werden, dass es in entscheidendem Maße auf die fachmedizinische Qualität der Erhebung und Dokumentation aller objektiven Befunde, der subjektiven Angaben des Versicherten zu seinen Beschwerden und zum Unfallhergang sowie den Resultaten der Funktionsprüfungen ankommt. Die juristische Beweisführung ist in hohem Maße auf die medizinische Dokumentation und Bewertung anhand des ärztlichen Erfahrungswissen angewiesen. Für den augenärztlichen Gutachter ist die angemessene ärztliche Dokumentation der medizinischen Vorbefunde zum Zeitpunkt des Unfalls und der anschließenden Heilbehandlung bei der Zustandsbegutachtung unverzichtbar. Nur unter diesen Voraussetzungen ist der Augenarzt in der Lage, späterhin einen Vorschlag zur Festsetzung der Höhe der MdE zu unterbreiten. Auch wenn die Festsetzung der MdE-Höhe keinesfalls die alleinige Aufgabe des Augenarztes ist, kommt seinem Vorschlag im Feststellungsverfahren hohes Gewicht bei. Weil der augenärztliche Fachgutachter normalerweise das beste Verständnis von den krankhaften objektiven Befunden am Auge und den damit verbundenen Funktionsbeeinträchtigungen hat. Es ist Ludolph (2022) vollkommen zuzustimmen, wenn er ausführt, dass neben den objektiven medizinischen Befunden auch in der gesicherten ärztlichen Erfahrung „ein vollwertiges Beweismittel zur Sicherung der Unfallfolgen" zu sehen ist. Das setzt allerdings voraus, dass der Augenarzt sämtliche Befunde entsprechend ihrer Wertigkeit klassifiziert und die herrschende medizinische Lehrmeinung seines Fachgebietes einbezieht (Tab. 9.1).

Tab. 9.1 Einstufung und Rangordnung medizinischer Befunde für die Begutachtung in der GUV

Klassifikation undgutachtliche Wertungsskala augenärztlicher Befunde		Praktische Beispiele	Beweiswert
Gold	Objektive medizinische Befunde mit Bedeutung für die Funktionseinbuße	Zentrale Hornhautnarbe, irregulärer Astigmatismus	Sehr hoch
Silber	Probanden(teil-)abhängige Befunde psychophysischer Funktionsprüfungen	Sehschärfe, Gesichtsfeld	Hoch[a]
	Objektive medizinische Befunde ohne Bedeutung für die Funktionseinbuße	Periphere Hauttrübung	Gering
Bronze	Subjektive Befunde	Geschilderte Sehstörungen, Schmerzen, Diskomfort, Unfallschilderung	Niedrig

[a] gilt nur, wenn eine Validitätsüberprüfung durch den Augenarzt erfolgt

Der Begriff des Gesundheitsschadens wird vielfältig verwendet. Wichtig ist in der GUV die Begriffe Gesundheitserstschaden und Gesundheitsfolgeschaden vom Begriff des Gesundheitsschadens abzugrenzen.

Gesundheitsschaden als versicherungsrechtlicher Grundbegriff

▶ **Gesundheitserstschaden** Als Gesundheitserstschäden bezeichnet man sämtliche mit dem Unfallereignis sofort eintretenden und dadurch verursachten regelwidrigen Zustände des Körpers einschließlich der Psyche

▶ **Gesundheitsfolgeschaden** Gesundheitsschäden, welche bedingt durch das Unfallereignis, im kausalen Ursachenzusammenhang zu den Gesundheitserstschäden schicksalsmäßig später entstehend auftreten, werden als Gesundheitsfolgeschäden bezeichnet

9.1.4 Verwaltungsverfahren und Amtsermittlungs-/ Untersuchungsgrundsatz

Jeder Arbeitsunfall also auch Augenverletzungen in deren Folge Arbeitsunfähigkeit besteht ist innerhalb von 3 Tagen durch den Arbeitgeber dem zuständigen Unfallversicherungsträger (UV-T) zu melden (§ 193 Abs. 1 SGB VII). Die Leistungspflicht des gesetzlichen Unfallversicherungsträgers wird dann von Amts wegen, ohne Antrag des Verunfallten, eigenständig durch den UV-T veranlasst und überprüft. Damit das Entschädigungsverfahren (Feststellungsverfahren) in der GUV ordnungsgemäß abgeschlossen werden kann, ist der Augenarzt aufgrund gesetzlicher Regelungen und vertraglicher Bestimmungen zur Mitarbeit verpflichtet (§ 201 SGB VII, Vertrag Ärzte/ UV-Träger). Der im Rahmen der Heilbehandlung tätige Augenarzt hat den Status einer befugten Person, um dem Unfallversicherungsträger die notwendigen Auskünfte (Berichte, Gutachten, Bildgebung, Auszüge der elektronischen Patientenakte usw.) gegen eine Gebühr zur Verfügung zu stellen. Spätestens wenn es zum Streitverfahren vor dem Sozialgericht zwischen Versicherten und Unfallversicherungsträger kommen sollte, ist es wichtig, dass den augenärztlichen Behandlungsunterlagen eine nachvollziehbare fachmedizinische Beschreibung der ersten Unfallfolgen entnommen werden kann. Ansonsten lassen sich die ohnehin mitunter schwierigen Zusammenhangsfragen nicht mehr für alle Beteiligten zufriedenstellend abklären. Hierzu sei auch auf die im Abschn. 10.1.3 aufgeführten Mindestanforderungen an die augenärztliche Dokumentation verwiesen.

Sofern der Augenarzt seine Mitteilung „nicht, nicht richtig, nicht vollständig oder nicht rechtzeitig erteilt" (§ 209, Abs. 1 Nr. 11 SGB VII) kann der UV-Träger dies mit einer Geldbuße gegen den Arzt sanktionieren.

F 1030 Augenarztbericht
Für die Feststellung von arbeitsunfallbedingten Verletzungsformen an den Augen und deren Behandlung ist der Augenarzt verantwortlich.

Da der Verletzte im berufsgenossenschaftlichen Verfahren umfassende Rechtsansprüche auf Heilbehandlung, Rehabilitation, Sachleistungen und ggf. auch Unfallrente hat, ist die ärztliche Dokumentation der erhobenen Erstbefunde zur Leistungsanmeldung und Prüfung der Leistungsbewilligung durch die Berufsgenossenschaft (BG) von größter Bedeutung.

Diese Erstdokumentation hat nachprüfbar, plausibel und umfassend zu sein und ist gemäß den Vorgaben des F 1030 Augenarztberichtes zu erstellen, der innerhalb von 3 Tagen an die zuständige BG weiterzuleiten ist. Eine erneute Erstellung des F 1030 Berichtes bei Wiedervorstellung des Patienten in der Folge desselben Unfalles erfolgt nicht.

Ist die zuständige BG nicht bekannt, so ist der F 1030 Bericht an die am wahrscheinlichsten zuständige BG zu schicken. Die erst angeschriebene BG ist verantwortlich für die Zuordnung und Weiterleitung des F 1030 Berichtes an die tatsächlich zuständige BG. Unerlässlich, weil für die genaue Zuordnung entscheidend, ist die Nennung des Arbeitgebers im F 1030 Bericht.

Die Abfassung des F 1030 Berichtes hat vollständig, umfassend und verständlich zu sein, damit auch der in der Regel nicht fachgebietskundige Sachbearbeiter sich ein umfassendes Bild des unfallbedingten Krankheitsschadens machen kann.

Die Unfallanamnese ist so darzustellen, dass man diese als Angaben des Versicherten oder einer Begleitperson verstehen kann. Die ausführliche und genaue Schilderung des Unfallablaufes ist unerlässlich.

▶ Es besteht eine ärztliche Verpflichtung zur Mitwirkung bei der Heilbehandlung und zur unaufgeforderten zeitnahen Berichterstattung mittels Formtext F 1030 (Vertrag gem. § 34 Abs. 3 SGB VII zwischen KV und DGUV)

Die Abfassung des F 1030 Berichtes erfolgt zunehmend elektronisch, muss aber ansonsten leserlich sein. Unfallunabhängige Auffälligkeiten, wie z. B. Fehlsichtigkeiten sind getrennt darzustellen. Kann anfänglich keine gesicherte Diagnose der unfallbedingten Verletzung gestellt werden, so ist diese mit „Verdacht auf (V.a.)" zu kennzeichnen.

▶ **CaveFür Mängel, die aus fehlerhaft dokumentierten F 1030 Augenarztberichten resultieren, ist der erstellende Augenarzt haftbar (Regressforderung).**

Heilverfahrenskontrolle
Die Steuerung des Heilverfahrens erfolgt durch den Unfallversicherungsträger, also die zuständige BG. Die Heilverfahrenskontrolle dient der Optimierung des Heilverfahrens und wird von dem UV-Träger bei Bedarf veranlasst. Zu diesem Zweck werden von den

behandelnden Augenärzten entsprechende Berichte angefordert nach Nr. 34 UV-GOÄ. Der Auftraggeber möchte damit einen Überblick über den momentanen Gesundheitszustand, die Funktionsstörungen und die Unfallfolgen, jedoch hauptsächlich über die möglichen medizinischen und rehabilitativen Maßnahmen auf dem ophthalmologischen Fachgebiet erhalten. Die augenärztliche Untersuchung für eine Heilverfahrenskontrolle hat meist denselben Umfang wie die Erstellung eines Gutachtens. Bei der Heilverfahrenskontrolle ist der momentane Zustand des Verletzten (Ist-Zustand) zu beschreiben. Eine gutachtliche Schadensbewertung erfolgt nicht. Ausführlich und abwägend ist aber zu diagnostischen und therapeutischen Maßnahmen Stellung zu beziehen und ggf. auch die Einleitung eines Rentenverfahrens nach Beendigung der Arbeitsunfähigkeit zu empfehlen.

Das Verwaltungsverfahren soll im Interesse der Beitragszahler und der Versichertengemeinschaft von den Grundsätzen her einfach, zweckmäßig und zügig sowie wirtschaftlich und sparsam durchgeführt werden (§§ 9 SGB X, 17 SGB I, 69 SGB IV). Zur Ermittlung der anspruchsbegründenden Sachverhalte sind die UV-Träger nicht an förmliche Vorgaben gebunden und haben die freie Wahl der Beweismittel (§ 21, SGB X), also auch in der Beauftragung des Augenarztes.

Optimalerweise lässt sich durch das Heilverfahren der Gesundheitszustand der versicherten Person wiederherstellen und sie kann ihre versicherte und zuletzt ausgeübte Tätigkeit wieder im vollen Umfang ausüben. Sofern das nicht möglich erscheint, ist eine Minderung der Erwerbsfähigkeit (MdE) einzuschätzen, damit der zuständige UV-Träger Entschädigungsleistungen erbringt. In der GUV besteht nur dann ein Rentenanspruch, wenn über die 26. Woche nach einem Arbeitsunfall hinaus noch Unfallfolgen bestehen, die mindestens mit einer Minderung der Erwerbsfähigkeit (MdE) von 20 % einzuschätzen sind. Hierzu dient auch die augenärztliche Anfertigung von Rentengutachten, welche – gemäß des Vertrages zwischen KV und DGUV § 49 – in einer „Frist von längstens drei Wochen" zu erstellen sind.

Erstes Rentengutachten – Augen – A 4202
Das „Erste Rentengutachten" (Erstgutachten) wird immer vom zuständigen UV-Träger eingeleitet und dient zusammen mit dem Gutachten zur Rentennachprüfung während der ersten 3 Jahre nach dem Unfall der Feststellung einer vorläufigen Rentenberechtigung. Die Einleitung eines Rentenverfahrens durch den UV-Träger erfolgt stets, wenn auf dem augenärztlichen Fachgebiet ein bleibender Schaden mit schwerwiegenden Funktionsdefekten aufgrund des Unfalles zu erwarten ist. Hier sei daran erinnert, dass jeder Augenarzt, auch im Rahmen der ärztlichen Betreuungspflichten angehalten ist, ggf. einen entsprechenden Hinweis an die BG zu geben, damit das Rentenverfahren eingeleitet werden kann. Im „Ersten Rentengutachten" erfolgt die Feststellung der haftungsbegründenden Kausalität und die der haftungsausfüllenden Kausalität, also die Einschätzung der MdE (haftungsausfüllende Kausalität) durch die Verletzungsfolgen. Das „Erste Rentengutachten" kann bei neu aufgetretenen oder nur fraglich gesicherten Folgeschäden wiederholt werden. Es wird meist in der Form eines Formulargutachtens

erstellt. In besonderen oder schwierigen Fällen kann es durch eine Anlage ergänzt oder auch als Gutachten in freier Form abgefasst werden (Abschn. 9.3.1.3). Das Erste Rentengutachten dient der Festsetzung der vorläufigen Entschädigung, die in den ersten 3 Jahren nach dem Unfallereignis – auch nach zusätzlicher Einholung eines Gutachtens zur Rentennachprüfung – jederzeit neu festgesetzt werden kann, wenn sich die Unfallfolgen wesentlich geändert haben. Entscheidend ist, dass es zu einer wesentlichen Änderung der Unfallfolgen kam, d. h. die MdE hat sich um mehr als 5 % geändert.

Von rechtlicher Bedeutung ist die genaue Unterscheidung zwischen Unfallfolgen und Nicht-Unfallfolgen, da die gesetzliche Unfallversicherung die Aufgabe hat Sozialleistungen nur für die Unfallfolgen zu erbringen.

Die Unfallfolgen sind zu trennen nach:

- Erst- und Folgeschäden
- Mittelbaren Unfallfolgen
- Verschlimmerung bestehender prätraumatisch vorhandener Krankheiten (Abschn. 9.2.4)

Zur Verwendung der Begriffe Gesundheitserstschaden und unmittelbarer Folgeschaden ist auf den Abschn. 9.1.3 zu verweisen. Mittelbare Unfallfolgen sind in gesetzlich geregelte und nicht gesetzlich geregelte zu differenzieren. Zu den gesetzlich geregelten mittelbaren Unfallfolgen gehören gemäß § 11 SGB VII auch der Unfall auf dem Wege zur Heilbehandlung oder die Ansteckung während der Heilbehandlung mit einer Infektionskrankheit z. B. Coronavirus (SARS-CoV-2).

▶ **Mittelbare Unfallfolgen** Es handelt sich um neue Gesundheitsstörungen, die auf ein neues Schadensereignis zurückgehen, das wiederum auf den Gesundheitserstschaden zurückzuführen ist.

> **Praktisches Beispiel: Mittelbare Unfallfolgen**
>
> Ein Maurer erlitt bei einem versicherten Arbeitsunfall eine tiefe zentrale lamelläre Hornhautverletzung. In der Hoffnung die dichtere Trübung der Hornhautnarbe aufzuhellen, wird lange Zeit mit kortikoidhaltigen Augentropfen medikamentös behandelt. Es entwickelt sich aus dem „Zusammenspiel" der als Schädigungsfolge anerkannten Gesundheitsstörung (lamelläre Hornhautverletzung) und der Einwirkung von außen (kortikoidhaltige Augentropfen) („neue") mittelbare Schädigungsfolgen (Sekundärglaukom, Katarakt). ◀

▶ Mittelbare Schädigungsfolgen entstehen zwar unabhängig vom Unfallerstereignis, das primäre Unfallereignis bzw. dessen anerkannte Schadensfolge muss jedoch beim Zustandekommen wesentlich mitgewirkt haben (Bayr LSG Urt. v. 15.07.1998 L 18 V 61/94).

▶ **Praxistipp** Am besten werden im Gutachten die Unfallfolgen in einem laienverständlichen Wortlaut zusammengefasst, weil die Formulierungen gern wortwörtlich in den Rentenbescheid übernommen werden.

Zweites Rentengutachten – Augen – A 4502

Spätestens nach Ablauf von 3 Jahren nach dem Unfallereignis leitet die BG die Erstellung eines „Zweiten Rentengutachtens" ein. Es
dient zur Feststellung einer Rente auf unbestimmte Zeit und ist die Basis vieler Entschädigungsleistungen. Entscheidende Voraussetzung ist, dass der Heilverlauf bis zu diesem Zeitpunkt stabil ist und der erhobene Befund auf eine bleibende Gesundheitsstörung schließen lässt, sodass eine dauerhafte Einschätzung der unfallbedingten MdE vorgenommen werden kann. Das Zweite Rentengutachten zur Feststellung einer Rente auf unbestimmte Zeit kann ebenso wie das Erste Rentengutachten wiederholt werden. Bei der Rentenfeststellung auf unbestimmte Zeit handelt es sich nicht um eine Dauerrente auf Lebenszeit, eine Änderung oder Entziehung z. B. wegen Befundänderung ist möglich. Die durch das Zweite Rentengutachten festgestellte Rente auf unbestimmte Zeit kann dann aber nur noch geändert werden, wenn durch erneute gutachtliche Untersuchung eine wesentliche Änderung der Unfallfolgen festgestellt wird. Es muss also anhand objektiver medizinischer Befunde und Resultate aus den Funktionsprüfungen eine Funktionsverbesserung, die eine Änderung der MdE von mehr als 5 % bedingt, nachweisbar sein.

Ausdrücklich sei hier darauf hingewiesen, dass bei Falschbegutachtung im Begutachtungsverfahren „Zweites Rentengutachten" (Fortsetzung der Rente auf unbestimmte Zeit) Änderungen zu Ungunsten des Versicherten nur noch in engen Grenzen erfolgen können, zu Gunsten des Versicherten sind dagegen Änderungen möglich.

Das „Zweite Rentengutachten" wird in der Regel immer als Formulargutachten erstellt, nur selten in Form eines freien Gutachtens. Dies ist vorher mit dem Auftraggeber abzusprechen.

Rentengutachten – Augen – A 4512 – Nachprüfung MdE

Das Rentengutachten – Augen zur Nachprüfung kann von der BG jederzeit in Auftrag gegeben werden. Es dient zur Feststellung der gutachtlichen Neubewertung von medizinischen Befunden, die sich vor allem nach Augenoperationen, wie beispielsweise der Sekundärimplantation einer Kunstlinse oder Keratoplastik ergeben. Diese mikrochirurgischen Eingriffe führen oftmals zu einem deutlichen Wiederanstieg der Sehschärfe. Durch diese Funktionsverbesserung kommt es zur Reduktion der vorbestehenden MdE. Eine Rentenänderung wird jedoch erst dann vorgenommen, wenn eine wesentliche Änderung (bewertet anhand der funktionellen Einschränkung der körperlichen Leistungsfähigkeit) vorliegt, d. h. eine Herabsetzung oder ein Anstieg der MdE um mehr als 5 % (also mind. 10 % MdE gemäß § 73 Abs. 3 SGB VII). Dieses

Gutachten wird fast immer in Form eines Formulargutachtens erstellt, nur in Fällen die einer komplizierten Befundbewertung und ausführlichen Abwägung bedürfen, wird ein Gutachten in freier Form erforderlich und zweckmäßiger sein. Sofern die Vergleichsgutachten die medizinischen Befunde angemessen dokumentiert haben, wird die Beurteilung von Änderungen keine besonderen Schwierigkeiten bereiten. Der Augenarzt muss bei der Bewertung von etwaigen Änderungen wie folgt vorgehen:

1. Aktuell erhobene – speziell die für die Funktionsbeeinträchtigung relevanten – objektiven Befunde sind mit den Vorbefunden aus dem maßgeblichen Vorgutachten zu vergleichen. Falls das maßgebliche Vergleichsgutachten nicht vom UV-T den Auftragsunterlagen beigefügt ist, muss der Augenarzt es nachträglich von der Verwaltung anfordern.
2. Das Ergebnis des Befundvergleichs ist zu bewerten. Die wichtigste Feststellung betrifft die Frage, ob eine wesentliche Änderung klinischer Befunde und der Funktionseinbuße im Vergleich zum Referenzgutachten die Änderung der „Ausgangs-MdE" um mehr als 5 % begründen.
3. Einschätzung der aktuellen MdE zum Begutachtungszeitpunkt. Beträgt die MdE-Änderung mehr als 5 % ist zu prüfen ob diese dauerhaft anhalten wird (länger als 3 Monate § 73 SGB VII).

▶ **Praxistipp** Ist die MdE-Einschätzung anhand der dokumentierten augenärztlichen Befunde nicht nachvollziehbar, sollte der Sachverständige seine Einschätzung anhand medizinischer Befundtatsachen klar darlegen. Die Verwaltung erhält so Gelegenheit die ursprüngliche MdE zu überprüfen.

9.1.5 Leistungen der Gesetzlichen Unfallversicherung (GUV)

Im Versicherungsfall gewähren die Unfallversicherungsträger Leistungen zur beruflichen Teilhabe (Unterstützungen zur Wiederaufnahme der Berufstätigkeit, Arbeitserprobung, Fort- und Ausbildung oder Umschulung usw.). Außerdem ermöglichen sie neben Maßnahmen der medizinischen Versorgung auch Leistungen zur sozialen Teilhabe an der Gemeinschaft wie Kraftfahrzeug-, Wohnungshilfe oder Unterstützung durch Peers. Neben den Sachleistungen werden Geldleistungen/Entschädigungen erbracht:

Verletztenrente, Rentenberechtigung
Bleiben unfallbedingte Gesundheitsschäden trotz durchgeführter Heilbehandlung und medizinischer Rehabilitationsmaßnahmen zurück und resultieren daraus dauerhafte Einschränkungen für den Versicherten auf dem allgemeinen Arbeitsmarkt (also Einschränkungen im Erwerbsleben) kann eine Verletztenrente (§§ 62 Abs. 1 und Abs. 2 SGB VII) gewährt werden. Für eine Verletztenrente muss die MdE mindestens 20 % betragen und über die 26. Woche nach dem Arbeitsunfall hinaus bestehen. Die Zahlung einer Unfallrente erfolgt auch, wenn mehrere Versicherungsfälle vorliegen, mindestens mit einer Einzel-

MdE von 10 % (Stützrententatbestand), die den Anspruch auf eine sog. Stütz-MdE gemäß § 56 Abs. 1 SGB VII begründen können (sog. Stützrente).

Eine Ausnahme liegt bei der Landwirtschaftlichen Berufsgenossenschaft in der Sozialversicherung für Landwirtschaft, Forsten und Gartenbau (SVLFG) vor. Seit 2008 gilt, aber nur für Unternehmer und regelmäßig mitarbeitende Familienangehörige, dass erst ab einer MdE von 30 % es zur Rentenzahlung kommt. Für Angestellte, aber auch Aushilfskräfte besteht, wie für alle anderen BG-Versicherten, ab einer MdE von 20 % Anspruch auf Zahlung einer Rente.

Die Höhe der Verletztenrente hängt vom individuellen Arbeitseinkommen aus den letzten zwölf Kalendermonaten vor dem Versicherungsfall (§ 82 Abs. 1 SGB VII sog. Jahresarbeitsverdienst) und der MdE-Einstufung ab. Die MdE von 100 % bedingt eine Vollrente. Anstelle einer monatlichen Rentenzahlung kann auch die einmalige Auszahlung (Abfindung) beantragt werden. Eine Voraussetzung ist dann die Prognosebeurteilung der unfallbedingten Gesundheitsschäden. Die Abfindungszahlung kommt nur in Betracht, wenn sich die Unfallfolgen zukünftig nicht mehr wesentlich bessern.

Verletztengeld
Sinn des Verletztengeldes (§ 45 Abs. 1 SGB VII) ist – ähnlich wie beim Krankengeld – der Ersatz der durch die Folgen des Versicherungsfalls dem Versicherten entgehenden Entgeltzahlungen. Als Verletztengeld werden 80 % des letzten Bruttoentgelts ab dem ersten Tag der ärztlich festgestellten Arbeitsunfähigkeit gezahlt.

Übergangsgeld
Übergangsgeld wird geleistet, wenn der Versicherte Leistungen zur Teilhabe am Arbeitsleben bekommt (§§ 35, 49 SGB VII).

Pflegegeld
Hiermit sollen pflegebedingte Mehraufwendungen erstattet werden, wenn versicherte Personen infolge eines Versicherungsfalls in erheblichem Umfang fremder Hilfe bedürfen (Anhaltspunkte zur Bemessung des Pflegegeldes [AHP] gemäß § 44 Abs. 1 und Abs. 2 SGB VII).

9.2 Augenärztliche Bewertung in der Gesetzlichen Unfallversicherung (GUV)

Die Einschätzung der MdE durch den Augenarzt dient der Feststellung der Funktionseinbußen am Sehorgan und dem durch diese Funktionsbeeinträchtigungen verschlossenen Arbeitsmöglichkeiten auf dem allgemeinen Arbeitsmarkt. Der erlernte Beruf oder die letzte ausgeübte Berufstätigkeit sind dafür nicht begutachtungsrelevant. Nach ärztlicher Beurteilung vor allem objektiver Befunde, Funktionsprüfungen und Klärung der Diagnosen sind im versicherungsrechtlichen Teil, neben den medizinischen zusätzlich juristische, soziale und wirtschaftliche Aspekten bei der individuellen Festlegung der Höhe der

MdE zu bewerten. Insbesondere im Rahmen der versicherungsrechtlichen Betrachtung des Ursachenzusammenhangs zum personalisierten Schadensereignis kann ein und derselbe medizinische Sachverhalt juristisch sehr unterschiedlich zu bewerten sein.

9.2.1 Medizinische Zusammenhangsprüfung und Beweisanforderungen

Vor der Gewährung von Entschädigungsleistungen durch die GUV muss eine gesundheitliche Funktionsbeeinträchtigung festgestellt sein, die durch das versicherte Unfallereignis direkt oder mittels Gesundheitserstschaden nach der im Sozialrecht geltenden Theorie der wesentlichen Bedingung mit Wahrscheinlichkeit verursacht worden ist (doppelter ursächlicher Zusammenhang). Dabei kann auch eine Teilursache „rechtlich wesentlich" sein, weshalb sich der Sachverständige in der GUV vorrangig mit allen konkurrierenden Ursachen, also den Bedingungen, die neben dem Unfallereignis noch für die Funktionsbeeinträchtigung in Betracht kommen, auseinanderzusetzen hat.

Die Prüfung des Kausalzusammenhangs sieht nach Rechtsprechung des BSG ein mehrstufiges Bewertungsverfahren vor (Abb. 9.1).

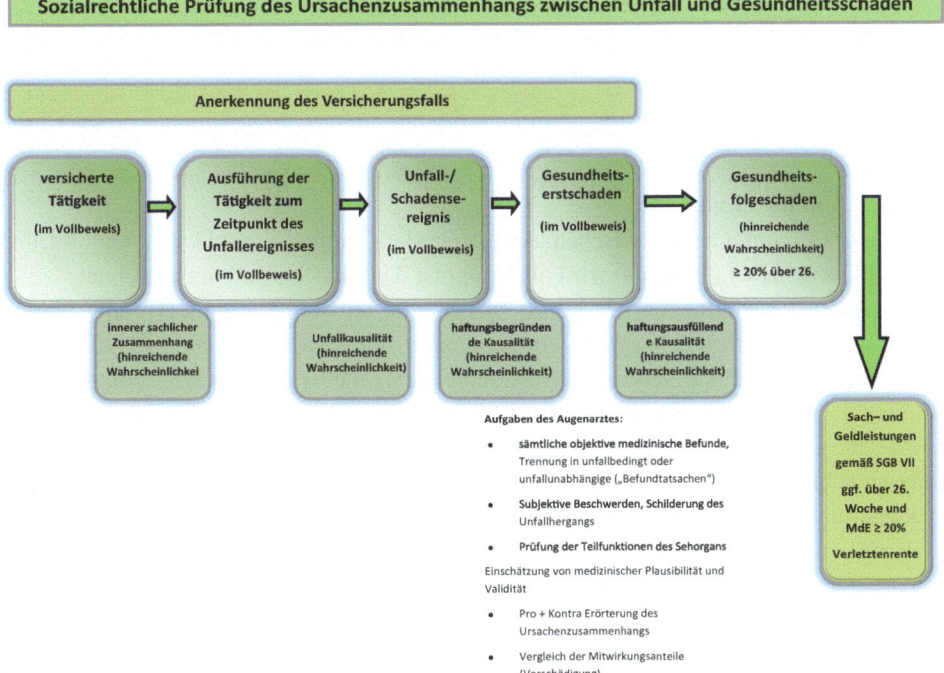

Abb. 9.1 Sozialrechtliche Prüfung des Ursachenzusammenhangs zwischen Unfall und Gesundheitsschaden

Zunächst überprüft der UV-Träger den Eintritt des „Versicherungsfalls". Dazu gehören

- der innere/sachliche Zusammenhang zwischen versicherter Tätigkeit und konkreter Verrichtung
- die Unfallkausalität, als Ursachenzusammenhang zwischen versicherter (Berufs-) Tätigkeit und dem Unfall (äußeres Ereignis).

Äußerlich erfassbare Unfalltatsachen
Der Versicherungsträger klärt für jeden Unfallvorgang die Erfüllung der Anspruchsgrundlage anhand der äußerlich ersichtlichen Hergangsmerkmale (z. B. zum Unfall führende Arbeitstätigkeit und deren Zweckbestimmung, Ort und Zeitpunkt). Diese äußerlich fassbaren Anspruchsvoraussetzungen müssen im „vollen Beweis", das heißt „mit an Sicherheit grenzender Wahrscheinlichkeit" bewiesen werden, ohne das überzeugende Zweifel am Lebenssachverhalt bestehen.

Prüfung der Ereigniskausalität (Unfallkausalität)
Den Anstoß des Unfallereignisses durch die jeweilige Arbeitstätigkeit bezeichnet man als Ereignis („Unfall-")kausalität.

▶ **Ereignis(„Unfall-")kausalität** Der Kausalzusammenhang zwischen Arbeitstätigkeit zum Zeitpunkt des Unfalls und dem Unfallgeschehen (Ereignis) wird als Ereignis(„Unfall-")kausalität bezeichnet.

Ereignis(„Unfall-")kausalität
Der Kausalzusammenhang zwischen Arbeitstätigkeit zum Zeitpunkt des Unfalls und dem Unfallgeschehen (Ereignis) wird als Ereignis(„Unfall-")kausalität bezeichnet.

Die obigen Feststellungen des UV-T zu der zum äußeren Ereignis (Unfall) führenden Versicherungstätigkeit werden dem Augenarzt mit dem Begutachtungsauftrag mitgeteilt. Diese äußeren Tatsachen sind Bestandteile der medizinischen Bewertung. Sofern während der Erhebung der Krankheitsvorgeschichte widersprüchliche Angaben oder neue Tatsachenaspekte erkennbar werden, hat der medizinische Sachverständige das in seiner gutachtlichen Stellungnahme eindeutig kenntlich zu machen. Der Sachverständige hat keinerlei Ermittlungsauftrag, gleichzeitig ist er verpflichtet, zur Klärung des Versicherungsanspruches (durch seine Mitarbeit) angemessen beizutragen.

Innere Ursachen
Mit „innerer Ursache" beschreibt man krankhafte Vorgänge im Körperinneren, also Umstände, die aus dem Organismus der Betroffenen selbst zurückgehen. Bei Vorliegen „innerer Ursachen" ist zu klären, inwieweit für den Gesundheitsschaden nicht doch das Tatbestandsmerkmal „von außen einwirkendes Ereignis", der Unfallkausalität oder der haftungsbegründenden Kausalität erfüllt ist.

> **Praktisches Beispiel**
>
> Ein Baustellenmitarbeiter stürzt infolge eines epileptischen Anfalls vom Gerüst. In Folge des versicherten Arbeitsunfalles resultiert eine Diplopie. Die dauerhafte Doppelbildwahrnehmung nach Blow-out-Fraktur fällt unter den Risikoschutz der GUV. Die Verletzung durch einen während dieses Anfalles erlittenen schweren Zungenbiss hingegen nicht (weil allgemeines Krankheitsrisiko). ◄

▶ **CaveEin Gesundheitsschaden kann auch zu entschädigen sein, wenn das äußere Ereignis auf eine innere Ursache zurückzuführen ist.**

Sofern das konkrete Unfallereignis eindeutig bestätigt worden ist, bedarf es der Überprüfung ob weitere Risikofaktoren und auch unfallunabhängige Einflüsse vorlagen.

Der augenärztliche Sachverständige hat maßgeblich die Prüfung des doppelten Ursachenzusammenhanges (haftungsbegründende und haftungsausfüllende Kausalität) zu unterstützen.

Zur haftungsbegründenden Kausalität
Hier sollte durch den Auftraggeber das Unfallereignis, Geschehensablauf und Unfallhergang mitgeteilt werden. Es gehört zu den ärztlichen Aufgaben nachträglich mit zu bewerten, ob der tatsächliche feststellbare Gesundheitsschaden (z. B. traumatisch bedingtes Makulaforamen) grundsätzlich anhand des ärztlichen Erfahrungswissens und dem Stand der medizinisch-naturwissenschaftlichen Lehrmeinung geeignet ist, durch das Unfallereignis (Contusio bulbi) hervorgerufen zu worden sein.

Probleme können dem Sachverständigen widersprüchliche Angaben oder ungenaue bzw. unvollständige Mitteilungen des Unfallhergangs bereiten. Bei Befragung des Versicherten sollte der Gutachter den Wortlaut originalgetreu in seinem Fachgutachten wiedergeben oder über den Auftraggeber eine verbindlichere Klärung der Unfallschilderung veranlassen. Vorsicht ist bei zu vielen unsicheren (vielleicht auch strittigen) Details angeraten, da es dann in der alternativen Erörterung der medizinischen Argumente leicht unübersichtlich wird.

Zur haftungsausfüllenden Kausalität
Das BSG hat die zweistufige Vorgehensweise im sog. Testfahrerurteil (BSG Urt. v. 24.07.2012, B 2 U9/11 R) dargelegt.

Medizinisch-naturwissenschaftliche Zusammenhangsprüfung (1. Stufe)
In der ersten Stufe ist unter Zugrundelegung der Theorie der wesentlichen Bedingung die medizinisch-naturwissenschaftliche Kausalität zu beurteilen. Dafür sind zunächst sämtliche Faktoren, die an der Schädigung mitgewirkt haben können, zu ermitteln (z. B. Krankheiten oder Vorschäden). Es ist dann anhand der Formel „Conditio sine qua non" unter Einbeziehung des ärztlichen Erfahrungswissens und dem Stand der herrschenden

wissenschaftlichen Lehrmeinung vor allem anhand objektiver medizinischer Befunde zu argumentieren, weshalb ein Ursachenzusammenhang zwischen Unfallereignis und Gesundheitsschaden vorliegt oder auch nicht.

Als Beweismaßstab für biologische Vorgänge im menschlichen Körper ist bei Beurteilung des Ursachenzusammenhanges mit der das Schädigungsereignis den Gesundheitserstschaden (haftungsbegründende Kausalität) und den Gesundheitsfolgeschaden (haftungsausfüllende Kausalität) hervorgerufen hat, der Grad der Wahrscheinlichkeit heranzuziehen.

▶ **Wahrscheinlichkeit in der GUV** Ein Kausalzusammenhang ist mit „hinreichender (einfacher) Wahrscheinlichkeit" anzunehmen, wenn beim vernünftigen Abwägen aller Umstände, die auf die berufliche Verursachung hinweisenden Faktoren nach dem Stand der Medizin bzw. des medizinischen Erfahrungswissen deutlich überwiegen (wenn mehr dafür als dagegenspricht). Die bloße Möglichkeit einer Verursachung scheidet aus.

▶ **Bedingungstheorie in der GUV** Ursache ist jene Bedingung (Unfallereignis), ohne die ein bestimmter Erfolg (Gesundheitsschaden) entfällt sog. Conditio sine qua non

Bedingungstheorie in der GUV
Ursache ist jene Bedingung (Unfallereignis), ohne die ein bestimmter Erfolg (Gesundheitsschaden) entfällt sog. Conditio sine qua non
  Sofern lediglich eine einzelne Ursache den Eintritt der Schädigung bewirkt hat und deutlich mehr für einen Zusammenhang als dagegen spricht, ist ein kausaler Zusammenhang zwischen Schädigungsereignis und Gesundheitserstschaden bei „(einfacher) hinreichender Wahrscheinlichkeit" anzunehmen. Der Versicherte erhält die volle Entschädigungsleistung von der Berufsgenossenschaft. Gemäß der Relevanztheorie (auch Theorie der wesentlichen Bedingung) gilt hier die „Alles-oder-nichts-Regel". Schwieriger ist das Zusammenwirken von „konkurrierenden" medizinischen (Teil-)Ursachen die zum Schaden beigetragen haben, qualitativ zu bewerten. Hier muss der Sachverständige den jeweiligen Anteil der verschiedenen Einflussfaktoren grob prozentual einschätzen und mit medizinischen Argumenten erläutern und begründen.

▶ Der augenärztliche Sachverständige muss sämtliche Risikofaktoren, die den Gesundheitsschaden bedingen, feststellen und diese Faktoren mittels medizinischer Argumente unter Beachtung von deren Wichtung Tab. 9.1) abwägend bewerten.

Unfallversicherungsrechtliche Prüfung der „rechtlichen Wesentlichkeit" (2. Stufe)
Die bezeichneten medizinischen Risikofaktoren und deren Einzelgewichtung sind danach anhand juristischer Kriterien unter Beachtung des Schutzzweckes der GUV abschließend vom Versicherungsträger oder ggf. durch die Sozialgerichtsbarkeit zu bewerten. Innerhalb des Rechtsbereich prüft man, ob unter den konkurrierenden Ursachen

eben eine Bedingung vorhanden ist, die als „rechtlich wesentlich" (für den Gesundheitserstschaden) gilt. Wichtig ist, dass der Sachverständige hierfür einen unterstützenden Beitrag leistet, in dem er seine medizinischen Aussagen anhand objektiver Befunde und dem anerkannten Erfahrungsstand der Augenheilkunde formuliert hat und die Beweisfragen laienverständlich beantwortet. Es ist weniger entscheidend die Zusammenhangsfrage mit Aussagen wie „wahrscheinlich", „überwiegend wahrscheinlich" (bejahend) oder „nicht hinreichend wahrscheinlich", „lediglich möglich" (verneinend) zu beantworten. Sehr viel wichtiger ist für die Auftraggeber, dass der Augenarzt alle medizinischen Argumente nach ihrem Pro und Kontra und ihrer Bedeutung für die Kausalität sorgfältig abwägt (Praktisches Beispiel Zusammenhangsbegutachtung 1, Tab. 9.7). Bei seiner Zusammenhangsbeurteilung muss er unbedingt die unterschiedliche Gewichtung z. B. objektiver Befund versus psychophysische Funktionsprüfung versus subjektiver Angaben beachten. Formulierungen wie ein „Verdacht auf Zusammenhang", „Vermutung", „bestenfalls könnte es sein" oder die Nutzung juristisch besetzter Begriffe wie „rechtlich wesentliche Ursache" durch den Augenarzt sind für die Gutachtenauftraggeber unklar oder verwirrend. Es kommt vorrangig auf eine gute verständliche Darstellung der medizinischen Fachinhalte an, da diese im Verfahren an keiner anderen Stelle reevaluiert und korrigiert werden. In Abhängigkeit von der Problemstellung kann die Rechtsprechung einem Schädigungsereignis (Unfall) der Stellenwert einer „wesentliche Teilursache" eingeräumt werden, selbst wenn der medizinische Sachverständige einer medizinischen Ursache nicht das Beweismaß von einfacher oder gar hinreichender Wahrscheinlichkeit zurechnet.

Bei der augenärztlichen Untersuchung und Begutachtung kommen daher nur die folgenden Varianten bei Klärung der Zusammenhangsfrage zwischen Schädigungsereignis und Gesundheitserstschaden in Betracht:

- **Bei einer alleinigen Ursache**
  - **Wahrscheinliche Ursache:** dem Schädigungsereignis ist eine klar übergewichtige Bedeutung für den vorliegenden Gesundheitsschaden zuzusprechen.
  - **Mögliche Ursache:** das Schädigungsereignis stellt lediglich eine nach dem medizinisch-naturwissenschaftlichen Wissensstand unwahrscheinliche Ursache dar (bloße zufällige Möglichkeit, kaum realistischer Vorgang). Es kommt vielmehr unfallunabhängigen Ursachen ein erkennbares Übergewicht zu.
- **Bei mehreren Ursachen**
  - **Wesentliche Teilursache:** bei mehreren konkurrierenden Ursachen kann es aufgrund der vielen Kausalitäten unrealistisch sein einer einzigen Teilursache überhaupt einfache Wahrscheinlichkeit (>50 %) zuzuordnen. Es ist dann eine juristische Entscheidung, ob einer der verschiedenen Teilkausalitäten die Bedeutung einer „wesentlichen" Teilursache zuerkannt wird, selbst wenn diese Teilursache nur einen Anteil von 30 % unter den Einflussfaktoren hat.
  - **Unwesentliche Teilursache:** bei mehreren konkurrierenden Ursachen kommt unfallunabhängigen Ursachen ein erkennbares Übergewicht zu.

▶ **Klärung der Zusammenhangsfrage**
Bei der Zusammenhangsfrage ist es die wichtigste Aufgabe des augenärztlichen Sachverständigen anhand objektiver medizinischer Befunde mittels Pro- und Kontra-Argumenten zu begründen, was für oder gegen einen Ursachenzusammenhang zwischen Schädigungsereignis und Gesundheitsschaden/ Funktionsstörung spricht.

▶ **Praxistipp** Der Hauptbeitrag des medizinischen Sachverständigen besteht in der laienverständlichen fachmedizinischen Erörterung sämtlicher medizinischer Befunde des Dafür- oder Dagegenhaltens für die Wahrscheinlichkeit des Kausalzusammenhangs. Die Zuordnung zu einem der Beweisgrade ist Aufgabe der Rechtsentscheidung.

▶ **FehlerquellenWeder der alleinige zeitliche Zusammenhang noch das alleinige spätere Auftreten einer Funktionsbeeinträchtigung (wie Visusverlust oder Gesichtsfeldausfall) nach einem Unfallereignis erlauben es, einen Gesundheitserstschaden per se als wahrscheinlich zu betrachten.**

9.2.2 Zum Rechtsbegriff der MdE

9.2.2.1 Maßstab der Minderung der Erwerbsfähigkeit (MdE)

Die Minderung der Erwerbsfähigkeit (MdE) ist in der GUV der entscheidende Maßstab, nach welchem dauerhafte Funktionsbeeinträchtigungen durch unfallbedingte Gesundheitsschäden in ihrer nachteiligen Auswirkung auf die Erwerbsfähigkeit einzuschätzen sind.

▶ **Minderung der Erwerbsfähigkeit (MdE) (§ 56 Abs. 2 SGB VII)** „Die Minderung der Erwerbsfähigkeit richtet sich nach dem Umfang der sich aus der Beeinträchtigung des körperlichen und geistigen Leistungsvermögens ergebenden verminderten Arbeitsmöglichkeiten auf dem gesamten Gebiet des Erwerbslebens."

Die Höhe der Minderung der Erwerbsfähigkeit (MdE) hängt von zwei verschiedenen Faktoren ab, nämlich dem Umfang der gegenwärtigen physischen und psychischen Einbußen sowie den damit verbundenen Funktionsbeeinträchtigungen. Diese Funktionsbeeinträchtigungen bestimmen das Ausmaß der Erwerbsunfähigkeit einer verunfallten Person, d. h. welcher Anteil von Erwerbsmöglichkeiten ist auf dem gesamten Gebiet des Erwerbslebens (sog. „allgemeiner Arbeitsmarkt") dem Versicherten/der Versicherten dadurch verloren gegangen.

▶ **Merke**
Nicht der Gesundheitsschaden, sondern die dauerhafte Funktionsbeeinträchtigung nicht allein unter medizinischen, sondern auch juristischen, sozialen und wirtschaft-

lichen Gesichtspunkten bestimmt die individuelle Höhe der MdE (BSG, Urt. v. 20.12.2016 B2 U 11/15).

Die individuelle Festsetzung der Höhe einer unfallbedingten MdE erfordert nach Auffassung des Bundessozialgerichtes die nachfolgenden Schritte:

1. Durch den Augenarzt: Feststellung des Gesundheitsfolgeschadens und der individuell vorliegenden Funktionsbeeinträchtigungen am Auge.
2. Durch den Berufskundler: arbeitsmarktanalytische Betrachtung unter Einordnung der festgestellten Funktionsbeeinträchtigungen.
3. UV-Träger oder das Sozialgericht legen anhand der dem Versicherten nach dem Unfall verschlossen bleibenden Anteil des „Allgemeinen Arbeitsmarktes" die MdE fest.

Bislang liegen selbst für klar umschriebene Funktionsbeeinträchtigungen wie die Erblindung eines Auges mit Verlust des höheren räumlichen Sehens keine einschlägigen Arbeitsmarktanalysen vor, die den Begriff des „allgemeinen Arbeitsmarktes" für den medizinischen Sachverständigen anschaulicher machen könnten.

Aufgrund der multiprofessionellen Anforderungen und der Tatsache, dass keinerlei systematisch gewonnenen und auf Erfahrung basierenden Daten vorliegen, die es ermöglichen, einem konkreten Gesundheitsschaden den präzisen Anteil des verschlossenen Arbeitsmarktes zuzuordnen, kann die MdE daher nur geschätzt und nicht genau bestimmt werden.

▶ Sofern vor dem Schadensereignis eine Erwerbsfähigkeit ausgeübt worden ist, hat der Gutachter in der Regel von 100 % Erwerbsfähigkeit auszugehen.

Bei mehreren versicherten Schadensereignissen kann dies dazu führen, dass die Summe der Einzel-MdE-Werte die 100 % übersteigt. Durch den UV-Träger werden die Rentenansprüche dann aber auf 2/3 des höchsten Jahresarbeitsverdienstes gekürzt (§ 59 SGB VII). Bei völliger Erwerbsunfähigkeit infolge Vorschädigung zum Zeitpunkt des Schadensereignisses ist eine weitere Minderung der Erwerbsfähigkeit ausgeschlossen.

Die abstrakten Erfahrungswerte der MdE-Tabelle enthalten 5er- oder 10er-Stufen und sollen die Gleichbehandlung der Versicherten bei dauerhaften Beeinträchtigungen des körperlichen und seelischen Leistungsvermögens auf dem gesamten Gebiet des Erwerbslebens (allgemeiner Arbeitsmarkt) gewährleisten.

▶ Mit Erwerbsfähigkeit ist daher nicht der individuelle Ausbildungsberuf oder die letzte ausgeübte Berufstätigkeit gemeint. Es geht vielmehr um den verbliebenen Stand/Verwertbarkeit der allgemeinen Erwerbsfähigkeit und damit um die individuelle Möglichkeit des Versicherten, wie er seine Arbeitskraft auf dem gesamten allgemeinen Arbeitsmarkt und nicht allein in einem bestimmten Beruf noch wirtschaftlich nutzen kann.

Sofern im Versicherungsfall Funktionsbeeinträchtigungen an mehreren Körperteilen oder Organen eingetreten sind, muss eine Gesamt-MdE gebildet werden. Weil sich multiple Funktionseinbußen hinsichtlich der tatsächlichen Konsequenzen auf die individuelle Erwerbsfähigkeit überschneiden, ist die Gesamt-MdE oft niedriger als die rechnerische Summierung aller Einzel-MdE. Die Minderung der Erwerbsfähigkeit (MdE) ist sowohl Bewertungsmaßstab für die GUV gemäß ihrer Rechtsgrundlage nach dem SGB VII als auch für das Dienstunfallrecht gemäß dem BeamtVG. Es sind allerdings Unterschiede zu beachten. In der GUV ist jeder Unfall separat einzuschätzen. Ab einer MdE von 20 % besteht Anspruch auf Teilrente. Indessen sieht die Unfallfürsorge für Beamte nach dem Dienstunfallrecht (§ 35 Beamt VG) vor, die Unfallfolgen aller Dienstunfälle mit einer MdE zu bewerten. Ein Unfallausgleich beginnt hier ab einer MdE von 25 %. Zudem gelten für die Einschätzungsgrundlagen im Dienstunfallrecht spezifische Regelungen des Bundes oder nach Länderrecht.

Eine Sonderregelung besteht auch für die Landwirtschaftliche Berufsgenossenschaft in der Sozialversicherung für Landwirtschaft, Forsten und Gartenbau (SVLFG).

▶ **Praxistipp** Der Augenarzt sollte sich vorab genau erkundigen, falls der Auftraggeber die einschlägigen Begutachtungsvoraussetzungen nicht mit dem Auftrag zusendet.

Bezugsmaßstab für die Einschätzung der MdE ist nicht die allgemeine Erwerbsfähigkeit gesunder Personen im vergleichbaren Lebensalter, sondern es ist vielmehr auf die individuellen Verhältnisse der versicherten Person abzustellen. Das heißt, wurde vor dem Schadensereignis eine Erwerbsfähigkeit ausgeübt, ist in der Regel von 100 % Erwerbsfähigkeit auszugehen. Diese Aussage ist keinesfalls ein Grund anzunehmen, dass Funktionsbeeinträchtigungen durch eine Vorschädigung unberücksichtigt bleiben. Diese Erwerbsfähigkeit bei vorbestehenden Funktionseinbußen durch Vorschäden ist vielmehr als eine „Resterwerbsfähigkeit von 100 %" auf dem „Allgemeinen Arbeitsmarkt" zu verstehen.

Praktische Beispiele – MdE-Einschätzung

- Die **Verkäuferin/Kassiererin** eines Supermarktes war bereits in der Kindheit auf dem rechten Auge an den Folgen eines Retinoblastoms erblindet (heterolateraler Vorschaden). Durch einen Arbeitsunfall verlor sie jetzt das linke Auge. Bei einer gesunden Vergleichsperson mit beidäugigem Sehen wäre eine MdE von 25 % für den Verlust eines Auges gerechtfertigt. Allerdings käme diese Vergleichsperson mit Ausnahme bekannter Einschränkungen des fehlenden beidäugigen Sehens weiterhin vergleichsweise gut zurecht. Bei unserer Kassiererin hat der unfallbedingte Verlust eines Auges (vollständige Erblindung) massive Auswirkungen auf die Erwerbsfähigkeit. Aufgrund der funktionellen Wechselwirkung zwischen Vorschaden des rechten Auges und Unfallschaden am linken Auge ist die MdE mit 100 % vorzuschlagen.

- Der **Gas- und Wasserinstallateur** hatte bereits eine anerkannte MdE von 20 % wegen dauerhafter Doppelbildwahrnehmung nach arbeitsunfallbedingter Orbitabodenfraktur rechts. 10 Jahre später verunfallt das linke Auge mit einer offenen Bulbusruptur und erblindet. Die funktionellen Wechselwirkungen zwischen Vorschaden und aktuellem Unfallschaden bedingen bei Wegfall der Diplopie und einer Sehschärfe von 1,0/0,05 eine MdE von 25 %. ◄

Insbesondere bei paarigen Organen wie dem Auge ist bei Einschätzung der MdE die wechselseitige Beeinflussung von Vorschäden und aktuellem Unfallschaden und deren Auswirkung auf die Arbeitsmöglichkeiten im allgemeinen Erwerbsleben zu berücksichtigen. Für jedes versicherte Unfallereignis ist die MdE neu festzustellen.

▶ In der GUV sind Vorschäden bei der Bemessung der MdE zu berücksichtigen, auch wenn sie selbst nicht Folge eines Arbeitsunfalls oder einer Berufskrankheit sind (BSG, Urteil v. 05.09.2006 B 2U 25/05 R)

▶ **Praxistipp** Der Arbeitnehmer ist in dem Gesundheitszustand versichert, in dem er seine Berufstätigkeit unmittelbar vor dem Unfallereignis aufgenommen hat (Erwerbsfähigkeit 100 %). Die Erwerbsfähigkeit kann bei Vorschädigung auch als eine Resterwerbsfähigkeit von 100 % zu verstehen sein.

„Allgemeiner Arbeitsmarkt"
Mit „Allgemeinem Arbeitsmarkt" wird jede nur vorstellbare Berufstätigkeit beschrieben, exklusive geschützter Einrichtungen wie Werkstätten für behinderte Menschen (WfbM). Der Begriff des „Allgemeinen Arbeitsmarktes" ist ein rechtliches Konstrukt was weder im SGB oder an anderer Stelle vom Gesetzgeber bislang näher definiert worden ist. Ludolph et al. 2022 vertreten die Auffassung, dass heute „eine Wechselbeziehung zwischen einer konkret geminderten Erwerbsfähigkeit und der abstrakt eingeschätzten MdE ... nicht mehr gegeben" sei. Es wäre heute keine Seltenheit, dass ein Versicherter keinerlei wirtschaftliche Einbußen hätte und trotzdem mit einer Unfallrente versorgt würde. Gleichzeitig betonen dieselben Autoren die Bedeutung der MdE-Tabellenwerte für die Rechtssicherheit, weil der ärztlichen Zustandsbegutachtung eine überproportionale Bedeutung im Feststellungsverfahren beizumessen ist. Letztlich kann z. B. der augenärztliche Sachverständige etwaige Auswirkungen der Leistungsminderung verschiedener Teilfunktionen der Augen am allerbesten einschätzen. Diesem fachärztlichen Entscheidungsvorschlag kommt daher hohe Bedeutung zu. Gerade deshalb muss der Augenarzt die Einschätzung der MdE laienverständlich anhand der erhobenen medizinischen objektiven Befunde, Resultate der Funktionsprüfungen und geklagten Beschwerden sorgfältig und nachvollziehbar begründen.

Kinder, Schüler und Studenten – MdE während der Heilungsphase
Da die Minderung der Erwerbsfähigkeit einen abstrakten Bewertungsmaßstab darstellt, ist eine Anwendung auch auf Kinder, Schüler und Studenten übertragbar, die noch nicht im Erwerbsleben stehen. Die tabellarischen MdE-Tabellenwerte beziehen sich regelhaft auf den erreichten Endzustand eines Gesundheitsschadens. In Bezug auf die am-

bulante Phase des akuten Heilverfahrens sind keine konkreten Maßgaben für Augenerkrankungen bekannt.

Während der stationären Behandlung beträgt die MdE bei Schülern 100 %. Zu den Besonderheiten der „Schüler-Unfallversicherung" gehört, dass die „Schüler-Unfallversicherung" kein Verletztengeld gewährt. In aller Regel beginnt bei Kindern und Jugendlichen die Versichertenrente am Tag nach dem Versicherungsfall. Daher ist für die Zeit der Heilungsphase eine gestaffelte MdE vorzuschlagen. Auch für Kinder, Schüler und Studenten ist bei der MdE-Einschätzung der „Allgemeine Arbeitsmarkt" der Bezugsmaßstab.

Der individuelle Gesundheitsschaden ist zu beschreiben:

- nach der unfallbedingten Funktionsbeeinträchtigung,
- Funktionen die beschwerdebedingt nicht zur Verfügung stehen,
- oder Funktionen, die wegen prophylaktischer Maßnahmen derzeit nicht nutzbar sind.

Für die Berechnung der Entschädigungsleistungen legt der UV-Träger bei Kindern und Personen unter 30 Jahren ohne eigenes Einkommen einen Mindest-Jahresverdienst zugrunde, der sich nach der jeweiligen Bezugsgröße bemisst usw.

9.2.3 Vorschädigung (Vorschaden, Schadensanlage, Vorerkrankung)

Allgemein gilt, dass jede versicherte Person in dem Gesundheitszustand unfallversicherungsrechtlich geschützt ist, wie er zu Beginn der Aufnahme der Arbeitstätigkeit am Tag bzw. Zeitpunkt des Eintrittes des Schädigungsereignis individuell bestanden hat. Die Klärung des Ursachenzusammenhanges zwischen Gesundheitsschaden und Unfallereignis bereitet dem Gutachter vor allem Schwierigkeiten, wenn weitere Ursachen/Einflussfaktoren vorliegen. Ebenso wie der Gesundheitserstschaden durch Erhebung objektiver medizinischer Befunde festzustellen ist, müssen auch Vorschädigungen anhand „medizinischer Befundtatsachen" nachgewiesen sein. Im Hinblick auf die Terminologie werden Begriffe wie „Vorschaden", „Schadensanlage" oder „Vorerkrankung" leider nicht immer einheitlich verwendet. Am gebräuchlichsten ist in der Medizin der Begriff des Vorschadens.

▶ **Oberbegriff Vorschaden** Vorschäden umfassen alle bereits bei Eintritt des Versicherungsfalls manifesten Krankheiten, bekannte Beschwerden und unfallunabhängige Gesundheitsstörungen wie konstitutionell oder degenerativ bedingte Schadensanlagen.

Im Hinblick auf die Kausalitätsbetrachtung schlägt die aktuelle medizinische Begutachtungsliteratur vor, als Oberbegriff für alle körperlichen Abweichungen von der Norm (durchschnittliche gesunde Personen gleichen Lebensalters und Geschlechts) die Bezeichnung der „Vorschädigung" zu nutzen. Der augenärztliche Gutachter soll dann die Vorschädigung weiter unterscheiden nach Schadensanlage oder Vorerkrankung.

Definition

▶ **Schadensanlage** Als Schadensanlage gilt eine angelegte Veränderung, die bisher klinisch stumm war und die, um krankhaft in Erscheinung zu treten, noch eines äußeren Anstoßes bedarf, wie z. B. eine dünne Netzhaut, myope degenerative Netzhautareale, Glaskörperstränge ohne bisherige Symptome.

▶ **Vorerkrankung** Bei der Vorerkrankung liegt ein manifester pathologischer Befund vor, der bereits mit funktionellen Störungen und einhergehenden objektiven und subjektiven medizinischen Befunden aufgefallen ist und bereits behandelt wurde z. B. eine Hornhautnarbe nach Ulcus corneae.

Die medizinische Unterscheidung zwischen Vorschaden bzw. Vorschädigung und Schadensanlage bzw. Vorerkrankung unterstützt die individuell vorzunehmende Kausalitätsprüfung (Abb. 9.2).

Trotz eines Vorschadens ist bei einer individuellen Vorerwerbsfähigkeit von 100 % die MdE zunächst in Relation zum Allgemeinen Arbeitsmarkt mit einer MdE von 100 % (sog. Resterwerbsfähigkeit) anzunehmen. Die Anerkennung einer unfallbedingten MdE bei Vorschaden setzt jeweils voraus, dass der anerkannte Arbeitsunfall die Vermittlungsfähigkeit auf dem allgemeinen Arbeitsmarkt verschlechtert hat.

▶ Wie bei Einschätzung der Gesamt-MdE müssen bei einer Vorschädigung immer die funktionellen Wechselwirkungen zwischen Vorschaden und aktuellem Unfallschaden berücksichtigt werden. Es ist eine Gesamtschau der Funktionsbeeinträchtigung am Sehorgan vorzunehmen.

Wie bei Einschätzung der Gesamt-MdE müssen bei einer Vorschädigung immer die funktionellen Wechselwirkungen zwischen Vorschaden und aktuellem Unfallschaden berücksichtigt werden. Es ist eine Gesamtschau der Funktionsbeeinträchtigung am Sehorgan vorzunehmen.

▶ **Cave** Die abstrakten tabellarischen MdE-Erfahrungswerte lassen sich bei Mehrfachschäden nicht schematisch übernehmen. Es ist auf die Folgen des Versicherungsfalls zu achten.

▶ **Praxistipp** Hilfreich ist es, den personalisierten MdE-Vorschlag anhand relevanter Orientierungswerte z. B. für den Verlust eines Auges mit MdE 25 % oder bei Gesichtsfeldverengung auf 30° vom Zentrum beim Fehlen des Partnerauges mit MdE 60 % im Vergleich der Auswirkung auf das allgemeine Erwerbsleben zu reevaluieren.

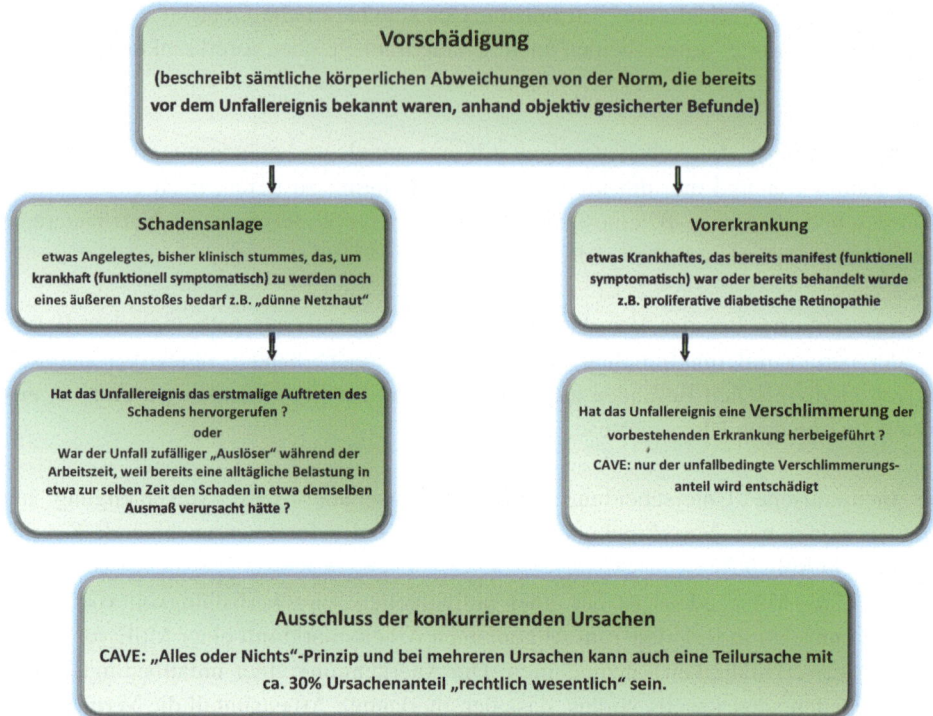

Abb. 9.2 Vorschädigung (Schadensanlage und/oder Vorerkrankungen) als konkurrierende Ursache

Praktisches Beispiel

- **Vorschaden 1** – Nach Verlust des rechten Auges durch eine Luftgewehrkugel (Privatunfall 2010) verliert ein Arbeitnehmer infolge schwerer Verätzung während einer versicherten Berufstätigkeit 2020 sein bislang gesundes linkes Auge. Trotz Einäugigkeit und fehlenden räumlichen Sehen ist die personalisierte Vorerwerbsfähigkeit im allgemeinen Erwerbsleben hier 100 % gleich zu setzen. Durch die vollständige Erblindung nach dem zweiten Unfall sind dem Versicherten sämtliche Arbeitsplätze mit Anforderungen an das Sehvermögen verschlossen und die MdE daher mit 100 % einzuschätzen.
- **Vorschaden 2** – Eine versicherte Bürokauffrau mit vorbekannter Optikusatrophie infolge eines Verkehrsunfalls auf dem Weg zur Arbeit am linken Auge (Sehschärfe re. 1,0 und li. 0,1) erleidet durch eine Hornhautverletzung im Rahmen eines zweiten Unfalls eine Visusherabsetzung auf 0,05 links. Der Versicherten waren und sind unverändert die gleichen Arbeitsplätze (fehlendes beidäugiges Sehen) verschlossen. Es wird nur der Verschlimmerungsanteil von der GUV entschädigt. Die individuelle Vorerwerbsfähigkeit der Betroffenen hat sich durch den zweiten Un-

fall kaum mehr weiter reduziert. Aufgrund der vorbestehenden Funktionsbeeinträchtigung ändert sich die aktuelle MdE durch den unfallbedingten Gesundheitsschaden nicht wesentlich (unfallbedingte Steigerung der MdE nur von 5 %). ◄

▶ **Cave** Bei vorbekannten Gesundheitsstörungen im Sinne eines Vorschadens ist die Rest-/Vorerwerbsfähigkeit inklusive des Vorschadens mit 100 % anzusetzen.

Die Einschätzung der unfallbedingten MdE muss sich danach ausrichten, in welchem Umfang die Vorerwerbsfähigkeit jetzt zusätzlich herabgesetzt wird.

▶ Die abstrakten MdE-Tabellenwerte sind bei einer Vorschädigung kein hilfreicher Maßstab.

Wesentlicher Bezugspunkt sind immer die konkreten personalisierten unfallbedingten Funktionsbeeinträchtigungen. Anders ausgedrückt können Bereiche des Allgemeinen Arbeitsmarktes, die einer versicherten Person schon vor dem Eintritt des Versicherungsfalls versagt waren, nicht noch einmal eingebüßt werden.

In Ergänzung zum Vorschlag einer MdE-Angabe in Prozent kommt es darauf an, dass der augenärztliche Sachverständige anhand von medizinischen Befunden darlegt, in welchem Umfang sich eine Funktionsbeeinträchtigung begründet und wodurch sich die individuelle Erwerbsfähigkeit durch den versicherten Unfall verändert hat.

Der Augenarzt kann die versicherungsrechtliche Bewertung und Feststellung der Höhe der MdE auch immer separat

1. allein für den Vorschaden,
2. allein für den Unfallschaden und
3. für den Gesamtschaden

in seinem Gutachten für den Unfallversicherungsträger dokumentieren.

9.2.4 Verschlimmerung

Zielgerichteter Zweck der GUV sind Entschädigungsleistungen für versicherte Unfalleinwirkungen und nicht die Gewährung von Sozialleistungen für sämtliche sonstige Krankheitszustände. Sofern bereits zum Zeitpunkt des Unfallereignisses ein manifester krankhafter Gesundheitszustand (Vorerkrankung) bekannt war, hat der Sachverständige zu bewerten, ob das Schadensereignis (Unfall) geeignet gewesen ist, einen posttraumatischen akuten Krankheitszustand herbeizuführen (die Vorerkrankung unfallbedingt zu verschlimmern).

▶ **Definition** Unfallbedingte Verschlimmerung
Eine unfallbedingte Verschlimmerung liegt vor, wenn das versicherte Schadensereignis als rechtlich wesentliche Teilursache die Verschlechterung der Vorerkrankung also die posttraumatisch akute Veränderung des Krankheitszustandes herbeigeführt hat.

▶ **Praxistipp** Der augenärztliche Gutachter sollte den Terminus „rechtlich wesentliche Teilursache" allenfalls verwenden, wenn er sich in der Kausalitätsbeurteilung absolut sicher ist. Viel hilfreicher ist es für Verwaltung/Sozialgerichte, alle Teilursachen zu bezeichnen und eine grobe anteilige Wichtung in Prozent vorzunehmen. Die medizinische Abwägung muss anhand objektiver medizinischer Befunde begründet werden. Es ist dann eine juristische Entscheidung, ob eine Teilursache mit 30 % Ursachenanteil eine „rechtlich wesentliche Teilursache" darstellt.

Man unterscheidet bei der unfallbedingten Verschlimmerung zwischen einer vorübergehenden, anhaltenden oder richtungweisenden Verschlimmerung. Diese kann sich auf einen prätraumatischen Vorschaden durch das Schädigungsereignis oder die Verschlimmerung einer anerkannten Schädigungsfolge zu einem nachmaligen Zeitpunkt beziehen.

▶ **Merke**
Sofern eine unfallbedingte Verschlimmerung vorliegt, hat der Sachverständige zu prüfen, ob sich hinsichtlich der Vorerkrankung eine anteilige Zuordnung in einen unfallbedingten und einen unfallunabhängigen Verschlimmerungsanteil vornehmen lässt. Entschädigungsleistungen werden nur für den unfallbedingten Verschlimmerungsanteil und ggf. auch nur zeitlich begrenzt gewährt, für den Fall, dass die Augenerkrankung wieder in den normalerweise zu erwartenden unfallunabhängigen Krankheitsverlauf übergeht.

Als Gesundheitsfolge des Arbeitsunfalls ist bei dieser Konstellation nicht der gesamte Gesundheitsschaden MdE relevant. Vielmehr ist die MdE danach einzuschätzen, wie sich der Vorschaden unfallbedingt verschlimmert hat (Anteil der Verschlimmerung). Der Verschlimmerungsanteil ist auf die Vorerwerbsfähigkeit zu beziehen (mit 100 % des Allgemeinen Arbeitsmarkts, s. o.). Die medizinische Begutachtung der Verschlimmerung betrifft neben den Feststellungen zum Schweregrad (richtungsweisend) auch Aspekte der zeitlichen Wirkung (vorübergehend, dauernd, anhaltend).

9.2.5 Folgeschaden und mittelbare Schädigungsfolge

▶ **Folgeschaden** Ein Folgeschaden liegt vor, wenn sich eine weitere Gesundheitsstörung manifestiert, die unmittelbar auf das Schädigungsereignis (Unfall) mit hinreichender Wahrscheinlichkeit zurückgeführt werden kann, also allein durch die als Folge einer Schädigung anerkannte Gesundheitsstörung hervorgerufen worden ist.

Praktisches Beispiel: Folgeschaden

Beim Schulsport erleidet ein 16-jähriger Schüler eine schwere Contusio bulbi des rechten Auges mit traumatisch bedingten Kammerwinkelveränderungen und einer Commotio retinae. Bei der augenärztlichen Untersuchung war in den ersten Jahren nach dem versicherten Unfallereignis keine Funktionsbeeinträchtigung festzustellen. Erst 8 Jahre nach dem Eintritt des Versicherungsfalls wird das einseitige Sekundärglaukom mit beginnender Glaukompapille am Unfallauge diagnostiziert. Die Augenprellung mit Kammerwinkelveränderungen über 6 Uhrzeiten sind nach dem Stand der Medizin als medizinischer Befund geeignet, um in der Beweisführung mit hinreichender Wahrscheinlichkeit einen Ursachenzusammenhang zwischen der Unfallschädigung und dem späten Folgeschaden anzunehmen. ◀

▶ **Mittelbare Schädigungsfolge** Die mittelbare Schädigungsfolge im engeren Sinn resultiert aus einer Interaktion der als Schädigungsfolge anerkannten Gesundheitsstörung und einer von außen verursachter Einwirkung.

9.2.6 Nachschaden

▶ **Nachschaden** Als Nachschaden werden sämtliche späterhin auftretende Gesundheitsstörungen bezeichnet, die keine wesentliche Mitursache des konkreten Schädigungsereignisses sind. Für die Funktionsstörungen durch Nachschäden (Gesundheitsschäden) ergibt sich keinerlei Entschädigungspflicht aus dem konkreten (vorangegangenen) Unfallereignis.

Praktisches Beispiel: Nachschaden

Ein Automonteur erleidet durch einen abgerutschten Schraubendreher im Rahmen seiner versicherten Arbeitstätigkeit eine offene Bulbusruptur und praktische Erblindung. Die MdE beträgt danach 25 % für den Funktionsverlust des rechten Auges. 8 Jahre später verletzt sich der Betroffene ein zweites Mal beim Heimwerken am Partnerauge (nicht in der GUV versicherte Tätigkeit). Da der Verlust des zweiten linken Auges als Nachschaden zu betrachten ist, bleibt die MdE mit 25 % unverändert.

Mit dem Verlust des rechten Auges durch den Arbeitsunfall war die für die GUV versicherungsrechtlich entscheidende Ursachenkette abgeschlossen. Selbst unter der Annahme das Nachschäden – wie oben geschildert – eine unfallbedingte MdE verstärken würden, erwachsen daraus keine erneuten Entschädigungsansprüche aus der GUV. Mit Anerkennung der Augenverletzung des rechten Auges als Unfallfolge unterliegen spätere unfallunabhängige Funktionsbeeinträchtigungen des unverletzten Auges als Nachschäden keinerlei Entschädigungspflicht in der GUV. ◄

▶ Nachschäden bedingen keine Änderung der MdE, weil sie nicht im konkreten Ursachenzusammenhang mit dem stets zeitlich vorher eingetretenen versicherten Unfallereignis stehen.

▶ **MerkeVorschaden und Nachschäden sind bei der MdE-Bewertung nicht gleichzusetzen (BSG, Urt. v. 12.07.2022 B 2 U 11/22 B)**

9.2.7 Augenärztliche Einschätzung der MdE

Jedwede Einschätzung der MdE setzt die genaue inhaltliche Beachtung des verwendeten Begriffes und damit bezeichneten Bewertungsmaßstabes einer Minderung der Erwerbsfähigkeit durch den augenärztlichen Gutachter voraus. Die Minderung der Erwerbsfähigkeit (MdE) in der GUV ist ein abstraktes Maß für den Umfang verminderter Arbeitsmöglichkeiten im gesamten Bereich des Erwerbslebens. Es sollen die Nachteile einer Person mit unfallbedingten Funktionsbeeinträchtigungen hinsichtlich Aufnahme und Fortführung der Erwerbstätigkeit kompensiert werden. Anhand der Minderung der Erwerbsfähigkeit soll der Anteil an Erwerbsmöglichkeiten auf dem allgemeinen Arbeitsmarkt beschrieben werden, der dem versicherten Individuum durch die unfallbedingten Funktionsstörungen verschlossen bleibt. Unter Erwerbsfähigkeit versteht man die individuelle Eignung eines Menschen, sich durch eine Berufstätigkeit seinen Lebensunterhalt und den der engsten Angehörigen verdienen zu können. Es sind immer die abstrakten Referenzwerte der MdE-Tabelle zu benutzen. Abweichungen davon muss der augenärztliche Gutachter deutlich machen und nachvollziehbar begründen.

MdE bei Beeinträchtigung mehrerer Teilfunktionen des Auges
Bei Störung mehrerer Teilfunktionen des Auges sind die Funktionsbeeinträchtigungen auf die individuellen Fähigkeiten einer versicherten Person immer in ihrer Gesamtheit mit einem zusammenfassenden MdE-Erfahrungswert einzuschätzen, der wiedergeben soll, wie stark der Versicherte durch den Unfall seitens der Augen eingeschränkt ist, um durch eine Arbeitstätigkeit seinen Lebensunterhalt bestreiten zu können. Die einfache Summation einzelner MdE-Werte für beeinträchtigte Teilfunktionen bleibt daher grund-

sätzlich unzulässig. Im Übrigen sind in der MdE-Tabelle der DOG zur Herabsetzung der Sehschärfe andere mit dieser Funktionsminderung einhergehenden Beeinträchtigungen erfasst, sofern sie nicht über das durchschnittlich erwartende Maß der Beeinträchtigung hinausgehen (Bayr LSG Urt. v. 14.04.2021 L3U259/20). An erster Stelle steht deshalb bei Bewertung von Unfallschäden am Auge immer die Herabsetzung der Sehschärfe als wichtigster Teilfunktion.

▶ Je höher bereits die Einzel-MdE für die Herabsetzung der Sehschärfe eines Auges/der Augen ist, umso sorgfältiger ist anhand medizinischer Kriterien zu beurteilen, inwieweit nachrangigere Teilfunktionsstörungen die verbliebenen Erwerbsmöglichkeiten überhaupt noch zusätzlich mindernd einschränken.

Neben der Herabsetzung der Sehschärfe können bestimmte Ausfälle im Gesichtsfeld oder Störungen im Blickfeld durch Auftreten von Doppelbildern begutachtungsrelevant sein. Alle übrigen Sehfunktionen sind in der Regel nachrangig und werden nur zu einem geringeren Anteil bewertet. Für den augenärztlichen Gutachter kann es dienlich sein, seine Beurteilung unter Zuhilfenahme der ICF-Klassifikation, welche sämtliche Teilfunktionen und Strukturen des Auges in Bezug auf Einschränkungen von Aktivitäten systematisch aufführt, auf medizinische Schlüssigkeit hin zu überprüfen (Welche Sehfunktion beeinträchtigt welche Durchführung von Aufgaben oder Handlungen?).

▶ **Praxistipp** Eckwerte der MdE-Tabelle z. B. MdE 25 % für den Verlust eines Auges sind ein wichtiger Gradmesser, um die MdE-Einschätzung auf begutachtungssystematische Widerspruchsfreiheit zu prüfen.

Bildung der Gesamt-MdE
Eine Gesamt-MdE bezieht sich auf unfallbedingte Funktionsminderungen verschiedener Organsysteme also Schädigungen mehrerer Körperteile z. B. gleichzeitige Sehminderung und Gliedmaßenverlust. Mit der Gesamt-MdE ist also niemals die Beurteilung der MdE des Auges anhand verschiedener Teilfunktionsbeeinträchtigungen des Sehorgans gemeint. Es darf keine rein rechnerische Addition von MdE-Werten der betroffenen Körperteile vorgenommen werden, sondern die Gesamt-MdE muss sich aus den Auswirkungen der Funktionsbeeinträchtigungen in ihrer Gesamtheit auf das Erwerbsleben (allgemeiner Arbeitsmarkt) und den wechselseitigen Beziehungen zwischen den Funktionsstörungen begründen.

9.2.7.1 MdE-Einschätzung der Sehschärfe
Bei der Bewertung der Sehschärfe wird die beidäugige Gesamtsehschärfe (bG) der Sehschärfe des schlechteren Auges (sA) gegenübergestellt. Die binokulare Sehschärfe ist gegenüber der Sehschärfe des schlechteren Auges tabellarisch gelistet und entsprechend zu bewerten (Tab. 9.2; Gramberg-Danielsen 2003a, b). Auf der Ordinate (also senkrecht) ist die binokulare Sehschärfe aufgetragen, auf der Abszisse (von

Tab. 9.2 Einschätzung der Minderung der Erwerbsfähigkeit (MdE) anhand der Sehschärfe bei Augenverletzungen

Sehschärfe bG		1,0	0,8	0,63	0,5	0,4	0,32	0,25	0,2	0,16	0,1	0,08	0,05	0,02	0
sA		5/5	5/6	5/8	5/10	5/12	5/15	5/20	5/25	5/30	5/50	1/12	1/20	1/50	0
1,0	5/5	0	0	0	5	5	10	10	10	15	20	20	25	25	25
0,8	5/6	0	0	5	5	10	10	10	15	20	20	25	30	30	30
0,63	5/8	0	5	10	10	10	10	15	20	20	25	30	30	30	40
0,5	5/10	5	5	10	10	10	15	20	20	25	30	30	35	40	40
0,4	5/12	5	10	10	10	20	20	25	25	30	30	35	40	50	50
0,32	5/15	10	10	10	15	20	30	30	30	40	40	40	50	50	50
0,25	5/20	10	10	15	20	25	30	40	40	40	50	50	50	60	60
0,2	5/25	10	15	20	20	25	30	40	50	50	50	60	60	70	70
0,16	5/30	15	20	20	25	30	40	40	50	60	60	60	70	80	80
0,1	5/50	20	20	25	30	30	40	50	50	60	70	70	80	90	90
0,08	1/12	20	25	30	30	35	40	50	60	60	70	80	90	90	90
0,05	1/20	25	30	30	35	40	50	50	60	70	80	90	100	100	100
0,02	1/50	25	30	30	40	50	50	60	70	80	90	90	100	100	100
0	0	25	30	40	40	50	50	60	70	80	90	90	100	100	100

Bei Komplikationen durch äußerlich in Erscheinung tretende Veränderungen wie Beweglichkeitseinschränkung, Ptose, entstellende Narben, chronische Reizzustände oder Notwendigkeit, ein Kunstauge zu tragen, beträgt die MdE, sofern hierdurch der Einsatz des Betroffenen auf dem allgemeinen Arbeitsmarkt erschwert ist, 30 %. *bG* beidäugige Gesamtsehschärfe, *sA* Sehschärfe des schlechteren Auges

links nach rechts) sind die Sehschärfestufen des schlechteren Auges aufgeführt. Wenn beide Augen erblindet sind, so resultiert bei einer Sehschärfe von 0,02 oder weniger auf beiden Augen eine MdE in Höhe von 100 % (rechts unten in Tab. 9.2). Wenn ein Auge vollständig erblindet ist, kann der MdE-Tabelle eine MdE in Höhe von 25 % entnommen werden (siehe jeweils das Ende der 1. Spalte bzw. 1. Zeile in Tab. 9.2). Es soll hier bereits der Nachsatz angefügt werden, dass bei Komplikationen durch äußerlich in Erscheinung tretende Veränderungen wie Beweglichkeitseinschränkung, Ptosis, entstellende Narben, chronische Reizzustände oder die Notwendigkeit, ein Kunstauge zu tragen, die MdE auf 30 % erhöht werden kann, aber nur dann, wenn hierdurch der Einsatz des Betroffenen auf dem allgemeinen Arbeitsmarkt erschwert ist. Wenn keine gravierende kosmetische Entstellung vorliegt, ist die MdE bei Verlust eines Auges mit 25 % einzuschätzen. Weitere Schädigungen können dann in der Regel nicht geltend gemacht werden, da die Sehschärfe das primäre Anhaltekriterium für die MdE im Rahmen der GUV darstellt und die übrigen Sehfunktionen als nachrangig zu bewerten sind. Das heißt, dass weitere Teilfunktionen allenfalls nur dann begutachtungsrelevant zu berücksichtigen sind, wenn eben der abstrakte MdE-Tabellenwert für die Sehschärfe die individuelle Funktionsbeeinträchtigung nur unzureichend beschreibt. Tab. 9.3 zeigt die MdE bei Verlust der Augenlinse (analog für Pseudophakie). Hier ist anzumerken, dass diese Tabelle schon mehrere Jahrzehnte alt ist und nicht mehr dem heutigen Stand der mikrochirurgischen Behandlungsmöglichkeiten entspricht, zumindest nicht in vielen Fällen. So wird grundsätzlich ein Linsenverlust bei Sehschärfe von über 0,4 mit einer MdE von 10 % bewertet; liegt die Sehschärfe zwischen 0,1 und unter 0,4, dann resultiert eine MdE in Höhe von 20 %; liegt die Sehschärfe unter 0,1 resultiert eine MdE in Höhe von 25 %. Über die Sinnhaftigkeit dieser Tabelle kann man durchaus geteilter Meinung sein. Wenn heute ein Patient eine perforierende Verletzung erleidet, die zu einem Linsenverlust mit Pseudophakie führt in einem Alter, in dem bereits Presbyopie vorliegt, also z. B. über 50 Jahre, und postoperativ eine Sehschärfe von 1,0 auf dem Auge erzielt, hat er dennoch eine MdE in Höhe von 10 %. Dies ist im Zeitalter der modernen Kunstlinsenimplantologie nicht mehr als gerechtfertigt anzusehen. Falls der Gutachter in seiner gutachtlichen Stellungnahme eine abweichende Meinung zur Bewertung der Funktionseinbuße vertritt, wie sie in der entsprechenden Tabelle vorgegeben ist, so sollte er unter abwägender und nachvollziehbarer Argumentation seine abweichende Meinung für den Auftraggeber des Gutachtens begründen, damit dieser dann eine auch rechtlich konforme und durchsetzbare Entscheidung treffen kann. Die rechtsverbindliche Festsetzung der Höhe einer MdE trifft grundsätzlich die Verwaltung oder bei Beschreiten des Rechtswegs das Sozialgericht.

▶ Im Rahmen der augenärztlichen Begutachtung für die GUV ist die Sehschärfe des schlechteren Auges (sA) der beidäugigen Sehschärfe (bG) gegenübergestellt. Es ist daher immer unerlässlich auch die beidäugige Gesamtsehschärfe zu bestimmen.

Tab. 9.3 Minderung der Erwerbsfähigkeit (MdE) (MdE) bei Linsenverlust

Linsenverlust eines Auges (korrigiert durch Kunst- oder Kontaktlinse)		Linsenverlust beider Augen
Sehschärfe ≥ 0,4	10 %	Die sich aus der Sehschärfe ergebende MdE ist um 10 % zu erhöhen (Sehschärfenermittlung nach DIN 58220 = Landolt-Ringe)
Sehschärfe 0,1 oder <0,4	20 %	
Sehschärfe <0,1	25 %	

Die MdE-Werte setzen die Verträglichkeit der Kontaktlinsen voraus, sofern diese zur Korrektur genutzt werden. Maßgebend ist der objektive Befund, Bei Unkorrigierbarkeit richtet sich die MdE nach der Restsehschärfe, die zum Beispiel mit einer Brille noch erreicht werden kann

Besondere berufliche Betroffenheit
Sofern eine versicherte Person durch die Unfallfolgen unverhältnismäßige berufliche Einbußen ereilt, kann über einen individuell festzusetzenden Nachteilsausgleich versicherungsrechtlich entschieden werden (besonderes berufliches Betroffensein gemäß § 56 Abs. 2 SGB VII). Diese Problemstellung wird hin und wieder an den augenärztlichen Gutachter herangetragen, insbesondere, wenn bei Erblindung eines Auges ohne weitere Komplikationen eine MdE von 25 % versicherungsrechtlich festgesetzt wurde. Das BSG hat zur besonderen beruflichen Betroffenheit konkrete Vorgaben formuliert, an denen sich eine individuell höhere Bewertung der MdE zur Vermeidung unbilliger Härten ausrichtet:

- das Lebensalter des Betroffenen (BSGE 4, 294, 299),
- die Dauer der Ausbildung (BSG SozR Nr. 10 zu § 581 RVO)
- die Dauer der Ausübung der speziellen beruflichen Tätigkeit (BSGE 4, 294, 298; BSG SozR Nrn. 9 und 10 zu § 581 RVO)
- alle Gegebenheiten, weshalb die bisherige Berufstätigkeit eine günstige Stellung im Erwerbsleben gewährleistete (BSG SozR Nrn. 10 und 12 zu § 581 RVO).

▶ Für die Feststellung einer besonderen beruflichen Betroffenheit gelten damit keine medizinischen Kriterien.

▶ **Praxistipp** Es kann hilfreich sein, wenn der Augenarzt in Anlehnung an die ICF-Klassifikation ein umfassenderes Bild von der individuellen Gesundheit des Versicherten (Benennung der Kontextfaktoren und Ausmaß der Funktionsbeeinträchtigungen verschiedener Teilfunktionen des Sehorgans) darstellt und begründet (Tost und Rohrschneider 2023).

9.2.7.2 MdE- Einschätzung von Gesichtsfeldausfällen
Kommt es infolge eines Unfalls oder einer Erkrankung im Rahmen der beruflichen Tätigkeit zum Auftreten von Gesichtsfelddefekten, so müssen diese entsprechend bewertet werden.

Tab. 9.4 Minderung der Erwerbsfähigkeit (MdE) bei **Gesichtsfeldeinschränkungen**. (Mod. nach **Gramberg-Danielsen** 2003a, b)

Art des Gesichtsfelddefektes	Ausmaß Gesichtsfelddefekt	MdE (%)
Einengung bei normalem Gesichtsfeld des Partnerauges auf	10° Abstand vom Zentrum	10
	5° Abstand vom Zentrum	25
Einengung doppelseitig auf	50° Abstand vom Zentrum	10
	30° Abstand vom Zentrum	30
	10° Abstand vom Zentrum	70
	5° Abstand vom Zentrum	100
Einengung bei Fehlen des anderen Auges auf	50° Abstand vom Zentrum	40
	30° Abstand vom Zentrum	60
	10° Abstand vom Zentrum	90
	5° Abstand vom Zentrum	100
MdE bei unregelmäßigen Gesichtsfeldausfällen		
Große Skotome im 50°-Gesichtsfeld binokular oder bei Fehlen des anderen Auges	Mindestens 1/3 ausgefallene Fläche	20
	Mindestens 2/3 ausgefallene Fläche	50

Tab. 9.4 zeigt die MdE bei einseitigen **Gesichtsfeldeinschränkungen** und Tab. 9.5 zeigt die MdE bei homonymen **Gesichtsfeldausfällen (Gramberg-Danielsen** 2003a, b). Als Eckwert sollte sich der Gutachter daran orientieren, dass eine komplette homonyme Hemianopsie zu einer MdE von 40 % führt, eine komplette bitemporale Hemianopsie – mit Verlust der Lesefähigkeit (zentrales Gesichtsfeld reicht max. 3° oder weniger in das betroffene homonyme Halbfeld hinein) – zu einer MdE von 30 % und dass Quadrantenausfälle nach oben geringer bewertet werden als nach unten. Es sei darauf hingewiesen, dass einseitige Gesichtsfeldausfälle nur bei massiver Ausprägung zu einer nennenswerten MdE führen, wie aus Tab. 9.4 hervorgeht. Hier ist gegebenenfalls gleichzeitig abzuwägen, inwieweit eine einseitige Herabsetzung der Sehschärfe nicht bereits einen MdE-Wert bedingt, der die individuelle Funktionsbeeinträchtigung seitens der Augen angemessen abbildet.

9.2.7.3 MdE-Einschätzung bei Doppelbildwahrnehmung

Die Bewertung von Doppelbildern orientiert sich an dem Schema für die gesetzliche Unfallversicherung, wie es auch dem Grauen Ordner des BVA zu entnehmen ist (Gramberg-Danielsen 2003a, b). Anhand des von Haase und Steinhorst vorgeschlagenen Bewertungsschemas, welches bereits in Kap. 2 besprochen wurde (Abb. 9.3; siehe auch Abb. 2.19), lassen sich die Blickfeldbereiche mit individueller Angabe von Doppelbildern fünf Bewertungszonen zuordnen. Wenn in diesen Bereichen Doppelbilder auftreten, so ergeben sich entsprechende Bewertungsvorschläge für die MdE-Einschätzung gemäß Tab. 9.6 (Gramberg-Danielsen 2003a, b). Treten z. B. dauerhaft Doppelbilder

Tab. 9.5 Minderung der Erwerbsfähigkeit (MdE) bei Gesichtsfeldausfällen. (Mod. nach Gramberg-Danielsen 2003a, b)

Art des Gesichtsfelddefektes	MdE (%)
Homonyme Hemianopsie	40
Bitemporale Hemianopsie	30
Binasale Hemianopsie mit Binokularsehen	10
Binasale Hemianopsie mit Verlust des Binokularsehens	30
Homonymer Quadrant oben	20
Homonymer Quadrant unten	30
Ausfall einer Gesichtshälfte (lateral) bei Verlust oder Blindheit des anderen Auges	60–70

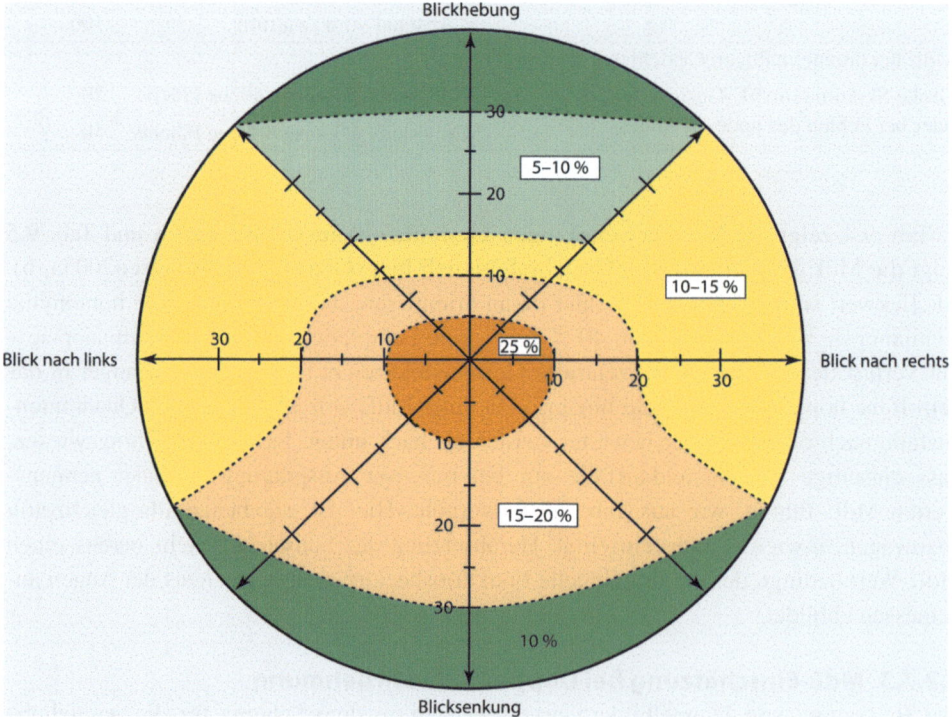

Abb. 9.3 Wertungsschema nach Haase und Steinhorst zur Einschätzung der MdE (%) bei Diplopie. (Nach Gramberg-Danielsen 2003a)

im Zentrum auf, so entspricht dies der Zone 4 und damit einer MdE in Höhe von 25 %. Dieser MdE-Wert kommt wiederum dem Zustand der einseitigen Erblindung gleich, was unter dem Gesichtspunkt vergleichbarer Funktionsbeeinträchtigungen medizinisch

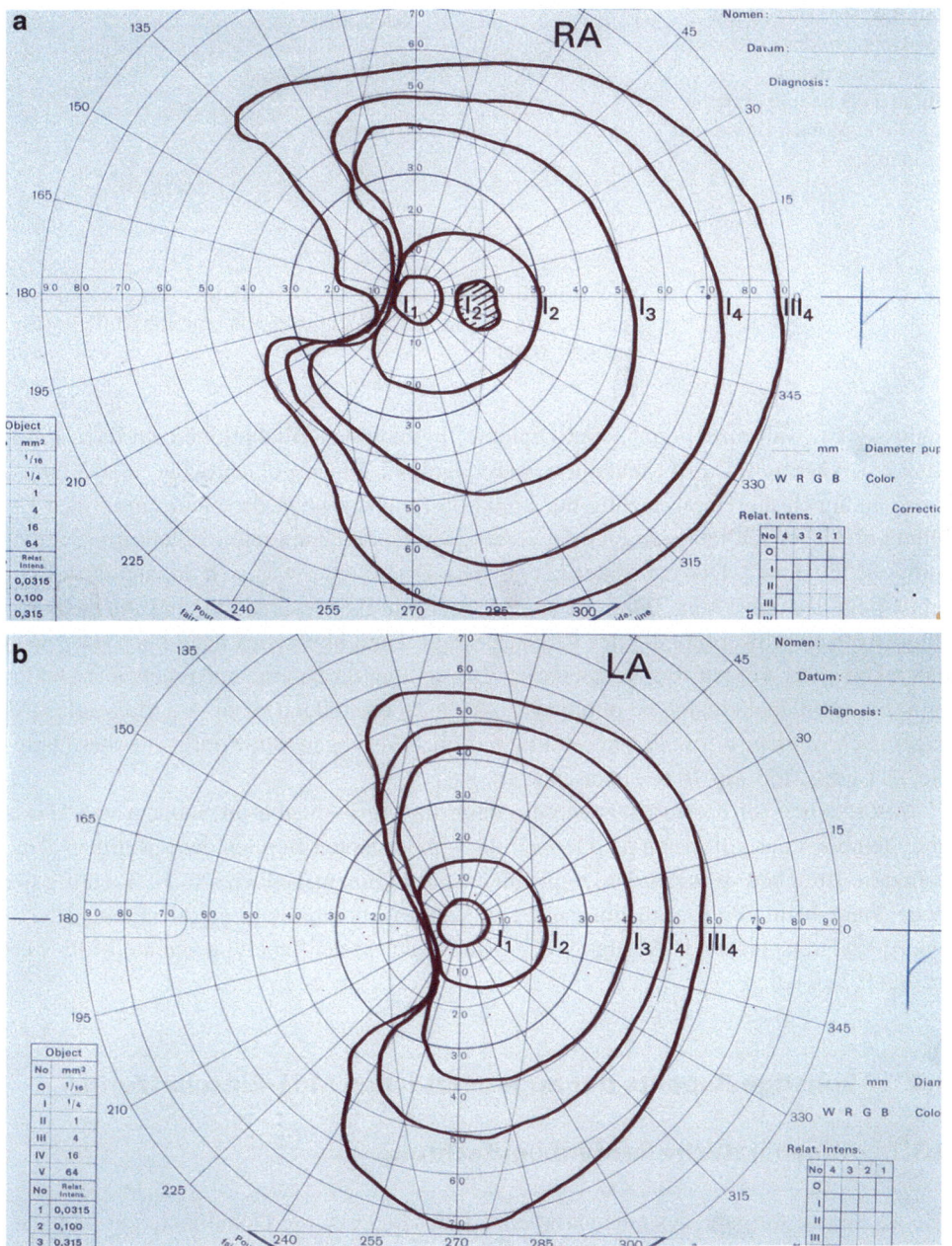

Abb. 9.4 a,b **a** zeigt den Gesichtsfeldbefund am rechten Auge (RA), **b** den Gesichtsfeldbefund am linken Auge (LA)

Tab. 9.6 Zur Bewertung von Doppelbildern in der gesetzlichen Unfallversicherung (Tabelle zum Schema nach Haase und Steinhorst)

Zone	MdE (%) GUV
1	5–10
2	10–15
3	15–20
4	25
5	10

[a] Wenn ein Auge wegen der Doppelbilder vom Sehen ausgeschlossen werden muss (Okklusion), beträgt die MdE 30 %, s. auch S. 3/506

schlüssig ist, weil eine permanente Diplopie im zentralen Blickfeldbereich dazu führt, dass ein Auge auf Dauer okkludiert werden muss. Unter gutachtlichen Bewertungsaspekten ähnelt die Herabsetzung der Funktionsfähigkeit eben der einer einseitigen Erblindung. Daher schließt sich hier der Kreis „permanente Diplopie im Zentrum" = „einseitige Erblindung". Der Gutachter hat gewisse Spielräume, was sich anhand der Streubreiten für die einzelnen Bereiche ergibt. Je nach Beschwerdebild und Ausmaß der subjektiven Beschwerden, die der Patient beklagt, kann hier etwas nach oben oder nach unten korrigiert werden. Bei kosmetischer Entstellung durch eine entsprechende Okklusion (eine Brillenokklusion ist durchaus kosmetisch entstellend) kann die MdE auf 30 % angehoben werden. Wird ein Auge exkludiert ohne Vorliegen von Konfusion oder Diplopie, so ist die MdE mit 10 % einzuschätzen.

Ausdrücklich sei darauf hingewiesen, dass die MdE-Angabe im Schema von Haase und Steinhorst nur gilt, wenn die Doppelbilder im gesamten Bereich der jeweiligen Zone auftreten. Bestehen dagegen die Doppelbilder nur in einem Teilbereich (z. B. Hälfte der Zone 2 nur beim Blick nach links mit Doppelbildwahrnehmung, ergibt maximal 5–10 %), so sind entsprechende Abzüge vorzunehmen; der in der Tabelle genannte MdE-Wert ist durch 2 zu teilen.

9.3 Sonstige Aspekte der augenärztlichen MdE-Einschätzung

9.3.1 Augenärztliche Rentenbegutachtung

Die wichtigste Aufgabe des augenärztlichen Gutachters ist die Dokumentation und Darstellung aller durch das Unfallereignis hervorgerufenen krankhaften objektiven Befunde. Die augenärztliche Feststellung der unfallbedingten körperlichen (und psychischen) Funktionsbeeinträchtigungen bildet in der GUV die Grundlage für die Entschädigungsleistungen durch den UV-T. Zudem sind die aus den pathologischen Veränderungen am Auge begründeten Funktionsbeeinträchtigungen zu ermitteln und dazulegen. Nach Prüfung der medizinischen Plausibilität und Validität der Befunde ist eine MdE anhand der tabellarischen MdE-Erfahrungswerte vorzuschlagen. Eine Abweichung von den abstrakten MdE-Erfahrungswerten muss der Augenarzt mit einer nachvollziehbaren sachverständigen Darstellung unter Beachtung des Bezugsmaßstabes begründen. Es handelt sich in Bezug auf die Höhe der MdE immer um einen augenärztlichen Vorschlag zur Entscheidungsfindung. Die Festsetzung der MdE trifft der UV-T oder ein Sozialgericht.

▶ Der Augenarzt schlägt in seiner Beraterfunktion die Höhe der MdE vor. Die endgültige Festsetzung übernimmt der juristische Entscheidungsträger.

Der Augenarzt schlägt in seiner Beraterfunktion die Höhe der MdE vor. Die endgültige Festsetzung übernimmt der juristische Entscheidungsträger. Ärztliche Formulierungen wie „daher lege ich die MdE auf 10 % fest", „bestimme mit" oder „setze fest" sind unangemessen, weil es sich nur um eine – wenn auch wichtige – Empfehlung handeln kann.

9.3.1.1 Spezielle augenärztliche Problemstellungen

Störung von Pupillomotorik und/oder Akkommodation
Eine posttraumatische permanente Mydriasis kann, wenn eine daraus resultierende Funktionsminderung wie Akkommodationsinsuffizienz oder erhöhte Blendempfindlichkeit durch entsprechende Untersuchungen nachgewiesen ist, mit einer MdE-Erhöhung oder alleinigen MdE-Bewertung von 5 % eingeschätzt werden. Eine Akkommodationslähmung bei einem vom Lebensalter her noch akkommodationsfähigen jüngeren Patienten kann mit einer MdE bis 5 % Berücksichtigung finden.

Alterssichtigkeit (Presbyopie)
Die medizinische Begutachtungspraxis zeigt, dass mitunter nach einem Unfallereignis bei Versicherten um das 40. Lebensjahr eine in dieser Lebensphase nicht selten natürlicherweise einsetzende Presbyopie als Unfallfolge geltend gemacht werden soll. Hier muss der augenärztliche Gutachter sorgfältig differenzieren und entsprechend argumentieren. Mit dem 40. Lebensjahr und darüber ist bei durchschnittlichen gesunden Personen insbesondere bei bekannter Hyperopie schon eher mit der beginnenden Alterssichtigkeit (Presbyopie) zu rechnen. Diese hat erfahrungsgemäß nichts mit einer Unfallfolge zu tun. Dies muss aufgrund der Befunde am anderen Auge und aufgrund der Anamnese, insbesondere des Lebensalters und des Zeitpunkts des Unfalls, im Rentengutachten klar und abwägend dargestellt werden.

MdE-Tabellenwerte für die intra- oder extraokular korrigierte Aphakie
Auf die intra- oder extraokular korrigierte Aphakie wurde bereits hingewiesen, auch auf die Schwierigkeiten, die sich heutzutage daraus ergeben. Gemäß den geltenden Vereinbarungen zu den MdE-Tabellenwerten ist vorgesehen, dass die MdE bei intra- oder extraokular korrigierter Aphakie bei einer Sehschärfe von 0,4 und mehr bei 10 % liegt, bei einer Sehschärfe von 0,1 bis unter 0,4 bei 20 % und bei einer Sehschärfe unter 0,1

bei 25 %. Obwohl aus heutiger medizinischer Beurteilung diese Bewertungsvorschläge für manche Begutachtungssituationen nicht mehr gerechtfertigt erscheinen. In die MdE-Tabellenwerte sind die mit der Sehschärfenherabsetzung in gewisser Weise einhergehenden weiteren Teilfunktionsstörungen wie Einschränkungen des Gesichtsfeldes, erhöhte Blendempfindlichkeit, Verlust des stereoskopischen Sehens usw. bereits inkludiert

9.3.1.2 Formelle Anforderungen der Rentenbegutachtung

Es gelten bei der Rentenbegutachtung die allgemeinen Prinzipien für den ärztlichen Sachverständigen, die in der AWMF Leitlinie „Allgemeine Grundlagen der medizinischen Begutachtung" (AWMF-Registernummer: 094/001) nachzulesen sind. Die Rentenbegutachtung dient der Wahrheitsfindung über den versicherten Unfall und die Gesundheitsfolgen. Der Sachverständige hat unabhängig, unparteilich sein Gutachten nach bestem Wissen und Gewissen möglichst auf der Grundlage objektiver medizinischer Befunde zu erstatten. Letztlich kann die wirtschaftliche Existenz Betroffener von der Qualität der medizinischen Begutachtung abhängen. Medizinische Begutachtung für die GUV ist Funktionsbegutachtung. Die festgestellten Funktionsbeeinträchtigungen sind im Rahmen der klinischen Begutachtung einer Konsistenzprüfung (Beschwerdevalidierung) zu unterziehen.

Die Unfallversicherungsträger haben den versicherten Personen drei Gutachterinnen bzw. Gutachter zur Auswahl vorzuschlagen (BSG Urt. v. 07.05.2019, B 2 U 25/17 R). Des Weiteren:

- der Versicherte hat ein Mitspracherecht bei der Auswahl des Gutachters.
- der benannte Sachverständige ist nach § 200 SGB VII nicht befugt, den Auftrag auf einen anderen Facharzt zu übertragen

▶ Begutachtungsaufträge dürfen nicht ohne Rücksprache mit dem Auftraggeber vom angeschriebenen Facharzt an andere Kollegen weitergegeben werden.

- Mitnahme einer Begleitperson sollte in der Regel gestattet werden (BSG Urt. v. 27. 10. 2022 B 9 SB 1/20 R)
- der beauftragte Gutachter muss sich einen persönlichen Eindruck vom Probanden, seinen Beschwerden und den zu erhebenden Befunden/Funktionsprüfungen verschaffen,
- einzelne Aufgaben können nur an weitere Personen übertragen werden, wenn der Gutachter die „prägenden" zentralen Aufgaben selbst wahrnimmt (BSG Urt. v. 20.3.2017 B 9 SB 54/16 B),
- es gelten die allgemeinen Anforderungen wie bei anderen Begutachtungsformen z. B. keine hektische Atmosphäre, kein Zeitdruck, angemessenes Einfühlungsvermögen,
- Vorplanung des Untersuchungsablaufes (Reihenfolge, Untersuchungen und Funktionsprüfungen),
- bei Abschluss des Untersuchungsteils noch einmal den Probanden befragen, ob aus seiner Sicht alle Beschwerden und Befunde Berücksichtigung gefunden haben,

- Beachtung des ärztlichen Erfahrungswissens und der herrschenden medizinischen Lehrmeinung, insbesondere auch Leitlinien, Wissenschaftsdatenbanken.

9.3.1.3 Formulargutachten
In der Augenheilkunde werden am häufigsten die nachfolgenden Gutachten erstellt (s. Abschn. 9.1.4):

Formulargutachten
- Erstes Rentengutachten
- Zweites Rentengutachten – Rente auf unbestimmte Zeit
- Gutachten – Nachprüfung MdE

Freie Gutachten
Freie Gutachten werden vom Versicherungsträger nach seinem Ermessen verlangt bei fraglichen Ursachenzusammenhängen (sog. Zusammenhangsgutachten), komplexen Verletzungen und notwendigen Abgrenzungen von begleitenden unfallabhängigen Krankheiten.

Folgende Formen von freien Gutachten werden unterschieden
- Freie Gutachten (ohne Problemstellung zum ursächlichen Zusammenhang) anstelle eines Formulargutachtens z. B. bei Zusatzbegutachtungen
- Freie Gutachten mit Fragestellung zum ursächlichen Zusammenhang
- Eingehend begründete wissenschaftliche (Zusammenhangs-)Gutachten

▶ **Praxistipp** Sofern es sich nicht um eine überschaubare Augenverletzung mit klar ersichtlichen Ursachenzusammenhang handelt, sollte der Augenarzt die Beauftragung eines freien Gutachtens dem UV-Träger vorschlagen.

9.3.1.4 Zusammenhangsbegutachtung
Von der gesetzlichen Unfallversicherung werden Zusammenhangsgutachten beauftragt, um die Ansprüche auf Sach- oder Geldleistungen bspw. bezüglich Heilbehandlung oder Verletztenrente zu klären. Diese fachmedizinischen Gutachten sind ein wichtiges Beweismittel im Rahmen der nachfolgenden juristischen Entscheidung. Der augenärztliche Sachverständige unterstützt damit die Tatsachenfeststellung und Rechtsfindung. Hierfür muss das Gutachten begutachtungsrelevante Angaben zum Unfallhergang aufführen, alle anatomischen Besonderheiten und krankhaften objektiven Befunde am Auge darlegen, Funktionsbeeinträchtigungen feststellen. Sämtliche Aspekte sind durch den Augenarzt auf medizinische Plausibilität und Widerspruchsfreiheit zu prüfen. Er hat dann sein medizinisches Erfahrungswissen über Ursachen und Wirkungen auf den konkreten Begutachtungsvorgang anzuwenden (Rohrschneider u. Tost 2020, Tost u. Stahl 2020).

▶ Wegen der erheblichen Bedeutung der klinischen Initialbefunde sollte der Augenarzt kontrollieren, ob ihm sämtliche Befunde z. B. OCT-Aufnahmen vorliegen.

Anhand der objektiven medizinischen Befunde muss der Augenarzt eine medizinisch-naturwissenschaftliche Begründung über die Bedeutung der ermittelten medizinischen Befundtatsachen für die jeweilige Fragestellung erläutern und die Argumente darlegen, weshalb einzelnen Aspekten mehr Gewicht beizumessen ist als anderen festgestellten medizinischen Hinweisen.

Befundtatsachen sind objektive medizinische Befunde und Informationen, die der augenärztliche Gutachter mithilfe seiner Fachkenntnisse ermittelt.

Anknüpfungstatsachen werden dem Fachgutachter vom UV-Träger zur Kenntnisnahme und Mitbeurteilung bereitgestellt:

- Vorerkrankungen (Auszug Leistungsverzeichnis der Krankenkasse, Vorgutachten usw.)
- Unfälle und deren Folgen aus der Vorgeschichte
- Geschehensablauf anhand der Schilderung des Verunfallten (seltener Unfalluntersuchungsbericht vom UV-Träger)
- Augenärztlicher Untersuchungsbericht nach dem Unfall
- Befunde zum Verlauf nach Schadenseintritt
- Weitere bildgebende Befunde, soweit veranlasst

▶ Der Sachverständige unterstützt die Beweiserhebung aus seinem Fachbereich. Die Rechtsentscheidung über einen wesentlichen ursächlichen Zusammenhang mit dem Unfallereignis erfolgt durch den UV-Träger bzw. auf Grundlage der juristischen Beweisregeln und Beweiswürdigung nach subjektiver Überzeugungsbildung des Sozialgerichts (sog. „Vollbeweis").

Praktisches Beispiel Zusammenhangsbegutachtung 1

Ein Sanitärinstallateur erleidet bei Reparaturarbeiten während einer versicherten Tätigkeit eine Contusio bulbi des rechten Auges. Aus der Krankheitsvorgeschichte ist eine Frühgeborenenretinopathie mit verschiedenen chronischen Netzhautveränderungen (dünne Netzhaut) bekannt. 10 Jahre vor dem aktuellen Unfall musste im temporal oberen Quadranten des Unfallauges ein Netzhautloch mit beginnender Amotio retinae durch Exotamponade (limbusparallele Plombe) operativ behandelt werden. Der Visus betrug danach re/li 0,63/1,0. Als Unfallerstschaden ist eine schwere Contusio bulbi mit Commotio retinae in den unteren Quadranten dokumentiert. Im Krankheitsverlauf berichtet der Verunfallte über Photopsien (Lichtblitze). 5 Monate nach dem Unfall muss eine Netzhautablösung mit peripherem Riesenriss im unteren Quadranten glaskörperchirurgisch behandelt werden. Zum Zeitpunkt der Erstattung des zweiten Rentengutachtens beträgt die Sehschärfe am Unfallauge noch 0,08.

- Vorschädigung: Vorerkrankung Frühgeborenenretinopathie, Netzhauterkrankung (Zustand nach operativer Versorgung eines Netzhautloches 2012)
- Schadensanlage „dünne Netzhaut"
- Funktionsbeeinträchtigungen zum Zeitpunkt der Begutachtung:
  - Herabsetzung der Sehschärfe am rechten Auge: 0,08 (vor dem Unfall 0,63)
  - Gesichtsfeld (manuell-kinetische Perimetrie): Außengrenzen auf 50° temporale Hälfte eingeengt
- Erfassen der begutachtungsrelevanten Risikofaktoren, die für den Gesundheitsschaden verantwortlich sein können. Im konkreten Fall ist eine alleinige Ursache nicht anzunehmen. Als konkurrierende Ursachen sind die Vorschädigungen (Frühgeborenenretinopathie, Netzhautriss) und der Gesundheitserstschaden (Augenprellung mit Netzhautödem) zu betrachten.
- Grobe prozentuale Gewichtung der Mitwirkungsanteile anhand des ärztlichen Erfahrungswissens und Angaben aus der medizinisch-wissenschaftlichen Fachliteratur.
- Beurteilung des Ursachenzusammenhangs durch den Augenarzt
  - Einbeziehung der Anknüpfungstatsachen (Vorschädigung, Geschehensablauf, Gesundheitserstschaden usw.)
  - Bewertung der objektiven Befunde, die eine dauerhafte Funktionsbeeinträchtigung begründen (Netzhautablösung mit Makulabeteiligung, Netzhautnarben)
- Ergebnis der Bewertung: mehrere Teilursachen liegen vor. Ob man Vorerkrankung und Schadensanlage in dieser Begutachtungssituation getrennt betrachtet oder zusammenführt, ändert nichts daran, dass der Gutachter zu der Schlussfolgerung gelangen sollte, dass der unfallbedingten Ursache der schweren Contusio bulbi ein Ursachenanteil von 30 bis ca. 50 % eingeräumt werden muss. Daher kann der Gutachter, die an ihn gestellte Zusammenhangsfrage dahingehend beantworten, dass ein Kausalzusammenhang zwischen dem Unfall und der späteren Netzhautablösung (Gesundheitsfolgeschaden) mit „einfacher Wahrscheinlichkeit" vorliegt ($\geq 50 \%$) oder das mit dem Unfallereignis eine „wesentliche" Teilursache ($\geq 30 \%$) den Gesundheitsschaden ausgelöst hat. Aus jedem Blickwinkel sollte der Sachverständige aufgrund seiner ärztlichen Erfahrung zum Resultat kommen, dass es ohne den Unfall zu einem ähnlichen Zeitpunkt nicht zum Schaden und einer Funktionseinbuße gekommen wäre (der Unfall lässt sich nicht hinwegdenken, ohne dass der Gesundheitsschaden entfällt; Conditio-sine-qua-non-Formel).

Bei fehlendem zeitlichem Zusammenhang sprechen die objektiven Befunde des Gesundheitserstschadens (Contusio bulbi mit Netzhautödem als stabiles Kriterium) und die subjektiven Angaben der Brückensymptome (Photopsien als brüchiges Kriterium) nach dem ärztlichen Erfahrungswissen (Tab. 9.7) dafür, dass der Unfall entscheidend für den jetzigen Gesundheitsschaden war. Immerhin war der Augenbefund seit vielen Jahren unverändert.

Tab. 9.7 Abwägen der Kausalität beim Schaden der Netzhautablösung

	Pro	Kontra
Unfallhergang	Offene Augenverletzung oder schwere Contusio bulbi	Stoß gegen den Kopf, Kraftanstrengung
Vorgeschichte	Keine Vorbehandlung	Behandlung wegen Netzhauterkrankungen
Klinischer Befund	Intraokulare Traumaschäden	Keine okulären Befunde oder gering am äußeren Auge
Brückensymptome	Vorhanden	Keinerlei Angaben
Bildgebung	Abhebung der Makula	Keine Abhebung dokumentiert
Operation	Peripher Ora-Netzhautriss, Beschreibung Glaskörpertraktion	Kleines Rundloch, multiple Degenerationen

Unter Voraussetzung eines bestätigten Ursachenzusammenhanges und der Gegebenheit, dass objektive krankhafte Befunde die festgestellte Funktionseinbuße bekräftigen, ist eine MdE vorzuschlagen:

1. Allein für den Vorschaden: MdE 0 % bei Sehschärfe rechts 0,63
2. Allein für den Unfallschaden: MdE 20 % bei Sehschärfe rechts 0,08
3. Für den Gesamtschaden: MdE 20 % beidäugiger Visus (gemäß Sehschärfe-Tabelle)
   - **Kommentar:** Über die Sehschärfe-Tabelle für die GUV ist der periphere Ausfall im Gesichtsfeld bereits miterfasst, da es bei der MdE-Feststellung um den Anteil auf dem allgemeinen Arbeitsmarkt geht, der dem Betroffenen durch die Unfallfolgen zukünftig verschlossen bleibt. Im Beispiel steht hier klar der Visusverlust und die funktionelle Einäugigkeit im Vordergrund. ◄

Praktisches Beispiel Zusammenhangsbegutachtung 2
Ein Versicherter macht eine Augenverletzung im Rahmen eines Wegeunfalls zur Arbeit beim UV-Träger geltend. Als Sachverhalt und konkreter Lebensvorgang wurde ermittelt, dass die versicherte Person an einem Montag mit einem CityBike auf einer Straßenkreuzung unterwegs war, bevor das linke Auge von einem Fremdkörper getroffen wurde. Bei der fachmedizinischen Begutachtung wird eine durchgreifende Hornhautnarbe und sektorielle Rötung der Bindehaut dokumentiert. Im Ultraschall zeigt sich ein metallischer Fremdkörper im Ziliarkörperbereich usw. Der Sachverständige beschreibt in seinem Gutachten u. a. die klinische Diagnose (penetrierende Augenverletzung, Hornhautnarbe) und führt aus, weshalb der konkrete Lebensvorgang ungeeignet war, den Gesundheitserstschaden hervorzurufen (zu geringe kinetische Energie, metallischer Fremdkörper im Straßenverkehr gibt Anlass für berechtigte Zweifel am Unfallhergang). Späterhin wird bekannt, dass zunächst vom Versicherten unbemerkt geblieben, der Fremdkörper bei Schleifarbeiten mit einem Trennschleifer im privaten Bereich am

Wochenende zuvor in das Auge gelangte. Der Versicherungsfall wurde daraufhin vom UV-Träger abgelehnt.

▶ **Sämtliche objektiven Befunde der augenärztlichen Untersuchung sind als „medizinische Befundtatsachen" wichtige Beweismittel.**
Zwischen dem Gesundheitserstschaden und den behaupteten Unfallfolgen muss ein Ursachenzusammenhang vorliegen (BSG, Urt. v. 12.04.2005, B 2 U 27/04).

Widersprüchliche oder ungenaue Angaben zum Unfallhergang
Die Ermittlung des Unfallereignisses und Geschehensablaufs ist Aufgabe des Gutachtenauftraggebers (BG). Bei unterschiedlichen Schilderungen sollte vom UV-Träger eine Klarstellung zum Unfallhergang verlangt werden. Bei nur einem widersprüchlichen Einzeldetail kann auch die eindeutig abgegrenzte, jeweils alternative Beweiswürdigung durch den Augenarzt in Betracht kommen. Sind die Aktenschilderungen zu ungenau, kann die Befragung des Versicherten weiterhelfen, die dann im Versichertenwortlaut zu notieren ist

▶ **Praxistipp** Obwohl es unmittelbare Aufgabe von UV-Träger oder Gericht ist, den Unfallhergang festzustellen, ist auch die Erhebung einer Unfallanamnese relevanter Bestandteil jedes Zusammenhangsgutachtens.

▶ **CaveEs ist nicht Aufgabe des Sachverständigen die Glaubwürdigkeit von Personen oder Aussagen zu beurteilen.**

9.3.2 Praktische Beispiele aus der Begutachtung

Das erste Beispiel beschreibt einen Patienten mit einer Schielamblyopie links (= Vorerkrankung, heterolateraler Vorschaden) und einem Visus von 1,0 auf dem rechten Auge (RA), 0,63 auf dem linken Auge (LA). Dies ist sozusagen der Ausgangszustand. Dann ereignet sich ein Unfall am besseren RA:
Perforierende Verletzung mit intraokularem Splitter, nachfolgende Kataraktextraktion mit Implantation einer Hinterkammerlinse, irregulärer Hornhautastigmatismus. Bestkorrigierte Sehschärfe postoperativ rechts 0,4, links unverändert bei 0,63. Gemäß Tab. 9.2 ergibt sich eine Gesamt-MdE in Höhe von 10 %, davon sind unfallabhängig 10 % und unfallunabhängig 0 %. Dies ist der Fall, weil die Sehschärfe des schlechteren Auges bei 0,63 liegt und dies gemäß Tab. 9.2 noch zu keiner messbaren MdE führt.
Hinweis: Heterolateraler Vorschaden 0,5 und besser entspricht einem Tabellenwert von 1,0 und damit entfällt er in der Schadensbewertung.
Als nächstes Beispiel soll der gleiche Fall nochmals konstruiert werden, und zwar jetzt im Prinzip die gleiche Situation, nur ist die Amblyopie am LA etwas stärker aus-

geprägt mit einem Vorbefund von rechts bei einer Sehschärfe von 1,0 und links von 0,4. Gegenüber dem 1. Beispiel hat sich im 2. Beispiel nur der Befund des ohnehin schlechteren linken Auges etwas modifiziert dergestalt, dass die Amblyopie statt 0,63 nur noch zu einer Sehschärfe von 0,4 führt. Bei dem gleichen Unfall am besseren rechten Auge liegt jetzt der Zustand vor, dass die Sehschärfe rechts bei 0,4 und links ebenfalls bei 0,4 liegt. Dies ergibt eine Gesamt-MdE in Höhe von 20 %, davon unfallabhängig 15 % und unfallunabhängig 5 %. Dies mag nicht wirklich gerechtfertigt erscheinen, ist aber Realität und muss im Rahmen der gutachterlichen Richtlinien der GUV so akzeptiert werden.

Hinweis: Besteht an beiden Augen – auch am nicht verletzten – eine Sehschärfe kleiner 0,5, so hat die Bewertung der MdE wieder nach der Tab. 9.3 zu erfolgen.

Das nächste Beispiel zeigt den Gesichtsfeldschaden einer Patientin, die auf dem Weg zur Arbeitsstelle als Radfahrerin von einem Pkw erfasst wurde und eine schwere Schädelverletzung im Okzipitalbereich erlitten hat. Abb. 9.4a zeigt den Gesichtsfeldbefund am RA, 9.4b den Gesichtsfeldbefund am LA. Es liegt eine inkomplette homonyme Hemianopsie nach links vor, die bis weit ins Zentrum hereinreicht. Das binokulare Gesichtsfeld entspricht im Wesentlichen dem Gesichtsfeld des RA, das dann zur Bewertung herangezogen wird. Die MdE kann in diesem Fall mit ca. 30 % angesetzt werden. Derartige Befunde müssen entweder geschätzt werden oder können gemäß dem Schema von Kolling (Abschn. 2.3) berechnet werden. Die Tatsache, dass diese Patientin, die noch eine junge Frau war, die voll im Berufsleben stand und jetzt zum einen Lesestörungen aufweist bzw. aufweisen kann, zum anderen aber nicht mehr aktiv am Straßenverkehr als Kraftfahrerin teilnehmen darf, wird bei dieser schematischen Bewertung nicht berücksichtigt. Es ist eben das Prinzip der GUV, dass die Besonderheiten des Einzelfalles keine Berücksichtigung finden, sondern dass abstrakt von der Erwerbsfähigkeit auf dem allgemeinen Arbeitsmarkt ausgegangen werden muss.

9.3.3 Berufskrankheiten

Das Berufskrankheitenrecht ist ein Teil der GUV. Die Ereignis(Unfall-)kausalität wird im Kontext der Berufskrankheiten als Einwirkungskausalität bezeichnet. Erkrankungen die durch eine berufliche Tätigkeit ausgelöst werden können, hat der Gesetzgeber in der Anlage 1 zur Berufskrankheitenverordnung (BKV) aufgeführt. Bei der Anerkennung einer Berufskrankheit ist die gesetzliche Unfallversicherung an diese Liste gebunden. Die BKV enthält eine Aufstellung begründeter Berufskrankheiten, die man in größeren Abständen aktualisiert. In Bezug auf die augenärztliche medizinische Begutachtung ist insbesondere auf die nachfolgende Zusammenstellung von Berufskrankheits-(BK-)Ziffern zu achten. Während für einige BK-Ziffern davon inzwischen äußerst selten eine Zusammenhangsbegutachtung durch den Augenarzt beauftragt wird, ist bei den BK-Ziffern BK 2402 und BK 5103 häufiger mit einer Anforderung zu rechnen (Paul et. al. 2019, Tost u. Rohrschneider 2022).

Vor der individuellen Anerkennung einer Berufskrankheit ist auch für die in der Liste der Berufskrankheiten aufgeführten Erkrankungen eine personalisierte Feststellung der Wahrscheinlichkeit eines Kausalzusammenhanges vorzunehmen. Auch hier müssen zunächst die äußerlich fassbaren Anspruchsvoraussetzungen im „vollen Beweis", das heißt „mit an Sicherheit grenzender Wahrscheinlichkeit" oder „einem für das praktische Leben brauchbaren Grad an Gewissheit" gesichert sein, das heißt, es besteht kein vernünftiger Zweifel am Lebenssachverhalt. Vom Gutachtenauftraggeber werden regelmäßig nachfolgende Angaben übermittelt: versicherte Tätigkeit, Arbeitstätigkeit unter äußerer Einwirkung, Art, Dauer und Intensität der äußeren Einwirkung im Sinne BK-Tatbestand, Gesundheitsschaden, mit Ausprägung der Krankheitsmerkmale des BK-Tatbestands (z. B. posteriore Trübung der Augenlinse; BK Nr. 2402)

Für die Abwägung der unterschiedlichen medizinischen Argumente bei der Einzelfallbeurteilung des Kausalzusammenhanges zwischen

- der versicherten Tätigkeit und der äußeren Einwirkung (Einwirkungskausalität),
- äußerer Einwirkung und Manifestation der (Erst-)Erkrankung, und
- zwischen (Erst-)Erkrankung und den Folgeschäden

genügt mit hinreichender Wahrscheinlichkeit das Vorliegen eines reduzierten Beweismaßstabes.

Für eine in der BKV-Liste aufgeführte Krankheit ist ein ursächlicher Zusammenhang durch die arbeitsplatzbezogenen Einwirkungen zu vermuten, wenn der Versicherte Arbeitnehmer wegen der speziellen Arbeitsplatzbedingungen bestimmten Gefahren gegenüber in erhöhtem Maß exponiert war (z. B. medizinische Personal am Bildwandler unter limitierten Strahlenschutzmöglichkeiten). Voraussetzung für eine BK-Anerkennung ist damit, dass eine spezielle Einwirkung auf den Versicherten, die charakteristischen Krankheitsmerkmale beim Arbeitnehmer (posteriore krankhafte Linsentrübung) und der typische Krankheitsverlauf (vorzeitige Manifestation Lebensalter <65 Jahren) festzustellen sind. Bei medizinischen Argumenten für eine Verursachung der Erkrankung außerhalb der versicherten Berufstätigkeit (z. B. Rauchen, Diabetes mellitus, Kortisontherapie) gilt die Vermutung als widerlegt.

▶ Bereits beim Verdacht auf das Vorliegen einer Berufskrankheit am Auge ist der Augenarzt zur Anzeige gemäß § 202 SGB VII verpflichtet.

Seit Aufnahme der BK 5103 Plattenepithelkarzinome oder multiple aktinische Keratosen der Haut durch natürliche UV-Strahlung ist es zudem in der klinischen ärztlichen Tätigkeit wichtig, dass bereits der Verdacht auf das Vorliegen einer BK der Meldepflicht unterliegt. Spätestens wenn der medizinische Befund Plattenepithelkarzinom oder multiple aktinische Keratose an der Augenoberfläche oder im periokulären Bereich histopathologisch gesichert wurde und aus der Krankheitsvorgeschichte eine überwiegende Berufstätigkeit im Außenbereich unter UV-Exposition (z. B. Dachdecker, Land- und Forstwirtschaft) bekannt ist, muss der Augenarzt die entsprechende Anzeige bei begründetem Verdacht auf eine BK veranlassen (Anzeigepflicht von Ärzten bei BK § 202 SGB VII). Sofern sich eine BK-Anerkennung wegen unterlassener Verdachtsanzeige verzögert, begründen sich daraus sozialrechtliche Herstellungsansprüche des Betroffenen und sogar seiner Angehörigen als Sonderrechtsnachfolger (falls der Betroffene zwischenzeitlich versterben sollte, BSG, Urteil vom 8. 10. 1998 – B 8 KN 1/97 U R), das heißt der Augenarzt ist dann schadensersatzpflichtig.

Listenauszug aus der Berufskrankheitenverordnung (BKV) mit den für die augenärztliche Begutachtung besonders in Betracht kommenden BK-Ziffern (numerische Reihenfolge)

BK 1302 Erkrankungen durch Halogenkohlenwasserstoffe

BK 1313 Hornhautschädigungen des Auges durch Benzochinon

BK 2401 Grauer Star durch Wärmestrahlung

BK 2402 Erkrankungen durch ionisierende Strahlen

BK 3101 Infektionskrankheiten, wenn der Versicherte im Gesundheitsdienst, in der Wohlfahrtspflege oder in einem Laboratorium tätig oder durch eine andere Tätigkeit der Infektionsgefahr in ähnlichem Maße besonders ausgesetzt war

BK 3102 Von Tieren auf Menschen übertragbare Krankheiten (Zoonosen)

BK 3104 Tropenkrankheiten

BK 5101 Schwere oder wiederholt rückfällige Hauterkrankungen, die zur Unterlassung aller Tätigkeiten gezwungen haben, die für die Entstehung, die Verschlimmerung oder das Wiederaufleben der Krankheit ursächlich waren oder sein können

BK 5103 Plattenepithelkarzinome oder multiple aktinische Keratosen der Haut durch natürliche UV-Strahlung

BK 6101 Augenzittern der Bergleute

Literatur

Gramberg-Danielsen B (2003a) Richtlinien und Untersuchungsanleitungen, Berufsverband der Augenärzte Deutschlands e. V., Düsseldorf (sog. „Grauer Ordner des BVA"). ISSN 1431–4479

Gramberg-Danielsen B (2003b) Rechtliche Grundlagen der augenärztlichen Tätigkeit. Thieme, Stuttgart

Ludolph E, Kunze M, Mielke R (2022) Gesetzliche Unfallversicherung (GUV), In: Ludolph E (Hrsg) Der Unfallmann, Springer Nature, S 251. https://doi.org/10.1007/978-3-662-64402-7_8

Paul S, Ribback S, Tost F (2019) Berufskrankheit Nr. 5103 und Plattenepithelkarzinome in der periokulären Region. Klin Monbl Augenheilkd 2019; 236(01): 47–49 https://doi.org/10.1055/a-0749-8994

Rohrschneider K, Tost F (2020) Das augenärztliche Gutachten in unterschiedlichen Rechtsgebieten. Klin Monbl Augenheilkd 237(06):805–823

Tost F, Rohrschneider K (2022) Die Strahlenkatarakt als Berufskrankheit infolge kumulativer Wirkung chronischer Strahlungsexposition in der augenärztlichen Begutachtung. Klin Monbl Augenheilkd 2024; 241(9):1057–1061. https://doi.org/10.1055/a-1947-5639

Tost F, Rohrschneider K (2023) Bewertung von Funktionsstörungen im Rahmen der medizinischen Begutachtung. Augenarzt 57:225–226

Tost F, Stahl A. (2020) Zusammenhangsgutachten bei Verletzungen der Netzhaut – Aufgaben des augenärztlichen Sachverständigen. Klin Monbl Augenheilkd 237:1045–1059

Weiterführende Literatur

Berner B (Hrsg) (2018) Handbuch UV-GOÄ, 2. Aufl. Deutscher Ärzteverlag, Köln. ISBN 978-3-7691-3658-6

DGUV Anhaltspunkte zur Bemessung des Pflegegeldes (AHP) bei Arbeitsunfällen und Berufskrankheiten. Stand: Sept. 2023 https://www.dguv.de/medien/inhalt/reha_leistung/pflege/anhaltspunkte_dguv.pdf

DGUV Die Begutachtung in der gesetzlichen Unfallversicherung. Dez. 2022. https://www.dguv.de/medien/landesverbaende/de/veranstaltung/d_veranst/documents/die-begutachtung-in-der-gesetzlichen-unfallversicherung-kurs-ii-2023-07.pdf

DGUV F9000 Kausalitäts- und Beweisgrundsätze der gesetzlichen Unfallversicherung. https://www.dguv.de/medien/formtexte/aerzte/f_9000/f9000.pdf

Grundlagen der Begutachtung von Arbeitsunfällen. Hrsg. Deutsche Gesetzliche Unfallversicherung e. V. (DGUV) Aufl. Sept. 2021, ISBN (print): 978-3-948657-36-9

Gesetzliche Rentenversicherung (GV)

Bernhard Lachenmayr

Inhaltsverzeichnis

10.1 SGB VI und SGB IX 292
10.2 Zielsetzung der gesetzlichen Rentenversicherung 293
10.3 Leistungen zur Teilhabe am Arbeitsleben 295
Literatur. 296

Die gesetzliche Rentenversicherung versucht, Menschen mit Behinderung oder Krankheit, die einen Wettbewerbsnachteil gegenüber gesunden Mitbürgern haben, erfolgreich in das Erwerbsleben wieder einzugliedern. Das primäre Ziel der gesetzlichen Rentenversicherung besteht daher nicht in der Auszahlung von „Renten", wie vielleicht der Name vermuten lässt, sondern darin, Mitbürger mit Behinderung oder Folgeschäden nach Erkrankung mit allen verfügbaren Mitteln wieder in das Erwerbsleben einzugliedern. Gemäß der Nomenklatur der WHO heißt dies „Recht zur Teilhabe", also Teilhabe am Arbeitsleben. Nur wenn die Wiedereingliederung nicht gelingt, was leider durchaus nicht selten der Fall ist, werden Renten als Lohnersatzleistung ausgezahlt (z. B. Rentenleistung wegen teilweiser oder voller Erwerbsminderung).

▶ **Praxistipp** In der gesetzlichen Rentenversicherung gilt der Grundsatz **„Reha vor Rente"**!

Ein exzellentes Buch, das die aktuellen Aspekte der sozialmedizinischen Begutachtung im Rahmen der gesetzlichen Rentenversicherung in umfassender und erschöpfender

---

B. Lachenmayr (✉)
München, Deutschland
E-Mail: prof.dr.b.lachenmayr@t-online.de

Weise wiedergibt, ist das Werk des Verbandes der Deutschen Rentenversicherungsträger mit dem Titel „Sozialmedizinische Begutachtung für die gesetzliche Rentenversicherung" (Cibis und Hüller 2003). Das nachfolgende Kapitel greift in vielen Punkten auf Ausführungen in diesem Buch zurück, Einzelheiten werden entsprechend zitiert.

10.1 SGB VI und SGB IX

Die rechtlichen Grundlagen für die Rehabilitationsleistungen der gesetzlichen Rentenversicherung waren schon seit geraumer Zeit in den diversen Sozialgesetzbüchern festgeschrieben. Insbesondere war dies das Sozialgesetzbuch (SGB) VI, das seit Langem die Rehabilitationsleistungen regelt, und seit dem Jahre 2001 die Neuauflage des Sozialgesetzbuches IX SGB IX) mit dem Titel „Rehabilitation und Teilhabe behinderter Menschen". Vor allem im SGB IX wurden neue und einheitliche Grundlagen für alle Träger der gesetzlichen Rentenversicherung geschaffen, um eine einheitliche Bewertung und Behandlung der Betroffenen zu erzielen.

Neu ist dabei die Formulierung eines **„Rechtes zur Teilhabe"**. Dies bedeutet, dass behinderten Mitbürgern ein Recht zur Teilhabe am normalen Arbeitsleben zugestanden und gesetzlich verbrieft wird. Daraus folgt eine Vielzahl von Möglichkeiten der Rehabilitation mit dem Ziel, die Betroffenen in das Erwerbsleben wieder einzugliedern. Nach Roth und Seidel (2003) gilt folgender Kernsatz:

> Im Mittelpunkt stehen der Behinderte und von Behinderung bedrohte Mensch und seine gleichberechtigte Teilhabe.

Mit den verfügbaren, umsetzbaren, aber auch realistischen Mitteln soll versucht werden, die Betroffenen in die normale Arbeitswelt (wieder) einzugliedern. Ob dies gelingt, hängt natürlich von den Umständen des Einzelfalls ab, von den Möglichkeiten des Arbeitsmarktes und nicht zuletzt auch vom Willen zur Mitarbeit des Betroffenen selbst.

▶ Im SGB IX wurde das „Recht zur Teilhabe" definiert, also das Recht des Behinderten oder durch Krankheit Geschädigten, in den normalen Arbeitsprozess mit allen verfügbaren und praktikablen Mitteln wieder eingegliedert zu werden.

Rehabilitationsträger in diesem Sinne sind neben den gesetzlichen Krankenkassen die Bundesanstalt für Arbeit, die gesetzliche Unfallversicherung (GUV), die gesetzliche Rentenversicherung sowie Alterssicherung der Landwirte, die Kriegsopferversorgung und -fürsorge, die öffentliche Jugendhilfe und die Sozialhilfe (Roth und Seidel 2003).

10.2 Zielsetzung der gesetzlichen Rentenversicherung

Als Kernziel der gesetzlichen Rentenversicherung wurde bereits formuliert, dass der Grundsatz „Reha vor Rente" gilt. Nur wenn dieser Grundsatz nicht umsetzbar ist, kommen Renten als Lohnersatzleistung infrage (Renten wegen völliger oder teilweiser Minderung der Erwerbsfähigkeit).

▶ Das entscheidende Anhaltekriterium für die Beurteilung der Erwerbsfähigkeit bzw. bei Minderung der Erwerbsfähigkeit ist die täglich maximal mögliche oder zumutbare Arbeitszeit.

10.2.1 Reha vor Rente

Mit dem primären Ziel der „Teilhabe am Arbeitsleben" sollen Rehabilitationsleistungen finanziert werden, die den Betroffenen die bisherige Ausübung ihrer Erwerbstätigkeit wieder ermöglichen oder die sie befähigen, in irgendeiner vernünftigen Form wieder in das Erwerbsleben einzusteigen (Umschulung etc.). Hierzu stehen verschiedenste Maßnahmen zur Verfügung, die an versicherungsrechtliche und an persönliche Voraussetzungen gebunden sind.

So müssen von Versicherungsseite her hinreichende **Wartezeiten** (15 Jahre) vorliegen, der Versicherte muss zum Zeitpunkt der Antragsstellung eine **Rente** wegen verminderter Erwerbsfähigkeit (teilweise oder volle Erwerbsminderung) beziehen etc. Persönliche Voraussetzung ist nach Roth und Seidel (2003), dass die Erwerbsfähigkeit des Versicherten wegen Krankheit oder körperlicher, geistiger oder seelischer Behinderung erheblich gefährdet oder gemindert ist und die Chance besteht, durch Leistungen zur Teilhabe

- die Erwerbsfähigkeit zu verbessern,
- eine Gefährdung abzuwenden und
- zu erreichen, wieder eine geordnete Teilhabe am Arbeitsleben zu erzielen.

Die gesamte Palette der zur Verfügung stehenden Rehabilitationsleistungen ist bei Roth und Seidel (2003) nachzulesen.

10.2.2 Erwerbsfähigkeit/Minderung der Erwerbsfähigkeit

▶ **Erwerbsfähigkeit** Erwerbsfähigkeit bezeichnet nach Roth und Seidel (2003) die Fähigkeit eines Versicherten, unter Ausnutzung der Arbeitsgelegenheiten, die sich ihm nach seinen Kenntnissen und Erfahrungen sowie seinen körperlichen und geistigen

Fähigkeiten **im ganzen Bereich des wirtschaftlichen Lebens** bieten, Erwerbseinkommen zu erzielen.

▶ Der Begriff der Erwerbsfähigkeit bezieht sich auf den „ganzen Bereich des wirtschaftlichen Lebens", also alle möglichen und denkbaren Tätigkeiten ohne spezielle Berücksichtigung der beruflichen Ausbildung und der persönlichen Situation des Betroffenen!

▶ Minderung der Erwerbsfähigkeit Minderung der Erwerbsfähigkeit bedeutet nach Roth und Seidel (2003) eine infolge gesundheitlicher Beeinträchtigungen entstandene erhebliche und länger andauernde Einschränkung der Leistungsfähigkeit, wodurch der Versicherte seine bisherige oder zuletzt ausgeübte berufliche Tätigkeit nicht oder nicht mehr ohne wesentliche Einschränkungen ausüben kann.

Diese Definition steht in gewissem Widerspruch zum Begriff der „Erwerbsfähigkeit": Während der Begriff der Erwerbsfähigkeit allgemein formuliert wird für den gesamten Bereich des wirtschaftlichen Lebens, taucht bei der Definition der „Minderung der Erwerbsfähigkeit" doch die „bisherige oder zuletzt ausgeübte berufliche Tätigkeit" des Versicherten auf. Dies ist ein innerer Widerspruch, der im Raume stehen bleibt. Warum dies so interpretiert und ausgelegt wird, ist nicht nachvollziehbar.

▶ Bei der Bewertung der „Minderung der Erwerbsfähigkeit" (MdE) im Rahmen der gesetzlichen Rentenversicherung muss im Gegensatz zur gesetzlichen Unfallversicherung, die keine persönlichen Eigenheiten des Einzelfalles berücksichtigt, auf die besonderen Belange des Versicherten und seiner zuletzt ausgeübten beruflichen Tätigkeit Rücksicht genommen werden.

Die Besonderheiten für den ophthalmologischen Bereich sind bei Hagenau und Hagenau (2003) nachzulesen.

10.2.3 Anhaltekriterium: Mögliche tägliche Arbeitszeit

In der früheren Rechtsprechung gab es eine „Rente wegen Berufsunfähigkeit" (BU-Rente) und eine „Rente wegen Erwerbsunfähigkeit" (EU-Rente). Diese Begriffe wurden in der neuen Gesetzsprechung ersetzt durch die „Rente wegen voller Erwerbsminderung" und „Rente wegen teilweiser Erwerbsminderung". Nur in speziellen Fällen, in denen ein gewisser Übergangsschutz besteht, gelten noch die alten Begriffe der BU und EU.

Nach Roth und Seidel (2003) wird nach der neuen Rechtsprechung die Minderung der Erwerbsfähigkeit doch nicht mehr grundsätzlich an den ausgeübten Beruf, sondern an der allgemeinen Fähigkeit gemessen, jede denkbare Tätigkeit auf dem allgemeinen

Arbeitsmarkt unter üblichen Bedingungen ausüben zu können. Hier ist offenbar die Rechtsprechung oder die Auslegung der Rechtsprechung kontrovers: Auf der einen Seite wird bei der Definition der Minderung der Erwerbsfähigkeit die zuletzt durchgeführte Tätigkeit berücksichtigt, auf der anderen Seite soll bei der Bewertung nun doch jede denkbare Tätigkeit auf dem allgemeinen Arbeitsmarkt in Betracht kommen. Die Dinge sind hier offenbar im Fluss und die Tendenz geht eher dahin, dass der bisherige Beruf und die bisherige Tätigkeit des Versicherten nur noch nachrangig bewertet werden und primär eine allgemeine Gesamtschau erfolgen soll.

Wenn Rehabilitationsmaßnahmen nicht zum Erfolg führen im Sinne einer Wiedereingliederung in ein geordnetes Arbeitsleben, ist das entscheidende Kriterium für die Zuerkennung einer Rente die täglich mögliche oder zumutbare Arbeitszeit. Wenn nur noch weniger als 3 h pro Tag gearbeitet werden kann, so ist keine Eingliederung in einen regulären Arbeitsprozess mehr möglich; dann stehen keine Hilfsmittel der Arbeitsvermittlung mehr zur Verfügung.

▶ Eine Rente wegen „voller Erwerbsminderung" kann dann anerkannt werden, wenn das Restleistungsvermögen des Versicherten auf dem allgemeinen Arbeitsmarkt auf **unter 3 h täglich** gesunken ist. Wenn noch ein Restleistungsvermögen von **3 bis unter 6 h** besteht, so liegt eine „teilweise Erwerbsminderung" vor.

Bei einer täglichen Arbeitszeit von 3 bis unter 6 h kann eine Rente wegen teilweiser Erwerbsminderung anerkannt werden. Wenn das Restleistungsvermögen oder das noch vorhandene Arbeitsvermögen täglich 6 h oder mehr beträgt, so bestehen keine rentenrelevanten Ansprüche gegenüber der gesetzlichen Rentenversicherung.

Die Rente wegen voller Erwerbsminderung wird mit einem Rentenartfaktor von 1,0 berechnet, entspricht also der Höhe der Altersrente. Die Rente wegen teilweiser Erwerbsminderung wird mit einem Rentenartfaktor von 0,5 berechnet, betrifft also 50 % der Altersrente.

10.3 Leistungen zur Teilhabe am Arbeitsleben

Gemäß dem primären Ziel der gesetzlichen Rentenversicherung, behinderte Mitmenschen oder von Behinderung bedrohte Mitmenschen wieder in das Arbeitsleben zu integrieren, werden nach § 16 SGB VI Leistungen erbracht mit dem Ziel, die Erwerbsfähigkeit zu erhalten, zu verbessern oder wiederherzustellen, um möglichst eine langfristige oder dauerhafte Teilnahme am Arbeitsleben zu ermöglichen (Roth und Seidel 2003).

Zu unterscheiden sind hierbei Leistungen an die **Versicherten** und Leistungen an den **Arbeitgeber.** Demnach gibt es u. a.

- Hilfen zur Erhaltung oder Erlangung eines Arbeitsplatzes,
- Unterstützungen zur Berufsvorbereitung, beruflichen Ausbildung und beruflichen Anpassung bzw. Weiterbildung,
- Überbrückungsgelder zur Sicherung des Lebensunterhaltes bei Aufnahme einer selbstständigen Tätigkeit etc.

Wenn Mitmenschen aufgrund ihrer Minderung der Erwerbsfähigkeit nicht auf dem allgemeinen Arbeitsmarkt untergebracht werden können, besteht die Möglichkeit, sie in einer **Werkstatt für behinderte Menschen (WfB)** einzugliedern. Hierfür zuständig ist § 40 SGB IX.

Zusammenfassend ist festzuhalten, dass die gesetzliche Rentenversicherung (GV) darauf abzielt, Menschen mit allen verfügbaren Mitteln wieder möglichst vollständig in das Arbeitsleben einzugliedern, u. U. auch nur auf Teilzeitbasis oder noch weiter eingeschränkt. Obwohl der Name „Rentenversicherung" den Schwerpunkt auf das Auszahlen von Renten legt, muss hier klargestellt werden, dass der Grundsatz „Reha vor Rente" gilt und dass es nicht Ziel der gesetzlichen Rentenversicherung ist, Arbeitnehmer zu „verrenten", sondern sie so weit wie möglich wieder ins reguläre Arbeitsleben zu integrieren.

Literatur

Cibis W, Hüller E (2003) Die sozialmedizinische Begutachtung. In: Verband Deutscher Rentenversicherungsträger (Hrsg) Sozialmedizinische Begutachtung für die Gesetzliche Rentenversicherung, 6. Aufl. Springer, Berlin, S 79–128

Hagenau G, Hagenau W (2003) Augenkrankheiten. Sozialmedizinische Begutachtung für die Gesetzliche Rentenversicherung, 6. Aufl. Springer, Berlin, S 459–68

Roth S, Seidel E (2003) Gesetzliche Grundlagen der Rentenversicherung. In: Verband Deutscher Rentenversicherungsträger (Hrsg) Sozialmedizinische Begutachtung für die Gesetzliche Rentenversicherung, 6. Aufl. Springer, Berlin, S 3–28

Private Unfallversicherung

11

Frank Tost, Gerold Kolling und Bernhard Lachenmayr

Inhaltsverzeichnis

11.1 Allgemeine Aspekte... 297
11.2 Zur besonderen Bedeutung der Allgemeinen Unfallversicherungsbedingungen........ 302
11.3 Wesentliche Aspekte der Allgemeinen Unfallversicherungsbedingungen............. 306
11.4 Wesentliche Leistungsunterschiede zwischen neuen und alten Allgemeinen
  Unfallversicherungsbedingungen.. 328
11.5 Augenärztliche Bewertung.. 334
Literatur.. 367

11.1 Allgemeine Aspekte

In der privaten Unfallversicherung (PUV) können sich Einzelpersonen oder definierte Gruppen von Personen, wie Ärzte oder Angehörige von Vereinen, oder andere Interessengruppen freiwillig versichern. Der private Versicherungsträger kann in verschiedenen Rechtsformen wie einer Aktiengesellschaft, Versicherungsverein auf

---

F. Tost
Klinik und Poliklinik für Augenheilkunde, Universitätsmedizin Greifswald, Greifswald, Deutschland
E-Mail: Frank.Tost@med.uni-greifswald.de

G. Kolling
Heidelberg, Deutschland

B. Lachenmayr (✉)
München, Deutschland
E-Mail: prof.dr.b.lachenmayr@t-online.de

© Der/die Autor(en), exklusiv lizenziert an Springer-Verlag GmbH, DE, ein Teil von
Springer Nature 2025
B. Lachenmayr (Hrsg.), *Begutachtung in der Augenheilkunde*,
https://doi.org/10.1007/978-3-662-69737-5_11

Gegenseitigkeit (VVaG) etc. auftreten. Über die Allgemeinen Versicherungsbedingungen wird der Versicherungsschutz vertraglich geregelt. Im Allgemeinen enthält der Vertrag Festlegungen für Geldzahlungen bei Teilinvalidität, Gesamtinvalidität oder bei Tod des Versicherten. Die Zahlung der vertraglich vereinbarten Kapitalsumme bei Teilinvalidität oder Vollinvalidität erfolgt beim Vorliegen einer dauerhaften Beeinträchtigung der körperlichen oder geistigen Leistungsfähigkeit (Invaliditätsleistung). Zusätzlich bieten die PUV Tagegeldzahlungen, Krankenhaustagegeldzahlungen oder Genesungszahlungen. Die PUV gewährt dem Versicherungsnehmer durch Geldleistungen im Versicherungsfall einen Schutz bei etwaigen Schadensfolgen aus Unfällen (Unfallrisiken), deren Vertragsgrundlage individuell vereinbart werden kann. Das Grundkonzept der Vertragsgestaltung und die wesentlichen Inhalte beziehen sich auf die Empfehlungen des Verbandes der Versicherungsgesellschaften und der Bundesanstalt für Finanzdienstleistungsaufsicht (BaFin, Versicherungsaufsicht).

Die Versicherung ist heute Bestandteil des gegliederten sozialen Sicherungssystems aus Fürsorge, Versorgung und Versicherung.

▶ **Versicherung** Unter einer Versicherung versteht man den Zusammenschluss von Personen (Versicherungsnehmer) zu einer Gefahrengemeinschaft mit dem Ziel eines Risikoausgleiches. Wenn der versicherten Einzelperson ein Schaden entsteht, wird aus den Beiträgen aller Versicherungsnehmer der Gefahrengemeinschaft der entstandene Schaden des Einzelnen gedeckt.

Kurzer historischer Rückblick
Der Grundgedanke, durch Bildung einer Gefahrengemeinschaft gegen unvorhersehbare Schicksalsschläge den Einzelnen vor großer Not zu bewahren, reicht in der Menschheitsgeschichte weit zurück. „Private Unfallversicherungen" etablierten sich wesentlich eher als die gesetzliche Unfallversicherung (GUV). Die Anfänge von Selbsthilfeeinrichtungen reichen bis in das Altertum, während die GUV erst mit der zunehmenden Industrialisierung und Auflösung fester Familienverbände als ein Teil der vom Staat organisierten Sozialversicherung entstand.

Von den Anfängen im Altertum entwickelte sich das Versicherungssystem allmählich in die heutige Form der privaten Unfallversicherung. Historische Vorläufer auf diesem Weg waren die Vereinbarungen zum Seerecht (Seerecht von Wisby 1541), die „Arm- und Beinbruchgilden" im 18. Jahrhundert und die Eisenbahn-Passagier-Versicherung aus dem Jahr 1853. 1901 wurde das Reichsgesetz über private Versicherungsunternehmen erlassen und das Kaiserliche Aufsichtsamt in Berlin eingerichtet. Das erste Gesetz über den Versicherungsvertrag wurde 1908 verabschiedet. 1952 übernahm das Bundesaufsichtsamt für das Versicherungs- und Sparwesen die Kontrollpflichten über die privaten Versicherungsunternehmen. Seit 1992 gelten in der Europäischen Union nahezu vereinheitlichte Richtlinien für private Unfallversicherungen in den Mitgliedsstaaten. Die heutige Versicherungsaufsicht befindet sich in der Bundesanstalt für Finanzdienstleistungsaufsicht. Die Hauptziele der Versicherungsaufsicht sind im Versicherungsaufsichtsgesetz (VAG) verankert. Dort ist im § 81 VAG festgeschrieben, dass die Versicherungsaufsicht die Belange der Versicherten ausreichend zu wahren hat und gleichzeitig sicherstellen muss, dass die Verpflichtungen aus den Versicherungsverträgen z. B. der einzelnen Versicherungsgesellschaften jederzeit erfüllbar sind. Befindet sich der Hauptsitz der Versicherungsgesellschaft in einem anderen Mitgliedsland der EU, ist die Rechtsaufsicht gemeinsam mit der dortigen Behörde wahrzunehmen.

Die hier in großen Zeitsprüngen gut sichtbar werdende Entwicklung des privaten Versicherungsrechtes zu einem modernen Versicherungssystem macht deutlich, dass die zugrunde liegenden versicherungstechnischen Rechtsnormen ebenso ständigen Veränderungen unterliegen wie unsere gesamte Gesellschaft und der medizinische Kenntnisstand.

▶ Der ärztliche Gutachter muss die jeweils gültigen Rechtsnormen („Allgemeine Unfallversicherungsbedingungen", AUB) bei seiner Tätigkeit unbedingt beachten!

Private Unfallversicherungen sind in Deutschland sowie in der Europäischen Union Individualversicherungen, die über privatrechtliche Vertragsvereinbarungen, also zwischen dem Versicherungsnehmer (Bürger) und dem Versicherungsträger (Versicherungsunternehmen), geschlossen werden. Jedem Bürger bietet sich damit – unter Entrichtung der fälligen Beträge – die Möglichkeit, das persönliche soziale Sicherungsnetz optimal an die persönlichen oder familiären Bedürfnisse und Risiken anzupassen. Die PUV bietet auch Einzelpersonen eine Möglichkeit des Versicherungsschutzes, die von der GUV nicht erfasst werden, wie Hausfrauen, Rentnern, Selbstständigen.

Übersicht zu den häufigen Personenversicherungen auf privatrechtlicher Vertragsbasis:

- Lebensversicherung
- Private Krankenversicherung
- Private Unfallversicherung
- Haftpflichtversicherung

▶ Der Augenarzt muss sich als berufener Sachverständiger immer wieder aufs Neue vergewissern, in welchem Teilgebiet des Versicherungsrechtes er in der konkreten Begutachtungssituation tätig wird.

Gerade in der Begutachtung auf Grundlage privater Versicherungsverträge wie der privaten Unfallversicherung einerseits oder der Sachverständigentätigkeit im Rahmen der gesetzlichen Unfallversicherung andererseits wird deutlich, dass sich Fachbegriffe mit identischem medizinischen Inhalt im Hinblick auf ihre rechtliche Bewertung erheblich unterscheiden können.

▸ **Cave** In der PUV gilt das Zivilrecht und in der GUV das Sozialrecht. Identische medizinische Begriffe werden in der Rechtsprechung nach Zivilrecht oder Sozialrecht unterschiedlich interpretiert.

Mehrere Aspekte erschweren es dem Augenarzt, hierbei die Übersicht zu behalten:

- Die medizinischen Probleme sind in der privaten Versicherung und der Sozialversicherung gleich.
- Die Funktionsstörungen sind je nach Unfall und Krankheit schwer prüfbar.
- Das Ausmaß der Funktionsstörungen muss adäquat und mitunter komplex bewertet werden.
- Das individuelle Leistungsbild des Betroffenen muss der Gutachter auf die verschiedenen konkreten Rechtsbedingungen übertragen.

Hintergrundinformation

- **Krankheit in der privaten Versicherung** – In der Krankenversicherung versteht man den Begriff Krankheit als einen regelwidrigen Zustand von Körper und Geist, welcher der ärztlichen Behandlung bedarf. Im Unterschied zur gesetzlichen Krankenversicherung bezieht sich der Krankheitsbegriff nur auf objektive Befunde und Symptome. Subjektive, nicht messbare Symptome des sich Nicht-wohl- oder Krankfühlens führen nicht zur Leistungspflicht, z. B. isolierte psychische Störungen. Ausnahmen bilden psychische Krankheiten, die in Zusammenhang mit einer unfallbedingten organischen Erkrankung des Nervensystems auftreten. Eine diesbezügliche Begutachtungssituation kann entstehen, wenn sich nach einem Unfallereignis eine unfallbedingte Epilepsie neu manifestiert. Psychische Störungen ohne organische Ursachen sind regelmäßig aus den Vertragsleistungen ausgeschlossen (z. B. AUB 1999, Ziffer 5; Grimm 2006).
- **Arbeitsunfähigkeit** – Ob Arbeitsunfähigkeit vorgelegen hat und in welchem Zeitraum, ist durch den Augenarzt sowohl im Rahmen der Begutachtung als auch fortlaufend in der medizinischen Betreuung Augenkranker mit privater Versicherung von Bedeutung. Die Betreffenden haben dann Leistungen aus einer Krankentagegeldversicherung oder privaten Unfallversicherung in Aussicht.
- **Arbeitsunfähigkeit in der privaten Unfallversicherung** – Arbeitsunfähigkeit liegt vor, wenn die versicherte Person ihre berufliche Tätigkeit nach medizinischem Befund vorübergehend in keiner Weise ausüben kann, sie auch nicht ausübt und keiner anderen Erwerbstätigkeit nachgeht. Aus dieser Definition der Arbeitsunfähigkeit ergibt sich, dass eine Teilbefreiung durch den Augenarzt bei Arbeitsunfähigkeit nicht möglich ist (Abschn. 11.3.3).

▸ Eine Teilbefreiung durch den Augenarzt ist bei Arbeitsunfähigkeit nicht vorgesehen und daher auch nicht möglich.

Funktion des Augenarztes im Zusammenhang mit privaten Versicherungen:

- Beantwortung von Arztanfragen
- Bestellung als Sachverständiger

- Berufung in Ärzteausschüssen
- Tätigkeit als Sachverständiger vor Gericht im Zusammenhang mit der Klärung medizinrechtlicher Probleme

▶ Am häufigsten obliegen dem Augenarzt Begutachtungsaufgaben aus der privaten Unfallversicherung.

Wesentliche Merkmale der privaten Unfallversicherung
- Freiwillige Versicherung
- **Leistungsanspruch und Leistungsumfang definieren sich über den Versicherungsvertrag**
- Versicherungsgrundlagen sind die „Allgemeinen Unfallversicherungsbedingungen (AUB)" wie AUB 1961 (alt), 1988 (neu), 2000 ff.
- Begrenzung der Leistungen nach Höhe und Dauer
- Leistung durch Geldzahlung (einmalige Kapitalsumme oder Rentenzahlung), Zusatzleistungen sind in Zusatzverträgen zu vereinbaren

Wesentliche Rechtsgrundlagen der privaten Unfallversicherung
- Für die private Unfallversicherung gilt das Zivilrecht (wichtiger Unterschied zur GUV, für die das Sozialrecht angewandt wird!)
- Versicherungsvertragsgesetz (VVG)
- Zivilprozessordnung (ZPO)
- Bürgerliches Gesetzbuch (BGB)
- Schadensversicherungsrichtlinien der Europäischen Union (Drittes Durchführungsgesetz/EWG)
- Allgemeine Unfallversicherungsbedingungen (AUB)

▶ **Praxistipp** Die wichtigste versicherungsrechtliche Grundlage für den medizinischen Sachverständigen sind in der privaten Unfallversicherung die Allgemeinen Unfallversicherungsbedingungen.

Die zentrale Rechtsnorm für den augenärztlichen Gutachter sind die für den konkreten Begutachtungsvorgang gültigen Allgemeinen Unfallversicherungsbedingungen. Diese sind die wesentliche Grundvoraussetzung für die erfolgreiche Begutachtung in der PUV!

▶ **Praxistipp** Jeder Begutachtung in der privaten Unfallversicherung liegt ein Vertrag (AUB) zugrunde, den der Gutachter kennen muss (zumindest in den medizinisch relevanten Details wie der Gliedertaxe)!

11.2 Zur besonderen Bedeutung der Allgemeinen Unfallversicherungsbedingungen

In der PUV, als reiner Personenversicherung, sind die Allgemeinen Unfallversicherungsbedingungen bei Vertragsabschluss zwischen der Einzelperson und dem privaten Versicherungsträger das Kernelement des schriftlichen Versicherungsvertrages.

▶ Die Allgemeinen Versicherungsbedingungen (AVB) sind vergleichbar mit den Allgemeinen Geschäftsbedingungen (AGB), die jeder Augenarzt und jede Augenärztin bei Abschluss eines Kaufvertrages (im Internet ist an dieser Stelle immer ein Häkchen zu setzen) über irgendeinen Gegenstand mehr oder weniger bewusst zur Kenntnis nimmt. Das Interesse steigt jedoch im Schadensfall bei Beschädigung der Ware oder Mangel merklich an, da sich die Ersatzleistungen beim Verkäufer nur auf dieser Grundlage ggf. auch vor Gericht durchsetzen lassen. Dieselbe Funktion wie die AGB übernehmen im privaten Versicherungsrecht die Allgemeinen Versicherungsbedingungen und in der privaten Unfallversicherung die Allgemeinen Unfallversicherungsbedingungen (AUB)!

▶ **Praxistipp** Bei Begutachtung in der PUV sollten immer die im Vertrag des Unfallgeschädigten (Versicherungsnehmer) gültigen Allgemeinen Unfallversicherungsbedingungen beachtet werden!

Im sog. Kleingedruckten des Vertrages (den AUB) werden alle wesentlichen Details sorgfältig definiert. Hierzu gehören der Unfallbegriff, Grenzfälle des Leistungseintrittes, Voraussetzungen für die Inanspruchnahme für die Versicherung, bis hin zu den verschiedenen Leistungsarten, Auszahlung einer Kapitalsumme, Rentenzahlung oder Anwendung einer Progressionsstaffelung der PUV. Auch der Ausschluss bestimmter Risiken wird in den AUB vereinbart, damit das Risiko, das die privaten Versicherungen für jeden einzelnen Versicherungsnehmer tragen, mathematisch-statistisch vergleichbar groß ist. Da in den Allgemeinen Unfallversicherungsbedingungen neben wesentlichen Begriffsdefinitionen aus dem Vertrag der Leistungsumfang und die Leistungspflicht geregelt sind, unterliegen die AUB naturgemäß Veränderungen im Laufe der Zeit, wie sie von der Mehrheit der Versicherungsnehmer gewünscht werden oder aber seitens der Gesellschaft für nötig gehalten werden. Der Versicherungsträger passt seine Produkte – über die AUB – auch an die Bedürfnisse des Personenkreises (Versicherungsmarkt) an, die eine private Unfallversicherung wünschen.

Beispiel: Änderungen in den AUB zur Tauchkrankheit
Bis zum Inkrafttreten der AUB 2000 war eine Tauchkrankheit regelmäßig nicht als Unfall versichert. Mit der Zunahme der Beliebtheit des Tauchsports wurden auch tauchtypische Gesundheitsschäden in die Allgemeinen Unfallversicherungsbedingungen (AUB 2000) aufgenommen.

Die AUB unterliegen also einem fortwährenden Wandel, wobei zu beachten ist, dass abgeschlossene Verträge einen **Bestandsschutz** genießen. Diese können nur im gemeinsamen Einverständnis von Versicherungsnehmer und privatem Versicherungsträger angepasst (z. B. Überführung von der AUB 1988 in die AUB 1999) oder den Kündigungsklauseln entsprechend aufgelöst werden.

Deshalb wird der Gutachter bei der Erstellung von Gutachten in der privaten Unfallversicherung immer mit verschiedenen Allgemeinen Unfallversicherungsbedingungen oder Allgemeinen Versicherungsbedingungen zu tun haben. Die detaillierten, konkreten Vereinbarungen in den AUB sind Voraussetzungen für den privaten Unfallversicherungsträger, sein mathematisch-statistisches Risiko zu kalkulieren. Die Berechnung zielt auf ein wirtschaftliches Angebot ab, bei dem

1. Personen mit vergleichbar hohem Risiko einen gleich hohen und dabei möglichst niedrigen Jahresbeitrag zahlen,
2. Personen mit einem erhöhten Risiko der Versicherungsinanspruchnahme einen adäquaten Risikozuschlag zahlen,
3. die Beitragszahlungen aller Einzelpersonen und Gruppen ausreichen, alle Leistungsfälle sowie den verwaltungstechnischen Aufwand zu tragen (zuzüglich der Überschussgewinne der Versicherungsgesellschaft).

Durch die Möglichkeit der Anpassung an die Bedürfnisse des Marktes können verschiedene Einzelaspekte zur **Anpassung der AUB** führen.

> **Beispiel**
>
> Eine renommierte private Unfallversicherung bot 1988 der Fachgruppe aller Ärzte einen Vertrag zur Unfallversicherung an, dessen mathematisch-statistische Kalkulation von einem geringen Schadensrisiko in der angesprochenen Personengruppe ausging. Die AUB dieses Vertrages für Ärzte enthielten für den Verlust oder die Funktionseinschränkung eines Zeigefingers an der Nichtgebrauchshand (z. B. linker Zeigefinger beim Rechtshänder) dieselben günstigen Versicherungsbedingungen wie für Unfallschäden an der Gebrauchshand. Bei 50 % und mehr Funktionsverlust dieser Gliedmaße war ein Invaliditätsgrad von 100 %, also die Zahlung der gesamten Versicherungssumme, vertraglich in den AUB geregelt. Während der Vertragslaufzeit kam es zu einer Häufung von Verletzungen mit bleibenden Unfallfolgen und Funktionsstörungen am Zeigefinger der Nichtgebrauchshand in der versicherten Arztgruppe. Die vom Versicherungsträger kalkulierte Schadenshäufigkeit wurde deutlich übertroffen. Deshalb änderte die Versicherungsgesellschaft die AUB dahingehend, dass nur noch die Funktionsstörung des Zeigefingers der Gebrauchshand (50 %) zur vollen Invalidität führen konnte. Die Schadenshäufigkeit von Unfallfolgen an der Nichtgebrauchshand ging in der Folgezeit drastisch zurück (Harms 2001). ◄

Die meisten Versicherungsverträge werden auf Grundlage der Allgemeinen Versicherungsbedingungen abgeschlossen. Allerdings handelt es sich um unverbindliche Empfehlungen des Verbandes der Schadenversicherer. Die AUB können, wie das praktische Beispiel oben zeigt, aus den verschiedensten Gründen der Anpassung durch den Versicherungsanbieter unterliegen. Es existieren daher immer mehrere Musterbedingungen der AUB nebeneinander. Dabei berühren viele Anpassungen der AUB den augenärztlichen Gutachter kaum. Eine Gegenüberstellung der AUB 1988 mit der AUB 1994 lässt Änderungen in 6 Positionen erkennbar werden (z. B. AUB 1988 § 4 Unfälle bei der Benutzung von Luftfahrzeugen und AUB 1994 § 4 Unfälle als Luftfahrzeugführer; auch Luftsportgeräteführer). Zahlreiche Änderungen sind für die Begutachtung kaum relevant (z. B. AUB 1988 und AUB 1994 § 5.I Beitragszahlung). Die AUB 1995 und AUB 2000 unterscheiden sich auf dem Gebiet der Augenheilkunde auch nur unwesentlich. Andere Anpassungen der AUB gingen jedoch mit erheblichen Veränderungen der versicherungsrechtlichen Grundlagen einher, die dann auf die medizinische Tätigkeit des Gutachters und vor allem für die versicherte Person wesentliche Auswirkung hatten, z. B. AUB 1961 alt und AUB 1988 neu. Zusätzlich obliegt es jeder Versicherungsgesellschaft, individuelle Zusatzversicherungsvereinbarungen mit Zusatzleistungen an die versicherte Person im Rahmen des privaten Versicherungsvertrages individuell zu vereinbaren, die im Erforderungsfall Beachtung des Gutachters finden müssen.

In der Regel wird daher der Auftraggeber den augenärztlichen Gutachter über die für die konkrete individuelle Begutachtungssituation gültigen Regelungen der AUB informieren. Auch auf relevante Zusatzvereinbarungen weist er hin.

▶ Sofern dem Gutachter keine Informationen über die gültigen AUB vorliegen, muss der Gutachter beim Auftraggeber Nachfrage halten! Ohne Vertragsbedingungen kein Gutachten in der PUV!

Gewöhnlich wird der Auftraggeber schon aus eigenem Interesse heraus die wesentlichen Details aus den Allgemeinen Unfallversicherungsbedingungen für die individuelle Begutachtungssituation zur Verfügung stellen. Der Gutachter muss die im Vertrag zwischen Versicherungsnehmer und privater Versicherungsgesellschaft individuell vereinbarten und geltenden AUB kennen, da er auf deren Grundlage in der privaten Unfallversicherung folgende Fragen für den Auftraggeber beantworten muss:

- Ist zwischen dem Unfallereignis (Bedingung) und der Gesundheitsschädigung mit (sehr hoher) Wahrscheinlichkeit ein ursächlicher Zusammenhang anzunehmen oder besteht lediglich eine zufällige zeitliche Verbindung?
- Ist von einem kausalen Bezug zwischen der Unfallverletzung und den Unfallfolgen (Teilinvalidität, Invalidität, Tod) auszugehen?

▶ Für die Beantwortung dieser Schlüsselfragen in der privaten Unfallversicherung sind Kenntnisse des Gutachters zur jeweils gültigen AUB Voraussetzung.

▶ **Cave** Die konkreten Einzelverträge, die die Versicherungsgesellschaft mit Unfallgeschädigten (Versicherungsnehmer) abgeschlossen hat, können von der empfohlenen Musterfassung des Gesamtverbandes der Deutschen Versicherungswirtschaft (GDV) in Text und Inhalt (z. B. Dauer der Fristen, Gliedertaxe, Umgang mit Ausschlüssen, Obliegenheitsverletzungen) abweichen.

Das OLG Jena hat in einem Urteil vom 31.08.2017 – 4 U 820/15 (LG Gera) die konkreten Anforderungen an den medizinischen Sachverständigen (Sv) formuliert. Danach hat der Sv die medizinischen Informationen (Gesundheitsschaden) und den zugrunde liegenden Lebenssachverhalt in der Form darzustellen, dass etwaige in Betracht kommende andere Ursachen nach geltendem Recht (AUB) sicher abgegrenzt werden können. Viel weniger kommt es dabei darauf an, ob der Sv den Schadenshergang selbst als Unfall in seinem Gutachten bezeichnet hat. Der Sv hat in der Regel den Schadenshergang (Unfall) nicht persönlich wahrgenommen. Zudem gehört die rechtliche Einordnung der Anspruchsgrundlagen (Schadenshergang als Unfall) nicht zu seiner eigentlichen medizinischen Kompetenz. In der Einzelfallentscheidung ging es um die Anerkennung einer „tauchtypischen Gesundheitsschädigung", die auch für den Augenarzt bei der im zeitlichen Zusammenhang mit Tauchgängen eintretenden Manifestation arterieller oder venöser Gefäßverschlüsse am Sehorgan von Interesse sein kann.

Beispiel

Während eines Tauchganges bis zu 15 m Tiefe verliert der 56 Jahre alte Versicherungsnehmer das Bewusstsein unter Wasser. Es wird eine Hirnblutung festgestellt. In der Folge resultierte eine Halbseitenlähmung. Der medizinische Sv beschrieb das Eintreten der Diagnose einer Stammganglienblutung und den dauerhaften Gesundheitsschaden der halbseitigen Lähmung im zeitlichen Zusammenhang mit dem Tauchgang. Für die Gerichtsentscheidung waren darüber hinaus die konkrete Versicherungsbedingung einer „tauchtypischen Gesundheitsschädigung" und die Zuordnung der Beweislast wesentlich. Der Versicherungsnehmer konnte den Nachweis eines plötzlich von außen auf den Kopf wirkenden Ereignisses (Unfall) durch den Tauchpartner nicht erbringen. Zudem war es dem medizinischen Sv nicht möglich, mit der erforderlichen Wahrscheinlichkeit auszuschließen, dass die Hirnblutung – unter Berücksichtigung des Lebensalters des Versicherten – unabhängig vom Tauchgang eintrat. Diese Fakten begründeten nach der allgemeinen Lebenserfahrung nicht das Vorliegen einer tauchtypischen Gesundheitsschädigung gemäß den gültigen AUB, sodass Invaliditätsleistungen aus einer privaten Unfallversicherung nicht zu erbringen waren (OLG Jena, Urteil v. 31.08.2017–4 U 820/15). ◀

Grundsätzlich muss sich der augenärztliche Gutachter auf vielfältige Vertragsbedingungen einstellen, die zwischen den Vertragspartnern individuell vereinbart werden. Hinzu kommt, dass Unfallversicherungsverträge der **ehemaligen Staatlichen Versicherung der DDR** von der Allianz übernommen wurden. Für die Klärung eines Versorgungsanspruches können deshalb – wenn auch nur in seltenen Fällen, da meist eine Umstellung der Altverträge auf die Bedingungen der AUB 1988 erfolgte – auch heute noch versicherungsrechtliche Regelungen der ehemaligen DDR gelten und nicht die AUB 1988 (Abb. 11.1).

▶ **Praxistipp** Immer vom Auftraggeber begutachtungsrelevante Details des Versicherungsvertrages mitteilen lassen!

▶ **Cave** Nur wenn die konkret für den Begutachtungsfall gültigen AUB dem Sachverständigen (Sv) bekannt sind, kann der Sv eine Empfehlung zu MdG und IG abgeben.

Wenn der Sv die individuellen Vertragsbedingungen (AUB) vor Einstufung der Gliedertaxe kennt, vermeidet er auch den Fehler, evtl. Sondervereinbarungen zur Höhe des Verlustes eines Auges (sog. verbesserte Gliedertaxe) nicht beachtet zu haben.

Unkenntnis der konkret gültigen Vertragsbedingungen zieht Fehler bei der Begutachtung nach sich und macht das Auftragsgutachten für den Auftraggeber wertlos. Da das rechtliche Verhältnis zwischen Auftraggeber und Gutachter stets durch einen Werkvertrag geregelt ist, kann der Auftraggeber die Aufwandsentschädigung an den augenärztlichen Gutachter dann verweigern, der im ungünstigsten Fall auch haftungsrechtliche Konsequenzen fürchten muss.

11.3 Wesentliche Aspekte der Allgemeinen Unfallversicherungsbedingungen

Aufgrund der regelmäßigen Fortentwicklung der Allgemeinen Unfallversicherungsbedingungen und Anpassung an die Rechtsprechung ist der Augenarzt und Gutachter aufgefordert, die jeweils geltenden AUB bei seiner gutachterlichen Berichterstattung zu berücksichtigen. Um die verschiedensten Musterregelungen der Allgemeinen Unfallversicherungsbedingungen unterscheiden zu können, werden sie bei Erreichen ihrer Rechtsgültigkeit mit dem Kürzel der Jahreszahl versehen. Die AUB 2000 trat also im Jahr 2000 in Kraft. Mit der Bezeichnung AUB alt und AUB neu wird auf den Paradigmenwechsel in den Allgemeinen Versicherungsbedingungen besonders hingewiesen, wie er mit der Einführung der AUB 1988 neu vollzogen worden ist.

Die Umstellung betraf viele Gesichtspunkte der ärztlichen Begutachtung, u. a. die Bewertung und Entschädigung des Verlustes von Gehör und Augenlicht. Nach AUB 1988 neu wird der Verlust eines Auges wesentlich höher bewertet. In den späteren AUB

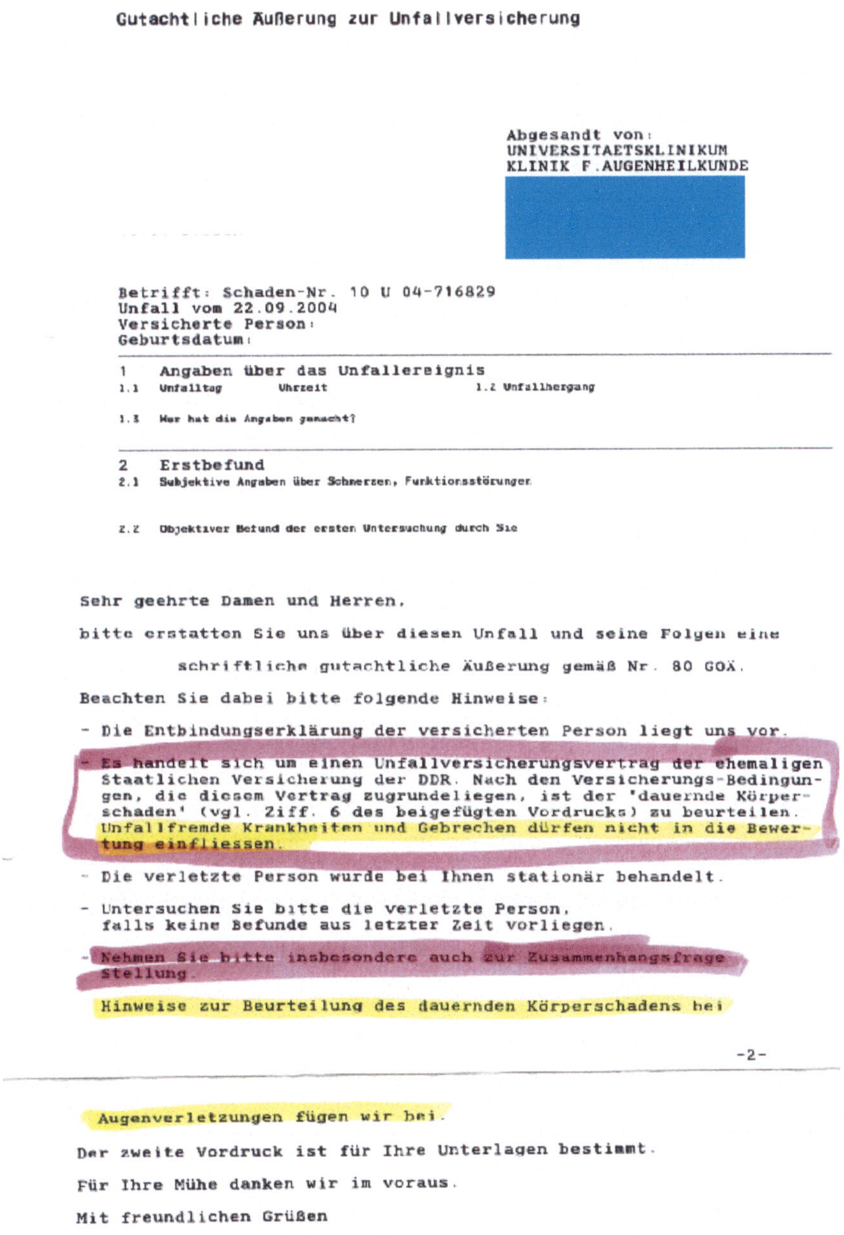

Abb. 11.1 PUV-Gutachtenanforderung. Bei der Erstbegutachtung war der Hinweis des Auftraggebers auf die gültigen Vertragsbedingungen (Versicherung der ehemaligen DDR) unbeachtet geblieben, was zunächst zur Falschbewertung der Invalidität nach AUB 1988 führte. Auf die konkret gültigen Vertragsbedingungen kommt es in der PUV besonders an!

wurden vorrangig versicherungsrechtliche Anpassungen vorgenommen, wie in der AUB 1993 oder 2000, die für den augenärztlichen Gutachter kaum relevant sind. Der Zusatz „neu" zur AUB weist also darauf hin, dass die jeweils angesprochene Regelung in den AUB, z. B. zur Gliedertaxe beim Funktionsverlust eines Auges, nicht nur für die AUB 1988, sondern auch für die nachfolgenden Bestimmungen AUB neu (wie die AUB 1995, 2000, 2003, 2020) Gültigkeit hat. Höchstrichterliche Gerichtsurteile (Bundesgerichtshof, BGH) belegen, dass die AUB erhebliche Bedeutung für die private Daseinsvorsorge haben. Eine Textsynopse der wesentlichen Regelungen der AUB 1999, soweit sie für die medizinische Bewertung wichtig sind, sei hier wiedergegeben. Die jeweiligen Versicherungsunternehmen können von der empfohlenen Musterfassung des Gesamtverbandes der Deutschen Versicherungswirtschaft in Text und Inhalt **(Dauer der Fristen, Gliedertaxe, Umgang mit Ausschlüssen, Obliegenheitsverletzungen)** abweichen. Modifikationen von Systematik und Fachbegriffen kommen nicht vor (Tab. 11.1).

11.3.1 Begriff des Unfalls

In den AUB 1961 alt wird in § 1 AUB der Gegenstand der Versicherung definiert:

> „Der Versicherer gewährt entsprechend den versicherten Leistungen Versicherungsschutz gegen die Folgen der dem Versicherten während der Vertragsdauer zustoßenden Unfälle."

§ 2 AUB 1961 – Unfallbegriff und dessen Grenzfälle:

> Ein Unfall liegt vor, wenn der Versicherte durch ein plötzlich von außen auf seinen Körper einwirkendes Ereignis unfreiwillig eine Gesundheitsschädigung erleidet.

Eine ähnliche Formulierung des „Unfalls" findet sich in den AUB 2014 und AUB 2020.

▶ **Unfall** Die AUB 2020 des GDV definiert den Unfall folgendermaßen: „Ein Unfall liegt vor, wenn die versicherte Person durch.

- Ein plötzlich von außen auf ihren Körper wirkendes Ereignis (Unfallereignis).
- Unfreiwillig eine Gesundheitsschädigung erleidet." (1.3 Musterbedingungen des GDV Stand: Dezember 2020).

Auf dieser allgemeinen Definition beruhen schlussfolgernde Überlegungen in der Betrachtung medizinischer Vorgänge. Das Ereignis (Unfallereignis) tritt in einem relativ kurzen Zeitraum unerwartet und unvorhersehbar ein. Die zeitliche Dauer ist weniger von Bedeutung. Mit der Formulierung „von außen" sind Selbstschädigungen (Suizid), körpereigene Reaktionen oder Eigenbewegungen ausgeschlossen, weil das Ereignis „von außen" den Körper des Versicherten treffen muss. Andere Unfallereignisse, die den Körper des Versicherungsnehmers nicht in Mitleidenschaft ziehen, sind jedoch damit nicht

Tab. 11.1 Allgemeine Unfallversicherungsbedingungen (AUB 1999). Systematik anhand der GDV-Musterbedingungen

Text der GDV-Musterbedingungen	Kommentar unter dem Aspekt der augenärztlichen Begutachtung
Versicherungsumfang	
1. Was ist versichert? § 1.3 Ein Unfall liegt vor, wenn die versicherte Person durch ein plötzlich von außen auf ihren Körper einwirkendes Ereignis unfreiwillig eine Gesundheitsschädigung erleidet § 1.4 … durch erhöhte Kraftanstrengung an Gliedmaßen oder Wirbelsäule Kommentar: Augen (oder andere Organe) sind hier nicht erwähnt	„Plötzlich": Z. B. Sprung von einer Bank (BGH VersR 88, 951) oder perforierende Augenverletzung durch Splitter „Von außen": Bei Stürzen infolge Unaufmerksamkeit und Augenprellung ist das von außen kommende Ereignis der Boden (glatter Fußboden, Schnee und Eis) „Kraftanstrengung": Hochheben eines schweren Gegenstandes (Grabstein oder Motorrad) stellt keine Einwirkung von außen dar für die Manifestation einer Netzhautablösung; Ausnahme: Die ruckartige Richtungsänderung gilt jedoch nicht für Organe (Augen)
2. Welche Leistungsarten können vereinbart werden? Kommentar: Progressive Invaliditätsgradstaffelung in der Augenheilkunde sehr selten, da der IG für das rechte und linke Auge getrennt bewertet werden muss	Invalidität, Invaliditätsgrade nach Gliedertaxe **Cave:** Immer in den Versicherungsbedingungen als Gutachter einsehen, was konkret vereinbart worden ist (inklusive Zusatzvereinbarungen)
3. Welche Auswirkungen haben Krankheiten und Gebrechen? … Haben Krankheiten und Gebrechen bei der … Gesundheitsschädigung oder deren Folgen mitgewirkt … Kommentar: Mitwirkungsanteil mindestens 25 %!	Bezugsgröße ist der alterskorrelierte Normalzustand „Mitwirkung": Gefäßverschluss bei vorbestehenden Herz-Kreislauf-Erkrankungen, z. B. mit Zustand nach Infarkten „Folgen": Verlängerte Krankenhaustagegeldzahlung wegen Diabetes und verzögerter Wundheilung
4. Welche Personen sind nicht versichert?	Kommentar: Keine Musterempfehlung
5. In welchen Fällen ist der Versicherungsschutz ausgeschlossen? Erläuterung: Infektionen, Abschn. 11.3.2	Psychische Erkrankungen und Bewusstseinsstörungen sind immer ausgeschlossen (Alkohol, Abschn. 11.3.2) Ausnahme: wenn die Störungen durch Unfallereignis selbst bedingt sind
6. Was müssen Sie bei vereinbartem Kinder-Tarif und bei Änderungen der Berufstätigkeit oder Beschäftigung beachten?	–
Leistungsfall	
7. Was ist nach einem Unfall zu beachten (Obliegenheiten)?	Unfallmeldung durch versicherte Person Arztbescheinigung (keine besonderen Anforderungen, außer vorliegende Einwilligung)
8. Welche Folgen hat die Nichtbeachtung von Obliegenheiten?	Verlust des Versicherungsschutzes

(Fortsetzung)

Tab. 11.1 (Fortsetzung)

Text der GDV-Musterbedingungen	Kommentar unter dem Aspekt der augenärztlichen Begutachtung
9. Wann sind Leistungen fällig?	–
Versicherungsdauer	
10. Wann beginnt und wann endet der Vertrag? Wann ruht der Versicherungsschutz bei militärischen Einsätzen?	–
Versicherungsbeitrag	
11. Was müssen Sie bei der Beitragszahlung beachten?	–
Weitere Bestimmungen	
12. Wie sind die Rechtsverhältnisse der am Vertrag beteiligten Personen zueinander?	Fremdversicherung: Versicherung gegen Unfälle, die einer anderen Person zustoßen
13. Was bedeutet die vorvertragliche Anzeigepflicht?	Angabepflicht von Vorerkrankungen, besonderen Risiken
14. Wie können Sie den Verlust von Ansprüchen vermeiden?	Fristen, Anspruch auf Leistung ist innerhalb von 6 Monaten geltend zu machen
15. Wann verjähren die Ansprüche aus dem Vertrag?	Anspruchsverjährung nach 2 Jahren, Frist beginnt mit Zugang der schriftlichen Entscheidung
16. Welches Gericht ist zuständig?	Sitz der Gesellschaft/Niederlassung
17. Was ist bei Mitteilungen an uns zu beachten?	–
18. Welches Recht findet Anwendung?	Deutsches Recht

IG Invaliditätsgrad, *GDV* Gesamtverband der Deutschen Versicherungswirtschaft

von der Leistungspflicht ausgenommen. Vielmehr kommt es im Einzelfall jedes Mal darauf an zu prüfen, ob es sich um ein, der Bestimmung des Versicherungszwecks nach, entsprechendes Ereignis handelt z. B. unbeabsichtigtes Verschlucken eines Gegenstandes. Währenddessen ein Geschehnis, das seinen Ursprung im inneren des menschlichen Körpers hat, als Krankheitsprozess zu beurteilen ist und damit keinen Anspruch auf Versicherungsleistungen begründet.

Der Unfall muss die versicherte Person unmittelbar selbst getroffen haben. Entsprechend den AUB ist danach die Manifestation eines Gefäßverschlusses im Angesicht eines schweren Unfallereignisses, das eine dritte Person betrifft, keine versicherte Gesundheitsstörung, die Leistungen aus dem privaten Unfallversicherungsvertrag nach sich zieht. Zu Grenzfällen, die in den AUB 1961 alt beschrieben sind, gehören auch durch Kraftanstrengung des Versicherten hervorgerufene Verrenkungen, Zerrungen und Zerreißungen an Gliedmaßen und Wirbelsäule. Diese Formulierung ohne Einbeziehung der Sinnesorgane in den Allgemeinen Versicherungsbedingungen impliziert für den augenärztlichen Sachverständigen, dass bei fehlender unmittelbarer Mitbeteiligung des Sehorgans beim direkten Kopftrauma die klinische Manifestation einer Netzhautablösung nur unter der Voraussetzung, dass sich die Schwere des Kopftraumas anhand von Knochenfrakturen belegen lässt, eine Leistungspflicht nach sich zieht. Hierzu liegen zwischenzeitlich einige Mitteilungen aus der Rechtsprechung sowie ausführliche medizinische Stellungnahmen vor. Das heißt, sofern biomikroskopisch objektivierbare Untersuchungsbefunde unmittelbar am Sehorgan selbst fehlen (Hyphäma, Einrisse im Kammerwinkel oder des Musculus sphincter pupillae usw.), ist auch bei vorgeschädigtem Auge (z. B. Aphakie und Netzhautdegeneration) nach einem Schädel-Hirn-Trauma ohne Schädelfrakturen kein kausaler Zusammenhang zwischen Unfallereignis und einer bleibenden Funktionsstörung des Auges durch den Gutachter anzuerkennen.

▶ **Cave** Etablieren sich veränderte medizinische Kenntnisse in der Gesundheitsversorgung, kann dies eine veränderte Auslegung der unveränderten Allgemeinen Unfallversicherungsbedingungen durch den medizinischen Gutachter zur Folge haben.

Beispiel: Herpesinfektion

„Wundinfektionen, bei denen der Ansteckungsstoff im Sinne Ziffer 1 in den Körper gelangt ist." Der augenärztliche Gutachter muss neben den Allgemeinen Unfallversicherungsbedingungen immer den aktuellen Stand gesicherter medizinischer Erkenntnisse bei seiner individuellen Bewertung eines Schadensfalles und Prüfung des Vorliegens eines ursächlichen Zusammenhanges beachten (Abb. 11.2). Die Rechtsprechung folgt dabei (naturgemäß immer etwas später) einer sich zunehmend durchsetzenden neuen medizinischen Meinung, die auf erworbener klinischer Erfahrung und objektiven naturwissenschaftlichen Kenntnissen beruht. Typisch ist dann immer eine Übergangsphase, in der moderne Erkenntnis der medizinischen Wissenschaft und ältere Ansichten nebeneinander bestehen (wie die verschiedenen Muster-AUB). Durch Entscheid per Gerichtsbeschluss oder den außergerichtlichen Vergleich zwischen Versicherungsnehmer und Versicherungsträger kommt eine Einigung der Vertragspartner, basierend auf den Empfehlungen des medizinischen Sachverständigen, zustande. In den AUB alt wurde früher ein kausaler Zusammenhang zwischen dem Unfallereignis und einer Herpesinfektion nur unter sehr strengen Kautelen anerkannt. Regelmäßig vorliegen mussten der direkte Nachweis von Fremdkörpern oder einer Verletzung der Hornhaut, ein Beginn der Herpeserkrankung innerhalb von 2–5 Tagen nach der Verletzung sowie eine Manifestation am Ort der Verletzung. Mit dem besseren Verständnis der Ätiopathogenese der Herpesinfektion wurde zwischenzeitlich die Bewertung des zeitlichen und örtlichen Zusammenhanges der Herpesinfektion mit dem Unfallereignis modifiziert. Die Beurteilung des zeitlichen Zusammenhangs wird heute weniger streng bewertet (großzügigere Latenzkette). Eine enge topografische Verbindung zwischen Verletzungsort und Infektionsstelle wird nicht mehr gefordert. Der objektive Nachweis einer stattgefundenen Verletzung ist kausal beweisend, wenn die Hornhaut oder das Ganglion trigeminale in den Unfall einbezogen waren. Damit können auch Herpesinfektionen nach Blowout-Fraktur oder Mittelgesichtsfrakturen des Typs LeFort-II und -III eine Versicherungsleistung nach sich ziehen. ◄

11.3.2 Leistungsausschlüsse

Nach den „AUB alt" besteht kein Versicherungsschutz bei Berufs- und Gewerbekrankheiten, Schäden durch Röntgen- und Laserstrahlen, psychischen Erkrankungen, Einwirkungen von Gasen oder Dämpfen, Infektionskrankheiten wie Malaria, Flecktyphus.

Dahingegen fallen unter die Leistungspflicht nach „AUB 2000" Gesundheitsschäden durch Röntgen- und Laserstrahlen sowie künstlich erzeugte ultraviolette Strahlung, sofern die Schäden nicht als Folge des regelmäßigen Hantierens mit Strahlen erzeugenden Apparaten auftreten.

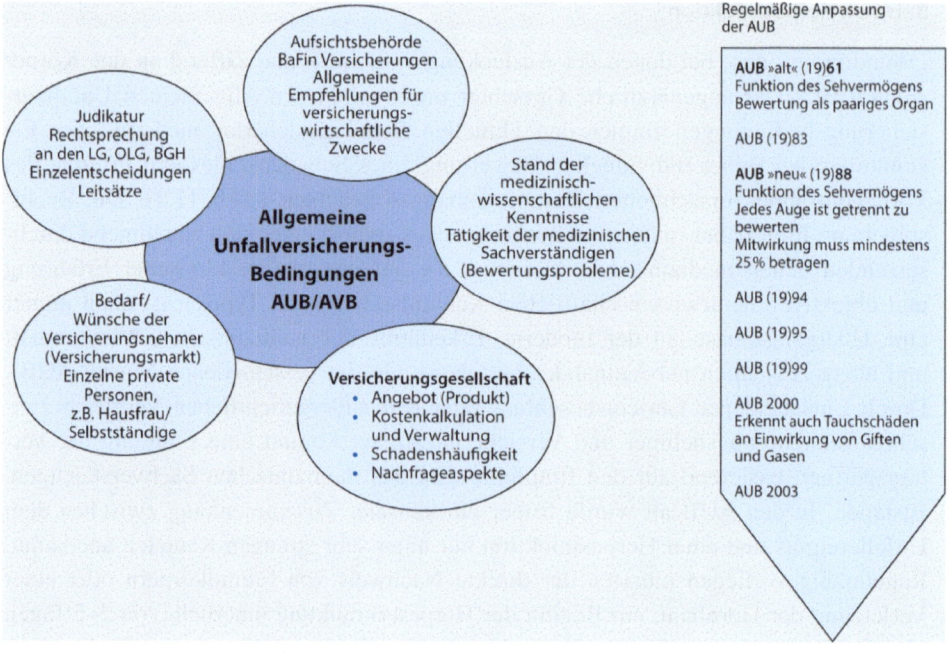

Abb. 11.2 Direkte und indirekte Einflussfaktoren auf die Allgemeinen Unfallversicherungsbedingungen (AUB). *AUB* Allgemeine Unfallversicherungsbedingungen, *AVB* Allgemeine Versicherungsbedingungen, *BaFin* Bundesanstalt für Finanzdienstleistungsaufsicht, *BGH* Bundesgerichtshof, *LG* Landgericht, *OLG* Oberlandesgericht

Für die genannten Ereignisse gilt jedoch, dass sie wiederum unter den Versicherungsschutz fallen können, sofern sie weitere Folgen eines vom Versicherungsvertrag gedeckten Unfallereignisses sind.

> **Beispiel**
>
> Ein Versicherter erleidet in Italien einen Unfall, z. B. durch Sturz in die Tiefe, mit anschließender Bewusstseinseinschränkung. Es kommt wegen einer verzögerten Bergung des Verletzten zur Stichinfektion durch die aggressive asiatische Tigermücke. Die sich manifestierende Dengue-Fieber-Infektion könnte unter diesen Umständen eine Leistungspflicht per Vertrag bedingen.
>
> Eine Bewusstseinsstörung ist anzunehmen bei **Alkoholisierung.** Der Versicherungsnehmer muss dann den Anscheinsbeweis entkräften, dass eine den Unfall vermeidende Reaktion deshalb nicht mehr möglich war. Bei Kfz-Fahrern mit 1,1 Promille oder Radfahrern mit 1,6 Promille wird eine Geistes- und Bewusstseinsstörung unwiderlegbar angenommen. Damit besteht keine Leistungspflicht der privaten Unfallversicherung! ◄

11.3.2.1 Beweisfragen

Kausalitätsbegriff in der privaten Unfallversicherung
Unterschieden werden muss in:

- Medizinische Kausalität
- Versicherungsrechtliche Kausalität
- Gesetzliche Kausalität

Zuerst beurteilt der Versicherungsträger, ob die Voraussetzungen der haftungsbegründenden Kausalität erfüllt sind, insofern ein ursächlicher Zusammenhang zwischen Unfall und einer äußeren Einwirkung auf den Körper vorliegt. Hierzu muss die versicherte Person der Versicherungsgesellschaft glaubhafte Beweise beibringen. Es ist ein für das praktische Leben brauchbarer Grad an Gewissheit ausreichend.

> **Beispiel: Haftungsbegründende Kausalität (Beweislast liegt beim Unfallgeschädigten)**
>
> Augenärztliche Diagnose: Glaskörperblutung. Der Unfallgeschädigte muss das Unfallereignis (Sturz auf ein Treppengeländer) belegen können. Er muss beweisen, ob der Gesundheitsschaden (Glaskörperblutung) Folge oder Ursache eines Sturzes war (also dass der Aufprall auf das Treppengeländer die Glaskörperblutung ausgelöst hat und nicht umgekehrt). ◄

Der Gutachter muss sich dann im Rahmen der PUV vorrangig mit der Prüfung der medizinischen Kausalität befassen. Dabei hat er jedoch unverzichtbar die versicherungsrechtliche Kausalität zu beachten. Die haftungsausfüllende Kausalität prüft der medizinische Sachverständige. Er muss dabei die Frage des Auftraggebers beantworten, ob ein ursächlicher Zusammenhang zwischen Unfallereignis und dem geltend gemachten Gesundheitsschaden besteht. Der Versicherungsträger hat dann seinen Zahlungspflichten infolge Invalidität bzw. der Übernahme von Heilbehandlungskosten etc. nachzukommen.

Für die Bewertung des Kausalzusammenhanges gilt die **Adäquanztheorie.** Unter der Vorstellung, dass bei jedem Ereignis (Unfall) verschiedenste Ursachen mitwirken, trägt die Adäquanztheorie zu einer Ursacheneingrenzung bei. Ein kausaler Zusammenhang wird nur anerkannt, wenn die Herbeiführung des Erfolges (Unfallschaden am Auge) durch das eingetretene Ereignis (Unfall) nicht außerhalb jeder Wahrscheinlichkeit liegt. Eine Haftung infolge unwahrscheinlicher Kausalverläufe wird damit ausgeschlossen (Palandt 2008).

▶ Adäquanz „Adäquanz ist eine Bedingung, die allgemein oder erfahrungsgemäß geeignet ist, unter Berücksichtigung der gegebenen und zukünftigen Umstände den betreffenden Erfolg herbeizuführen." (BGH, NJW 2002, 2232–2233).

▶ Der augenärztliche Sachverständige muss also prüfen, ob das angeschuldigte (Unfall-)Ereignis als wesentliche Ursache für den eingetretenen Erfolg (Gesundheitsschaden) anzusehen ist.

Dass unzählige weitere Einflussfaktoren vorgelegen haben können, ist dann unwichtig. Der BGH hat hierzu einmal formuliert, ein Unfallereignis sei als adäquat zu betrachten, wenn es „im allgemeinen und nicht nur unter ganz besonders eigenartigen, ganz unwahrscheinlichen und nach dem regelmäßigen Verlauf der Dinge außer Betracht zu lassenden Umständen zur Herbeiführung" eines Erfolges geeignet war (BGH, 23.10.1951).

▶ Maßgeblich bleiben nur die Bedingungen, die geeignet waren, den Erfolg herbeizuführen, und hierfür typisch sowie erkennbar geeignet sind.

Die Anforderungen an die Wahrscheinlichkeit in der Bewertung eines Kausalzusammenhanges sind in der privaten Unfallversicherung höher als in der gesetzlichen Unfallversicherung. Deshalb kann ein angeschuldigtes Ereignis in der GUV im Rahmen des dort geltenden Sozialrechts als Ursache anerkannt werden, während in der PUV (es gilt das Zivilrecht) ein kausaler Zusammenhang als nur wahrscheinlich oder möglich angesehen wird und damit teilweise oder ganz abzulehnen ist.

Die Definition der „Wahrscheinlichkeit" entspricht der naturwissenschaftlich-philosophischen Betrachtungsweise Immanuel Kants:

▶ Wahrscheinlichkeit „Wahrscheinlich (probabile) ist das, was einen Grund des Dafürhaltens für sich hat, der größer ist als die Hälfte des zureichenden Grundes, also eine mathematische Bestimmung der Modalität des Fürwahrhaltens, wo Momente desselben als gleichartig angenommen werden müssen und so eine Annäherung zur Gewissheit möglich ist, dagegen der Grund des mehr oder weniger Scheinbaren (verisimile) auch aus ungleichartigen Gründen bestehen, eben darum sein Verhältnis zum zureichenden Grund gar nicht erkannt werden kann." (Kant 1942)

▶ Inhaltlich kann man Kants Formulierung auch mit den Worten wiedergeben: „Eine Ursache ist wahrscheinlich, wenn die Gründe des Dafürhaltens die des Gegenhaltens überwiegen". Damit ist zwischen Wahrscheinlichkeit und bloßer Scheinbarkeit zu differenzieren.

In der privaten Unfallversicherung wird Bezug nehmend auf den geforderten Bewertungsmaßstab im Zivilrecht ein sehr hoher Maßstab an die Wahrscheinlichkeit angelegt. Für die Anerkenntnis einer Schadensfolge muss eine „hohe", „sehr hohe" oder „an Sicherheit grenzende" Wahrscheinlichkeit vorliegen. Der Begriff „möglich" wird in diesem Zusammenhang in der PUV als Synonym für „unwahrscheinlich" gewertet. Die Tabelle (Tab. 11.2) bietet eine Übersicht über die in den verschiedenen Rechtsgebieten geforderten Wahrscheinlichkeitsgrade, welche erreicht sein müssen, um die Anerkenntnis eines kausalen Zusammenhanges zwischen Ereignis (z. B. Unfall) und einer Gesundheitsstörung (Erfolg) nach sich zu ziehen. Auf die zahlenmäßige Prozentangabe wird heutzutage überwiegend verzichtet, weil eine quantitative Berechnung oft eine nicht erreichbare Präzision vortäuschen würde. Auch für den medizinischen Sachverständigen scheint die verbale Beschreibung des Beweismaßes zweckdienlicher zu sein. Zur Leistungspflicht des Versicherers in der PUV kommt es, wenn ein Kausalzusammen-

Tab. 11.2 Übersicht zu den in den verschiedenen Rechtsgebieten geforderten Wahrscheinlichkeitsgraden bei der Beurteilung des Kausalzusammenhanges

Wahrscheinlichkeitsgrad	(%)	Mindestanforderung
Unmöglich	0	Nicht rechtserheblich
Unwahrscheinlich	0	Nicht rechtserheblich
Möglich	≤ 50	Nicht rechtserheblich
(Geringe) Wahrscheinlichkeit	51	Sozialrecht, gesetzliche Unfallversicherung, Ausnahme: wenn Teilursache ≥ 30 % rechtlich wesentlich
(Einfache) Wahrscheinlichkeit	Ca. 60	Sozialrecht
Hohe Wahrscheinlichkeit	Über ca. 80	Zivilrecht, private Unfallversicherung
Sehr hohe Wahrscheinlichkeit	Über ca. 90	Zivil-/Strafrecht
An Sicherheit grenzende Wahrscheinlichkeit	Ca. 98	Strafrecht/Zivilrecht
Sicherheit/Gewissheit	100	Strafrecht/Zivilrecht

hang zwischen dem Unfallereignis und einem Gesundheitsschaden (Erstschaden; mindestens) im sogenannten „Vollbeweis" (§ 286 ZPO) anzunehmen ist. Für den Ursachenzusammenhang ist dann eine so hohe Wahrscheinlichkeit anzunehmen, dass keine begründeten Zweifel mehr bestehen. Anhand von medizinischen Hinweisen (Pro- und Kontra-Indizien) hat der Sachverständige seine medizinische Beurteilung so zu begründen, dass ggf. ein Gericht zu der Überzeugung gelangt, dass der Beweis, mit „einem für das praktische Leben brauchbaren Grad an Gewissheit, der verbleibende Zweifel zurück treten lässt, ohne diese völlig auszuschließen", erbracht worden ist.

▶ „Vollbeweis" für die anspruchsbegründende Kausalität zwischen Unfallereignis und Erstgesundheitsschädigung (§ 286 Abs. 1 Satz 1 ZPO) „Das Gericht hat unter Berücksichtigung des gesamten Inhalts der Verhandlungen und des Ergebnisses einer etwaigen Beweisaufnahme nach freier Überzeugung zu entscheiden, ob eine tatsächliche Behauptung für wahr oder für nicht wahr zu erachten sei. In dem Urteil sind die Gründe anzugeben, die für die richterliche Überzeugung leitend gewesen sind."

Der Vollbeweis verlangt – wie man irrtümlich vermuten könnte – nicht immer eine an Sicherheit grenzende Wahrscheinlichkeit. Für den Nachweis des Kausalzusammenhanges genügt bereits ein „für das praktische Leben brauchbarer Grad von Gewissheit, der Zweifeln Schweigen gebietet, ohne sie völlig auszuschließen" (BGH NJW 1994, 801).

Für die Beweisführung, ob die dauerhafte Beeinträchtigung der Leistungsfähigkeit auf die unfallbedingte Gesundheitsschädigung zurückzuführen ist, kann von einem etwas geringeren Beweismaßstab Gebrauch gemacht werden (BGH, Urteil vom 17. Oktober 2001 – IV ZR 205/00, VersR 2001, 1547). Es ist für die tatsächliche richterliche Überzeugungsbildung ausreichend, das von einer überwiegend, auf gesicherter Grundlage beruhenden Wahrscheinlichkeit gegenüber anderen Geschehensabläufen ausgegangen werden kann, dass der vom Versicherungsnehmer vorgetragene Dauerschaden im Ursachenzusammenhang mit der unfallbedingten Gesundheitsschädigung steht. Das Beweismaß des § 287 ZPO gilt auch für die Feststellung des Invaliditätsgrades (BGH, Urteil vom 24. Mai 2006 – IV ZR 203/03, VersR 2006, 1117 Rn. 21).

▶ Beweisführung für die anspruchsausfüllende Kausalität zwischen Gesundheitsschädigung und Auslösung der Versicherungsleistung (§ 287 Abs. 1 Satz 1 ZPO) „Ist unter den Parteien streitig, ob ein Schaden entstanden sei und wie hoch sich der Schaden oder ein zu ersetzendes Interesse belaufe, so entscheidet hierüber das Gericht unter Würdigung aller Umstände nach freier Überzeugung."

Der Sachverständige hat die medizinische Begutachtung grundsätzlich immer ganz maßgeblich unter Zugrundelegung sämtlicher feststellbarer objektiver medizinischer Gesichtspunkte vorzunehmen. Er muss prüfen, ob in der Zusammenschau von objektiven medizinischen Befunden und den subjektiven Angaben des Versicherten ein stimmiges Gesamtbild resultiert, sodass aus sachverständiger Sicht kein subjektiver Zweifel besteht, dass mit an Sicherheit grenzender Wahrscheinlichkeit der Augenschaden (z. B.

Hyphäma, Commotio retinae) unfallbedingt und kurz nach dem Unfall (z. B. Contusio bulbi) aufgetreten sei (§ 286 ZPO). Für den Sekundärschaden hieraus (Netzhautnarbe und Traktionsablatio) kann im Hinblick auf den Kausalzusammenhang das Beweismaß des § 287 ZPO anzulegen sein.

▶ Falls es zu Meinungsverschiedenheiten zwischen einem Versicherungsnehmer und dem Versicherer kommt, kennt das Beweisrecht im Zivilprozess verschiedene Beweisarten und Beweismaßstäbe. Die Grundzüge der Beweisführung muss der Augenarzt bei Zusammenhangsgutachten immer berücksichtigen (Abb. 11.3).

▶ **Cave** Der medizinische Sachverständige (Sv) hat zu beachten, dass er in verschiedenen Rechtsbereichen (Zivil- oder Sozialrecht) begutachtet. Nichtbeachtung führt unvermeidlich zu Fehlern!

▶ **Praxistipp** Das Unfallereignis ist in der privaten Unfallversicherung die entscheidende Bedingung, die nicht hinweggedacht werden kann, ohne dass die Gesundheitsstörung (der Erfolg) entfiele. Bei mehreren Möglichkeiten muss der Unfall für die Individualität eindeutig die wahrscheinlichere von allen Möglichkeiten sein.

Für die medizinische Beurteilung sind alle Einflussfaktoren (auch die nicht versicherten Bedingungen) zu berücksichtigen, die den zu bewertenden Gesundheitsschaden hervorrufen können. Die Mitwirkung (Abschn. 11.3.4) von Krankheit oder Gebrechen reduziert die Ersatzleistung aus der PUV.

11.3.3 Leistungsarten

Invalidität und Invaliditätsgrad
Die Leistungserbringung (Zahlung einer Kapitalsumme oder Rentenzahlung) durch den Versicherungsträger an den Versicherten setzt regelmäßig die Feststellung der Invalidität voraus.

▶ Invalidität „Invalidität liegt vor, wenn unfallbedingt die körperliche oder geistige Leistungsfähigkeit dauerhaft beeinträchtigt ist. Dauerhaft ist eine Beeinträchtigung, wenn sie voraussichtlich länger als drei Jahre bestehen wird und eine Änderung dieses Zustands nicht zu erwarten ist" (Ziff. 2.1.1.1 AUB 2020 GDV oder § 7, AUB 1988).

Der zeitliche Begriff „dauernd" in den AUB ist dahin gehend zu verstehen, als dass eine dauernde Beeinträchtigung gemeint ist, die länger als 3 Jahre nach Beendigung der ärztlichen Therapie fortwährt. Die Verträge unterscheiden in eine **vollständige Invalidität**

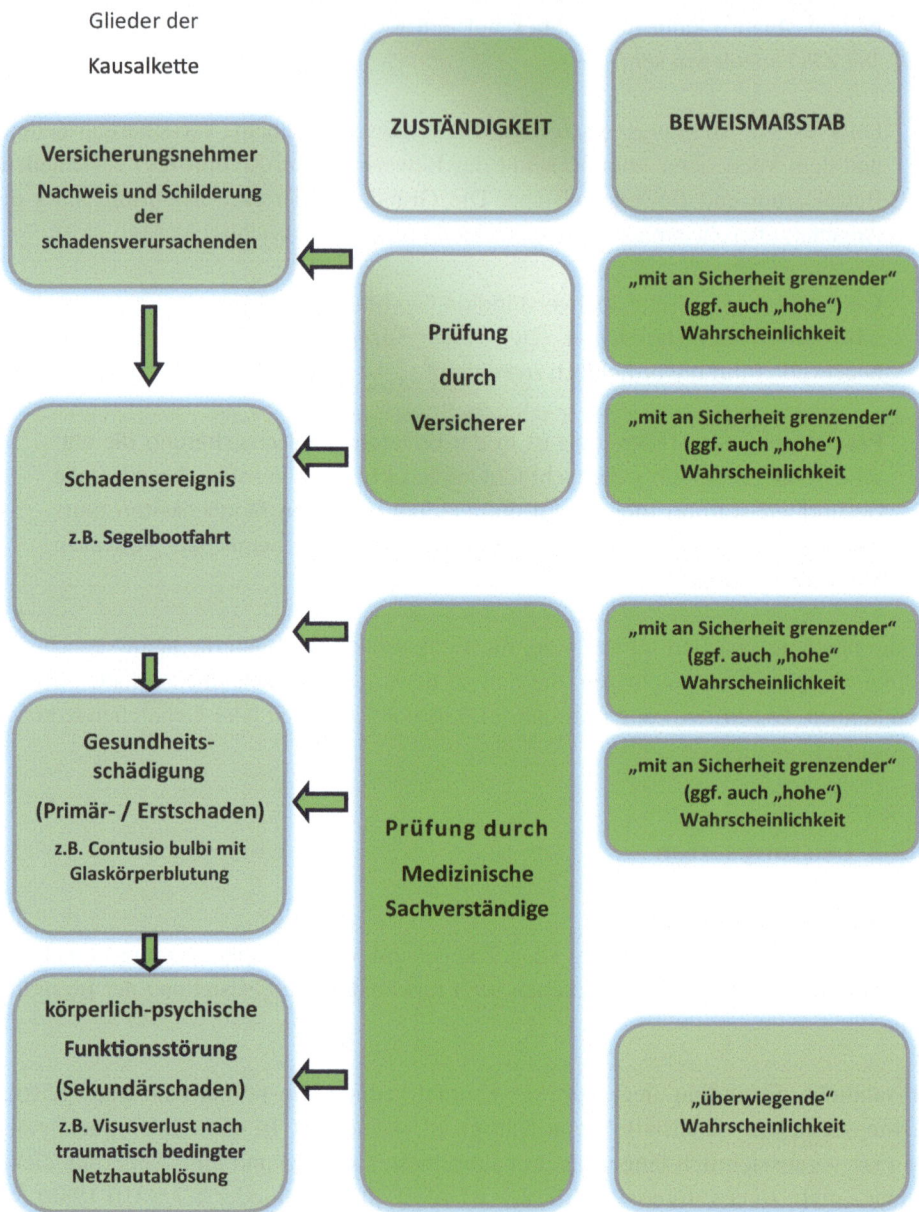

Abb. 11.3 Ursache-Wirkungs-Kaskade bei Zusammenhangsgutachten

und eine **Teilinvalidität**. Die Versicherungsgesellschaft zahlt dem Geschädigten die gesamte Entschädigungssumme aus dem individuellen Versicherungsvertrag, wenn vollständige Invalidität vorliegt. Hat das Unfallereignis zu einer Teilinvalidität beim Versicherten geführt, ist vom Gutachter der Invaliditätsgrad nach Gliedertaxe zu bewerten. Die Versicherungsgesellschaft entrichtet dann einen Teilbetrag, der von der Höhe des Invaliditätsgrades und den für den Vertragsfall geltenden AUB abhängig ist. Stellt der (augen-)ärztliche Gutachter mehrere Funktionsstörungen infolge des zu entschädigenden Unfallereignisses fest, sind die sich anteilig ergebenden Invaliditätsgrade zu addieren. Der Gesamtinvaliditätsgrad kann jedoch nicht mehr als 100 % betragen. Der Wert der Gebrauchsfähigkeit eines Sinnesorgans beruht in der Gliedertaxe auf einer abstrakten Schätzung nach der gültigen Schätztabelle aus den AUB. In diesem Zusammenhang sind deshalb der Beruf und die Frage, ob der Betreffende zu diesem Zeitpunkt überhaupt einer Tätigkeit nachgeht, unwichtig (OLG Hamm VersR 2003, S. 586).

▶ **Praxistipp** Die progressive Invaliditätsstaffel kommt in der augenärztlichen Begutachtung kaum zur Anwendung, da die Augen einzeln bewertet werden (ab AUB 1988 neu).

Ist der Gutachter der Auffassung, dass sich der Invaliditätsgrad nach der Gliedertaxe aus den Allgemeinen Unfallversicherungsbedingungen nicht adäquat bemessen lässt, muss festgestellt werden, wie sich die Gebrauchsunfähigkeit des Sehorgans auf den vom Unfallgeschädigten ausgeübten Beruf oder gleichgestellte Tätigkeiten auswirkt. Ein Abweichen von den festen Invaliditätssätzen der Gliedertaxe hat der medizinische Sachverständige hinreichend zu begründen.

▶ **Cave** Einer Bewertung des Invaliditätsgrades nach der Gliedertaxe ist unbedingt der Vorzug zu geben! Abweichungen davon sind nachvollziehbar für den Auftraggeber zu begründen.

Gegenwärtig wird in etwas mehr als 80 % der medizinischen Sachverständigengutachten auf die Gliedertaxe abgestellt. Im ophthalmologischen Fachgebiet dürfte der Prozentsatz noch höher liegen. Für die Festsetzung des Invaliditätsgrades hat der Augenarzt alle begleitenden Bedingungen zu erfassen, die von versicherungsrechtlicher Bedeutung sind.

▶ **Vorinvalidität in der PUV** Lag bereits vor dem – vom Gutachter aktuell – zu beurteilendem Unfall am Sehorgan eine Minderung der Gebrauchsfähigkeit (Vorinvalidität) vor, muss die Gesamtinvalidität um eben diesen Betrag (des Invaliditätsgrades vor dem Unfall) gemindert werden.

▶ **Spätschaden in der PUV** Für die Geltendmachung sind Fristen vorgesehen (AUB). Invalidität (dauerhafte Beeinträchtigung der körperlichen oder geistigen Leistungsfähigkeit) ist innerhalb eines Jahres vom Unfalltag an beginnend geltend zu machen und muss spätestens nach einer weiteren Frist von 3 Monaten durch einen (Augen-)Arzt festgestellt worden sein.

Ausnahme: Stand der medizinischen Wissenschaft (BGH-Entscheidung)
Wenn sich der Kenntnisstand der medizinischen Wissenschaft verändert und hieraus eine veränderte neue Bewertungssituation für ein Unfallereignis bzw. die Schadensfolge resultiert, kann dieser Umstand geeignet sein, die Fristenregelung außer Kraft zu setzen.

In der Regel wird der Sachverständige seinem Auftrag ohne Schwierigkeiten nachkommen können, für die Bemessung der Invalidität das Ausmaß der dauerhaften Beeinträchtigung nach dem Unfall im Vergleich zur allgemeinen körperlichen und geistigen Leistungsfähigkeit gesunder Personen aus der jeweiligen Altersgruppe bestimmen zu können. Die Bemessung erfolgt einzig und allein nach medizinischen Gesichtspunkten. Die fristgerechte ärztliche Feststellung des Invaliditätsgrades zieht bei Vorliegen aller anderen Anspruchsvoraussetzungen die Leistungspflicht der Versicherung nach sich.

Kapitalleistung
Anhand des ärztlich ermittelten Invaliditätsgrades (Gliedertaxe) und der im konkreten Versicherungsvertrag für den Schadensfall vereinbarten Invaliditätsleistung kann die fällige Geldsumme ausgerechnet und dem Verunfallten vom Versicherungsgeber zur Verfügung gestellt werden.

Neben dieser Hauptleistung der PUV können die AUB die Vereinbarung einer monatlichen Unfallrente z. B. ab einem Invaliditätsgrad von 50 % enthalten.

Übergangsleistung (bis AUB 2020)
Leistungsziel ist die Überbrückung bis zur Invaliditätsleistung. Die Höhe hängt vom Versicherungsvertrag ab. Der Anspruch besteht entweder gar nicht oder aber auf die volle Leistung aus der Vereinbarung. In den AUB 2020 Musterbedingungen des GDV ist diese Leistungsart nicht mehr aufgeführt, kann jedoch individuell zusätzlich vertraglich vereinbart worden sein.

Voraussetzungen: Unfall, ununterbrochene Arbeitsunfähigkeit und mehr als 50 %ige Beeinträchtigung der körperlichen oder geistigen Leistungsfähigkeit im Vergleich zu einer durchschnittlichen Person gleichen Alters und Geschlechts.

Tagegeldleistungen
Von Arbeitsunfähigkeit des Versicherten ist auszugehen, wenn der Versicherungsnehmer seine Berufsfähigkeit nach augenärztlichem Untersuchungsbefund nicht ausüben kann, diese Arbeit auch tatsächlich nicht ausführt sowie keiner andersgearteten Erwerbstätigkeit nachgeht.

Regelmäßige Voraussetzung: Unfall, dauerhafte Beeinträchtigung der körperlichen oder geistigen Leistungsfähigkeit, ärztliche Behandlung.

Bei Selbstständigen liegt diese Situation erst vor, wenn sie in ihrem Betrieb auch nicht mehr leitend und Aufsicht führend mitarbeiten können. Die Bemessung der Tagegeldleistungen resultiert aus dem Grad der Beeinträchtigung bzw. dem ausgeübten Beruf.

Krankenhaustagegeld
Krankenhaustagegeld wird im Anschluss an ein Unfallereignis gewährt, das eine medizinisch objektiv notwendige vollstationäre Krankenhausbehandlung erfordert. Auch unfallbedingte ambulante Operationen können zur Leistungspflicht der Versicherung führen, wenn die chirurgische Behandlung eine ununterbrochene und vollständige Arbeitsunfähigkeit von X Tagen nach sich zieht.

Leistungen aus der Berufsunfähigkeits-Zusatzversicherung
Eine Berufsunfähigkeit liegt vor, wenn der Betreffende infolge Krankheit oder Unfall ausdauernd nicht mehr imstande ist, den erlernten Beruf oder eine vergleichbare Erwerbstätigkeit auszuführen. Der Geschädigte erhält dann vertraglich vereinbarte Geldleistungen für den Einkommensausfall, damit sich seine soziale Situation nicht verschlechtert. Kann der Versicherungsnehmer in seinem Beruf zu mehr als 50 % tätig sein, ist zu prüfen, ob eine Teilinvalidität vorgesehen ist. Die Details sind immer den Versicherungsbedingungen zu entnehmen, in die der medizinische Gutachter Einsicht nehmen muss. Der Grad der Berufsunfähigkeit ist für den Umfang der anteiligen Versicherungsleistung maßgeblich. Maßgeblich ist auch die letzte berufliche Tätigkeit des Betroffenen unmittelbar vor dem Eintritt des Versicherungsfalles. Keineswegs ist der Beruf bei Abschluss des Vertrages ausschlaggebend.

Für den Augenarzt ist es bei der Vielfalt von Berufen nicht möglich, allein eine Einschätzung des positiven und negativen Leistungsbildes vorzunehmen. Er ist in der Bewertung auf Verwaltungsfachleute und einen berufskundlichen Sachverständigen angewiesen (Abb. 11.4).

▶ **Praxistipp** Der Augenarzt hat anhand seiner Untersuchungsbefunde die Funktionsstörung zu bewerten, seine medizinische Ansicht verständlich und klar dem Auftraggeber mitzuteilen. Seine Schwierigkeiten in der Beurteilung einer Berufsunfähigkeit sollte er ggf. offenlegen und erforderlichenfalls die Hinzuziehung eines Berufskundlers empfehlen.

Berufsunfähigkeit mit Berufsklauseln
Per Vertrag wird damit die Verweisbarkeit in eine andere, berufsfremde Tätigkeit ausgeschlossen. Weitere Leistungsarten sind: Todesfallleistung, Kosten für kosmetische Operationen, Kosten für Such-, Bergungs- oder Rettungseinsätze, Unfall-Pflegerente oder Schmerzensgeldzahlung.

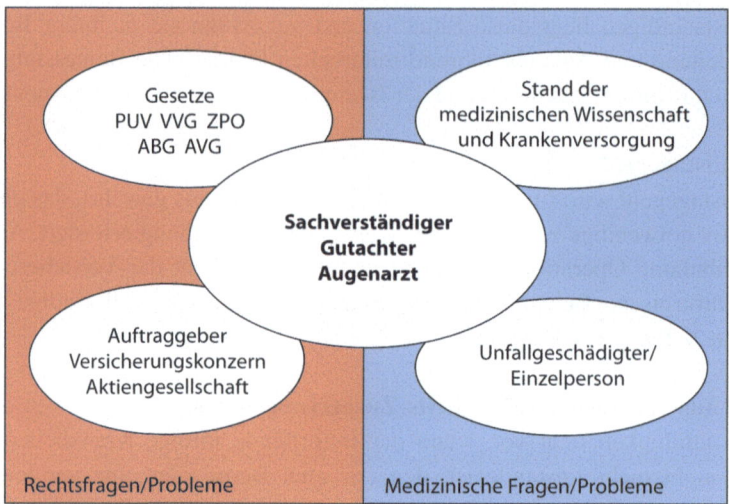

Abb. 11.4 Stellung des Gutachters/Augenarztes in der PUV. *ABG* Allgemeine Bedingungen, *AVG* Allgemeines Verwaltungsverfahrensgesetz, *PUV* private Unfallversicherung, *VVG* Versicherungsvertragsgesetz, *ZPO* Zivilprozessordnung

11.3.4 Mitwirkungsregelung

> ▶ Mitwirkung (Partialkausalität) „Haben Krankheiten oder Gebrechen bei der durch ein Unfallereignis hervorgerufenen Gesundheitsschädigung mitgewirkt, so wird die Leistung entsprechend dem Anteil der Krankheit oder des Gebrechens gekürzt, wenn dieser Anteil mindestens 25 % beträgt." (§ 8 AUB 1988)

Krankheit und Gebrechen sind weder medizinisch noch versicherungsrechtlich näher definiert und schließen sich nicht gegenseitig aus. Die BGH-Rechtsprechung hat die Begrifflichkeiten zwischenzeitlich analysiert (Abschn. 11.5.1.2). Mit Umstellung von AUB 1961 alt auf AUB 1988 neu wurden Verbesserungen umgesetzt, insoweit durch verständlichere Formulierungen zur Mitwirkung für alle Vertragsbeteiligten Klarstellungen erreicht worden sind. So sind Mitwirkungen erst versicherungsrelevant, wenn ihr Anteil mindestens 25 % beträgt. Die vertraglichen Vereinbarungen können aber auch vorsehen, dass der Mitwirkungsanteil 50 % betragen muss, oder es wird gänzlich auf diese Klausel verzichtet. Die konkrete Bemessung eines Mitwirkungsanteils darf der Gutachter nur vornehmen, wenn er den medizinischen Nachweis für die genaue Mitwirkung bekannter Krankheiten bzw. Gebrechen am Schädigungsgrad plausibel begründet. Der Sachverständige kann dabei nur eine grobe Schätzung vornehmen, beispielsweise 25 %, 50 % oder 75 % Partialkausalität. Der Gutachter sollte seine Erwägungen über den Umfang der Mitwirkung nachvollziehbar begründen und Probleme im Bericht an den Auftraggeber verständlich ansprechen. Die Beweisführung selbst, dass versicherungsrelevante Mitwirkungsfaktoren an den Unfallfolgen zur Geltung kommen und damit eine Minderung der Versicherungsleistungen bewirken, muss stets durch die Versicherung (den Gutachtenauftraggeber) erfolgen.

Eine Mitwirkung (Partialkausalität) kann aufgrund okulärer Veränderungen oder nichtokulärer Störungen gegeben sein.

11.3.4.1 Mitwirkung aufgrund okulärer Veränderungen

Unfallschäden nach vorausgegangenen refraktiv-chirurgischen Eingriffen
Refraktiv-chirurgische Eingriffe werden seit geraumer Zeit mit dem Ziel einer Optimierung des Sehkomforts durchgeführt. In Bezug auf die Schadensbewertung nach vorangegangener laserchirurgischer Operation an der Hornhaut hat die DOG-BVA-Rechtskommission (Berufsverband der Augenärzte (BVA), Deutsche Ophthalmologische Gesellschaft (DOG)) eine Empfehlung zur Partialkausalität abgegeben. Kommt es nach Laser-in-situ-Keratomileusis (LASIK) zu einer Hornhautverletzung, ist der Gutachter angehalten zu prüfen, inwieweit die vorausgegangene Operation bei der durch das Unfallereignis hervorgerufenen Gesundheitsschädigung mitgewirkt hat.

> **Beispiel: Mitwirkung LASIK bei Hornhautschaden**
>
> Ein Versicherter stürzt unglücklich in der Freizeit beim Skilauf. Dabei stützt er sich auf seinen Skistock auf. Gesicht und Auge werden kräftig auf die Faust gedrückt, welche den Skistock umfasst. In der Folge kommt es wegen Schmerzen und Sehverschlechterung zur augenärztlichen Behandlung. Es imponieren klinische Zeichen einer leichten Bulbusprellung (Contusio bulbi) und das Fehlen des Hornhautdeckels (Flap) nach bereits mehrere Jahre zurückliegender LASIK. Nach der notwendigen hornhautchirurgischen Behandlung (Hornhauttransplantation) resultiert eine Sehschärfe von 0,32 (Minderung der Gebrauchsfähigkeit [MdG] 8/25). Da von einer abstrakt geschätzten Partialkausalität von 25 % nach Empfehlung der DOG-Rechtskommission auszugehen ist, wurde die Gesamt-MdG mit 6/25 bemessen (d. h. um den versicherungsrelevanten vertragsmäßigen Abzug von 25 % gekürzt). ◄

11.3.4.2 Mitwirkung aufgrund nichtokulärer Störungen

Interdisziplinäre Begutachtung bei gutachtenrelevantem Einfluss von Systemerkrankungen
Gerade die Mitwirkung von Allgemeinerkrankungen bei okulären Schadensereignissen bedarf der besonderen Beachtung der Partialkausalität (Mitwirkung) durch den augenärztlichen Gutachter bei seiner Bewertung. Der Augenarzt darf einerseits die Grenzen seines Fachgebietes nicht überschreiten, andererseits muss er das Spezialgebiet und seine Kompetenz schlüssig und nachvollziehbar vertreten. Bestehen für ihn Anhaltspunkte, dass von einer Systemerkrankung, z. B. Diabetes mellitus oder Hypertonus, eine

Partialkausalität für die okuläre Schadensentstehung anzunehmen ist, muss er dem Auftraggeber die Bestellung eines Zusatzgutachtens, z. B. Innere Medizin, Neurologie usw., empfehlen. Organisatorische, prozessuale und wirtschaftliche Gründe verhindern, dass idealerweise eine interdisziplinäre Begutachtung „zur gleichen Zeit" erfolgt. Etabliert ist die Bestimmung eines Hauptgutachters und die von Zusatzgutachtern. Wenn die Durchführung der Begutachtung auf mehreren Fachgebieten optimal erfolgt, ist keine gleichzeitige Begutachtung erforderlich.

▶ Ergeben sich Anhaltspunkte für die Mitwirkung einer Allgemeinerkrankung (z. B. Diabetes, Hypertonus) und sind sie gar für die Kausalitätsfrage von Bedeutung, muss der Augenarzt dem Auftraggeber die Einholung eines Zusatzgutachtens empfehlen.

Die Notwendigkeit von Zusatzgutachten bedarf der regelmäßigen, individuellen Überprüfung.

Beispiel

Bei einem Schadensereignis erleidet die versicherte Person eine perforierende Hornhautverletzung. Die Verletzung kann zunächst mit einer Kontaktlinse erfolgreich behandelt werden. In der Nachbehandlung manifestiert sich jedoch eine rezidivierende Erosio corneae. Als weitere Komplikation ist zunächst am betroffenen Auge ein Venenastverschluss zu beobachten. Es resultiert eine dauerhafte Herabsetzung der Sehschärfe. 2 Jahre nach dem Ereignis manifestiert sich auch am linken Auge ein Venenastverschluss.

Unfallfremd (Vorzustand) bestand bei der versicherten Person ein insulinpflichtiger Diabetes. Es wird daher ein Zusatzgutachten durch einen Diabetologen/Angiologen empfohlen. Der gutachterliche Befundbericht ergibt eine seit geraumer Zeit bestehende insulinpflichtige Zuckerkrankheit mit stoffwechselbedingten Gefäßerkrankungen (Mikro- und Makroangiopathie) sowie diabetischer Neuropathie. In der Gesamtbewertung muss der augenärztliche Gutachter in seiner Funktion als Hauptgutachter die nach dem Zivilrecht umfassende Ursachenhaftung der privaten Unfallversicherung um den Mitwirkungsfaktor (Partialkausalität) reduzieren. Die Mitwirkung war im geschilderten Schadensfall mit 50 % abstrakt zu schätzen. Die schwer regulierbare Stoffwechselsituation bei kompliziertem Diabetes und die manifeste Gefäßerkrankung waren mitursächlich für die posttraumatisch eingetretene Wundheilungsstörung an der Augenoberfläche (rezidivierende Erosio corneae). ◀

▶ **Cave** Zusatzgutachten jedoch nur nach ausdrücklicher schriftlicher Bevollmächtigung durch den Auftraggeber aus der PUV in Auftrag geben. Kostenfalle! Nicht bestellte Gutachten werden als solche nicht vergütet!

11.3.4.3 Hauptgutachten und Zusatzgutachten

Da der augenärztliche Gutachter mit den ophthalmologischen Zusammenhängen besonders gut vertraut ist, sollte er bei okulären Gesundheitsstörungen als Hauptgutachter fungieren. Er hat in dieser Funktion den Auftraggeber bei der Einholung von Zusatzgutachten zu beraten und die zusammenfassende Bewertung des medizinischen Sachverhaltes im Hinblick auf die okuläre Gesundheitsstörung anhand der Fachgutachten der beteiligten medizinischen Teilgebiete abschließend vorzunehmen. Da insgesamt betrachtet die Ophthalmologie im Vergleich mit der Orthopädie und Unfallchirurgie für die Gutachtenauftraggeber (Versicherer) nur ein kleines Fach darstellt und seltener komplexe gutachterliche Problemstellungen auftauchen, ist der damit befasste Sachbearbeiter der Versicherung häufig überfordert, die entscheidenden gutachterlichen Fragen präzise zu stellen.

Der von der Versicherung beauftragte augenärztliche Gutachter sollte in diesen Fällen – gerade hinsichtlich der Formulierung der gutachterlichen Fragen – vor Erstellung des Gutachtens Rücksprache mit der Versicherung halten.

Der Augenarzt kann dem Auftraggeber durchaus geeignete Spezialisten oder Fachabteilungen vorschlagen. Der Augenarzt sollte eine konkrete Fragestellung für das Zusatzgutachten formulieren. Keineswegs gilt für Zusatzgutachten die identische Fragestellung wie für den Hauptgutachter. Der Augenarzt kann jedoch nicht eigenständig ohne ausdrückliches Einverständnis des Gutachtenauftraggebers Ärzte anderer Gebietsbezeichnungen mit einem Zusatzgutachten beauftragen.

▶ **Praxistipp** Der Augenarzt wird seiner Verantwortung als Hauptgutachter besonders gut gerecht, wenn er dem Gutachtenauftraggeber eine zielführende, konkrete Fragestellung für das Nebengutachten formuliert.

11.3.4.4 Heilmaßnahmen

Heilmaßnahmen sind durch die unfallgeschädigte Person duldungspflichtig. Eine Anordnung durch den augenärztlichen Gutachter ist daher sorgfältig individuell abzuwägen. Zumutbar sind gewiss Korrekturmaßnahmen im Rahmen extraokularer Operationen an Augenlidern, Anhangsorganen des Auges oder der extraokularen Augenmuskulatur. Operationen – gleich welcher Art – stellen im juristischen Sinne stets eine Körperverletzung dar und sind damit per se nicht duldungspflichtig. Immer ist die Zustimmung des Patienten erforderlich. Bewusst hat der Gesetzgeber auch im Sozialgesetzbuch (SGB) I zur Duldung operativer Eingriffe – auch zu kleinsten Prozeduren – keine Klarstellung herbeigeführt. Der begutachtende Augenarzt sollte deshalb für sein Fachgebiet hinsichtlich Nutzen und Risiko der zu empfehlenden Operation nur eine ausschließlich aus augenärztlicher Perspektive abwägende Meinung formulieren. Ob die vorgeschlagene Augenoperation dann auch „zumutbar" ist, haben die übrigen Mitbeteiligten (unfallgeschädigte Person, Versicherung, Gericht) zu entscheiden.

11.3.5 Fristen und Obliegenheiten

In der privaten Unfallversicherung gelten konsequent einzuhaltende Fristen (Abb. 11.5). Für die Feststellung eines unfallbedingten Dauerschadens sind die vertraglichen Fristenregelungen des privaten Unfallversicherungsrechts einzuhalten, wonach die AUB sowohl eine sogenannte Invaliditätseintrittsfrist für den Versicherer als auch eine ärztliche Feststellungsfrist für den (versicherten) Gesundheitsschaden beim Versicherungsnehmer vertraglich vorsehen. In Abhängigkeit vom gültigen Versicherungsvertrag ist die Invalidität innerhalb einer 12-, 15- oder im neuen Bedingungswerk 18-Monatsfrist zu bemessen. Diese Tatsache sollte der Augenarzt nicht nur als Gutachter berücksichtigen, sondern auch wenn er Arztbescheinigungen für Patienten zur Vorlage bei einer privaten Unfallversicherung ausstellt. Erforderlich ist die fristgerechte Feststellung durch einen neutralen Arzt. Die ärztliche Bescheinigung kann formlos sein und muss die Mitteilung enthalten, dass beim Versicherten mit einer dauernden unfallbedingten Invalidität zu rechnen ist (OLG r+s 2000, S. 349). Die Einhaltung der Fristen zur ärztlichen Feststellung einer Invalidität ist äußerst wichtig, weil es sich um eine grundsätzliche juristische Anspruchsvoraussetzung handelt. Je später eine medizinische Begutachtung erfolgt, umso schwieriger sind nichtversicherte Gesundheitsschäden vom Versicherungsschutz auszugrenzen (BGH, Urteil vom 22. Mai 2019 – IV ZR 73/18, VersR 2019).

Für die Bemessung von MdG und IG ist der augenärztliche Untersuchungsbefund und die einhergehende Funktionsminderung am Sehorgan entscheidend, wie sie spätestens

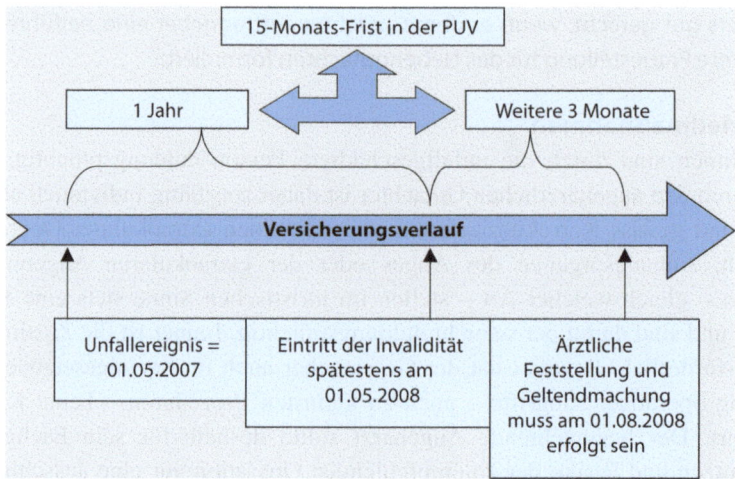

Abb. 11.5 Meldefristen in der privaten Unfallversicherung (PUV), die von den Vertragspartnern einzuhalten sind. Hierzu hat auch der Sachverständige beizutragen, indem er unnötige Verzögerungen bei der Begutachtung vermeidet. Die dauerhafte Beeinträchtigung der körperlichen oder geistigen Leistungsfähigkeit (= Invalidität) muss innerhalb von 15 Monaten nach dem Unfallereignis augenärztlich festgestellt (Dokumentation) und geltend gemacht (Fachgutachten) werden

nach zwei Jahren (AUB alt) oder drei Jahren (AUB neu) vorliegt. Ausnahmen davon gibt es nur sofern vertragliche Sonderregelungen individuell getroffen worden sind, über die die Versicherung den Sv zu informieren hat. Insbesondere bei Kindern und Jugendlichen können Sondervereinbarungen vorkommen. Der Sv sollte keinen Nachuntersuchungstermin vorschlagen, der außerhalb der üblichen vertraglichen Fristenregelung liegt.

Die vertraglich in der AUB festgelegte Fristenregelung hat für die Vertragspartner in der PUV im Einzelfall unterschiedliche Auswirkungen. Grundsätzlich sichert sie dem Versicherungsnehmer den Anspruch auf die Versicherungsleistung im Schadensfall innerhalb eines konkret definierten Zeitraumes. Dem Sv erspart die Regelung die Schwierigkeiten, wie sie die Begutachtung von Gesundheitsschäden lange nach dem Schadensereignis mit sich bringen kann, wie es der Augenarzt z. B. aus dem sozialen Entschädigungsrecht kennt. Es ergibt sich aber auch die Konsequenz daraus, dass sich der medizinische Sv an die vorgegebenen Begutachtungsfristen halten muss.

▶ **Cave** Sofern der Sv die Begutachtungsfristen nicht einhalten kann, darf er den Begutachtungsauftrag nicht annehmen und sollte den Auftraggeber unmittelbar informieren.

Nach Ablauf der Fristenregelung sind gemäß den Versicherungsbedingungen der PUV die zu gewährenden Versicherungsleistungen und noch späterhin eintretende Funktionsverbesserungen oder -verschlechterungen rechtlich unbedeutend. Diese Rahmenbedingungen erklären das Verlangen einzelner vigilanter versicherter Personen, z. B. die Augenoperation einer Linsentrübung nach Contusio bulbi auf einen späteren Zeitpunkt – eben nach dem Ablauf der vertraglich vereinbarten Fristen – zu verschieben.

Der medizinische Sv muss diese Hintergründe kennen, er muss sich deshalb unbedingt gemäß seiner Aufgabe objektiv und neutral verhalten und ausnahmslos nur seinen Auftrag zur fachmedizinischen Bewertung des Gesundheitsschadens erfüllen. Die Anspruchsvoraussetzungen auf Invaliditätsleistung sind nur erfüllt, wenn:

„Die Invalidität … innerhalb von 15 Monaten nach dem Unfall eingetreten und von einem Arzt schriftlich festgestellt worden [ist]. Ist eine dieser Voraussetzungen nicht erfüllt, besteht kein Anspruch auf Invaliditätsleistung." (2.1.1.2 AUB 2020 GDV oder § 7 AUB 2000; Ergänzung der Autoren)

„Die Invalidität [ist] innerhalb von 15 Monaten nach dem Unfall bei [der Versicherung] geltend [zu] machen. Geltend machen heißt: Sie teilen uns mit, dass Sie von einer Invalidität ausgehen." (2.1.1.3 AUB 2020 GDV oder § 11 AUB 2000; Ergänzung der Autoren)

Die PUV haftet „bedingungsgemäß" nicht für Spätschäden. Maßgeblich sind die für den Stichtag vorzunehmende Invaliditätsbemessung und die Feststellung objektiv vorliegender Beeinträchtigungen, die mit hoher Wahrscheinlichkeit dauerhaft bleiben. Der medizinische Sv hat lediglich die Gesundheitsstörungen zu berücksichtigen, mit deren Eintreten aus medizinischer Sicht zu rechnen ist, und nicht all jene, die „gegebenenfalls möglicherweise" eintreten könnten (OLG Hamm 20 U 61/14 vom 25.06.2014). Spätere

Schäden sind nicht zu berücksichtigen. Durch die strikten Zeitgrenzen in der PUV kann der medizinische Sachverständige Gesundheitsstörungen zuverlässig feststellen, ohne spätere Nach- und Folgeschäden außerhalb der genannten Fristen differenzieren zu müssen (Abb. 11.5).

11.3.6 Fälligkeit der Leistung

Allgemeine Voraussetzungen
Die Regelungen finden sich z. B. unter Ziffer 9 AUB 1999 (§ 11 I AUB 1988). Der Versicherungsträger muss nach Erhalt der erforderlichen Unterlagen von der versicherten Person innerhalb von einem bzw. bei Invalidität von 3 Monaten mitteilen, ob und in welcher Schadenshöhe er den Anspruch anerkennt.

Erforderliche Unterlagen zur Erfüllung der Voraussetzungen (s. Ziffer 7 AUB 1999, § 9 AUB 1988) sind:

- Unfallanzeige
- Erteilung sachlicher Auskünfte durch den Versicherten nach Bedarf an die Versicherungsgesellschaft
- Beibringen ärztlicher Unterlagen
- Nachweis über den Abschluss des Heilverfahrens

Neubemessung
Die Vertragspartner in der PUV (versicherte Person und Versicherungsgesellschaft) sind berechtigt, den Grad der Invalidität jeweils jährlich – bis zu 3 Jahre nach dem versicherungsrelevanten Schadensereignis – durch einen medizinischen Sachverständigen erneut bewerten zu lassen. Hinsichtlich eines Neubemessungsverlangens finden sich unterschiedliche Regelungen in den AUB.

▶ **Cave** Der Sv darf keinen Nachuntersuchungstermin außerhalb der üblichen vertraglichen Fristenregelung (also gemäß AUB neu maximal 36 Monate nach dem Unfallereignis) vorschlagen.

11.4 Wesentliche Leistungsunterschiede zwischen neuen und alten Allgemeinen Unfallversicherungsbedingungen

Da zwischenzeitlich auch in der AUB neu verschiedene Modifikationen vorgenommen worden sind, kann nur eine auszugsweise, unvollständige Übersicht gegeben werden. Diese hat v. a. den Zweck, dem „augenärztlichen" Gutachter „vor Augen" zu führen, dass es essenziell für die Begutachtung ist, die für den Begutachtungsfall gültigen AUB zur medizinrechtlichen Problembewertung immer wieder heranzuziehen. In den AUB alt wurde noch das paarige Sehorgan bewertet. Diesen Begriff kennt die AUB neu nicht mehr. In den AUB neu ist jedes Auge einzeln zu bewerten. Der Invaliditätsgrad für den Verlust eines Auges wurde in den AUB neu von 30 % auf 50 % angehoben. Dementsprechend war die Bewertung von Teilschäden wie Beeinträchtigung des beidäugigen Sehens oder Gesichtsfeldausfälle an den totalen Funktionsverlust eines Auges anzupassen (Tab. 11.3).

In den AUB 1961 alt entspricht der MdG-Wert im Zähler dem Invaliditätsgrad für das entsprechende Auge. Für Schädigungen beider Augen sollte der Gutachter die Berechnung des Gesamtschadens der Verwaltung des Auftraggebers überlassen und nur die MdG für beide Augen getrennt angeben.

In den AUB 1988 ff. neu muss der Zähler des MdG-Wertes mit 2 multipliziert werden, um den Invaliditätsgrad für die Funktionsstörung eines Auges zu ermitteln. Eine Berechnung des Gesamtinvaliditätsgrades für Schäden beider Augen ist unkomplizierter. Der Gesamtinvaliditätsgrad ergibt sich aus der Summe der Invaliditätsgrad-Werte von rechtem und linkem Auge.

▶ **Praxistipp** Es ist ausreichend, dem Auftraggeber die MdG mitzuteilen. Äußerungen zum Gesamtinvaliditätsgrad gegenüber dem Versicherten sollten vermieden werden. Die verbindliche Festsetzung obliegt dem Auftraggeber.

Ophthalmologische Bewertungsunterschiede betreffen ebenso Funktionsstörungen des Gesichtsfeldes und des beidäugigen Sehens (Abschn. 11.5).

Leistungsverbesserungen der AUB 1988/1994 gegenüber AUB 1961
- Größere Personenkreise, die eine private Unfallversicherung abschließen können
- Bessere, höhere Bewertung und Entschädigung des Verlustes von Sehvermögen und Gehör
- Bei Vorschädigung: Möglichkeit eines Leistungsprozentsatzes von über 100 % auch bei nicht nach der Gliedertaxe bewerteten Unfällen
- Option der Erbringung höherer Leistungen durch Einführung des Begriffs „dauernde Beeinträchtigung der körperlichen und geistigen Leistungsfähigkeit" anstelle von Berufs- bzw. Arbeitsfähigkeit

Tab. 11.3 Bewertung des Invaliditätsgrades in Abhängigkeit von den gültigen AUB

Versicherungsvertrag, gültig auf Basis der …	Verlust beider Augen (%)	Verlust eines Auges (%)	Verlust eines Auges, sofern das andere Auge bereits vor dem Unfall verloren war
AUB 1961, 1983 alt	100	30	70 %
AUB 1988, 1995, 2000 neu	100	50	Entfällt
AUB 2010 usw	100	50	Entfällt

AUB Allgemeine Unfallversicherungsbedingungen

Leistungsverschlechterungen der AUB 1988/1994 gegenüber AUB 1961

- Unfälle, die auf einen Anfall (z. B. Epilepsie), eine Störung, einen Eingriff oder eine Heilmaßnahme zurückgehen, sind ausgeschlossen (Versicherungsschutz besteht nur noch dann, wenn diese Störungen nach einem Unfall auftreten, der vom Versicherungsschutz desselben Vertrages erfasst war)
- Ausschluss von mittelbar oder unmittelbar durch Kernenergie verursachten Unfällen (AUB 1961 beinhaltete die Möglichkeit, für Hitze- und Luftdruckschäden infolge eines Kernenergieunfalls Leistungen zu erhalten)
- Ausschluss von Gesundheitsschädigungen durch Strahlen (AUB 1961 sagte Leistungen zu, wenn ein Unfalltatbestand der erste Schritt in der Kausalkette für die Schädigung durch Strahlen war), Änderungen wiederum in den AUB 2000 (Abschn. 11.3.2)
- Ausschluss geringfügiger Haut- und Schleimhautverletzungen
- Ausschluss krankhafter Störungen infolge psychischer Reaktionen (AUB 1961 sicherte den Versicherungsschutz für Erkrankungen aufgrund psychischer Einwirkungen zu, wenn es sich um Folgen eines unter den Versicherungsschutz fallenden Unfallereignisses handelte)

Leistungsverbesserungen der AUB 1994 gegenüber AUB 1988
- Versicherungsschutz für Mitflieger und Mitfahrer beim Gelegenheits-Luftsport
- Versicherungsschutz für noch nicht lizenzierte Flugschüler

Leistungsverbesserungen der AUB 2000 gegenüber der AUB 1995 (Tab. 11.14).
- Versicherungsschutz auch für tauchtypische Gesundheitsschäden
- Versicherungsschutz für Gesundheitsschäden durch die allmähliche Einwirkung von Gasen oder Dämpfen

Tab. 11.4 Vergleich der Allgemeinen Unfallversicherungsbedingungen von 2000 und 1995

Definition und Regelung	AUB 2000	AUB 1995
Unfallbegriff und Grenzfälle	Als Unfall gilt auch, wenn durch eine **erhöhte** Kraftanstrengung an Gliedmaßen oder Wirbelsäule 1. ein Gelenk verrenkt wird oder 2. Muskeln, Sehnen, Bänder oder Kapseln gezerrt oder zerrissen werden Ziff. 1.4.1 AUB 2000	Als Unfall gilt auch, wenn durch eine **erhöhte** Kraftanstrengung an Gliedmaßen oder Wirbelsäule 1. ein Gelenk verrenkt wird 2. Muskeln, Sehnen, Bänder oder Kapseln gezerrt oder zerrissen werden § 1 IV. AUB 1995

(Fortsetzung)

Tab. 11.4 (Fortsetzung)

Definition und Regelung	AUB 2000	AUB 1995
Rettungsklausel	Als Unfall gilt auch, wenn die versicherte Person bei rechtmäßiger Verteidigung oder bei Bemühungen zur Rettung von Menschenleben oder Sachen Gesundheitsschäden erleidet Ziff. 1.4.2 AUB 2000	Nicht versichert
Gase und Dämpfe	Als Unfall gilt auch, wenn die versicherte Person Gesundheitsschäden durch allmähliche Einwirkung von Gasen und Dämpfen erleidet; vom Versicherungsschutz sind dabei jedoch ausgeschlossen Gesundheitsschäden, die als Berufs- und Gewerbekrankheiten gelten Ziff. 1.4.3 AUB 2000	Nicht versichert
Tauchkrankheiten	Als Unfall gilt auch, wenn die versicherte Person tauchtypische Gesundheitsschäden, wie z. B. Caissonkrankheit oder Trommelfellverletzung oder einen Ertrinkungs- bzw. Erstickungstod unter Wasser erleidet Ziff. 1.4.4 AUB 2000	Nicht versichert
Röntgen- und Laserstrahlen	Als Unfall gilt auch, wenn die versicherte Person Gesundheitsschäden durch Röntgen- und Laserstrahlen sowie künstlich erzeugte ultraviolette Strahlen erleidet; vom Versicherungsschutz sind dabei jedoch ausgeschlossen Gesundheitsschäden, die als Folge regelmäßigen Hantierens mit strahlenerzeugenden Apparaten eintreten, und Gesundheitsschäden durch sonstige Strahlen Ziff. 1.4.5 AUB 2000	Nicht versichert
Krieg und Bürgerkrieg	Kein Versicherungsschutz besteht für Unfälle, die unmittelbar oder mittelbar durch Kriegs- oder Bürgerkriegsereignisse verursacht sind. Versicherungsschutz besteht jedoch, wenn die versicherte Person auf Reisen im Ausland überraschend von Kriegs- oder Bürgerkriegsereignissen betroffen wird	Nicht unter den Versicherungsschutz fallen Unfälle, die unmittelbar oder mittelbar durch Kriegs- oder Bürgerkriegsereignisse verursacht sind

(Fortsetzung)

Tab. 11.4 (Fortsetzung)

Definition und Regelung	AUB 2000	AUB 1995
	Dieser Versicherungsschutz erlischt am Ende des siebten Tages nach Beginn eines Krieges oder Bürgerkrieges auf dem Gebiet des Staates, in dem sich die versicherte Person aufhält. Die Erweiterung gilt nicht bei Reisen in oder durch Staaten, auf deren Gebiet bereits Krieg oder Bürgerkrieg herrscht. Sie gilt auch nicht für die aktive Teilnahme am Krieg oder Bürgerkrieg sowie für Unfälle durch ABC-Waffen und im Zusammenhang mit einem Krieg oder kriegsähnlichem Zustand zwischen den Ländern China, Deutschland, Frankreich, Großbritannien, Japan, Russland oder USA Ziff. 5.1.3 AUB 2000	Unfälle durch innere Unruhen, wenn der Versicherte aufseiten der Unruhestifter teilgenommen hat § 2 I.(3) AUB 1995
Kernenergie, Strahlen	Kein Versicherungsschutz besteht für Unfälle, die unmittelbar oder mittelbar durch Kernenergie verursacht sind. Ziff. 5.1.6 AUB 2000 Gesundheitsschäden durch Röntgen- und Laserstrahlen sowie künstlich erzeugte ultraviolette Strahlen gelten im Rahmen von Ziff. 1.4.5 AUB 2000 als mitversichert	Nicht unter den Versicherungsschutz fallen Unfälle, die unmittelbar oder mittelbar durch Kernenergie verursacht sind § 2 I.(6) AUB 1995 Ausgeschlossen sind Gesundheitsschädigungen durch Strahlen § 2 II.(1) AUB 1995
Gesundheitsschäden durch Licht-, Temperatur- und Witterungseinflüsse	Versichert	Versichert
Krankhafte Störungen	Ausgeschlossen sind außerdem folgende Beeinträchtigungen: Krankhafte Störungen infolge psychischer Reaktionen, auch wenn diese durch einen Unfall verursacht wurden Ziff. 5.2.5 AUB 2000	Nicht unter den Versicherungsschutz fallen: Krankhafte Störungen infolge psychischer Reaktionen, gleichgültig, wodurch diese verursacht sind § 2 IV. AUB 1995
Nicht versicherbare Personen	Nicht versicherbar und trotz Beitragszahlung nicht versichert sind dauernd Schwer- oder Schwerstpflegebedürftige im Sinne der sozialen Pflegeversicherung sowie Geisteskranke Ziff. 4.1 AUB 2000	Nicht versicherbar und trotz Beitragszahlung nicht versichert sind dauernd pflegebedürftige Personen sowie Geisteskranke § 3 I. AUB 1995

(Fortsetzung)

Tab. 11.4 (Fortsetzung)

Definition und Regelung	AUB 2000	AUB 1995
Leistungsarten		
Invaliditätsleistung	Voraussetzungen für die Leistung: Die versicherte Person ist durch den Unfall auf Dauer in ihrer körperlichen oder geistigen Leistungsfähigkeit beeinträchtigt (Invalidität) Ziff. 2.1.1 AUB 2000	Führt der Unfall zu einer **dauernden Beeinträchtigung der körperlichen oder geistigen Leistungsfähigkeit** (Invalidität) des Versicherten, so entsteht Anspruch auf Kapitalleistung aus der für den Invaliditätsfall versicherten Summe § 7 I.(1) AUB 1995
Gliedertaxe	Bei Verlust oder völliger Funktionsunfähigkeit – eines Auges … 50 %	Bei Verlust oder Funktionsunfähigkeit – eines Auges … 50 %
Heilkosten	Nicht versicherbar	Nicht versicherbar
Rententabelle	Niedrigere Jahresrente je 1000,00 € aufgrund der aktualisierten Sterbetafel Ziff. 2.1.2.3 AUB 2000	Rententabelle analog AUB 1988 § 14 I. AUB 1995

AUB Allgemeine Unfallversicherungsbedingungen

Die Forderung nach ausreichender Verständlichkeit der Vertragsdokumente wie den Allgemeinen Unfallversicherungsbedingungen ist fast so alt wie die Versicherungen selbst. Im letzten Jahrzehnt wurden jedoch deutliche Fortschritte erreicht. Gerichtliche Klarstellungen halfen mit, die Tätigkeit der ärztlichen Gutachter zu erleichtern, wenn sie denn die richtigen AUB zugrunde legen. Dem Anspruch der einfachen Verständlichkeit steht die Leistungsbeschreibungsfunktion der AUB für eine komplexe Anwendbarkeit auf verschiedenste Situationen des Lebens und die für uns alle gegebene Intransparenz der Zukunft entgegen, woran der Einsatz von Sprachspezialisten wohl kaum etwas ändern kann.

Beurteilungskriterien für eine ausreichende Transparenz der Allgemeinen Versicherungsbedingungen (AVB) sowie der Allgemeinen Unfallversicherungsbedingungen (AUB) für Versicherungsnehmer, medizinische Sachverständige, Versicherungsträger und Judikatur sind:

- Gute optische Präsentation der Klauselwerke
- Sprachverständlichkeit
- Einsatz von Fachbegriffen
- Übernahme von Gesetzeswortlaut
- Verweisungen

- Verwendung abstrakter Formulierungen
- Gestaltung von Bedingungs- und Beitragsanpassungsklauseln
- Beitragstransparenz

Besondere Bedingungen ändern oder ergänzen die AUB 2010 usw. je nach Vereinbarung. Aufgrund der vielfältig an die individuellen Bedürfnisse anpassbaren Zusatzvereinbarungen können nur Beispiele genannt werden:

Besondere Bedingungen für den Einschluss von Infektionen durch Zecken- und Insektenstiche (BB Zeckenstich 2018): Es besteht Versicherungsschutz für Infektionen durch Zecken- oder Insektenstiche, wenn sie Lyme-Borreliose oder FSME ausgelöst haben.

Besondere Bedingungen für den Einschluss von Infektionen in die Unfallversicherung für Heilberufe (BB Infektionen für Heilberufe 2018): Gesundheitsberufe können Versicherungsschutz in Anspruch nehmen, wenn Krankheitserreger durch eine Beschädigung der Haut oder durch Einspritzen infektiöser Substanzen in Auge, Mund oder Nase in den Körper gelangen.

Neben den Basistarifen und der Standardgliedertaxe von 50 % bei Erblindung eines Auges bieten die Versicherungen auch höhere Gliedertaxen z. B. mit 60 %, 70 % oder 80 % bei Verlust des Auges an.

▶ **Cave** Der medizinische Sachverständige muss sich immer über die konkreten individuell gültigen AUB und besondere Zusatzbedingungen zur Gliedertaxe informieren, damit er eine Fehlbegutachtung sicher vermeidet.

11.5 Augenärztliche Bewertung

Für jeden individuellen Versicherungsvertrag in der PUV gilt eine der Vereinbarung zugrunde liegende allgemeine Unfallversicherungsbedingung (AUB, Abschn. 11.2). Diese für den **individuellen Begutachtungsvorgang** maßgebliche AUB muss der sachverständige Augenarzt grundsätzlich immer beachten und zur Verfügung haben (Abb. 11.6). Während sich zahlreiche AUB nur in Detailfragen unterscheiden, die für den Augenarzt nur selten oder gar nicht von Bedeutung sind, wurde mit der AUB 1988 ff. neu (AUB 1988, 1991, 1995 und später) ein vollkommen anderes Bewertungskonzept für Schäden am Sehorgan eingeführt. Da es immer wieder nicht umgestellte Altverträge gibt und mit der Wiedervereinigung auch weitere Vertragsformen aus dem Gebiet der ehemaligen DDR Gültigkeit behalten haben, gehört es zu den ersten obligatorischen Schritten während der Begutachtung, das für die individuelle Personenversicherung gültige PUV-Bewertungssystem festzustellen (Abschn. 11.2). Um dem Augenarzt den Umgang mit den verschiedenen AUB zu erleichtern, wird im Folgenden daher immer auf die Begrifflichkeit AUB alt (z. B. AUB 1961, 1981 ff.) und AUB neu (z. B. AUB 1988, 2000 ff.) Bezug genommen.

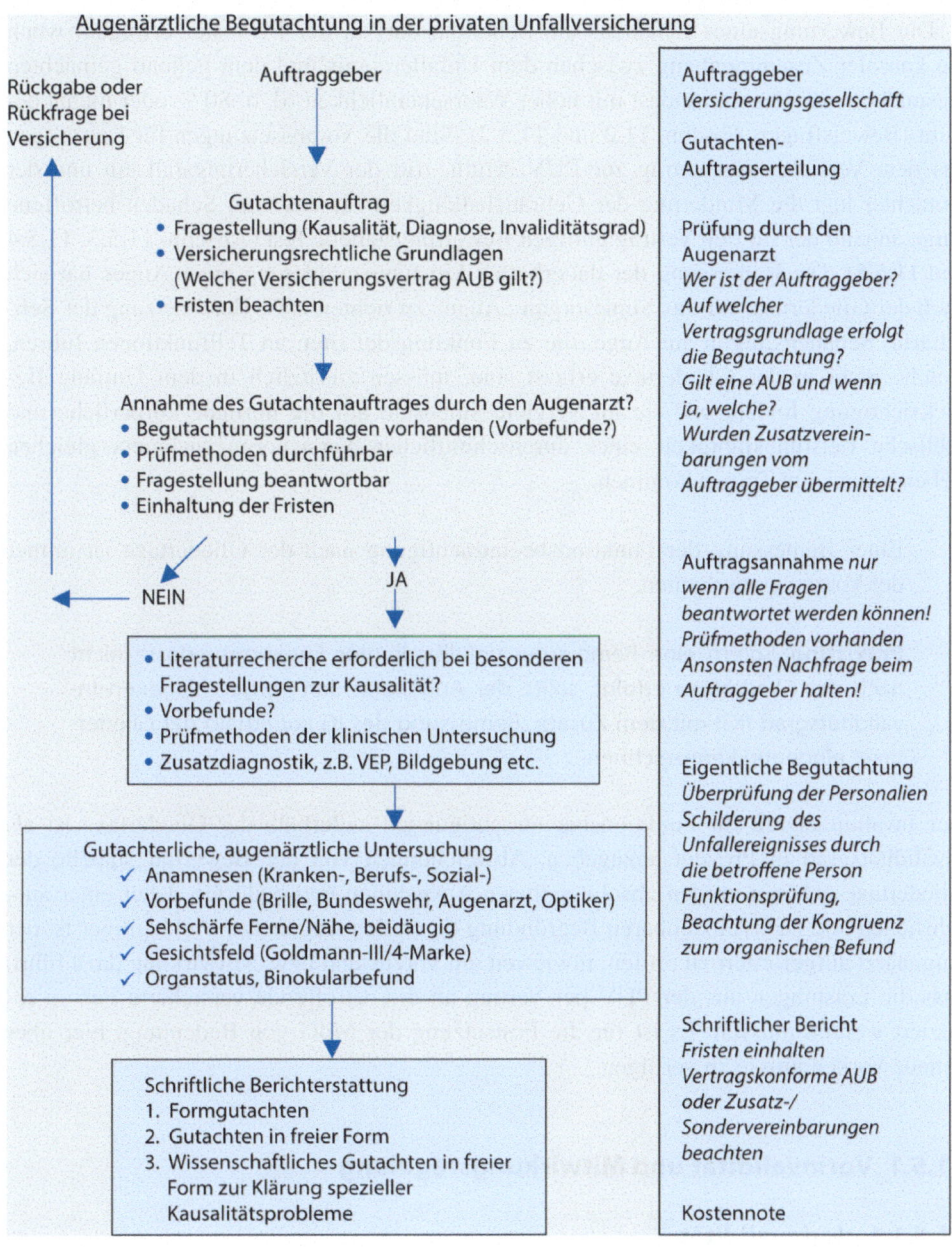

Abb. 11.6 Checkliste zur Erledigung augenärztlicher Gutachtenaufträge. Eine geordnete Vorgehensweise trägt dazu bei, gutachtenrelevante Fehler und unnötigen Mehraufwand zu vermeiden

Die Bewertung eines Schadens am Sehorgan darf in der PUV nur erfolgen, wenn ein kausaler Zusammenhang zwischen dem Unfallereignis und dem geltend gemachten Gesundheitsschaden zumindest mit hoher Wahrscheinlichkeit (d. h. 80 % oder mehr) besteht (Beweisfragen Abschn. 11.2 und 11.3.2). Sind die Voraussetzungen für Leistungen aus dem Versicherungsvertrag zur PUV erfüllt, tritt der Versicherungsfall ein und der Gutachter legt die Minderung der Gebrauchsfähigkeit für das vom Schaden betroffene Auge anhand der für den Vertrag gültigen Bewertungstabelle fest (Abschn. 11.5.3, 11.5.4 und 11.5.5). Die Bemessung der dauerhaften Leistungsminderung eines Auges hat sich nach der Gliedertaxe für das Sinnesorgan „Auge" zu richten z. B. Herabsetzung der Sehschärfe. Schadensfolgen am Auge, die zu Funktionsdefiziten an Teilfunktionen führen, welche nicht in der Gliedertaxe erfasst sind, müssen zusätzlich in dem Umfang Berücksichtigung finden, wie sie im Vergleichsmaßstab auf die normale körperliche und seelische Leistungsfähigkeit eines durchschnittlichen Versicherungsnehmers gleichen Lebensalters zum Tragen kommen.

▶ Einer Bemessung der Funktionsbeeinträchtigung nach der Gliedertaxe ist immer der Vorzug einzuräumen.

▶ **Praxistipp** Sofern eine Bemessung unfallbedingter Funktionsverluste nicht nach der Gliedertaxe erfolgt, sollte der Augenarzt den vorgeschlagenen Invaliditätsgrad (IG) mit dem Zusatz „Bemessung des IG außerhalb der Gliedertaxe" eindeutig kennzeichnen.

Der Invaliditätsgrad für Funktionsbeeinträchtigungen außerhalb der Gliedertaxe ist als Invaliditätsgrad in Prozent anzugeben. Abweichungen von der Bewertungstabelle der Gliedertaxe gehören zu den absolut seltenen Ausnahmen und bedürfen daher einer ausführlichen und nachvollziehbaren Begründung durch den Augenarzt. Viel häufiger ist der Augenarzt aufgefordert zu prüfen, inwieweit ein Vorzustand bzw. Mitwirkung dazu führt, dass die Leistungen aus der PUV per Vertrag an die betreffende versicherte Person reduziert werden müssen. Es ist für die Festsetzung der MdG von Bedeutung, hier über genaue Vorkenntnisse zu verfügen.

11.5.1 Vorinvalidität und Mitwirkungsregelung

11.5.1.1 Vorinvalidität

Ludolph et al. 2016 haben darauf hingewiesen, dass der von medizinischen Sv im Rahmen der Begutachtung für die PUV immer wieder verwendete Begriff des „Vorschadens" in der AUB nicht vorkommt, weil es sich bei der privaten Unfallversicherung – eben nur teilweise um eine Personenschadens- und vielmehr um eine Summenversicherung handle. Wie in den Musterbedingungen der AUB 2020 des GDV ausgeführt, heißt es vielmehr:

3.1 Krankheiten und Gebrechen
„Wir leisten ausschließlich für Unfallfolgen. Dies sind Gesundheitsschädigungen und ihre Folgen, die durch das Unfallereignis verursacht wurden.
Wir leisten nicht für Krankheiten oder Gebrechen. *Beispiele: Krankheiten sind z. B. Diabetes oder Gelenkserkrankungen; Gebrechen sind z. B. Fehlstellungen der Wirbelsäule, angeborene Sehnenverkürzung*".

Die Verwendung des Begriffes der Vorinvalidität trägt aus Perspektive der medizinischen Begutachtung dazu bei, Missverständnisse im Hinblick auf die gesetzliche Unfallversicherung zu vermeiden. Im Geltungsbereich der GUV hat der Begriff des Vorschadens eine andere medizinrechtliche Bedeutung. Verwendung findet der Terminus in der PUV gelegentlich bei der Kommunikation mit medizinischen Laien als ein Oberbegriff dafür, dass der individuelle Gesundheitszustand einer versicherten Person bereits vor dem Unfallereignis von dem durchschnittlichen allgemeinen Körperzustand Personen gleichen Alters und Geschlechts abwich.

▶ **Vorinvalidität** Hierzu gehören die bereits vor dem Schadensereignis klinisch manifest gewordenen Funktionsstörungen (d. h. anhand direkt erkennbarer Symptome und medizinischen Befunde). In den Musterbedingungen der AUB 2020 des GDV heißt es dazu unter 2.1.2.2.3 „Eine Vorinvalidität besteht, wenn betroffene Körperteile oder Sinnesorgane schon vor dem Unfall dauerhaft beeinträchtigt waren." und ähnlich die Ziff. 2.1.2.2.3 AUB 2010 „Waren betroffene Körperteile oder Sinnesorgane oder Funktionen bereits vor dem Unfall dauernd beeinträchtigt, wird der Invaliditätsgrad um die Vorinvalidität gemindert". Die Vorinvalidität ist nach den gleichen Grundsätzen (Gliedertaxe) zu ermitteln wie die unfallbedingte Invalidität.

Für die korrekte Festsetzung des Gesamtschadens durch den sachverständigen Augenarzt in der PUV ist es wichtig, Vorinvalidität und Mitwirkungsanteil, also den Vorzustand (Partialkausalität) in der richtigen Reihenfolge zu berücksichtigen.

Beispiel: Vorinvalidität

Ein Patient entwickelt infolge einer Augapfelprellung 1991 am rechten Auge eine Cataracta traumatica. Seit 1998 ist eine Sehschärfe von 0,63 rechts bekannt. Im Jahr 2000 kommt es ebenfalls rechts zu einer perforierenden Hornhautverletzung. Bei zentraler Hornhautnarbe beträgt die Sehschärfe bei der Begutachtung 2003 am rechten Auge nunmehr 0,32. ◀

Bewertungssituation: Gesamt-MdG 8/25

- Vorinvalidität (Cataracta traumatica): 2/25
- Entschädigungspflichtige MdG: 6/25

▶ **Nachschaden** Hierunter versteht man den Schaden, der unabhängig vom Unfallschaden nach dem Unfallereignis aufgetreten ist.

▶ Der Nachschaden ist in der privaten Unfallversicherung rechtlich nicht relevant und hat keinen Einfluss auf die festzusetzende MdG.

11.5.1.2 Mitwirkungsregelung

Wie in Abschn. 11.1 und 11.3.4 ausgeführt, kann die PUV nur das Risiko für den unfallbedingten Anteil des Gesundheitsschadens übernehmen. Unfallunabhängige Schädigungsanteile sind in Abzug zu bringen, wenn diese unfallfremden vorbestehenden krankhaften Abweichungen die eingetretene dauerhafte Gesundheitsstörung am Auge begünstigt oder mitbewirkt haben. Diese medizinische Tatsache in Abhängigkeit von der Vertragsgestaltung und Größen des Mitwirkungsanteils zu einer prozentualen Kürzung der Versicherungsleistung. Für den Sachverhalt einer Mitwirkung von Krankheit oder Gebrechen ist der Unfallversicherer beweispflichtig. Die Musterbedingungen der AUB 2020 des GDV differenzieren die Mitwirkung am Eintritt der Gesundheitsschädigung und die Mitwirkung an deren Folgen: „3.2.1 Entsprechend dem Umfang, in dem Krankheiten oder Gebrechen an der Gesundheitsschädigung oder ihren Folgen mitgewirkt haben (Mitwirkungsanteil), mindert sich bei den Leistungsarten Invaliditätsleistung und Unfallrente der Prozentsatz des Invaliditätsgrads".

▶ **Vorzustand = Mitwirkung = Partialkausalität** Der Einfluss von Krankheiten und Gebrechen auf die Unfallfolgen wird als Vorzustand oder Mitwirkung (Partialkausalität) bezeichnet. Das Vorliegen besonderer Konstitutionen und Dispositionen sind nicht im Sinne einer Partialkausalität zu berücksichtigen. Trifft die Unfallverletzung eine versicherte Person mit unfallunabhängigen(„unfallfremden") Krankheiten oder Gebrechen ist die Unfallversicherung nicht für den Anteil einer Mitwirkung dieser Krankheiten oder Gebrechen am unfallbedingten Gesundheitsschaden (Primärschaden) und dessen Folgen leistungspflichtig. Eine begutachtungsrelevante Krankheit oder Gebrechen, eine Partialkausalität, ist immer dann gegeben, wenn das zu prüfende Unfallereignis nicht die alleinige Ursache für den Gesundheitsschaden ist. Mit anderen Worten liegt eine Mitwirkung (Partialkausalität) vor, wenn eine angeborene oder erworbene Abweichung am geschädigten Auge vom Normalzustand dazu führt, dass ein von außen auf das Auge einwirkender Reiz eine von der Norm abweichende Reaktion hervorgerufen hat. Tragen frühere Krankheiten oder Gebrechen (pathologisch körperliche Veränderungen) wesentlich (mindestens 25 %) zu den Unfallfolgen oder deren Ausmaß bei, muss der Gutachter deren Mitwirkung abstrakt schätzen.

Krankheiten und Gebrechen werden in den AUB ohne nähere Begriffsdefinition anhand praktischer Beispiele erläutert. Der BGH (Urt. V. 19.10.2016 – IV ZR 521/14) hat dazu ausgeführt „dass eine Krankheit im Sinne von Nr. 3 Satz 2 AUB 2000 dann vorliegt, wenn ein regelwidriger Körperzustand besteht, der ärztlicher Behandlung bedarf, während unter

einem Gebrechen ein dauernder abnormer Gesundheitszustand zu verstehen ist, der eine einwandfreie Ausübung normaler Körperfunktionen (teilweise) nicht mehr zulässt."
Alterstypische Veränderungen bedingen danach keinerlei Mitwirkungsanteil.

Dem „Vorzustand" werden alle unfallunabhängigen, auch die noch nicht klinisch manifesten Schadensanlagen zugeordnet, denen im Zusammenhang mit dem Unfall Einfluss bzw. medizinische Bedeutung zukommt.

- Die in der PUV geltende Kausallehre der Adäquanztheorie bedingt, dass die Mitwirkung nicht dazu führt, den Leistungsanspruch generell infrage zu stellen, es erfolgt lediglich eine prozentuale Anspruchsminderung kongruent zum Mitwirkungsanteil. Da die Bewertung eines Vorzustandes (Mitwirkung) für den Gutachter ohne Zweifel schwierig ist, kann die Festsetzung dementsprechend nur in groben Stufen vorgenommen werden. In der Begutachtungspraxis üblich ist die Abstufung in geringgradige Mitwirkungsanteile von 25–30 %, mittelgradige von 50–60 % oder hochgradige von 75 -90 %.
- Keine Abweichungen im Sinne eines Vorzustandes stellen dar: Konstitution, Disposition oder altersübliche Veränderungen (sind damit ausgeschlossen!).

Ein Vorzustand liegt jedoch vor, wenn bereits vor dem Unfallereignis eine intraokulare Kunstlinse implantiert wurde, vitreoretinale Traktionen in augenärztlichen Krankenblattdokumentationen hinterlegt sind oder eine hohe Myopie mit myopen Fundusveränderungen aus der Vorgeschichte bekannt ist.

Beispiel: Mitwirkung (Partialkausalität)

Die Patientin mit einer Myopie und dokumentiertem an der Retina adhärenten Glaskörperstrang hat eine Sehschärfe mit Korrektur von 1,0. Es kommt 2004 zum Verkehrsunfall mit einem Schädel-Hirn-Trauma. Nach der Operation einer Amotio retinae mit Netzhautriss beträgt die Sehschärfe nunmehr 0,63. ◄

Bewertungssituation: Gesamt-MdG zunächst 2/25.

Aufgrund des Vorzustandes besteht eine Partialkausalität: Bei Glaskörperstrang und Myopie (Vorzustand) wird die Partialkausalität (Mitwirkung) auf 50 % abstrakt geschätzt.

Die festgestellte Gesamt-MdG von 2/25 wird daher um 50 % gekürzt. Entschädigungspflichtige MdG: 1/25.

▶ **Praxistipp** Der Augenarzt sollte die MdG feststellen und nach Möglichkeit die Festsetzung des Invaliditätsgrades dem Auftraggeber überlassen. Insbesondere bei Nachfragen der versicherten Person zur Höhe des Gesamtinvaliditätsgrades ist Zurückhaltung zu wahren und auf den Auftraggeber des Fachgutachtens zu verweisen.

▶ Mitwirkung (Abschn. 11.3.4) „Haben Krankheiten oder Gebrechen bei der durch ein Unfallereignis hervorgerufenen Gesundheitsschädigung mitgewirkt, so wird die Leistung entsprechend dem Anteil der Krankheit oder des Gebrechens gekürzt, wenn dieser Anteil mindestens 25 % beträgt." (§ 8 AUB 1988)

„Treffen Unfallfolgen mit Krankheiten oder Gebrechen zusammen, gilt Folgendes: Entsprechend dem Umfang, in dem Krankheiten oder Gebrechen an der Gesundheitsschädigung oder ihren Folgen mitgewirkt haben (Mitwirkungsanteil), mindert sich bei den Leistungsarten Invaliditätsleistung und Unfallrente der Prozentsatz des Invaliditätsgrads … Beträgt der Mitwirkungsanteil weniger als 25 %, nehmen wir keine Minderung" vor. (auszugsweise 3.2 Mitwirkung, Musterbedingungen der AUB 2020 GDV)

11.5.1.3 Vorinvalidität und Partialkausalität

▶ Zur Festsetzung der per Versicherungsvertrag korrekten Gesamt-MdG ist vom Gesamtschaden (ermittelte „vorläufige" Gesamt-MdG aus dem letzten Unfallschaden) zuerst die Vorinvalidität (früher nur Vorschaden genannt) und erst danach der Vorzustand vom Gesamtschaden (der „vorläufigen" Gesamt-MdG) zur Festsetzung der im Gutachten zu empfehlenden Gesamt-MdG abzuziehen.

> **Beispiel: Vorinvalidität und Partialkausalität**
>
> Ausgangssituation: 46-jähriger Patient mit Contusio bulbi mit Hyphäma und umschriebenem Netzhautödem bei hoher Myopie. Bereits vor dem Unfallereignis bestehen myope Fundusveränderungen. Konsekutive Netzhautablösung. Sehschärfe vor dem Unfall 0,63 (= MdG 2/25 Vorinvalidität). Sehschärfe nach wiederholter Vitrektomie 0,25 (= MdG 10/25). Abstrakte Schätzung der Mitwirkung (Vorzustand) der Myopie durch den Gutachter auf 50 %. ◀

Bewertungssituation: Vom Gesamtschaden 10/25 MdG wird zuerst die Vorinvalidität (Sehschärfe war vor dem Unfall 0,63 = 2/25) abgezogen.
Zwischenergebnis: 8/25.
Nunmehr ist der Betrag um die Mitwirkung der Myopie (Vorzustand) von 50 % zu reduzieren. Der zu empfehlende entschädigungspflichtige Gesamtschaden beträgt demnach 4/25 MdG.
Trotz der erheblichen Konsequenzen für die versicherte Person durch Verlust der Lesefähigkeit am unfallverletzten Auge reduziert sich die Invaliditätsleistung des Versicherungsgebers deutlich. Das ist darauf zurückzuführen, dass das unfallverletzte Auge vor dem Trauma bereits eine im Vergleich zu gesunden Personen gleichen Alters und Geschlechts dauerhafte Funktionsminderung nach mehrfacher Glaskörperchirurgie bei hoher Myopie aufwies, wofür die Versicherung eben nicht aufzukommen hat. Aus dem Abzug des Mitwirkungsanteils ergibt sich eine geringere unfallbedingte Invalidität.
Für den erfolgreichen Abschluss des Gutachtenauftrages ist die Berücksichtigung des Vorliegens einer Mitwirkung (Partialkausalität) oder deren Nichtvorhandensein von

hoher Bedeutung. Der medizinische Fortschritt in der Diagnostik und die heutigen umfassenderen Erkenntnisse zur Ätiopathogenese verschiedener Allgemeinerkrankungen ermöglichen die differenziertere Bewertung einer Mitwirkung von Systemkrankheiten bei Augenschäden. Der Auftraggeber darf erwarten, dass der augenärztliche Gutachter diesen Aspekt berücksichtigt. Wegen der generellen Bedeutung für die Begutachtung in der PUV wurden Terminologie und Vorgehensweise bei Vorliegen einer „Mitwirkung" in einem eigenständigen Kapitel (Mitwirkung Abschn. 11.3.4) erläutert. Mit Beschluss vom 18. Januar 2017 (BGH, IV ZR 481/15) hat der BGH die beschriebene Vorgehensweise erneut ausdrücklich bestätigt. Das Vorhandensein einer Vorinvalidität und mitwirkender Krankheiten/Gebrechen sowie eines etwaigen Vorschadens führt immer wieder zu gerichtlichen Auseinandersetzungen. Die schlüssige Darstellung der medizinischen Tatsachenbefunde ist eine wichtige Grundlage für dann notwendig werdende Gerichtsentscheidungen, sofern sich die Versicherungsvertragspartner nicht außergerichtlich einigen.

11.5.2 Begutachtungsrelevante Unterschiede für den Augenarzt im Bewertungssystem der PUV nach AUB alt oder AUB neu

Bewertungssystem der PUV nach AUB neu
Nach AUB neu gilt: Gebrauchsfähigkeit eines Auges = Sehschärfe = Summe aller Funktionen eines Auges. Die MdG wird stets für jedes Auge einzeln ermittelt. Alle Einzelfunktionen eines Auges werden für jedes Auge getrennt mit der MdG in Fünfundzwanzigstel bewertet. Hierzu gehören:

- Verminderte Sehschärfe
- Intraokular korrigierte Aphakie
- Nichtintraokular korrigierte Aphakie
- Ausfälle im Gesichtsfeld
- Zerebral bedingte erhöhte Blendempfindlichkeit

▶ Festsetzung der MdG nach AUB neu daher für jedes Auge getrennt bei verminderter Sehschärfe, intraokular korrigierter Aphakie, nichtintraokular korrigierter Aphakie und nichtzerebral bedingten Ausfällen im Gesichtsfeld.
Eine Vorinvalidität am nicht verletzten Auge ist nach AUB neu nicht zu berücksichtigen!

▶ **Cave** Achtung! „Systemwidrige" Ausnahmen nach AUB neu müssen in den folgenden Begutachtungssituationen berücksichtigt werden bei:
- Doppelbildern
- Zerebral verursachten Gesichtsfeldausfällen
- Brillenzuschlag
- Brillenabschlag

Im Unterschied zur getrennten Schadensbewertung von verminderter Sehschärfe oder Gesichtsfeldstörung eines Auges folgt die Bewertung von Doppelbildern, zerebral verursachten Gesichtsfeldausfällen, Brillenzuschlag oder Brillenabschlag, aber auch zerebral bedingte, binokulare Minderung der Kontrastsehschärfe unter Blendungsbedingungen der Bewertungssystematik für das beidäugige Sehorgan (daher Angabe als Invaliditätsgrad = IG!).

▶ Festsetzung nach AUB neu mittels IG für das beidäugige Sehorgan bei Doppelbildern, zerebral bedingten Ausfällen im Gesichtsfeld, Brillenzuschlag und zerebral bedingter erhöhter binokularer Blendempfindlichkeit. Die Angaben erfolgen in Invaliditätsgraden und Prozent.

Bewertungssystem der PUV nach AUB alt
Nach AUB alt gilt: Gebrauchsfähigkeit beider Augen = Sehschärfe = Summe aller Funktionen des Sehorgans. Die Begrifflichkeiten „Sehorgan" und „Unfallfolgen" sind in den AUB alt nicht definiert.

- Ein Vorschaden am nicht verletzten Auge muss bei Anwendung der AUB alt berücksichtigt werden.
- Die MdG ist in Dreißigstel abstrakt zu schätzen. Der Verlust eines Auges entspricht einem IG von 30 %.

11.5.3 Sehschärfe

Die Invaliditätsbemessung in der PUV definiert sich über die Beeinträchtigung der allgemeinen körperlichen und geistigen Leistungsfähigkeit im Vergleich zu durchschnittlichen Personen gleichen Alters und Geschlechts. Die vorhandene Sehschärfe ist am Sehorgan der zentrale Leistungsparameter und die wichtigste Teilfunktion, auch wenn verschiedene weitere relevante Funktionalitäten, z. B. Farben- oder Dämmerungssehen, bei der Beurteilung der Leistungsfähigkeit des Auges dazugehören. Wegen der besonderen Bedeutung für die Invaliditätsbemessung ist es entscheidend, dass die Kriterien der DIN 58220/EN ISO 8596 bei der Sehschärfeprüfung eingehalten werden. Damit auch im Niedrigvisusbereich die Anforderungen an die Sehschärfebestimmung erfüllt werden, sind auch bei Sehbehinderten (Sehschärfe $\leq 0{,}2$) mindestens 5 Landolt-Ringe pro Visusstufe bei der Prüfung anzubieten. Für Sehschärfestufen unter 0,2 ergeben sich meist apparatetechnische Grenzen, die Mindestanzahl der Landolt-Ringe unterschiedlicher Orientierung je Visusstufe in einer Abstandsentfernung von 5 m darzubieten. Um ausreichend genormte Sehzeichen für jede Visusstufe darzubieten, kann dann nur auf die Nutzung der WSB-Visustafeln durch eine Verkürzung der Prüfentfernung z. B. auf 1 m oder des FrACT ausgewichen werden (Wesemann et al. 2010, 2020). Bei der Prüfung sind die gültigen Normvorschriften einzuhalten, weil die Gliedertaxen in Abhängigkeit von den erreichten Visusstufen durchaus differenziert ausfallen. Der Bestimmung der Sehschärfe mit dem Landolt-Ring nach DIN 58220/EN ISO 8596 liegt die logarithmische Reihung der Sehzeichengröße im Abstand des Faktors 10. Wurzel $10 = 1,259$ zugrunde. Diese Spanne gibt recht gut die vom menschlichen Auge wahrnehmbaren Differenzen wieder. Für das Ausmaß eines Funktionsverlustes kommt es daher auf die Differenzen in Visusstufen oder Faktoren an. Ein Verlust der Sehschärfe von 1,0 auf 0,8 ist viel weniger erheblich als von 0,32 auf 0,1 (weil mehr logarithmische Visusstufen dazwischen liegen). Der augenärztliche Sv muss für die sorgfältige Visusprüfung verantwortlich Sorge tragen. Bei Verdacht auf nichtorganische Sehstörungen (Aggravation, Simulation, psychogene Störung) kann die Prüfung der Reproduzierbarkeit der Probandenangaben zunächst durch eine Änderung der Prüfentfernung oder mit alternativen Sehzeichen evaluiert werden. Sofern die subjektiven Probandenangaben nicht mit dem objektiven klinischen ophthalmologischen Befund korrelieren, muss im Gutachten an den Auftraggeber eine Mitteilung erfolgen. Bislang am besten in wissenschaftlichen Studien (Gräf und Roesen 2002, Kröger et al. 2017) hinsichtlich der Reliabilität und Validität der Testmethode an gesunden Personen und sehbehinderten Patienten evaluiert ist der Überraschungsreiz des geschlossenen Landolt-Optotypen. Augenärztliche Gutachter sollten beachten, dass sämtliche Plausibilitätskontrollen der subjektiven Sehschärfeangaben bei eingetretenem Übungseffekt nicht mehr verwendbar sind. Weil sich der Gutachter selten mit derartigen Begutachtungssituationen konfrontiert sieht, muss gerade dann die weitere Vorgehensweise sorgfältig geplant und vorbereitet werden. Da es aus juristischen Gründen nicht möglich ist, die Aushändigung des augenärztlichen Gutachtens an die vielleicht späterhin auch vor Gericht streitenden Vertragsparteien (Versicherungsnehmer und Versicherungsgeber) zu verweigern, darf – um den Lerneffekt zu vermeiden – ein bei der klinischen Untersuchung eingesetzter Simulationstest im schriftlichen Gutachten weder beschrieben noch angegeben werden. Die neutrale Funktion des medizinischen Sachverständigen wird bei einer späteren Bewertung des Gutachtens durch ein Gericht am besten nachvollziehbar sein, wenn Formulierungen gewählt werden wie „durch geeignete Untersuchungen wurde eine nichtorganische Ursache nachgewiesen" oder „der ermittelte Gesundheitsschaden ist nicht medizinisch-schlüssig durch den geschilderten Unfallhergang mit Wahrscheinlichkeit zu begründen".

In Tab. 11.5 ist die Minderung der Gebrauchsfähigkeit eines Auges bei Herabsetzung der Sehschärfe gemäß AUB alt (z. B. AUB 1961) und AUB neu (z. B. AUB 1988, 2000) wiedergegeben. Begutachtungsrelevante Hinweise zum Verständnis der beiden grundsätzlich verschiedenen Bewertungssysteme finden sich in Abschn. 11.5.2.

▶ Beachten Sie, dass die Tabellierung bei Herabsetzung der Sehschärfe gemäß AUB alt in 1/30-Schritten erfolgt und gemäß AUB neu in 1/25-Schritten!

Ein Beispiel soll die Bewertung demonstrieren:

Tab. 11.5 Minderung der Gebrauchsfähigkeit eines Auges bei Herabsetzung der Sehschärfe

Sehschärfe	MdG gemäß AUB alt	MdG gemäß AUB neu
1,0	0	0
0,8	1/30	1/25
0,63	3/30	2/25
0,5	5/30	4/25
0,4	7/30	6/25
0,32	10/30	8/25
0,25	13/30	10/25
0,2	15/30	12/25
0,16	17/30	14/25
0,12	(19/30)[a]	16/25
0,1	20/30	17/25
0,08	22/30	18/25
0,06	(24/30)[a]	19/25
0,05	25/30	20/25
0,02	28/30	23/25
0,0	30/30	25/25

AUB Allgemeine Unfallversicherungsbedingungen, *MdG* Minderung der Gebrauchsfähigkeit
[a] Ergänzter Wert

Beispiel

Ein Patient mit einer Schielamblyopie links, also einer vorbestehenden Funktionseinschränkung (Vorinvalidität), hatte vor dem Unfall eine Sehschärfe rechts von 1,0 und links von 0,63. Durch einen Unfall am besseren rechten Auge mit einer perforierenden Hornhautverletzung entstand eine Hornhautnarbe mit irregulärem Astigmatismus. Nach dem Unfall liegt die Sehschärfe rechts bei 0,4, links auf dem amblyopen Auge ist sie unverändert bei 0,63. Durch den Unfall ist somit am rechten Auge die Sehschärfe von 1,0 auf 0,4 abgesunken. Es ergibt sich eine Gesamt-MdG von 6/25 nach AUB 88 ff. neu gemäß Tab. 11.5. ◄

Bitte beachten Sie, dass die Tatsache, dass das linke Auge amblyop ist, **keinerlei Einfluss** auf die Bewertung der MdG des verunfallten Auges hat. Hierin unterscheidet sich die Begutachtung im Rahmen der privaten Unfallversicherung grundsätzlich von der Begutachtung im Rahmen der gesetzlichen Unfallversicherung, die ja immer die Sehschärfe beider Augen mitbewertet. Dies muss hier im Bereich der PUV grundsätzlich anders gehandhabt werden. Es ist immer nur der Schaden des einzelnen Auges anzugeben, völlig unabhängig vom Befund des Partnerauges. Dies führt zu der eigenartig anmutenden

Konstellation, dass z. B. ein Patient, der an einem Auge erblindet war und jetzt durch einen Unfall sein zweites Auge verliert und damit vollständig blind ist, bei Festsetzung der MdG genauso bewertet wird wie ein Patient, der ursprünglich 2 völlig normale Augen hatte und durch den Unfall ein Auge verloren hat.

▶ **Praxistipp** Beachten Sie, dass bei der Festlegung der MdG nach AUB neu ausschließlich der Schaden am verunfallten Auge ohne Berücksichtigung der Funktion des Partnerauges bewertet wird!

11.5.4 Gesichtsfeld

Die Bewertung von Gesichtsfeldschäden wird zu einer möglichen Visusminderung, die unfallbedingt eingetreten ist, hinzugerechnet. Dabei muss aber eine angemessene Bewertung der Gesamtsituation dergestalt stattfinden, dass nicht durch Aufaddieren mehrerer funktioneller Störungen – z. B. einer Sehschärfeminderung, einer Gesichtsfeldschädigung und noch einem Brillenzuschlag oder dergleichen mehr – höhere MdG-Werte auftreten, als sie einer einseitigen Erblindung entsprechen. Hier muss also mit Augenmaß agiert werden. Im Falle des Gesichtsfeldes muss auch die Wertigkeit der Gesichtsfeldschäden von der funktionellen Bedeutung her berücksichtigt werden. Dies bedeutet, das äquikausal bedingte Gesichtsfelddefekte mit dem Tabellenwert der MdG bei Herabsetzung der Sehschärfe mit abgegolten sind.

▶ Gesichtsfelddefekte im zentralen Bereich, auch Defekte nach unten, sind gravierender zu bewerten als Defekte in der äußeren oder oberen Peripherie.

Auch hier ist wieder zu beachten, dass in der AUB alt die Abstufung in 1/30-Schritten erfolgt, in der AUB neu in 1/25-Schritten, und dass der Invaliditätsgrad in Prozenten angegeben wird (Tab. 11.6, 11.7, 11.8 und 11.9). Als Eckwert sei herausgegriffen, dass eine beidseitige vollständige homonyme Hemianopsie – was Verlust der Lesefähigkeit be-

Tab. 11.6 Minderung der Gebrauchsfähigkeit bei einseitigen Gesichtsfeldausfällen gemäß AUB alt

Gesichtsfeldausfall	MdG
Konzentrische Einschränkung auf 50° Abstand vom Zentrum	5/30
Konzentrische Einschränkung auf 30° Abstand vom Zentrum	10/30
Konzentrische Einschränkung auf 10° Abstand vom Zentrum	15/30
Konzentrische Einschränkung auf 5° Abstand vom Zentrum	20/30
Vollständig einseitige Ptosis	30/30
MdG Minderung der Gebrauchsfähigkeit	

Tab. 11.7 Invaliditätsgrade bei beidseitigen Gesichtsfeldausfällen

Vollständige Halbseiten und Quadrantenausfälle	IG gemäß AUB alt (%)	IG gemäß AUB neu (%)
Homonyme Hemianopsie	40	60
Bitemporale Hemianopsie	25	35
Binasale Hemianopsie	10	15
Homonymer Quadrantenausfall oben	20	25
Homonymer Quadrantenausfall unten	30	35

AUG Allgemeine Unfallversicherungsbedingungen, *IG* Invaliditätsgrad

Tab. 11.8 Invaliditätsgrade bei unregelmäßigen beidseitigen Gesichtsfeldausfällen gemäß AUB alt

Ausgefallene Fläche	IG (%)
Ausfall[a] mindestens 1/3	20
Ausfall[a] mindestens 2/3	50

IG Invaliditätsgrad
[a] Zwischenwerte sind vom Gutachter zu schätzen

Tab. 11.9 Minderung der Gebrauchsfähigkeit eines Auges bei Einschränkung des Gesichtsfeldes gemäß AUB neu

Gesichtsfeldausfall	MdG
Konzentrische Einschränkung auf Fixierpunktabstand	
50°	4/25
30°	8/25
10°	12/25
5°	17/25
Unregelmäßige Ausfälle im 50°-Gesichtsfeld unterhalb des horizontalen Meridians	
1/3	6/25
2/3	15/25

MdG Minderung der Gebrauchsfähigkeit

deutet – infolge einer Sehbahnschädigung gemäß AUB alt mit einem Invaliditätsgrad von 40 % bewertet wird, gemäß AUB neu mit einem Invaliditätsgrad von 60 %.

Bewertet werden große Skotome im 50°-Gesichtsfeld unterhalb des horizontalen Meridians, wenn sie beidäugig bestehen oder ein Auge fehlt. Berechnet wird die ausgefallene Fläche (Tab. 11.8).

▶ Liegen mehrere Funktionsstörungen vor, also z. B. eine Sehschärfeminderung und eine Gesichtsfeldschädigung infolge eines Unfalls, so sind die entsprechenden MdG-Werte zu addieren, aber in angemessener Form, wobei der Eckwert einer vollständigen Erblindung durch das Aufaddieren einzelner Komponenten nicht überschritten werden darf.

Beispiel

Ein Beispiel soll demonstrieren, wie die Bewertung durchgeführt wird: Eine Patientin hat im Rahmen eines Verkehrsunfalls ein Schädel-Hirn-Trauma erlitten. Es entstand eine inkomplette homonyme Hemianopsie nach links. Abb. 11.7 zeigt die Gesichtsfelder des rechten und des linken Auges. Gemäß AUB alt ergibt sich in diesem Fall ein Invaliditätsgrad von ca. 20–30 %, gemäß AUB neu von ca. 30–40 %. ◀

Das in Abschn. 2.2 bereits erwähnte Bewertungsschema nach Weber et al. (2004) wird im Folgenden nochmals etwas genauer beschrieben.

Alle oben genannten Bewertungen von Gesichtsfeldausfällen sind nach ausführlichen Diskussionen zwischen Fachleuten von DOG und Berufsverband der Augenärzte Deutschland (BVA) entstanden und von den verantwortlichen Gremien anerkannt worden (Gramberg-Danielsen 2003). Zwischen der Minderung der Gebrauchsfähigkeit und der Einschränkung der Lebensqualität bestehen, wie in vielen anderen Gebieten der Begutachtung, auch bei den Gesichtsfeldausfällen keine wissenschaftlich begründeten Korrelationen. Alle Wertungen basieren auf den Einschätzungen der Fachleute, die letztlich nicht mit harten Fakten belegt sind.

Esterman (1968) hat einen Weg zu einer Objektivierung gesucht, als er das Gesichtsfeld in verschieden gewichtete Wertungsareale einteilte, die zentral enger und im peripheren Bereich weiter auseinanderliegen. Damit konnten objektiv Gesichtsfeldausfälle bewertet werden, v. a. solche, die unregelmäßig begrenzt waren. 2004 wurde das Verfahren für die gutachtliche Wertung von Gesichtsfeldausfällen in den deutschen Sprachraum eingeführt (Gramberg-Danielsen 2003). Dabei sind die zentralen Teile besonders hoch und die unteren Teile des Gesichtsfeldes höher als die oberen bewertet worden (Abb. 11.8, Weber et al. 2004).

Bei der PUV bedeutet jeder beidäugig ausgefallene Punkt 1 % des Invaliditätsgrades. Der Punkt wird gegeben, wenn mehr als die Hälfte des Wertungsfeldes ausgefallen ist oder die Mitte des Wertungsfeldes im Ausfall liegt. So bedingt ein oberer homonymer Quadrantenausfall einen Invaliditätsgrad von 20 %, der untere homonyme Quadrantenausfall von 30 %. Bei einem nur einseitigen Ausfall wird jeder nicht gesehene Punkt der zentralen 90 Punkte mit je 0,5 % gewertet, die nur einäugig sichtbaren Punkte beider temporaler Halbmonde mit je 1 % pro Punkt.

Zwangsläufig folgt aus dem Verteilungsmuster, dass die homonyme Hemianopsie einen Invaliditätsgrad von 50 % ergeben müsste. Um mit den bisher gültigen

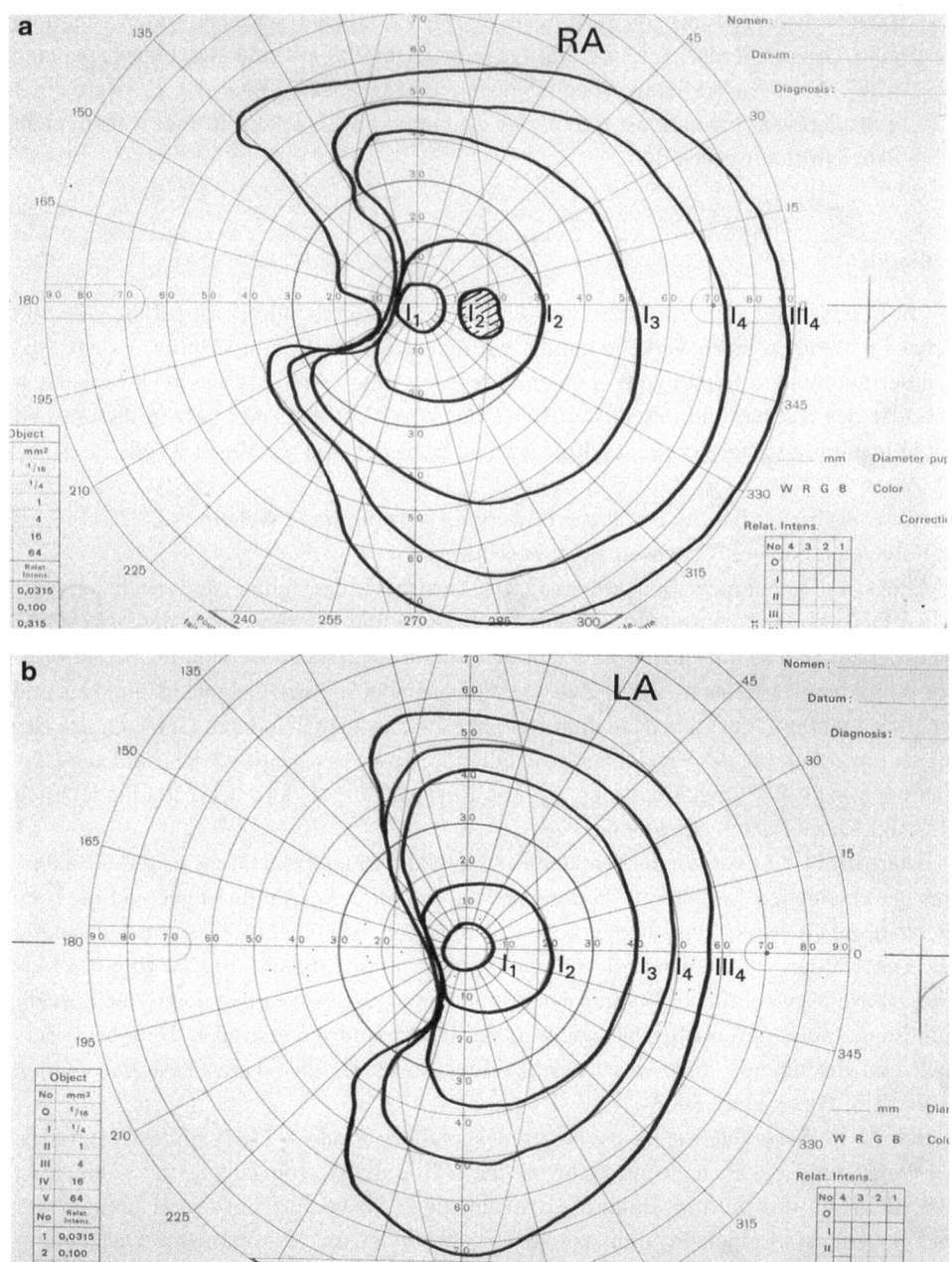

Abb. 11.7 Zustand nach Schädel-Hirn-Trauma mit inkompletter homonymer Hemianopsie nach links. **a** rechtes Auge (RA), **b** linkes Auge (LA)

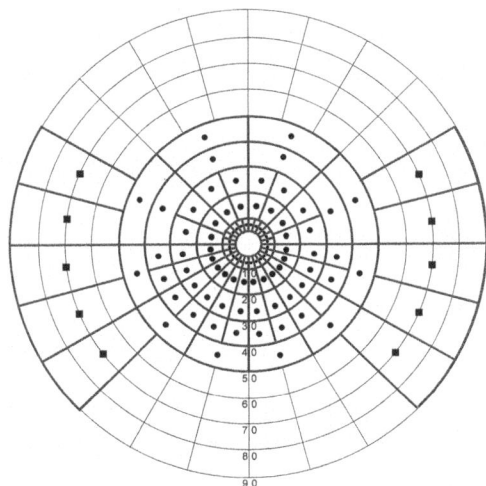

Abb. 11.8 Punktesystem zur Bewertung von Gesichtsfeldausfällen. Jeder der 90 zentralen Punkte wird bei der PUV mit 1/2 gezählt, wenn ein Auge in diesem Gesichtsfeldbereich die Marke III/4 nicht sieht, bei homonymen Ausfällen mit 1 %. Die kleinen Quadrate in den beiden temporalen Halbmonden, die nur einäugig zu sehen sind, werden stets mit je 1 % bewertet. Man achte auf die unsymmetrische Verteilung zwischen Zentrum und Peripherie und zwischen oberer und unterer Hälfte. (Aus Weber et al. 2004)

Einschätzungen konform zu gehen, wurde differenziert zwischen einer kompletten homonymen Hemianopsie und einer solchen mit erhaltener Lesefähigkeit, also mit Aussparung der Makula. Der inkomplette Ausfall mit Aussparung der Makula wird weiterhin mit 40 % gewertet, derjenige ohne Aussparung der Makula mit deutlicher Lesestörung kann demnach mit 50 % gewertet werden (Abb. 11.9, mod. nach Weber et al. 2004).

▶ **Cave** Bei Vorliegen einer homonymen Hemianopsie mit erhaltener Funktion der Makula (sog. Makulaaussparung) und vorhandener Lesefähigkeit sollte der Sv im Interesse der Gleichbehandlung aller Versicherten einen Invaliditätsgrad von 40 % empfehlen.

Tab. 11.10 (Gramberg-Danielsen 2003) gibt eine Zusammenstellung der noch weiterhin gültigen Bewertungen aus der GUV und derjenigen nach dem neuen Punktesystem wieder. Für die gesetzliche Unfallversicherung scheint die Begutachtungsproblematik für die meisten Bewertungssituationen damit recht gut gelöst. Trotzdem stehen Vereinbarungen mit den Versicherungsträgern – soweit bekannt – bislang aus. Obwohl sich die versicherungsrechtlichen Grundlagen, der Schutzzweck und Bezugsmaßstab zwischen GUV und PUV vollkommen unterscheiden, ist die hier erörterte medizinische Betrachtung von Ausmaß und Konsequenzen der Funktionsbeeinträchtigung über die Versicherungsgebiete hinweg gerechtfertigt. Besonders hilfreich ist die Wertung nach dem

Abb. 11.9 Bei einem kompletten homonymen Halbseitenausfall ohne Aussparung der Makula, d. h. mit deutlichen Lesestörungen, sollte ein Invaliditätsgrad von 50 % vorgeschlagen werden

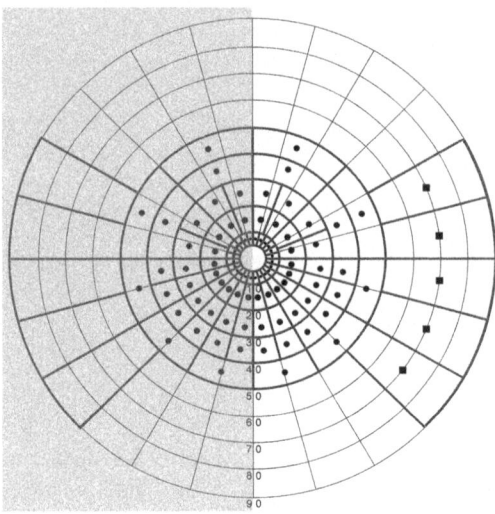

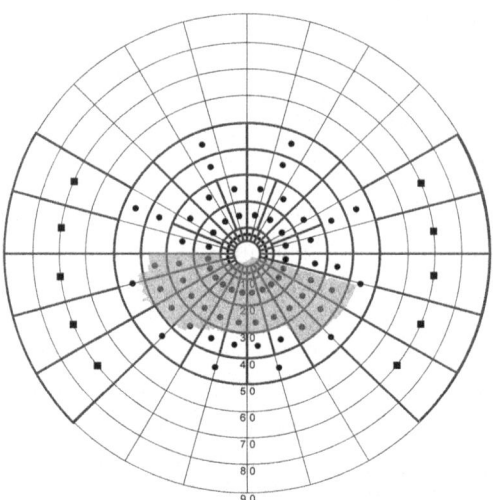

Abb. 11.10 Unregelmäßige zentrale Gesichtsfeldausfälle sind nach den bisherigen Empfehlungen nur in 2 groben Stufen zu werten. Liegt ein zentral liegender Ausfall vor, so kann mit dem Punkteverfahren ein objektiver Anhaltswert gewonnen werden, der nach den funktionellen Angaben des Patienten entweder nach oben oder unten gerundet werden sollte. In diesem Beispiel führen 40 ausgefallene Wertungspunkte bei einem einäugigen Ausfall zu einer MdG von 20 %. (Aus Gramberg-Danielsen 2003)

Tab. 11.10 Zusammenstellung der Bewertungen

Defektmuster und Kombination	Bisherige Bewertung der GUV[a] (MdE)	Empfohlene Bewertung nach neuem Punktesystem (MdE)	Differenzen
Binokular deckende Ausfälle			
Homonyme Hemianopsie (einfach, mit erhaltener Makula)	40	38	−2
Homonyme Hemianopsie mit halbierter Makula und Lesestörungen	Fehlt	50	Fehlt
Homonymer Quadrant oben	20	20	0
Homonymer Quadrant unten	30	30	0
Binokulare Skotome mindestens 1/3 der unteren GF-Fläche von 50°	20	18–35, je nach Lage der Ausfälle	0
Binokulare Skotome mindestens 2/3 der unteren GF-Fläche von 50°	50	36–54, je nach Lage der Ausfälle	0
Binokular konzentrisch 50°	10	10	0
Binokular konzentrisch 30°	30	36	+6
Binokular konzentrisch 10°	70	76	+6
Binokular konzentrisch 5°	100	100	0
Binokular nicht deckende Ausfälle			
Bitemporale Hemianopsie	30	32	+2
Monokulare Ausfälle bei fehlender Funktion des 2. Auges			
Hemianopsie temporal	70	66	−4
Hemianopsie nasal	60	61	+1
Konzentrisch 50°	40	33	−7
Konzentrisch 30°	60	52	−8
Konzentrisch 10°	90	82	−8
Konzentrisch 5°	100	100	0

(Fortsetzung)

Tab. 11.10 (Fortsetzung)

Defektmuster und Kombination	Bisherige Bewertung der GUV[a] (MdE)	Empfohlene Bewertung nach neuem Punktesystem (MdE)	Differenzen
Monokulare Ausfälle bei normalem 2. Auge			
Konzentrisch 50°	5	5	0
Konzentrisch 30°	10	11	+1
Konzentrisch 10°	10	21	+11
Konzentrisch 5°	25	25	0

GF Gesichtsfeld, *GUV* gesetzliche Unfallversicherung, *MdE* Minderung der Erwerbsfähigkeit
[a] Als Beispiel für die bisherige Bewertung wurden die Prozentwerte der gesetzlichen Unfallversicherung angegeben und nicht diejenigen der privaten Unfallversicherung, da Letztere zu sehr nach AUB alt und ABU neu differieren bzw. nicht alle vollständig in diesen Abstufungen vorliegen

Punktesystem, wenn unregelmäßig begrenzte, im unteren Gesichtsfeldbereich liegende Ausfälle vorhanden sind. Dies ist bei glaukomatös bedingten absoluten Skotomen nicht selten der Fall. Hier kann nach objektiver Auswertung der jeweilige Prozentsatz für beide Augen getrennt erhoben und dann zusammengezählt werden. Für unregelmäßige Ausfälle im unteren Halbfeld gelten nach der bisherigen Bewertung nur 2 grob gestufte Empfehlungen (Gramberg-Danielsen 2003): Nach Tab. 11.8 werden in der PUV ein IG von 20 % bei Ausfall von mindestens 1/3 der Fläche und ein IG von 50 % bei Ausfall von mindestens 2/3 der Fläche im 50°-Gesichtsfeld unterhalb des horizontalen Meridians berechnet. Es wird nicht gesagt, ob dieser Ausfall von 1/3 der Fläche z. B. zentral oder peripher in dem 50°-Gebiet liegt. Dies blieb bisher dem Gutachter überlassen. Mit dem neuen Schema kann die Rechtssicherheit für die Patienten verbessert und die Wertung vereinheitlicht werden (Abb. 11.10). Immerhin fanden die augenärztlichen Vorschläge zwischenzeitlich Eingang in ein Kompendium zu den Rechtsgrundlagen und ärztlichen Begutachtung in der PUV (Lehmann u. Ludolph 2018).

▶ **Cave** Das Wertungsschema für Gesichtsfeldausfälle nach Weber et al. (2004) darf in der PUV nur für unregelmäßig begrenzte Gesichtsfeldausfälle benutzt werden.

Auf die diskrepante Wertung bei bitemporalen Hemianopsien zwischen beiden Wertungsmethoden soll hingewiesen werden. Nach Tab. 11.7 wird eine bitemporale Hemianopsie mit einem Invaliditätsgrad von 25 % bzw. 35 % bewertet. Nach dem Punktesystem ist dies nicht möglich: Bei einer kompletten bitemporalen Hemianopsie errechnen sich 55 %. Wenn man sich die Störungen durch einen kompletten Ausfall verdeutlicht (Abb. 11.11), dann erscheint die Wertung mit 55 % nicht zu hoch, da von der Fläche des Gesichtsfeldes her gesehen ein Auge komplett ausgefallen ist und zusätzlich der temporale Halbmond. Dies würde wiederum 50 % für den Verlust eines Auges bedeuten, mit den 5 % für den temporalen Halbmond.

Bei einer vollständigen bitemporalen Hemianopsie ist der Patient noch zusätzlich durch das fehlende Binokularsehen gestört: Ihm fehlen die beidäugig korrespondierenden Anteile des Gesichtsfeldes, sodass normales Binokularsehen nicht mehr möglich ist. Der Patient hat somit für seine Orientierung immer nur eine Gesichtsfeldhälfte zur Verfügung, also wie ein Patient mit einer homonymen Hemianopsie, aber mit dem zusätzlichen Nachteil, dass ihm zusätzlich der temporale Halbmond fehlt. Ebenso kann er mit einem kompletten Ausfall nicht mehr flüssig lesen. Dies ist im Vergleich zu homonymen Ausfällen ein gravierender Nachteil, der die zusätzliche Gabe von 5 % rechtfertigt. Bei einem Innenschielen fehlt dem Patienten derjenige Teil des Gesichtsfeldes, der zwischen beiden Fixationspunkten der Augen liegt, wie in Abb. 11.11 zu sehen ist. Bei einem Außenschielen treten Doppelbilder auf, das Gesichtsfeld wird dementsprechend kleiner. Diese Probleme kennt ein Patient mit einer kompletten homonymen Hemianopsie nicht: Er ist immer konstant binokular verschaltet und wird wegen des Gesichtsfeldausfalls an sich keine Doppelbilder bekommen.

Im klinischen Alltag hat die Mehrzahl aller Patienten mit bitemporalen Ausfällen jedoch keinen wirklich kompletten Ausfall mit Lesestörungen und Doppelbildern, sodass bei erhaltener Fusion und guter Lesegeschwindigkeit ein IG von 45 % angeraten ist. Sind weitere parazentrale Gesichtsfeldanteile noch erhalten, ist eine geringere Wertung bis hinab zu 25 % möglich. Dies muss im Einzelfall entschieden werden. Auch hierbei kann

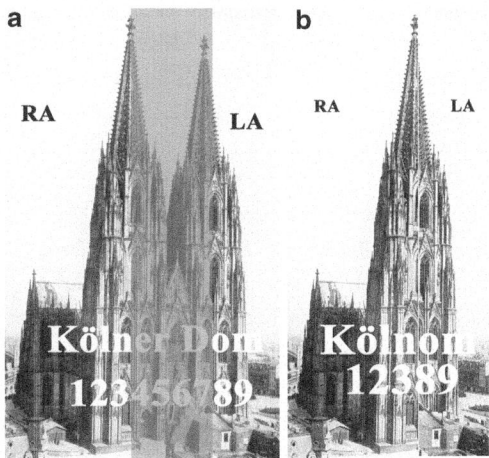

Abb. 11.11 a,b Sehweise mit kompletter bitemporaler Hemianopsie (**a**). Im Vergleich zu einem Patienten mit einer homonymen Hemianopsie (**b**) hat dieser Patient bei nicht ausgleichbarem Innen- oder Höhenschielen einen wesentlich schlechteren Zustand. Er hat kein Binokularsehen, setzt z. B. bei manifestem Innenschielen die jeweils einäugigen Bilder zu einem nicht sinnvollen Bild zusammen („Kölnom") und hat zudem keine temporalen Halbmonde mehr. Beim Außenschielen stören Doppelbilder, die bei einem homonymen Ausfall in der Regel nicht auftreten. Aus dieser Darstellung wird deutlich, dass wirklich komplette bitemporale Halbseitenausfälle mit einem Invaliditätsgrad von 55 % nicht zu hoch bewertet werden. (Aus Gramberg-Danielsen 2003).

die Auswertung mit dem Punktesystem weiterhelfen. Patienten mit binasalen Ausfällen sind so selten, dass sie nach der jeweiligen Größe des Ausfalls und dem Ausmaß der binokularen Störungen beurteilt werden. Die pauschale Empfehlung von 10 % erscheint zu gering (Gramberg-Danielsen 2003), wenn ein kompletter Ausfall Lesestörungen und binokulare Fusionsstörungen hervorruft.

11.5.5 Doppelbilder und Binokularfunktionen

Für die private Unfallversicherung kann anhand von den vorgeschlagenen Bemessungsempfehlungen aus dem Bewertungsschema für die Diplopie (Abb. 11.12) ein personalisierter Bemessungsvorschlag abgeleitet werden. Es sind dabei immer die Eckwerte der PUV (z. B. IG 50 % bei Verlust eines Auges) und die versicherungsrechtlichen und versicherungsmathematischen Gegebenheiten der PUV zu berücksichtigen. Zudem ist immer darauf zu achten, ob vom Versicherungsgeber Sonderregelungen mitgeteilt worden sind; dann ist immer auf Grundlage dieser einzelvertraglichen Regelungen zu bemessen.

Die Abb. 11.12 zeigt das Doppelbildschema in modifizierter Form mit Höhe der Invaliditätsgrade für die Bemessung einer dauerhaften Doppelbildwahrnehmung in der PUV. Die Bewertung von Doppelbildern oder Störungen der Binokularfunktion orientiert sich aufgrund der versicherungsrechtlichen Systematik in der PUV immer am beidäugigen Sehorgan. Während die Minderung der Gebrauchsfähigkeit eines Auges bei Herabsetzung der zentralen Sehschärfe mit dem MdG-Schätzwert anzugeben ist, ist für das dauerhafte Vorhandensein störender Doppelbilder stets eine Bewertung in Invaliditätsgraden als *IG* vorzuschlagen. Wie die Abb. 11.12 zur Bewertung der Doppelbildwahrnehmung in der PUV erkennen lässt, resultiert für eine versicherte Person mit ständiger Doppelbildwahrnehmung im gesamten Gebrauchsblickfeld ein IG von 50 %. Werden beim Versicherten nur Doppelbilder beim Blick nach unten zwischen 10° und 30° ermittelt, so ergibt sich ein IG-Schätzwert zwischen 30 % und 40 %. Die dazwischenliegenden Abstufungen sind je nach der Ausdehnung der Doppelbilder und je nach personalisierter Funktionsbeeinträchtigung im Einzelfall zu bestimmen. Auch in der privaten Unfallversicherung muss sorgfältig darauf geachtet werden, dass die subjektiven Angaben mit den objektiven Befunden übereinstimmen, da es um viel Geld geht und der Sachverständige im Interesse der Gleichbehandlung aller Versicherten zur Versorgungsgerechtigkeit beitragen muss.

▶ **Cave** Die im für die PUV modifizierten Doppelbildschema angegebenen Invaliditätsgrade sind Orientierungswerte für die Bewertung dauerhafter Doppelbilder gemäß AUB neu.

Leidet ein Patient unter dauerhaft störenden Doppelbildern im zentralen Bereich (Zone 4 des Doppelbildschemas für die PUV) liegt der Invaliditätsgrad bei 50 %, bei einem alleinigen

11 Private Unfallversicherung

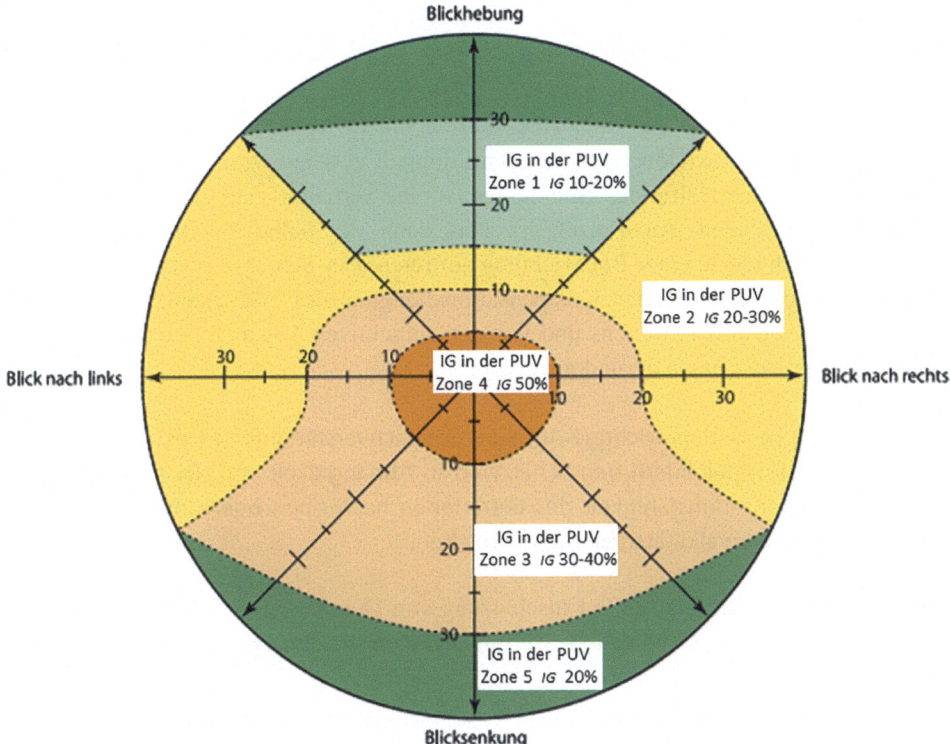

Abb. 11.12 Orientierungswerte für die Bemessung der Doppelbildwahrnehmung in der privaten Unfallversicherung (PUV) nach dem für das Versicherungsgebiet modifizierten Blickfeldschema. Gemäß der Bewertungssystematik für das beidäugige Sehorgan muss die Funktionsminderung in der PUV durch den Gutachter als Invaliditätsgrad (IG in Prozent) angegeben werden. Dauerhafte Doppelbilder im gesamten Gebrauchsblickfeld sind demnach mit einem IG von 50 % zu bewerten. Bei Nutzung der Bewertungsvorschläge hat der Gutachter die individuelle Kompensationsfähigkeit des Betroffenen zu beachten und den von ihm zu empfehlenden IG nach oben oder unten anzupassen.

Verlust des beidäugigen Sehens wäre der Invaliditätsgrad mit 20 % zu bemessen. Die dazwischenliegenden Abstufungen sind je nach der Ausdehnung der Doppelbilder und je nach Beeinträchtigung (Abweichung von der normalen Leistungsfunktion) im täglichen Leben für den Einzelfall vorzuschlagen.

Bei konzentrisch sich verengenden Bereichen ist das Schema gut brauchbar, jedoch ist es nicht ideal für solche Patienten, die zunehmende Doppelbilder von einer Seite aus oder aus vertikaler Richtung bekommen. In solchen – nicht seltenen – Fällen wird auf die in Abschn. 2.3 erwähnte zusätzliche Wertungsmöglichkeit hingewiesen (Kolling 1996): Diese kann auch für die private Unfallversicherung als Schätzungsgrundlage orientierend hilfreich sein. Diejenigen Wertungsflächen werden zusammengezählt, in denen der Patient doppelt sieht. Dabei werden nur Doppelbilder im Gebrauchsblickfeld (25° Aufblick, 30° zu beiden Seiten und 40° Abblick) gewertet.

Für die PUV resultiert aus dem Blickfeldschema in Abb. 11.12 ein IG von 50 %, wenn im gesamten Blickfeldbereich dauerhaft doppelt gesehen wird. Bei Doppelbildern nur in einer seitlichen Hälfte des Blickfeldes ist eine verhältnismäßige prozentuale Abrechnung vorzuschlagen. Anzusetzen ist stets dann der halbe Tabellenwert, da die Doppelbilder auch nur in einer Blickrichtung auftreten. Der Schätzwert sollte ggf. in Abhängigkeit von der individuellen Kompensationsfähigkeit des Probanden, von der Güte und Stabilität des Binokularsehens und von den subjektiven Angaben des Patienten entweder nach oben oder unten gerundet werden.

▶ **Cave** Eine besonders wichtige Aufgabe des Sachverständigen ist es, bei vorhandenen Doppelbildern den Schätzwert in Abhängigkeit von der individuellen Kompensationsfähigkeit des Betroffenen nach oben oder unten anzupassen und in Invaliditätsgrad (IG) anzugeben.

Anhand zweier Beispiele wird die Einschätzung von Doppelbildern durch den Arzt und den Patienten wiedergegeben und den Wertungen beider Schemata gegenübergestellt.

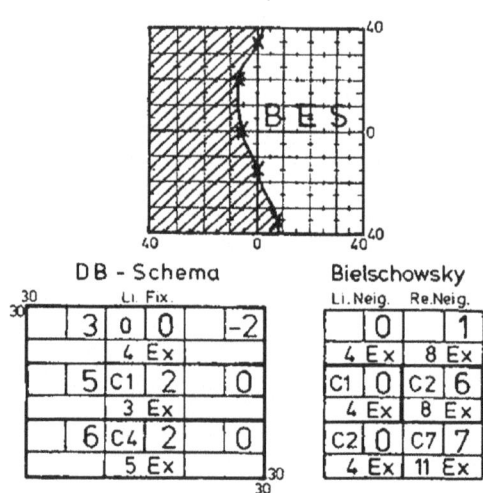

Abb. 11.13 Patient mit rechtsseitiger Trochlearisparese und Doppelbildern bei Linksblick. Nach dem Blickfeldschema für die private Unfallversicherung (PUV) bedingen die Doppelbilder innerhalb der zentralen 5° weiterhin einen IG von 50 %. Nach dem Punkteverfahren (Gramberg-Danielsen 2003) sind nur 9 Felder ausgefallen, sodass ein Invaliditätsgrad (IG) von 20 % daraus resultiert. Letzterer Wert war dem Grad der subjektiv empfundenen Beeinträchtigung angemessen: Im täglichen Leben konnte der Patient normal einer Schreibtischtätigkeit nachgehen, lediglich bei schnellem, unkontrolliertem Linksblick sah er doppelt

Beispiel 1 (Abb. 11.13)

Befunde der Harms-Wand und das Doppelbildschema (DB-Schema) zeigen die Schielwinkel und Doppelbildangaben eines Patienten mit einer typischen einseitigen Trochlearisparese. In diesem Beispiel differiert die MdG um 15 % nach beiden Wertungsverfahren. ◄

Beispiel 2 (Abb. 11.14)

Ein Berufslastkraftwagenfahrer erlitt bei einem Unfall eine Paralyse des linken Nervus abducens und sah im gesamten Blickfeldbereich doppelt (Abb. 11.14a). Wegen einseitiger Okklusion eines Brillenglases war er funktionell einäugig. Er bekommt zu Recht einen Invaliditätsgrad von 50 %.

Nach der 1. Augenmuskeloperation (Abb. 11.14b) konnte er im gesamten rechten Blickfeldbereich wieder beidäugig einfach sehen. Nach dem Punkteverfahren (Gramberg-Danielsen 2003) wären damit nur 12 Felder ausgefallen, was bei einer hälftigen, anteiligen Bemessung des IG im Blickfeldschema analog einem IG von 25 % gleich kommt. Dies würde der Selbsteinschätzung des Patienten besser entsprechen, da er sich in einer leichten Kopflinksdrehung wieder in der Lage fühlte, seinen Pkw zu fahren.

Nach der 2. Operation (Abb. 11.14c) war fast das ganze Gebrauchsblickfeld ohne Doppelbilder und er konnte wieder seinem Beruf als Lkw-Fahrer nachgehen. Nach dem Doppelbildschema für die PUV bedingen Doppelbilder innerhalb der zentralen 15° noch einen IG von 30–40 %. Nach dem Punkteverfahren sind nur noch 3 Felder ausgefallen, sodass noch höchstens ein IG von 10 % angeraten wäre. Dies entspricht sowohl der subjektiven Einschätzung als auch objektiven Wertung der Beeinträchtigungen.

In diesem Beispiel sind damit die Unterschiede noch deutlicher: Nach dem Blickfeldschema für die PUV bedingen die Doppelbilder nach der 1. Operation trotz der deutlichen Verbesserung der Leistungsfähigkeit weiterhin einen IG 50 %. Auch nach der 2. Operation werden noch erhebliche 30–50 % IG angeraten, obwohl der Patient wieder mit seinem Lkw seiner Arbeit nachgehen kann. ◄

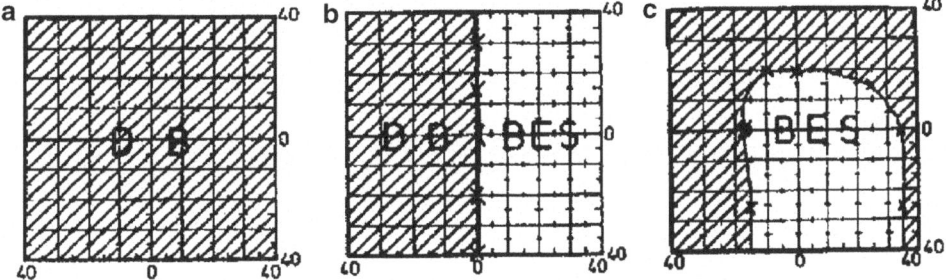

Abb. 11.14 Zustand nach Paralyse des linken N. abducens mit resultierenden Doppelbildern (siehe Erläuterungen zu Beispiel 2)

Diese beiden Beispiele machen deutlich, dass nur in Fällen mit konzentrisch sich verengenden Doppelbildbereichen beide Wertungssysteme gleich sind, während bei den häufigeren halbseitig betonten Ausfällen das Punkteverfahren der subjektiven Wertung der Betroffenen besser entspricht. Es kommt hier einmal mehr auf das medizinische Erfahrungswissen des augenärztlichen Sachverständigen an.

11.5.6 Pseudophakie und Aphakie

Für die abstrakte Bewertung der Pseudophakie wurden von der BVA-DOG-Rechtskommission Ende des Jahres 2018 neue Empfehlungen verabschiedet, die sich am erreichten medizinisch-technischen Fortschritt in der Ophthalmochirurgie und dem aktuell erreichten Stand der Kunstlinsentechnologie orientieren. Die letzten größeren Änderungen in den Einstufungshinweisen waren 1982/83 von Gramberg-Danielsen/Thomann (Gramberg-Danielsen 1982; Thomann und Gramberg-Danielsen 1983) und einer Arbeitsgruppe des HUK-Verbandes vorgenommen worden. Die neuen Bemessungsempfehlungen (ab 2019) für unfallbedingte Standardfolgen am Sehorgan berücksichtigen die Konsequenzen aus dem erreichten Stand der Augenheilkunde im Interesse der am privatrechtlichen Vertrag (AUB, Versicherungsvertrag) beteiligten Versicherungsnehmer und Unfallversicherer (Versicherungsunternehmen) besser. Die Weiterentwicklung der Kunstlinsenimplantate und der mikrochirurgischen Vorgehensweise hat „wesentliche Auswirkungen auf eine Reduzierung der Unfallfolgen bzw. Funktionsstörungen am Sehorgan bei Entfernung oder nach Verlust der körpereigenen Linse". Der Verlust der körpereigenen Linse zieht nicht mehr generell massive funktionelle Auswirkungen nach sich u. a. auf das Kontrast- und Dämmerungssehen. Zudem sind die Gliedertaxen oberhalb der Sehschärfe 0,32 schon immer wesentlich differenzierter gewesen als in der GUV. Umso wichtiger ist es für den Augenarzt, sämtliche Normvorgaben zur Sehschärfeprüfung nach DIN 58220/EN ISO 8596 sorgfältig einzuhalten.

Tab. 11.11 zeigt die MdG gemäß AUB alt und AUB neu bei einer Aphakie, die mit Kontaktlinse korrigiert wird. Bei kontaktlinsenkorrigierter Aphakie wird kein zusätzlicher Brillenzuschlag gewährt. Tab. 11.12 gibt die Bewertung der MdG bei intraokular korrigierter Aphakie, also Pseudophakie gemäß AUB alt und AUB neu sowie die aktualisierte DOG/BVA Empfehlung von 2018 an. Hier kann im Einzelfall noch ein Brillenzuschlag oder Brillenabschlag hinzukommen.

Tab. 11.11 Bewertung der Minderung der Gebrauchsfähigkeit bei mit Kontaktlinse korrigierter Aphakie

Sehschärfe	MdG gemäß AUB alt, Angabe für das Sehorgan	MdG gemäß AUB neu, Angabe für jedes Auge getrennt
>0,63	12/30	10/25
0,63	13/30	11/25
0,5	14/30	12/25
0,4	15/30	13/25
0,3	(16/30)[a]	–
0,32	–	14/25
0,25	17/30	15/25
0,2	18/30	16/25
0,16	20/30	17/25
0,12	21/30	18/25
0,1	22/30	19/25
0,08	24/30	20/25
0,06	25/30	21/25
0,05	26/30	22/25
0,02	28/30	23/25
0,0	30/30	25/25

AUB Allgemeine Unfallversicherungsbedingungen, *MdG* Minderung der Gebrauchsfähigkeit
[a] Ergänzter Wert

▶ Die Bewertung der MdG bei kontaktlinsenkorrigierter Aphakie erlaubt keinen zusätzlichen Brillenzuschlag, bei intraokular korrigierter Aphakie kann er im Einzelfall gegeben werden.

11.5.7 Brillenzuschlag oder Brillenabschlag

Im Rahmen der PUV kann bei der Bewertung der MdG ein Brillenzuschlag gewährt werden, wenn vor dem Unfall keine Brille notwendig war oder eine wesentlich schwächere Korrektur getragen wurde. Tab. 11.13 ergibt den sog. Brillenzuschlag als Invaliditätsgrad in Prozent. Ebenso kann das Tragen einer Brille vor dem Unfall, das gewissermaßen eine Behinderung bzw. einen Vorschaden darstellt, in gleicher Höhe als Abschlag geltend gemacht werden. Die Rechtsprechung des Bundesgerichtshofes (BGH IV ZR 301/06 vom 30.09.2009) hat nunmehr höchstrichterlich entschieden, dass das prätraumatische Tragen einer Brille als Behinderung zu werten ist und damit eine Vorinvalidität darstellt. In der Bemessung eines neu entstandenen oder durch den Unfall wegfallenden „Brillenauf-

Tab. 11.12 Bewertung der Minderung der Gebrauchsfähigkeit bei intraokular korrigierter Aphakie

Sehschärfe	MdG ohne Brillenzuschlag gemäß AUB alt[a]	MdG ohne Brillenzuschlag gemäß AUB neu bis 2018[a]	MdG ohne Brillenzuschlag gemäß AUB neu ab 2019[a]
>0,63	10/30	8/25	4/25
0,63	11/30	9/25	6/25
0,5	12/30	10/25	8/25
0,4	13/30	11/25	10/25
0,3	(15/30)[b]	–	–
0,32	–	12/25	12/25
0,25	16/30	13/25	13/25
0,2	18/30	15/25	17/25
0,16	20/30	17/25	18/25
0,12	21/30	18/25	18/25
0,1	22/30	19/25	19/25
0,08	24/30	20/25	20/25
0,06	25/30	21/25	21/25
0,05	(26/30)[b]	22/25	22/25
0,02	28/30	23/25	23/25
0,0	30/30	25/25	25/25

AUB Allgemeine Unfallversicherungsbedingungen, *MdG* Minderung der Gebrauchsfähigkeit
[a] Zu diesen MdG-Werten kommt ggf. noch ein Brillenzuschlag
[b] Ergänzter Wert

Tab. 11.13 Bewertung von Sehhilfen – Brillenzuschlag

Brillenglas (dpt)	Zuschlag zum Invaliditätsgrad
A. Gering- bis mittelgradige Korrekturen bis +10,0 dpt bis -13,0 dpt (bei torischen Gläsern im stärker brechenden Meridian)	3 %
B. Hochgradige Korrekturen über +10,0 dpt −13,0 dpt (bei torischen Gläsern im stärker brechenden Meridian)	5 %
dpt Dioptrien	

wandes" muss sich der augenärztliche Gutachter bei der Festsetzung der Gesamt-MdG daher verhalten wie bei der Bemessung von Vorinvalidität und Mitwirkung. Die Vorinvalidität (prätraumatisch: Tragen einer Brille) wird in Abhängigkeit vom Brillenglas vom unfallbedingten Schaden abgezogen. Dies gilt nur für die Fernbrille und nicht für die Presbyopiekorrektur bei Alterssichtigkeit. Nach § 7 AUB 1988 neu (AUB 2014, 3.1 Krankheiten und Gebrechen) ist bei einem 45-jährigen Versicherungsnehmer keine Vorinvalidität anzunehmen, wenn er vor dem Unfall eine Lesebrille benutzte. Die Empfehlung eines Brillenabschlages außerhalb der Gliedertaxe erfordert noch weitere medizinische Überlegungen des Sachverständigen, die am Ende dieses Abschnitts Erläuterung finden.

Die Rechtsprechung der letzten Jahre war um eine klare juristische Regelung und vor allem auch um eine für versicherte Personen nachvollziehbare juristische Interpretation der AUB bemüht, was die Transparenz der Vertragsbedingungen noch weiter verbessert hat.

Beispiel 1

Ein 60-jähriger Baggerfahrer erleidet eine schwere Bulbusruptur eines Auges durch Steinschlag und erblindet auf diesem vollständig. Aus dem Versicherungsvertrag waren bei Erblindung des Auges (IG 50 %) eine Geldleistung von 81.807 € und vor allem weitere Zusatzleistungen fällig. Die Versicherung kürzte wegen vermeintlicher Vorinvalidität (Brillenabschlag aufgrund eines augenärztlichen Vorbefundes mit Visus 0,8 = 1/25 MdG) die Versicherungsleistung um den IG 2 % auf einen Betrag von 39.267 €. Den Restbetrag von 1636 € und vor allem vertragsgemäße Zusatzleistungen (einmalig 7669 € sowie die monatl. Invaliditätsrente von 767 €) lehnte sie ab, weil die Voraussetzung eines IG von 50 % nicht vorläge. Unter anderem auf Grundlage der medizinischen Ausführungen des hinzugezogenen augenärztlichen Sv entschied das OLG München, dass die „altersbedingte normale Weitsichtigkeit" keine Vorinvalidität im Sinne der AUB sei. Es sei glaubhaft, dass der Versicherungsnehmer lediglich für längeres Lesen eine Lesebrille benötigt und aufgesetzt habe. Dem Versicherten stünden daher die Leistungen einer 50 %igen Invalidität nach Gliedertaxe zu, da die Sehfähigkeit vor dem Unfall 99 % seiner Altersgenossen entsprochen habe (OLG München, Urteil vom 21.03.2006, 25 U 3483/0). ◀

Beispiel 2

Ein 43-jähriger Automechaniker erleidet eine penetrierende Hornhaut-Skleraverletzung mit Glaskörperprolabs durch ein spitzes Werkzeug. Am Ende des schicksalhaften schweren Krankheitsverlauf stand die Enucleatio bulbi. Bei Verlust eines Auges hätte aus dem Versicherungsvertrag ein Invaliditätsgrad von 50 % mit Zusatzleistungen (monatl. Unfallrente) resultiert, wenn nicht von der Versicherung ein Brillenabschlag von 3 % im Sinne einer Vorinvalidität in Abzug gebracht worden wäre. Gegen diese Festsetzung des IG klagte der versicherte Automechaniker. Das OLG Hamm bestätigte in seiner Entscheidung aber die Vorgehensweise der Versicherung und wies die Klage des Versicherungsnehmers ab. In seiner Begründung führt das Gericht aus, dass die Notwendigkeit des Tragens der Brille im Führerschein vermerkt gewesen sei und der Kläger auch zugegeben habe, diese Brille bei längeren Autofahrten getragen zu haben (Refraktionswerte: –0,75 sph –0,5 cyl A 18°). Das OLG folgte der bisherigen Rechtsprechung des BGH, indem es darauf verwies, dass die beim Kläger vorhandene Kurzsichtigkeit – auch nach Auffassung des medizinischen Sv – nicht altersgemäß sei und eine Beeinträchtigung der körperlichen Funktion darstelle (OLG Hamm, Urteil vom 26.09.2017, 6 U 145/1). ◄

Brillenzuschlag
Wenn von der geschädigten Person vor dem Unfall keine Brille getragen werden musste, ist regelmäßig dann ein Brillenzuschlag zu gewähren, wenn die aus dem Schadensereignis resultierende Gesundheitsstörung nunmehr das Tragen einer Brillenkorrektur notwendig macht.

Brillenabschlag
Trug der Unfallversicherte vor dem Schadensereignis eine Fernbrille, welche nach dem Unfall wegen des Funktionsverlustes am betroffenen Sehorgan (z. B. praktische Erblindung) nicht mehr benötigt wird, dann ist gemäß der aktuellen Rechtsprechung des BGH ein Abzug (des entfallenden Vorschadens) von der Minderung der Gebrauchsfähigkeit vorzunehmen (Tab. 11.14).

▶ Die Bemessung des Brillenabschlages erfolgt außerhalb der Gliedertaxe und hat daher (als Ausnahme von der Systematik der Gliedertaxe für das Auge) das ganze Sinnesorgan (beidäugige Funktionalität von rechtem und linkem Auge) zu berücksichtigen. Als Bezugsgröße von Funktionsstörungen außerhalb der Gliedertaxe dienen sämtliche menschliche Fähigkeiten (100 %) von gesunden Personen gleichen Alters und Geschlechts.

Abwägend sollte der Augenarzt seinen Bemessungsvorschlag prüfen, wenn bspw. anhand der Gliedertaxe die Funktionsbeeinträchtigung seitens der Sehschärfe durch die

Tab. 11.14 Bewertung von Sehhilfen – Brillenabschlag

Brillenglas (dpt)	Abzug vom Invaliditätsgrad
A. Gering- bis mittelgradige Korrekturen bis + 10,0 dpt –13,0 dpt (bei torischen Gläsern im stärker brechenden Meridian)	3 %
B. Hochgradige Korrekturen über + 10,0 dpt –13,0 dpt (bei torischen Gläsern im stärker brechenden Meridian)	5 %
dpt Dioptrien	

Unfallfolgen den Eckwert IG 50 % erreicht. Schließlich bewegt sich eine prozentuale Abrechnung des Brillenabschlages außerhalb der Gliedertaxe und kann zum Unterschreiten des Eckwertes der Gliedertaxe von IG 50 % führen. Bei einem IG bspw. von 47 % resultieren in Abhängigkeit vom Versicherungsvertrag deutlich weniger Leistungen aus dem Versicherungsvertrag, u. a. Wegfall einer monatlichen Unfallrente. Der Sachverständige sollte ggf. alternative Bemessungsvorschläge unterbreiten und diese anhand der objektiven medizinischen Befunde und den feststellbaren Funktionsbeeinträchtigungen begründen. Die Bemessung von Funktionsstörungen wie die eines Brillenabschlages außerhalb der Gliedertaxe hat sich immer auf die Gesamtfähigkeiten einer Normalperson gleichen Alters und Geschlechts zu beziehen (Bezugsgröße alle menschlichen Fähigkeiten = 100 %). Insofern ist es im Hinblick auf den Versicherungszweck aus medizinischer Beurteilung der Funktionsstörungen kaum nachvollziehbar, dass eine sog. „Autobrille" mit -0,75 sphärischem Äquivalent bereits eine Minderung des Invaliditätsgrades nach sich ziehen soll. Wird wegen eines vor dem Unfall bestehenden Refraktionsfehlers an beiden Augen eine Brille getragen, kommt es bei unfallbedingter Erblindung eines Auges (IG 50 %) zu keinem Brillenabschlag, da auch weiter eine Brille zum Ausgleich des Refraktionsfehlers am verbliebenen Auge getragen werden muss. Die Möglichkeit des Tragens eines Monokels nach Verlust eines Auges ist nicht zumutbar.

▶ Maßgeblich für eine Bewertung von Vorinvalidität bzw. Mitwirkung zur Festsetzung der Gesamt-MdG ist nur die auf dem unfallgeschädigten Auge bereits vor dem Schadensereignis getragene Brillenkorrektur (Fernbrille).

▶ **Cave** Die vor dem Unfallereignis getragene Lesebrille (Korrektur der Alterssichtigkeit) stellt keine Vorinvalidität dar. Ein Brillenabschlag kommt daher bei ausschließlicher Presbyopie nicht in Betracht. Muss wegen des unfallbedingten Schadens posttraumatisch zusätzlich eine Fernkorrektur getragen werden, resultiert der versicherungsrechtliche Anspruch auf die Gewährung des Brillenzuschlages.

11.5.8 Störungen von Akkommodation und Pupillenfunktion

Im Einzelfall kann bei gravierenden Störungen der Akkommodation bei einem jungen Patienten oder bei erheblichen Blendbeschwerden durch eine gestörte Pupillenfunktion, die nach einem Unfall aufgetreten sind, ein Aufschlag auf die sonstigen funktionellen Störungen gegeben werden, der außerhalb der Gliedertaxe vorzunehmen ist, von z. B. IG 2 % oder IG 4 %. Dafür muss aber auch eine hinreichend gravierende Begründung bestehen. Beim Vorliegen einer weiten, lichtstarren Pupille und einer mittels standardisierten anerkannten Prüfverfahren nachgewiesenen deutlichen Erhöhung der Blendempfindlichkeit – ein Kontrast von 1:23 wird nicht mehr erkannt – sollte der Sachverständige einen IG von 5 % empfehlen. Der Gutachter ist dabei angehalten, etwaige Seitendifferenzen zwischen dem rechten und linken Auge zu beachten. Einflüsse durch das Lebensalter der verunfallten Person wie ein Akkommodationsmangel infolge Alterssichtigkeit bleiben in der PUV grundsätzlich unberücksichtigt (Allgemeine Unfallversicherungsbedingungen). Die festgesetzte MdG oder der IG-Wert darf in der Gesamtbeurteilung nicht die Eckwerte für den Verlust des Auges übersteigen. Bemessungen außerhalb der Gliedertaxe beziehen sich immer auf die Gesamtfunktion des menschlichen Organismus (Abschn. 11.5.7).

11.5.9 Kosmetisch-ästhetische Entstellung, Epiphora

Gemäß den Versicherungsbedingungen (AUB) setzt der Leistungsanspruch einer versicherten Person gegenüber der PUV voraus, dass ein medizinischer Sv eine unfallbedingte Funktionsstörung des Sehorgans bestätigt hat. Bezugsmaßstab soll dabei für den Sv der normale Gesundheitszustand und vor allem die Leistungsfähigkeit einer durchschnittlichen Person gleichen Alters und Geschlechts sein. Sofern keine Sonderregelungen individuell vereinbart worden sind, führt deshalb bspw. der unfallbedingte Funktionsverlust der Sehschärfe von 1,6 bei einem jungen Mann auf 1,0 nicht zum Leistungsanspruch aus der PUV. Dafür wären eben spezielle Zusatzbedingungen vertraglich zu vereinbaren gewesen.

Die Musterbedingungen des GDV zu den AUB 2020 (Stand: Dezember 2020) führen zu den Kosten für kosmetische Operationen aus:

> „2.7.1 Voraussetzungen für die Leistung
> Die versicherte Person hat sich einer kosmetischen Operation unterzogen, um eine unfallbedingte Beeinträchtigung des äußeren Erscheinungsbilds zu beheben. Soweit Zähne betroffen sind, gehören nur Schneide- und Eckzähne zum äußeren Erscheinungsbild. Die kosmetische Operation erfolgt durch einen Arzt, nach Abschluss der Heilbehandlung und bei Erwachsenen innerhalb von drei Jahren nach dem Unfall … Voraussetzung ist auch, dass ein Dritter (z. B. Krankenkasse, Haftpflichtversicherer) nicht zu einer Kostenerstattung verpflichtet ist oder seine Leistungspflicht bestreitet."

Gemäß den Leistungsbeschreibungen der PUV sind alleinige kosmetisch-ästhetische Entstellungen begrenzt oder nicht versichert. Hier kommt es auf die jeweils gültige AUB an. Kosmetisch-ästhetische Entstellungen, die gleichzeitig mit Funktionsstörungen am Sehorgan einhergehen, ziehen die Leistungspflicht des Versicherungsgebers nach sich. Ist die kosmetische Entstellung durch eine Narbenbildung an den Augenlidern mit einer Funktionsstörung, z. B. Tränenfilmverteilungsstörung, verbunden oder ist wegen Verlagerung des Tränenpunktes der Tränenabfluss gestört, ist es medizinisch-schlüssig nachvollziehbar, dass unfallbedingte Funktionsausfälle wie zeitweise Visusminderung und/oder erhöhte Blendempfindlichkeit auftreten. Der medizinische Sv muss dann eine individuelle, dem jeweiligen Einzelfall angepasste Bemessung der MdG vorschlagen, die er fachmedizinisch zu begründen hat. Es handelt sich auch aus Sicht des medizinischen Sv um eine vernünftige Regelung, da ein- und dieselbe kosmetisch-ästhetische Entstellung vom einzelnen Individuum wohl sehr unterschiedlich empfunden werden kann (im Übrigen aber eben genauso auch von Sv).

▶ **Cave** Die unfallbedingte kosmetische Entstellung bedingt keine MdG. Ausnahmen gelten für kosmetisch-ästhetische Entstellungen, die gleichzeitig mit Funktionsstörungen (Visusminderung, Blendungsgefühl) einhergehen.

▶ **Praxistipp** Am Beginn der gutachtlichen augenärztlichen Untersuchung ist die Anamnese zu erfragen und sämtliche Beschwerden (subjektive und objektive Symptome) möglichst im Wortlaut des Versicherten ausführlich zu dokumentieren.

▶ **Cave** Bei Erhebung von Beschwerden immer hinterfragen, welche Symptome vor dem Unfallereignis vorhanden waren und was nach dem Schadensfall neu hinzugekommen ist!

11.5.10 Abschließende Prüfung des Gutachtens in der PUV

Der medizinische Sv urteilt in eigener Verantwortung und abschließend über die medizinischen Befunde. Anhand dieser Tatsachengrundlage entscheidet danach der Versicherungsträger in eigener Zuständigkeit. Insofern hat die gutachtliche Bemessung durch den Augenarzt besondere Bedeutung, weil er im Begutachtungsprozess der alleinige Sachverständige in Bezug auf die Unfallfolgen und die anatomisch-morphologisch sowie funktionell einhergehenden Veränderungen ist. Vorrang bei der Bemessung der Funktionsbeeinträchtigung eines Auges hat immer die Gliedertaxe. Nur bei bspw. „systemwidriger" Bemessung des IG für beidäugige Funktionsverluste ist ein IG „außerhalb der Gliedertaxe" vorzuschlagen. Unfallbedingte Funktionseinbußen außerhalb der Gliedertaxe sind abstrakt nach ausschließlich medizinischen Gesichtspunkten im Vergleichsmaßstab zu gleichaltrigen gesunden Personen zu beurteilen und der Bemessungsvorschlag ist mit dem versicherungsrechtlich wichtigen Hinweis „Bemessung mit IG außerhalb der Gliedertaxe" kenntlich zu machen. Um unnötigen Schriftverkehr und Haftungsfragen aus dem Weg zu gehen, sollte das Gutachten vor der Übergabe an den Auftraggeber abschließend überprüft werden.

Häufige Fehler im klinischen Alltag sind:

- Nichtbeachten der Unterschiede zwischen den Rechtsbereichen Zivilrecht (gilt für die PUV) und Sozialrecht (gilt in der GUV),
- Bewertung von Mehrfachschädigungen.

Üblicherweise wird der erste Schaden vollständig, der zweite Schaden mit der Hälfte, der dritte mit einem Viertel etc. bei Bestimmung der Gesamt-MdG angesetzt. Die gültigen Eckwerte für den Gesamtverlust eines Auges (nach AUB neu MdG 25/25, IG von 50 %) oder bei beidseitigen Schäden an den Augen (nach AUB neu: IG von 100 %) können nicht überschritten werden.

- Beachtung von besonderen Bedingungen

Hat die Versicherung den medizinischen Sv über einzelvertraglich vereinbarte Sonderregelungen informiert, sind diese bei der Festsetzung der Gliedertaxe zu berücksichtigen. Es besteht für den Versicherungsnehmer die Möglichkeit, per Vertrag bspw. den Verlust eines Auges nach AUB neu nicht nur mit dem üblichen IG von 50 %, sondern mit einem höheren Augenwert, z. B. einem IG von 60 % oder 80 %, absichern zu lassen. Die Tabellenwerte sind dann den gültigen AUB nach umzurechnen.

- Vorinvalidität und Vorzustand – Reihenfolge beachten!

Das Gutachten ist nicht nur fehlerhaft, falls der Sv eine evtl. Vorinvalidität oder das Vorliegen einer Partialkausalität (Vorzustand = Mitwirkung) unberücksichtigt gelassen hat. Der entschädigungspflichtige Gesamtschaden wird nur korrekt festgesetzt, wenn von der ermittelten MdG zuerst der Vorinvalidität und danach vom Zwischenergebnis die Mitwirkung (=Partialkausalität) in Abzug gebracht wird.

- Anwendung falscher und/oder veralteter MdG-Tabellen
- Mangelhafte Prüfung der Kausalitätsfrage

Der augenärztliche Sv hat nur für die haftungsausfüllende Kausalität die Wahrscheinlichkeit eines ursächlichen Zusammenhangs zwischen Unfallereignis und Körperschaden zu prüfen. Er muss sich eindeutig entscheiden, ob er den Kausalzusammenhang für wahrscheinlich oder lediglich für möglich hält. Die geforderte Wahrscheinlichkeit (Höhe des Beweisgrades) beträgt in der PUV 80 % (= hohe Wahrscheinlichkeit). Nur unter dieser Voraussetzung ist eine Schadensbemessung, also die Festsetzung einer MdG, vorzunehmen.

Immer wieder kommt es vor, dass das geforderte Beweismaß unbeachtet bleibt und irrtümlicherweise durch den augenärztlichen Sv die Anerkennung einer rhegmatogenen Amotio retinae nach übermäßiger Kraftanstrengung ohne direkte Krafteinwirkung auf das Sehorgan (z. B. Contusio bulbi) empfohlen wird. Ein solcher Kausalzusammenhang ist aus zwei Gründen abzulehnen. Auf Grundlage des Versicherungsvertrages ist die PUV nur bei Gesundheitsschäden „an Gliedmaßen und Wirbelsäule" nach übermäßiger Kraftanstrengung leistungspflichtig. Das Sehorgan ist hier nicht inbegriffen. Das geht konform mit dem klinischen Erfahrungsstand der Augenheilkunde, nach dem sich die ursächliche Auslösung einer degenerativen Netzhautablösung alleinig durch übermäßige Kraftanstrengung nicht anhand naturwissenschaftlicher Kriterien nachvollziehen lässt (Rohrschneider u. Tost 2020, Tost u. Stahl 2020).

Nützliche Internetadressen
Bundesanstalt für Finanzdienstleistungsaufsicht (Versicherungsaufsicht): http://www.bafin.de
Gesamtverband der Deutschen Versicherungswirtschaft e. V.: http://www.gdv.de/

Weiterführende Fachliteratur
Abschn. 11.5 enthält die Quellenangaben für weitergehende einschlägige Angaben zur Thematik Marx 1992; Hübner 1997; Hofmann 1998; Gramberg-Danielsen 1999; Evermann 2002; Kaufmann 2004; Tost und Stahl 2020; Feldmann 2006; Tost und Gass 2007a, 2007b; Tost 2014.

Literatur

Berufsverband der Augenärzte Deutschlands e. V. (BVA). (2019). Deutsche Ophthalmologische Gesellschaft (DOG). Stellungnahme der Rechtskommission des BVA und der DOG zur augenärztlichen Bewertung der Pseudophakie (Kunstlinse) als (Vor-)Schaden in der privaten Unfallversicherung (PUV). Ophthalmologe 116:248–252. https://doi.org/10.1007/s00347-019-0860-z

Esterman B (1968) Grid for scoring visual fields: II. perimeter. Arch Ophthalmol 79:400–406

Evermann M (2002) Die Anforderungen des Transparenzgebots an die Gestaltung von allgemeinen Versicherungsbedingungen. VVW, Karlsruhe

Feldmann H (2006) Das gutachten des hals-nasen-ohren-arztes, 6th edn. Thieme, Stuttgart

Gramberg-Danielsen B (1999) Hinweise zur begutachtung. kausalität und finalität. Ophthalmologe 96:841–847

Gramberg-Danielsen B (2003) Private unfallversicherung. in: berufsverband der augenärzte deutschlands e. v. (bva) (hrsg) richtlinien und untersuchungsanleitungen. Mayer-Wagenfeld, Espelkamp S 98–113

Grimm W (2006) Unfallversicherung: kommentar zu den Allgemeinen Unfallversicherungsbedingungen (AUB) mit sonderbedingungen, 4th edn. Beck, München

Harms D (2001) Verstümmelnde hand- und fingerverletzungen im zusammenhang mit privaten unfallversicherungen. Dissertation, Universität Hamburg

Hofmann E (1998) Privatversicherungsrecht. Beck, München

Hübner U (1997) Allgemeine Versicherungsbedingungen und AGB-Gesetz, 5. Aufl. RWS, Köln

Kant I (1942) Gesammelte Schriften. Kants handschriftlicher Nachlaß, VII Aufl. de Gruyter, Berlin, S 299

Kaufmann H (2004) Strabismus. Thieme, Stuttgart

Kolling G (1996) Überlegungen zur gutachterlichen bewertung von doppeltsehen und kopfzwangshaltung. Klin Monatsbl Augenheilkd 208:63–65

Kröger N, Jürgens C, Kohlmann T, Tost F (2017) Evaluation of a visual acuity test using closed Landolt-Cs to determine malingering. Graefes Arch Clin Exp Ophthalmol 255:2459–2465

Lehmann R, Ludolph E (2018) Die Invalidität in der privaten unfallversicherung. 5. Aufl. VVW GmbH, Karlsruhe

Ludolph E, Schürmann, Gaidzik P (2016) Kursbuch der ärztlichen begutachtung. Ausgabe 12/2016 Ecomed

Musterbedingungen des gesamtverbandes der Deutschen Versicherungswirtschaft e. V. (GDV) zu den AUB 2020 Stand: Dez. 2020

Palandt O (2008) Bürgerliches Gesetzbuch, 67. Aufl. Beck, München

Rohrschneider K, Tost F (2020) Das augenärztliche gutachten in unterschiedlichen rechtsgebieten. Klin Monbl Augenheilkd 237:805–823

Deutsche Ophthalmologische Gesellschaft., Berufsverband der Augenärzte. Stellungnahme der gemeinsamen Rechtskommission von DOG und BVA zu Lasik und Partialkausalität. Ophthalmologe 112, 738–739 (2015). https://doi.org/10.1007/s00347-015-0122-7

Thomann H, Gramberg-Danielsen B (1983) Empfehlungen zur bewertung von augenschäden in der privaten unfallversicherung. ergebnisse von sachverständigengesprächen zwischen einer arbeitsgruppe des HUK-verbandes und augenärztlichen gutachtern. Versicherungswirtschaft 38: 234

Tost F (2014) Wesentliche aspekte der augenärztlichen begutachtung für die private unfallversicherung. Ophthalmologe 111:579–594

Tost F, Gass C (2007a) Rechtliche aspekte bei der ophthalmologischen begutachtung, Teil 1. Klin Monatsbl Augenheilkd 224:R57–R76

Tost F, Gass C (2007b) Rechtliche aspekte bei der ophthalmologischen begutachtung, Teil 2. Klin Monatsbl Augenheilkd 224:R111–R130

Tost F, Stahl A (2020) Zusammenhangsgutachten bei Verletzungen der Netzhaut – Aufgaben des augenärztlichen Sachverständigen. Klin Monbl Augenheilkd 237:1045–1059

Weber J, Schiefer U, Kolling G (2004) Vorschlag für die funktionelle bewertung von gesichtsfeldausfällen mit einem punktesystem. Ophthalmologe 101:1030–1034

Wesemann W, Schiefer U, Bach M (2010) Neue DIN-Normen zur sehschärfebestimmung. Ophthalmologe 107:821–826

Wesemann W, Heinrich S, Jägle H et al (2020) Neue DIN- und ISO-Normen zur Sehschärfebestimmung. Ophthalmologe 117:19–26

Begutachtung im Schwerbehindertenrecht und sozialen Entschädigungsrecht

12

Klaus Rohrschneider

Inhaltsverzeichnis

12.1	Versorgungsmedizinverordnung – versorgungsmedizinische Grundsätze.	371
12.2	Schwerbehindertenrecht.	372
12.3	Soziales Entschädigungsrecht	383
12.4	Fehlerquellen der Beurteilung	389
12.5	Änderungsverordnung (bisher nicht verabschiedet)	394
Literatur.		395

Die versorgungsärztliche Begutachtung lässt sich in Gutachten nach dem Schwerbehindertenrecht und dem sozialen Entschädigungsrecht unterteilen. Die zeitliche Veränderung spiegelt die Entwicklung von einer Fürsorgepflicht des Staates v. a. für die Kriegsopfer der beiden Weltkriege hin zu der im aktuellen Schwerbehindertenrecht dokumentierten Intention wider, Menschen mit Behinderungen die volle Teilhabe am gesellschaftlichen Leben zu ermöglichen. Dementsprechend wurde mit Einführung des Bundesversorgungsgesetzes 1950 aus der humanitären Verpflichtung des Staates gegenüber den Kriegsopfern zunächst das soziale Entschädigungsrecht geboren. Inzwischen wird eine Reihe verschiedener Gesetze hierunter zusammengefasst, die Personen zu gesetzlichen Ansprüchen gegenüber dem Staat verhelfen sollen, die ungewollt Opfer erbringen mussten. Hier seien exemplarisch das Opferentschädigungsgesetz oder das Infektionsschutzgesetz genannt. Der betroffene Personenkreis hat sich dennoch stetig

---

K. Rohrschneider (✉)
Ophthalmologische Rehabilitation und seltene Augenerkrankungen Univ.-Augenklinik Heidelberg, Heidelberg, Deutschland
E-Mail: klaus.rohrschneider@med.uni-heidelberg.de

© Der/die Autor(en), exklusiv lizenziert an Springer-Verlag GmbH, DE, ein Teil von Springer Nature 2025
B. Lachenmayr (Hrsg.), *Begutachtung in der Augenheilkunde*,
https://doi.org/10.1007/978-3-662-69737-5_12

vermindert. Demgegenüber steht die Anerkennung einer Behinderung ganz allgemein, d. h. unabhängig von der Ursache der Behinderung, die mit Einführung des Schwerbehindertengesetzes im Jahre 1974 erreicht wurde. Inzwischen sind 9,3 % der Deutschen als schwerbehindert anerkannt (statistisches Bundesamt Stand 31.12.2023). Folgerichtig wird auch der Augenarzt nicht selten mit entsprechenden Beurteilungen konfrontiert sein und sollte daher die zugrunde liegenden Fragen der Begutachtung kennen. Zum speziellen Aspekt der Blindheitsbegutachtung siehe Kap. 13.

In der Praxis des Versorgungswesens waren bis zum 31.12.2008 die „Anhaltspunkte für die ärztliche Gutachtertätigkeit im sozialen Entschädigungsrecht und nach dem Schwerbehindertenrecht" (AHP), zuletzt aktualisiert zum 01.01.2008, als rechtsverbindliche Leitlinie vorgegeben (Bundesministerium für Arbeit und Soziales, BMAS 2008). Allerdings hatte die Rechtsprechung wiederholt gerügt, dass die AHP nicht demokratisch legitimiert wären. Seit dem 01.01.2009 sind diese durch die Versorgungsmedizinverordnung (VersMedV) abgelöst worden und damit rechtsverbindlich. Im Zuge dieser Änderung sind zahlreiche Passagen der Anhaltspunkte entfallen, die aus rechtlichen Gründen in einer Verordnung nicht enthalten sein dürfen (VersMedV, BMAS 2020).

Daneben wurde von verschiedenen Seiten, u. a. der Bezirksregierung Münster, klargestellt, dass nach dem allgemeinen Grundsatz des offenkundigen Erfahrungswissens keine Bedenken bestehen, wenn für nicht in der VersMedV geregelte „Versorgungsmedizinische Grundsätze" die AHP weiterhin zu Hilfe genommen werden. Diese sind im Internet weiterhin verfügbar und für augenärztliche Belange auch in älteren Auflagen ab 1996 benutzbar.

Obwohl der Sachverständige grundsätzlich frei und keinen Weisungen unterworfen ist, muss er Abweichungen von der herrschenden medizinischen Lehrmeinung begründen. Da dies natürlich für die gutachterliche Einschätzung genauso zutrifft, stellen Abweichungen von den in der VersMedV vorgegebenen Empfehlungen die große Ausnahme dar. Einer Höherbewertung von Funktionsstörungen allein „aufgrund freier Einschätzung nach heutiger wissenschaftlicher Erkenntnis", wie von Burggraf vorgeschlagen, fehlt die Grundlage. Einem Großteil der Augenärzte sind die AHP (oder die versorgungsmedizinischen Grundsätze) nur unzureichend bekannt, obwohl diese in ihrer täglichen Praxis regelmäßig Befundberichte für die Versorgungsämter erstellen müssen (Nieder 2006).

▶ Die korrekte Einstufung der vorliegenden Behinderung durch die Ärzte der Versorgungsämter hängt dabei ganz wesentlich von der Qualität und dem Inhalt solcher Berichte ab, im Zweifel kann man seinem Patienten durch Unkenntnis schaden oder unangemessene Hoffnungen wecken.

Aber auch die Einschätzung der durch die Versorgungsämter erfolgten Einstufung ist nur durch entsprechende Sachkenntnis möglich.

Im Folgenden werden daher zunächst die für eine korrekte Bewertung der vorliegenden Gesundheitseinschränkungen wesentlichen Grundlagen von Schwerbehindertenrecht und sozialem Entschädigungsrecht dargestellt. Dabei wird neben den Vorschriften des Sozialgesetzbuches (SGB) IX Teil 2 teilweise auch auf Vorschriften und Bestimmungen des Bundes Bezug genommen, die Nachteilsausgleiche für Behinderte vorsehen. Landesrechtliche Vorschriften sowie sonstige Nachteilsausgleiche betreffende Bestimmungen und Regelungen würden den Rahmen dieses Kapitels sprengen. Anschließend wird auf spezielle Aspekte der Beurteilung und Untersuchung sowie wesentliche Fehlerquellen eingegangen.

12.1 Versorgungsmedizinverordnung – versorgungsmedizinische Grundsätze

Die Bewertung der Gesundheitsstörungen erfolgt seit 01.01.2009 für das gesamte Versorgungsrecht anhand der versorgungsmedizinischen Grundsätze der Versorgungsmedizinverordnung (VersMedV, BMAS 2020). Damit ist der frühere Zustand, in dem die AHP lediglich eine „rechtsnormähnliche Qualität" besaßen und „weiter wie eine untergesetzliche Norm und als antizipiertes Sachverständigengutachten" galten, nunmehr endgültig Vergangenheit. Durch das Bundesversorgungsgesetz-Änderungsgesetz war bereits zum 01.01.2008 die verfassungskonforme Ermächtigungsgrundlage für die Herausgabe der Anhaltspunkte geschaffen worden (sog. Verrechtlichung). In der VersMedV enthaltene Hinweise zu Untersuchungsmethoden und -bedingungen und die Bewertung der erhobenen Befunde sind damit uneingeschränkt zu beachten. Zum jetzigen Zeitpunkt ist mit der Veränderung von AHP zu VersMedV auf augenärztlichem Gebiet nur eine geringe Überarbeitung erfolgt, der vom BMAS eingesetzte Sachverständigenbeirat Versorgungsmedizin ist hier jedoch tätig. Dies zeigt sich bereits daran, dass inzwischen 5 Änderungsverordnungen zur VersMedV erlassen wurden. Im Zuge der Entwicklung des SGB IX wird hier besonders die Frage der Teilhabebeeinträchtigung berücksichtigt. Für die Augenheilkunde enthält lediglich die 3. Änderungsverordnung vom 17.12.2010 wesentliche Änderungen; so hat die Prüfung der Sehschärfe grundsätzlich nach DIN 58220 zu erfolgen und eine beidseitige Pseudophakie führt nur noch bis zu einem GdB von 70 zu einer Erhöhung des sich aus der Sehschärfe ergebenden GdB (Grad der Behinderung).

Gerade für die augenärztliche Beurteilung mit ihrer eng an der quantitativ recht exakt definierten Sehschärfe sowie evtl. vorliegenden Gesichtsfeldausfällen orientierten Grundlage für die Beurteilung der vorliegenden Gesundheitsstörungen dürften sich Abweichungen von den Empfehlungen der Deutschen Ophthalmologischen Gesellschaft entnommenen Einstufungen für den GdB bzw. die MdE (Minderung der Erwerbsfähigkeit) daher wohl kaum ergeben. Mit der Einführung der VersMedV wird generell von einem Grad der Schädigungsfolgen (GdS) gesprochen, der vom Zahlenwert her identisch mit dem GdB sowie der MdE im sozialen Entschädigungsrecht ist.

Schädigungen der Augen sind in Kapitel B 4 der VersMedV aufgeführt; für den im Schwerbehindertenwesen gutachterlich Tätigen sollte der Inhalt unbedingt bekannt sein. Auf einige wesentliche Aspekte wird in Abschn. 12.2.2 genauer hingewiesen.

Bereits seit über 10 Jahren gibt es einen Entwurf zur 6. Änderungsverordnung der VersMedV, in dem das gesamte Kapitel B 4 vollkommen überarbeitet wurde und eine teilhabeorientierte Bewertung des GdB erfolgt. Unverändert ist eine Verabschiedung dieser wichtigen Überarbeitung leider nicht in Sicht.

12.2 Schwerbehindertenrecht

Die Feststellung einer Behinderung, exakter: die Auswirkungen einer Gesundheitsstörung auf die Teilhabe am Leben in der Gesellschaft, setzt nach § 69 Abs. 1 SGB IX zunächst den entsprechenden Antrag des behinderten Menschen voraus, der bei den je nach Landesrecht zuständigen Ämtern zu stellen ist.

> Auf Antrag des behinderten Menschen stellen die für die Durchführung des Bundesversorgungsgesetzes zuständigen Behörden das Vorliegen einer Behinderung und den Grad der Behinderung fest. ... Das Gesetz über das Verwaltungsverfahren der Kriegsopferversorgung ist entsprechend anzuwenden, soweit nicht das Zehnte Buch Anwendung findet. ... Eine Feststellung ist nur zu treffen, wenn ein Grad der Behinderung von wenigstens 20 vorliegt. ... (SGB IX § 152 Abs. 1)
>
> Feststellungen nach Absatz 1 sind nicht zu treffen, wenn eine Feststellung über das Vorliegen einer Behinderung und den Grad einer auf ihr beruhenden Erwerbsminderung schon in einem Rentenbescheid, einer entsprechenden Verwaltungs- oder Gerichtsentscheidung oder einer vorläufigen Bescheinigung der für diese Entscheidungen zuständigen Dienststellen getroffen worden ist, es sei denn, dass der behinderte Mensch ein Interesse an anderweitiger Feststellung nach Absatz 1 glaubhaft macht. Eine Feststellung nach Satz 1 gilt zugleich als Feststellung des Grades der Behinderung (SGB IX § 152 Abs. 2).

Das Interesse an einer anderweitigen Feststellung ist insbesondere von Bedeutung, wenn nach anderen Rechtsvorschriften und den dort geltenden Beurteilungsmaßstäben (z. B. gesetzliche Unfallversicherung, SGB VII) eine MdE-Feststellung getroffen wurde, die nicht mit den versorgungsmedizinischen Grundsätzen in Einklang steht. Dies betrifft v. a. auch eine Abstufung in Fünferschritten, wie in der gesetzlichen Unfallversicherung üblich. Auch sind u. U. zusätzliche, von einem Unfall unabhängige Gesundheitsstörungen vorhanden, die anderweitig nicht berücksichtigt wurden.

In § 2 Abs. 1 SGB IX wird die Behinderung definiert sowie die dadurch hervorgerufenen Auswirkungen festgestellt:

▶ **Behinderung** „Menschen mit Behinderungen sind Menschen, die körperliche, seelische, geistige oder Sinnesbeeinträchtigungen haben, die sie in Wechselwirkung mit einstellungs- und umweltbedingten Barrieren an der gleichberechtigten Teilhabe an der Gesellschaft mit hoher Wahrscheinlichkeit länger als sechs Monate hindern können."

Die Auswirkungen auf die Teilhabe am Leben in der Gemeinschaft werden als Grad der Behinderung (GdB) nach Zehnergraden abgestuft festgestellt. Eine Feststellung ist nur zu treffen, wenn ein GdB von wenigstens 20 vorliegt.

Eine Neufeststellung des GdB ist nur insoweit zulässig, als sich die Verhältnisse nach der letzten Feststellung wesentlich geändert haben. Eine wesentliche Änderung im Ausmaß der Schädigungsfolgen oder der Behinderung liegt nur vor, wenn der veränderte Gesundheitszustand mehr als 6 Monate angehalten hat oder voraussichtlich anhalten wird und die Änderung des GdB-/MdE-Grades wenigstens 10 Prozentpunkte beträgt.

12.2.1 Amtsermittlungsgrundsatz

Das Versorgungsamt hat den vorliegenden Sachverhalt von Amts wegen aufzuklären (Amtsermittlungsgrundsatz). Hierzu bedient es sich aller Hilfsmittel, die nach pflichtgemäßem Ermessen erforderlich sind (§ 21 SGB X). So können Unterlagen behandelnder Ärzte oder Kliniken sowie anderer Leistungsträger angefordert werden oder eine Vernehmung von Zeugen und Sachverständigen kann durchgeführt werden. Schließlich ist auch eine Untersuchung des Antragstellers denkbar; v. a. aus Kostengründen stellt diese aber eine seltene Ausnahme dar.

▶ Die von einzelnen Versorgungsämtern eingeführte Praxis, den Antragsteller aufzufordern, selbst entsprechende Dokumente zur Begründung seiner Gesundheitsstörung beizubringen, ist rechtlich nicht begründet. Eine entsprechende Leistungspflicht des Antragstellers kann ihm auch nicht auferlegt werden.

Daher dürfte nach Erlass des Sozialministeriums Baden-Württemberg vom 19.09.2005 auch nicht der Anschein einer entsprechenden Verpflichtung erweckt werden. Im Zuge des Amtsermittlungsgrundsatzes, der den Versorgungsämtern die Sachaufklärung auferlegt, ist der Arzt gemäß § 21 Abs. 3 SGB X auf entsprechende Anfrage verpflichtet, gutachterlich Stellung zu nehmen. Eine solche Stellungnahme wird nach Anlage 2 Nr. 200 zu § 10 Abs. 1 JVEG (Justizvergütungs- und -entschädigungsgesetz) für einen Befundbericht mit 25,00 € vergütet (inklusive Schreibgebühr, zuzüglich Portokosten). Zusätzliche Kopien ärztlicher Unterlagen werden gemäß JVEG mit 50 Cent je Seite für die ersten 50 Seiten und 15 Cent für jede weitere Seite vergütet. Für den Antragsteller ergibt sich grundsätzlich eine Mitwirkungspflicht aus § 60–62 SGB I unter Einschränkung durch § 65 SGB I. Nach Eingang sämtlicher Befunde, sofern die Akte entscheidungsreif erscheint, erfolgt eine Vorlage derselben beim versorgungsärztlichen Dienst, der aufgrund der vorliegenden Gesundheitsstörungen den GdB einschätzt und der Verwaltung vorschlägt.

Mitwirkungspflicht des Antragstellers
Grundsätzlich hat im Sozialrecht der Antragsteller eine Mitwirkungspflicht (§ 60 ff. SGB I). Derjenige, der eine Sozialleistung beantragt, hat

alle Tatsachen anzugeben, die für die Leistung erheblich sind, und auf Verlangen des zuständigen Leistungsträgers der Erteilung der erforderlichen Auskünfte durch Dritte zuzustimmen, …

ebenso Beweismittel zu bezeichnen und auf Verlangen des zuständigen Leistungsträgers Beweisurkunden vorzulegen oder ihrer Vorlage zuzustimmen. (§ 60 SGB I).

Kommt derjenige, der eine Sozialleistung beantragt, seinen Mitwirkungspflichten … nicht nach und wird hierdurch die Aufklärung des Sachverhalts erheblich erschwert, kann der Leistungsträger ohne weitere Ermittlung die Leistung bis zur Nachholung der Mitwirkung ganz oder teilweise versagen oder entziehen, soweit die Voraussetzungen der Leistung nicht nachgewiesen sind. (§ 66 SGB I).

Allerdings ist der Antragsteller unbedingt auf einen solchen drohenden Leistungsentzug hinzuweisen; dies betrifft jedoch grundsätzlich nicht den Gutachter. Eine subjektive Angabe einer Funktionsminderung ohne einen diese Einschränkung erklärenden Befund genügt als Nachweis generell nicht. Mit dem aktuellen Urteil des BSG vom 27.10.2022 (Az.: B 9 SB 4/21) wurde hierzu eindeutig klargestellt, dass eine Sehstörung ohne ausreichende organische Erklärung im Funktionssystem „Sehorgan" keine Berücksichtigung finden kann.

12.2.2 GdB/MdE

Der Grad der Behinderung (ohne %!) wurde 1986 zur Klassifikation der Gesundheitsstörung nach dem Schwerbehindertengesetz eingeführt, um die globale Einschränkung, die unabhängig vom Erwerbsleben auch außerhalb der beruflichen Tätigkeit besteht, von der MdE abzugrenzen, und später auch in das SGB IX übernommen. Dabei werden MdE des BVG (Bundesversorgungsgesetz) und GdB nach dem SGB IX nach gleichen Grundsätzen bemessen (in den aktuellen versorgungsmedizinischen Grundsätzen ist durchgängig nur der zahlenmäßig identische GdS angegeben, im Rahmen der 6. Änderungsverordnung sollte dies wieder geändert werden). Diese Begriffe unterscheiden sich lediglich dadurch, dass der GdS (früher und in der gesetzlichen Unfallversicherung MdE) kausal (nur auf Schädigungsfolgen) und der GdB final (auf alle Gesundheitsstörungen unabhängig von ihrer Ursache) bezogen ist. Beide Begriffe haben die Auswirkungen von Funktionsbeeinträchtigungen in allen Lebensbereichen und nicht nur die Einschränkungen im allgemeinen Erwerbsleben zum Inhalt. GdS und GdB sind ein Maß für die körperlichen, geistigen, seelischen und sozialen Auswirkungen einer Funktionsbeeinträchtigung aufgrund eines Gesundheitsschadens.

Eine seit Langem bestehende Problematik ergibt sich aus der ursprünglich für die Beurteilung in der gesetzlichen Unfallversicherung entnommenen MdE-Tabelle der Deutschen Ophthalmologischen Gesellschaft (DOG), die auch in den aktuellen versorgungsmedizinischen Grundsätzen unverändert übernommen wurde (Tab. 12.1). Diese Tabelle enthält aufgrund des Grenzfalles einer Einstufung der MdE für eine einseitige Erblindung

Tab. 12.1 MdE-Tabelle der DOG zur Ermittlung von MdE bzw. GdB aus der beidäugigen Sehschärfe sowie derjenigen des schlechteren Auges. Gleichzeitig sind die Grenzen für die Zuerkennung der Vergünstigungsmerkmale RF, B, G, H und Bl im Schwerbehindertenrecht angeben, sofern diese ausschließlich aufgrund einer Sehschädigung zustehen. Eine Sehbehinderung gemäß § 53 SGB XII besteht ab einem GdB von 30 aufgrund der Grenze einer Sehschärfe von 0,3

		0	0,02	0,05	0,08	0,1	0,16	0,2	0,25	0,32	0,4	0,5	0,63	0,8	1,0	
	0	100	100	100	90	90	80	70	60	50	50	40	40	30	25	0
Bl	0,02	100	100	100	90	90	80	70	60	50	50	40	30	30	25	0,02
H	0,05	100	100	100	90	80	70	60	50	50	40	35	30	30	25	0,05
	0,08	90	90	90	80	70	60	60	50	40	35	30	30	25	20	0,08
	0,1	90	90	80	70	70	60	50	50	40	30	30	25	20	20	0,1
	0,16	80	80	70	60	60	60	50	40	40	30	25	20	20	15	0,16
G und B	0,2	70	70	60	60	50	50	50	40	30	25	20	20	15	10	0,2
RF	0,25	60	60	50	50	50	40	40	40	30	25	20	15	10	10	0,25
	0,32	50	50	50	40	40	40	30	30	30	20	15	10	10	10	0,32
	0,4	50	40	40	35	30	30	25	25	20	20	10	10	10	5	0,4
	0,5	40	40	35	30	30	25	20	20	15	10	10	10	5	5	0,5
	0,63	40	30	30	30	25	20	20	15	10	10	10	10	5	0	0,63
Sehbehindert	0,8	30	30	30	25	20	20	15	10	10	10	5	5	0	0	0,8
	1,0	25	25	25	20	20	15	10	10	10	5	5	0	0	0	1,0
		0	0,02	0,05	0,08	0,1	0,16	0,2	0,25	0,32	0,4	0,5	0,63	0,8	1,0	

B Berechtigung zur Mitnahme einer Begleitperson (▶ S. 266), *Bl* Blindheit, *DOG* Deutsche Ophthalmologische Gesellschaft, *G* Freifahrt im öffentlichen Personennahverkehr (▶ S. 266), *GdB* Grad der Behinderung, *MdE* Minderung der Erwerbsfähigkeit, *RF* Befreiung von der Rundfunkgebührenpflicht (▶ S. 266)

nach der gesetzlichen Unfallversicherung mit 25 % auch zahlreiche Fünferschritte. Da der GdB nur in Zehnergraden unterteilt wird, sind die in der GdB-/MdE-Tabelle für die Einstufung anhand der Sehschärfe enthaltenen Fünfergrade entsprechend anzupassen. Hierbei gilt, dass in den Fällen, in denen die Einschränkung auch nur ein wenig günstiger ist als dort vorgegeben, der Zehnergrad unter dem Fünfergrad anzunehmen ist; wird die Funktionsstörung genau erreicht oder ist sie sogar etwas stärker ausgeprägt, ist die nächsthöhere Zehnerstufe anzunehmen. Hierbei ist zusätzlich zu berücksichtigen, dass einzelne Visusstufen der DIN EN ISO 8596 in der Tabelle nicht enthalten sind. Für diese Visusstufen gilt, dass gemäß DIN 58220 bei Nichterreichen ders nächsthöheren Visus von der geringeren Sehschärfe auszugehen ist. Auch wenn argumentiert wird, dass eine Funktionsminderung nachgewiesen sein muss, so sind die Vorgaben einer gutachtlich korrekten Sehschärfeprüfung mit dem Abbruchkriterium zu berücksichtigen. Damit ist ein Visus von 0,12, also weniger als 0,16 genauso wie 0,1 zu bewerten und führt beidseits zu einem GdB von 70. Grundsätzlich trifft dies auch für einen Visus von 0,03 oder 0,06 zum hierbei ist allerdings in den versorgungsmedizinischen Grundsätzen expressis verbis eine Grenze von 0,02 für die Blindheit und von 0,05 für eine hochgradige Sehbehinderung vorgegeben, so dass diese Vorgabe zu berücksichtigen ist.

▶ Da der GdB in Abstufung von Zehnergraden anzugeben ist, ist für die in der MdE-Tabelle der DOG in Fünferschritten angegebenen Einstufungen in den meisten Fällen die nächsthöhere Zehnerstufe zu wählen. Lediglich wenn die Einschränkung geringer als in der Tabelle ist, wird die niedrigere Stufe gewählt.

Da GdB und GdS eine nicht nur vorübergehende Gesundheitsstörung voraussetzen, muss eine solche über einen Zeitraum von wenigstens 6 Monaten bestehen. Bei Schwankungen im Gesundheitszustand bei längerem Leidensverlauf ist ein Durchschnittswert anzunehmen und nicht ein Zustand mit einer erheblichen Verschlechterung, der nur eine gewisse Dauer anhält. Die Anerkennung von verminderter Erwerbsfähigkeit durch einen Rentenversicherungsträger oder die Feststellung einer Dienstunfähigkeit oder Arbeitsunfähigkeit erlauben keine Rückschlüsse auf den GdS-/GdB-Grad, wie umgekehrt aus dem GdS-/GdB-Grad nicht auf die genannten Leistungsvoraussetzungen anderer Rechtsgebiete geschlossen werden kann.

Bei der Einstufung des GdB anhand der Sehschärfe ist ein Zustand nach beidseitiger Operation einer Katarakt mit einem um 10 höheren GdB zu beurteilen, sofern der sich aus der Sehschärfe für beide Augen ergebende GdB nicht mehr als 60 beträgt (Dritte Verordnung zur Änderung der Versorgungsmedizinverordnung 17.12.2010). Damit liegt bei einer Sehschärfe von 0,5 bei beidäugiger Prüfung sowie am schlechteren Auge und beidseitiger Pseudophakie ein GdB von 20 vor. Für eine einseitige Pseudophakie (oder mit Kontaktlinse versorgte Aphakie) gibt es die in Tab. 12.2 angegebene Einstufung.

Hierbei wird natürlich eine normale Sehschärfe des anderen (phaken) Auges vorausgesetzt. Ansonsten ist der aus der MdE-Tabelle entnommene Wert ggf. um 5 Prozentpunkte zu erhöhen. Dies ist von der Einzelfallkonstellation abhängig.

Neben einer Minderung der Sehschärfe führt auch ein ausgeprägter Gesichtsfeldausfall zu einer Sehbehinderung. So resultiert aus einer beidseitigen Einengung des Gesichtsfeldes auf 50° ein GdB von 10. Dabei wird als Radius des Gesichtsfeldes die durchschnittliche Ausdehnung angenommen, die aus der Ausdehnung in verschiedenen Richtungen gemittelt wird (Abschn. 12.4). Bei einer konzentrischen Gesichtsfeldeinengung an beiden Augen auf 30° resultiert ein GdB von 30, gleichzeitig ist dies die Grenze, bei der eine berufliche Aufsichtspflicht noch möglich ist (z. B. als Erzieher). Da die untere Gesichtsfeldhälfte für die Mobilität, aber auch zum Lesen deutlich wichtiger ist als die obere, wird bei unregelmäßigen Schädigungen der Anteil im unteren Gesichtsfeld stärker berücksichtigt; ein beidseitiger Ausfall beider unterer Gesichtsfeldhälften ergibt einen GdB von 60 (Aulhorn und Lüddeke 1977). Ansonsten wird das Ausmaß der Schädigung als Fläche berücksichtigt. Ist mindestens 1/3 der Fläche an beiden Augen ausgefallen, wird der GdB mit 20, bei mehr als 2/3 mit 50 veranschlagt.

Wie sich bei der Einschätzung des GdB grundsätzlich verschiedene Gesundheitsstörungen nicht mit dem jeweiligen GdB linear addieren, so werden auch verschiedene

Tab. 12.2 Einstufung des GdB bei einseitiger Pseudophakie

Sehschärfe	GdB
0,4 und mehr	10
0,1 bis <0,4	20
<0,1	30

GdB Grad der Behinderung

Schädigungen der Sehfunktion nicht addiert. Hierzu wird in Teil A der versorgungsmedizinischen Grundsätze klargestellt, dass bei Vorliegen mehrerer Funktionsbeeinträchtigungen zwar die Einzel-GdS anzugeben sind, die einzelnen Werte dürfen jedoch nicht addiert werden. Auch andere Rechenmethoden sind für die Bildung eines Gesamt-GdS ungeeignet. Korrekterweise handelt es sich hier aber um Störungen innerhalb eines Funktionsbereiches, sodass dies anders zu bewerten ist.

Für die Beurteilung des Gesamt-GdS bei paarigen Organen wie den Augen heißt es in Teil A3 der versorgungsmedizinischen Grundsätze (VersMedV, BMAS 2020):

bb) Eine Funktionsbeeinträchtigung kann sich auf eine andere besonders nachteilig auswirken. Dies ist vor allem der Fall, wenn Funktionsbeeinträchtigungen an paarigen Gliedmaßen oder Organen – also z. B. an beiden Armen oder beiden Beinen oder beiden Nieren oder beiden Augen – vorliegen

▸ Die Rechtsprechung im Sozialwesen sowie einschlägige Empfehlungen schlagen eine vollständige Berücksichtigung der schwerwiegendsten Schädigung sowie ein Hinzufügen der nächstschwerwiegenden Schädigung mit etwa der Hälfte des GdB vor. Grundsätzlich ist eine rechnerische Ermittlung des GdB nicht statthaft. In den versorgungsmedizinischen Grundsätzen wird klargestellt, dass in der Regel von der Beeinträchtigung auszugehen ist, die den höchsten Einzel-GdB bedingt, um dann zu prüfen, ob und wie stark das Ausmaß der Behinderung durch die weiteren Beeinträchtigungen vergrößert wird.

In den meisten Fällen wird sich dies auf die **Sehschärfe** und das **Gesichtsfeld** beschränken. Gerade, weil Sehschärfe und Gesichtsfeld sich gegenseitig beeinflussen, ist bei gleichzeitiger Einschränkung eine eher höhere Einstufung angezeigt (Rohrschneider 2023). Außer einer dauerhaften Doppelbildwahrnehmung, die wesentliche Teile des Gebrauchsblickfeldes betrifft, fallen alle weiteren Funktionseinschränkungen, die maximal mit einem GdB von 10 zu berücksichtigen sind, nicht mehr ins Gewicht. Vorschläge wie die, zunächst anhand einer Grafik einen seitengetrennten GdB aus Sehschärfe und Gesichtsfeldeinengung zu ermitteln und dann aus der Schädigung beider Augen den Gesamt-GdB, sind nicht zulässig und führen besonders bei sehr seitendifferenten Schädigungen mit Visusminderung eines Auges kombiniert mit Gesichtsfeldausfall des anderen zu fälschlich erheblich zu hohen Bewertungen. Gerade hier wird deutlich, dass bei der Beurteilung immer auch das **beidäugige Sehvermögen** zu berücksichtigen ist, das letztendlich über das Ausmaß eines Funktionsverlustes entscheidet. Dies wird auch deutlich an der falschen Vorstellung eines GdB aufgrund einer funktionellen Einäugigkeit bei fehlendem Binokularsehen. Bei einer Sehschärfe von 0,4 und 1,0 mit einem reduzierten Binokularsehen wird der GdB entsprechend den versorgungsmedizinischen Grundsätzen mit 10 eingestuft, ein GdB von 20 oder gar 30 wäre hier unverhältnismäßig, da bei Amblyopie das Gesichtsfeld erhalten ist.

Erwerbsminderung/Erwerbsunfähigkeit
Besonders bezüglich der Begriffe der „Erwerbsunfähigkeit" und der „Erwerbsminderung" mit unterschiedlichem Inhalt in mehreren Gesetzen können Interpretationsschwierigkeiten auftreten. Für den Gutachter sind v. a. die Definitionen im sozialen Entschädigungsrecht einerseits und in der gesetzlichen Rentenversicherung andererseits von Bedeutung. Dabei gilt:

> (3) Die Erwerbsminderung (teilweise oder voll) in der gesetzlichen Rentenversicherung ist demgegenüber vom GdB/MdE-Grad unabhängig. Hier ist der Begriff der Erwerbsminderung allein auf die Einschränkung der Möglichkeit, eine Erwerbstätigkeit in bestimmtem zeitlichen Umfang auszuüben, bezogen: Die Voraussetzungen für den Bezug einer Erwerbsminderungsrente sind in § 43 SGB VI geregelt (Kap. 20, AHP, BMAS 2008).

▶ Die Erwerbsminderung (teilweise oder voll) in der gesetzlichen Rentenversicherung ist vom GdB-/MdE-Grad unabhängig. Hier ist der Begriff der Erwerbsminderung allein auf die Einschränkung der Möglichkeit, eine Erwerbstätigkeit in bestimmtem zeitlichem Umfang auszuüben, bezogen.

12.2.3 Schwerbehinderung

Der Begriff Schwerbehinderung wird im SGB IX, Teil 1 (Regelungen für behinderte und von Behinderung bedrohte Menschen) geregelt:

> Menschen sind im Sinne des Teils 3 schwerbehindert, wenn bei ihnen ein Grad der Behinderung von wenigstens 50 vorliegt und sie ihren Wohnsitz, ihren gewöhnlichen Aufenthalt oder ihre Beschäftigung auf einem Arbeitsplatz im Sinne des § 156 rechtmäßig im Geltungsbereich dieses Gesetzbuches haben. (SGB IX §2 Abs. 2)

Die Zahlen des Statistischen Bundesamtes geben für den 31.12.2023 einen Anteil von 9,3 % Schwerbehinderten an der Gesamtbevölkerung an, der jedoch mit dem Alter deutlich ansteigt. So beträgt der Anteil in der Altersgruppe der über 65-jährigen Deutschen 24,5 %. Daneben gilt gemäß SGB IX § 2 Abs. 3:

> Schwerbehinderten Menschen gleichgestellt werden sollen Menschen mit Behinderungen mit einem Grad der Behinderung von weniger als 50, aber wenigstens 30, bei denen die übrigen Voraussetzungen des Abs. 2 vorliegen, wenn sie infolge ihrer Behinderung ohne die Gleichstellung einen geeigneten Arbeitsplatz im Sinne des § 156 nicht erlangen oder nicht behalten können (gleichgestellte behinderte Menschen).

Diese **Gleichstellung** erfolgt durch die Agentur für Arbeit und setzt einen entsprechenden Bescheid des Versorgungsamtes voraus. Dadurch wird z. B. eine notwendige sehbehindertenspezifische Arbeitsplatzausstattung zulasten des Integrationsamtes (früher: Hauptfürsorgestelle) ermöglicht.

Da es für Jugendliche und junge Erwachsene besonders wichtig, aber auch schwierig ist, einen Ausbildungsplatz zu finden, sind behinderte Jugendliche und junge Erwachsene während der Zeit der Berufsausbildung schwerbehinderten Menschen automatisch gleichgestellt (SGB IX § 151). Diese Regelung gilt unabhängig von einer Feststellung durch das Versorgungsamt, d. h. sie gilt auch, wenn das Versorgungsamt keinen GdB oder nur einen GdB von 20 festgestellt hat.

12.2.3.1 Sehbehinderung

Obwohl das Behindertenrecht bereits ab einem GdB von 20 eine Einstufung als behindert vorsieht, ist die isolierte Sehbehinderung hier nicht explizit definiert. In der Eingliederungshilfeverordnung (nach § 60 in der bis 2019 gültigen Fassung des SGB XII) ist jedoch festgelegt, welcher Personenkreis Anspruch auf entsprechende Hilfeleistung als „körperlich wesentlich Behinderter" hat und damit im Sinne des damaligen § 53 Abs. 1 Satz 1 SGB XII wesentlich in seiner Teilhabefähigkeit eingeschränkt ist.

▶ **Körperlich wesentlich behinderte Menschen** Zum Kreis der körperlich wesentlich behinderten Menschen zählen Blinde oder solche Sehbehinderte,

> „… bei denen mit Gläserkorrektion ohne besondere optische Hilfsmittel
> a) auf dem besseren Auge oder beidäugig im Nahbereich bei einem Abstand von mindestens 30 cm oder im Fernbereich eine Sehschärfe von nicht mehr als 0,3 besteht oder
> b) durch Buchstabe a nicht erfasste Störungen der Sehfunktion von entsprechendem Schweregrad vorliegen."

(§ 1 Abs. 4 Eingliederungshilfeverordnung).

Aus dieser Definition ist in der Vergangenheit etwas unexakt die Bezeichnung einer wesentlichen Sehbehinderung entstanden, die daher für diesen Personenkreis besser nicht verwendet werden sollte – daneben wurde diese Bezeichnung früher im hessischen Landesblindengeldgesetz für den Personenkreis der hochgradig Sehbehinderten verwendet (Rohrschneider und Blankenagel 1998; Kaden 1981). Gemäß GdB-/MdE-Tabelle (Tab. 12.1) entspricht die Grenze der Sehbehinderung mit einer Sehschärfe von 0,3 einem GdB von 30. Folgerichtig werden alle Personen, die eine Seheinschränkung mit einem GdB von mindestens 30 haben, als sehbehindert im Sinne des Gesetzes eingestuft. Da hierbei, d. h. unterhalb einer Sehschärfe von 0,4, normalerweise auch ein Lesen von Zeitungsdruck ohne besondere (vergrößernde) Sehhilfen nicht mehr möglich ist, ist dieser Grenzwert auch in der augenärztlichen Praxis nachvollziehbar. Bei einem Grad der Behinderung von 30 wird außerdem eine dauernde Einbuße der körperlichen Beweglichkeit vorausgesetzt. Dies hat steuerliche Auswirkungen (AHP Nr. 27, 28, BMAS 2008).

Die vom Statistischen Bundesamt veröffentlichten Zahlen zur Anzahl behinderter und schwerbehinderter Personen enthalten auch Angaben über die als blind oder sehbehindert eingestuften Menschen. Hierbei wird ebenfalls der Grenzwert eines GdB von 30 zugrunde gelegt, sodass am 31.12.2023 in Deutschland 265.260 Menschen als sehbehindert oder hochgradig sehbehindert anerkannt waren. Hierbei ist zu berücksichtigen, dass sich für einen nicht unwesentlichen Anteil der älteren Sehbehinderten ohne weitere Behinderungen aus einer Anerkennung selbst als Schwerbehinderte keine wesentlichen Vorteile ergeben und damit eine hohe Dunkelziffer besteht. Auch wird in dieser Statistik lediglich die schwerste Einzelbehinderung erfasst. Aufgrund epidemiologischer Daten für Europa ist von einer Anzahl von 0,5–1,5 Mio. Sehbehinderten nach deutschem Recht auszugehen.

Zukünftig ist eine Korrektur der aktuell gültigen MdE-Tabelle der DOG notwendig, da die dort immer noch enthaltene Abstufung in Fünferschritten nicht mehr rechtskonform ist. Eine solche Tabelle ist im Entwurf der 6. Änderungsverordnung zur Versorgungsmedizinverordnung enthalten.

Auch sind bereits aufgrund der Verabschiedung des Gesundheitsmodernisierungsgesetzes die **Hilfsmittelrichtlinien** zur Verordnung von Sehhilfen zum 06.01.2005 derart geändert worden, dass Erwachsene nur noch dann Anspruch auf eine Sehhilfe haben, wenn sie aufgrund ihrer Sehschwäche oder Blindheit, entsprechend der von der Weltgesundheitsorganisation empfohlenen Klassifikation des Schweregrades der Sehbeeinträchtigung, auf beiden Augen eine schwere Sehbeeinträchtigung mindestens der Stufe 1 aufweisen (oder eine Fehlsichtigkeit von mehr als 6 Dioptrien besteht).

▶ Für Erwachsene besteht gegenüber der gesetzlichen Krankenkasse ein Anspruch auf eine Sehhilfe, wenn die korrigierte Sehschärfe auf jedem Auge maximal 0,32 beträgt oder eine Gesichtsfeldeinengung auf $\leq 10°$ besteht.

Ein Patient mit einer Sehschärfe von 0,4 und 0,1 oder einer beidseitigen Gesichtsfeldeinengung auf $\leq 30°$, der gemäß Eingliederungshilfeverordnung eindeutig als sehbehindert einzustufen ist und Anspruch auf Eingliederungshilfe hat, gehört damit nicht mehr zum Personenkreis, der bei den gesetzlichen Krankenkassen anspruchsberechtigt auf die Verordnung einer Sehhilfe ist. Bezüglich des Gesichtsfeldes ist in diesem Zusammenhang allerdings – anders als bei gutachterlichen Beurteilungen – auch eine statische Perimetrie zulässig, sodass eine entsprechende Schädigung eher erreicht wird.

12.2.3.2 Vergünstigungsmerkmale (Merkzeichen)

Einen ganz wesentlichen Aspekt bezüglich des vom Patienten oder Antragsteller angestrebten GdB stellen die möglichen Vergünstigungsmerkmale oder Merkzeichen dar, die bei einem gewissen GdB ohne weitere Prüfung zuerkannt werden. Dies setzt allerdings einen **entsprechenden Antrag** voraus. So steht bei einem GdB von 60 aufgrund einer Sehbehinderung das Merkzeichen RF, ab GdB 70 zusätzlich die Merkzeichen G und B und bei einem GdB von 100 das Merkzeichen H ohne weitere Prüfung zu.

Merkzeichen RF

Bedeutung Befreiung von der Rundfunkgebührenpflicht, Ermäßigung der Telefongebühren bei einigen Telekommunikationsunternehmen.

Anspruch Bei Vorliegen eines GdB von mindestens 60 aufgrund einer Sehbehinderung liegen die Voraussetzungen immer vor (AHP Nr. 27, Abs. 5, BMAS 2008).

Merkzeichen G

Bedeutung Freifahrt im öffentlichen Personennahverkehr nach Erwerb einer Wertmarke oder Kraftfahrzeugsteuerermäßigung aufgrund einer erheblichen Beeinträchtigung der Bewegungsfähigkeit im Straßenverkehr.

Anspruch Störungen der Orientierungsfähigkeit, die zu einer erheblichen Beeinträchtigung der Bewegungsfähigkeit führen, sind bei allen Sehbehinderungen mit einem GdB von wenigstens 70 und bei Sehbehinderungen, die einen GdB von 50 oder 60 bedingen, nur in Kombination mit erheblichen Störungen der Ausgleichsfunktion (z. B. hochgradige Schwerhörigkeit beiderseits, geistige Behinderung) anzunehmen (VersMedV Kapitel D 1, Abs. f, BMAS 2020).

Hilflose und Gehörlose haben unabhängig davon stets einen Anspruch auf unentgeltliche Beförderung im öffentlichen Personenverkehr (VersMedV Kapitel D 1, Abs. a, BMAS 2020).

Zusätzliche Vergünstigungen Ansatz der tatsächlichen Kosten oder 0,30 €/km für Fahrten zur Arbeitsstätte mit dem Kfz als Werbungskosten, Abzugsbetrag für Privatfahrten bei GdB 70: 3000 km × 0,30 € = 900,00 €, Mehrbedarfserhöhung bei der Sozialhilfe von 17 %, bei Alter ab 65 oder voller Erwerbsminderung; Preisnachlass beim Neuwagenkauf bei vielen Händlern.

Merkzeichen B

Bedeutung Berechtigung zur Mitnahme einer Begleitperson, daher unentgeltliche Beförderung der Begleitperson oder eines Hundes im öffentlichen Nah- und Fernverkehr, ausgenommen bei Fahrten in Sonderzügen und Sonderwagen.

Anspruch Die Berechtigung für eine ständige Begleitung ist anzunehmen bei Blinden und Sehbehinderten mit Anspruch auf Merkzeichen G, dementsprechend ab einem GdB infolge einer Sehbehinderung von 70 (VersMedV Kapitel D 2, Abs. c, BMAS 2020).

Merkzeichen H

Bedeutung Hilflosigkeit, Voraussetzung für die Gewährung einer Pflegezulage im sozialen Entschädigungsrecht (Abschn. 12.3).

Anspruch Die Voraussetzungen für das Vorliegen von Hilflosigkeit liegen stets vor bei Blindheit und hochgradiger Sehbehinderung, d. h. bei einem GdB von 100 aufgrund einer Sehbehinderung (VersMedV Kapitel A 4, Abs. e, BMAS 2015).

Wie bei Blindheit und hochgradiger Sehbehinderung ist bei Kindern auch bei Einschränkungen des Sehvermögens, die für sich allein einen GdB/MdE-Grad von wenigstens 80 bedingen, – und bei diesen Behinderten dann bis zur Beendigung der speziellen Schulausbildung für Sehbehinderte – Hilflosigkeit anzunehmen. (VersMedV, BMAS 2020).

Zusätzliche Vergünstigungen Freifahrt im öffentlichen Personennahverkehr nach Erwerb einer Wertmarke, Kraftfahrzeugsteuerbefreiung, Pauschbetrag wegen außergewöhnlicher Belastung: 7.400,00 €, Befreiung von der Hundesteuer, häusliche Pflegehilfe usw., Übernahme der Kosten von Fahrten zur ambulanten Behandlung in besonderen Fällen durch die gesetzliche Krankenversicherung, Befreiung von Fahrverboten in Verkehrsverbotszonen.

Daneben erfüllt der hochgradig Sehbehinderte, d. h. derjenige mit einem GdB von 100 aufgrund der Sehbehinderung, außerdem grundsätzlich die Voraussetzungen für die Gewährung einer Pflegezulage nach Stufe I nach dem BVG (sofern die Sehbehinderung Schädigungsfolge ist).

Merkzeichen Bl

Bedeutung Blindheit.

Anspruch Blindheit liegt vor bei völligem Verlust des Sehvermögens, daneben ist auch derjenige als blind anzusehen, dessen Sehschärfe auf keinem Auge auch nicht bei beidäugiger Prüfung mehr als 0,02 (1/50) beträgt oder bei dem eine gleichzuachtende Seheinschränkung vorliegt (Genaueres siehe Kap. 13).

Zusätzliche Vergünstigungen Freifahrt im öffentlichen Personennahverkehr nach Erwerb einer Wertmarke, Kraftfahrzeugsteuerbefreiung, Pauschbetrag wegen außergewöhnlicher Belastung: 7.400,00 €, Parkerleichterungen, Parkplatzreservierung, in vielen Gemeinden Befreiung von der Hundesteuer, Befreiung von der Umsatzsteuer unter bestimmten Voraussetzungen, portofreie Beförderung von Blindensendungen, Übernahme der Kosten von Fahrten zur ambulanten Behandlung in besonderen Fällen durch die gesetzliche Krankenversicherung, Gewährung von Blindengeld oder Gewährung von Pflegezulage der Stufe III für Versorgungsberechtigte nach dem BVG, unentgeltliche Beförderung der Begleitperson im internationalen Eisenbahnverkehr, Anspruch auf Zugänglichmachung von Dokumenten in Verwaltungs- und Gerichtsverfahren in Blindenschrift bzw. barrierefrei u. Ä., Befreiung von Fahrverboten in Verkehrsverbotszonen.

12.2.3.3 Schwerwiegend chronisch krank

Mit der Änderung der Zuzahlungsgrenzen im Bereich der gesetzlichen Krankenversicherung wurde festgelegt, dass ein chronisch kranker Mensch maximal 1 % seines Bruttoeinkommens für Zuzahlungen leisten muss. Der gemeinsame Bundesausschuss hat festgelegt, dass Menschen, die sich nachweislich wegen einer Krankheit in ärztlicher Dauerbehandlung befinden und bei denen ein GdB von 60 oder eine MdE von

60 % nach den Maßstäben des § 30 Abs. 1 BVG oder des § 56 Abs. 2 SGB VII festgestellt wurde, als chronisch Kranke gelten. Daneben sind auch Personen, bei denen ein Pflegegrad 3 oder höher vorliegt oder bei denen eine kontinuierliche medizinische Versorgung notwendig ist, ohne die nach ärztlicher Einschätzung eine lebensbedrohliche Verschlimmerung, eine Verminderung der Lebenserwartung oder eine dauerhafte Beeinträchtigung der Lebensqualität droht, als solche einzustufen. Damit kommt der Grenze des GdB von 60 ein deutlich erhöhter Stellenwert zu. Augenärztliche Erkrankungen, die allein aufgrund einer drohenden Verschlimmerung oder dauerhaften Beeinträchtigung der Lebensqualität eine solche Anerkennung als chronisch Kranker bewirken, sind bisher nicht festgelegt worden.

12.3 Soziales Entschädigungsrecht

Im sozialen Entschädigungsrecht erfolgt die Beurteilung der Gesundheitsstörung nach denselben Vorgaben wie im Schwerbehindertenrecht. Allerdings ist hier die Frage des Kausalzusammenhangs zu einem verursachenden Ereignis genauso zu stellen wie z. B. in der gesetzlichen Unfallversicherung. Die Beurteilung setzt eine Kenntnis des versorgungsärztlichen Ursachenbegriffs voraus, um die von einer rein medizinisch ursächlichen Beziehung abweichenden Folgerungen korrekt zu formulieren und eine unrichtige Auslegung zu verhindern. Hierzu stellen die Anhaltspunkte für die ärztliche Gutachtertätigkeit klar:

> Ursache im Sinne der Versorgungsgesetze ist die Bedingung im naturwissenschaftlich-philosophischen Sinne, die wegen ihrer besonderen Beziehung zum Erfolg zu dessen Eintritt wesentlich mitgewirkt hat. Haben mehrere Umstände zu einem Erfolg beigetragen, sind sie versorgungsrechtlich nur dann nebeneinander stehende Mitursachen (und wie Ursachen zu werten), wenn sie in ihrer Bedeutung und Tragweite für den Eintritt des Erfolges annähernd gleichwertig sind. Kommt einem der Umstände gegenüber dem anderen eine überragende Bedeutung zu, ist dieser Umstand allein Ursache im Sinne des Versorgungsrechts.
> Die Ursache braucht nicht zeitlich eng begrenzt zu sein. Es können auch dauernde oder wiederkehrende kleinere äußere Einwirkungen in ihrer Gesamtheit eine Gesundheitsstörung verursachen.
> Gelegenheits-‚Ursachen', letzter Anstoß, Anlass sind begrifflich keine wesentlichen Bedingungen. Eine ‚Gelegenheitsursache' kann nur dann angenommen werden, wenn der Gesundheitsschaden mit Wahrscheinlichkeit auch ohne das angeschuldigte Ereignis durch ein alltäglich vorkommendes Ereignis zu annähernd derselben Zeit und in annähernd gleichem Ausmaß eingetreten wäre. So wird bei konstitutionsbedingten Leiden oft ein unwesentlicher äußerer Anlass vom Antragsteller als Ursache verantwortlich gemacht, z. B. Heben von leichten Gegenständen für das Auftreten von Hernien. In solchen Fällen hat die äußere Einwirkung bei der Entstehung der Krankheit nicht wesentlich mitgeholfen, sondern sie hat nur innerhalb einer bereits bestehenden Störung einem besonders charakteristischen Krankheitssymptom zum Durchbruch verholfen. Das Wort ‚Auslösung' ist bei der Erörterung zu vermeiden, der Begriff ist zu unbestimmt. Bei der Beurteilung ist klarzustellen, welcher der zur Diskussion stehenden ätiologischen Faktoren die wesentliche Bedingung für den Eintritt des Erfolges und damit Ursache im versorgungsrechtlichen Sinne ist. (AHP Nr. 36, Abs. 2, BMAS 2008)

▶ Bezüglich der für einen Kausalzusammenhang zwischen auslösendem Ereignis und eingetretener Schädigung notwendigen Wahrscheinlichkeit reicht im sozialen Entschädigungsrecht die einfache Wahrscheinlichkeit aus, d. h. sofern mehr für als gegen einen solchen Zusammenhang spricht, ist eine Schädigungsfolge anzunehmen und die haftungsausfüllende Kausalität erfüllt.

Ein ursächlicher Zusammenhang kann nur gegeben sein, wenn auch ein mittel- oder unmittelbarer zeitlicher Zusammenhang besteht, umgekehrt sagt ein zeitlicher Zusammenhang nichts über die Kausalität aus, der ursächliche muss also zusätzlich kausal bedingt sein. So beschreibt Gramberg-Danielsen als Beispiel einen Soldaten, der über Hornhautschmerzen klagt und bei dem sich eine Erosio corneae findet (Gramberg-Danielsen 2010). Ein Fremdkörpereinfluß ist nicht belegt, nach 3 Tagen wird ein Herpes diagnostiziert. Der Gutachter schreibt: „Da der zeitliche Zusammenhang bewiesen ist, ist der ursächliche evident." Dies ist natürlich Unsinn.

Darüber hinaus gibt es im sozialen Entschädigungsrecht bei Besserung des Gesundheitszustandes bezüglich der Rücknahme von Verwaltungsentscheidungen einen Anspruch auf Fortbestehen der MdE und der Schwerbeschädigtenzulage für Personen, die das 55. Lebensjahr vollendet haben, wenn diese in den letzten 10 Jahren seit Feststellung unverändert geblieben sind (§ 62 Abs. 3 BVG).

Für verschiedene das augenärztliche Fachgebiet betreffende Krankheitsbilder wurden in den Anhaltspunkten zudem weiterführende Hinweise gegeben, die in der Versorgungsmedizinverordnung entfallen sind. Diese sollen daher im Folgenden komplett wiedergegeben werden (Nr. 75–83; BMAS 2008):

75 Lid- und Bindehauterkrankungen
1. Äußere Einwirkungen (Strahlen, Traumen, Staub, Chemikalien u. a.) können Erkrankungen der Bindehaut und der Lider hervorrufen; sie klingen zumeist nach Fortfall der Einwirkung ab, es sei denn, dass ein Dauerreiz (z. B. durch Fehlstellungen der Lider oder der Wimpern) zurückbleibt
2. Bei chronischen Entzündungen der Lider oder der Bindehaut sind häufig konstitutionelle Faktoren von entscheidender Bedeutung; nur gelegentlich haben äußere Einwirkungen (z. B. Strahlen, bestimmte Chemikalien) eine ursächliche Bedeutung

76 Hornhauterkrankungen
1. Hornhautnarben werden in der Hauptsache nach ihrem Einfluss auf die Sehschärfe beurteilt, wobei auch sonstige Störungen (z. B. Blendung) zu berücksichtigen sind
2. Herpetische Hornhautentzündungen setzen eine Infektion voraus; eine Verletzung der Hornhaut (häufig nur Mikroläsion) und auch eine erhebliche allgemeine Resistenzminderung können an der Entstehung wesentlich mitwirken. Ein ursächlicher Zusammenhang mit einer Schädigung ist nur bei einer engen zeitlichen Verbindung wahrscheinlich

77 Grüner Star (Glaukom)
1. Der einfache grüne Star (Glaucoma chronicum simplex) ist ein sich im allgemeinen allmählich ohne äußere Einflüsse auf dem Boden fehlerhafter Anlagen und Funktionen entwickelndes Leiden. Er ist keine Folge einer Schädigung
2. Beim kongestiven Glaukom können schwere körperliche oder seelische Belastungen wesentliche Bedingungen für das Auftreten eines akuten Anfalls (Glaucoma acutum) sein
3. Der sekundäre grüne Star entwickelt sich als Folge von Verletzungen oder Entzündungen des Auges. Die Beurteilung des ursächlichen Zusammenhangs richtet sich nach dem Grundleiden

78 Amblyopie
Die Amblyopie entsteht auf der Basis von (meist angeborenen) Brechungsfehlern oder von Störungen des Augenmuskelgleichgewichts; sie ist grundsätzlich keine Schädigungsfolge, es sei denn, die Störungen des Augenmuskelgleichgewichts oder die Brechungsfehler seien im Kleinkindesalter schädigungsbedingt entstanden

79 Brechungsfehler der Augen
Die Brechkraft eines Auges hängt ab von der Achsenlänge des Auges, dem Abstand der brechenden Flächen untereinander und deren Brechungsindizes. Refraktionsfehler (Übersichtigkeit, Kurzsichtigkeit, Astigmatismus) sind in der Regel keine Schädigungsfolgen. Ausnahmsweise können Änderungen der Brechungsverhältnisse als Schädigungsfolge vorkommen bei Narbenastigmatismus, traumatischer Linsenverlagerung sowie Linsentrübungen oder Linsenlosigkeit (nach Operation) infolge Gewalteinwirkung, Strahleneinwirkung oder Erkrankung

80 Traumatische Schäden der Netz- und Gefäßhaut
1. Als traumatische Schäden der Netz- und Gefäßhaut kommen Folgen von Netzhautablösungen, Netzhautzerreißungen, Gefäßhautrissen, Blutungen in Netz- und Gefäßhaut sowie in den Glaskörper, ferner sehr selten auch Gefäßschäden durch Embolie oder Thrombose in Betracht
2. Der ursächliche Zusammenhang einer Netzhautablösung mit einem Trauma ist wahrscheinlich, wenn Zeichen einer direkten Gewalteinwirkung (z. B. Sphinkterrisse, Iridodialyse, Subluxatio lentis oder Blutungen in oder vor der Netzhaut bzw. Glaskörperblutungen) festgestellt werden. Auch nach vielen Jahren kann sich die Netzhaut noch ablösen. Ein indirektes Trauma kommt als wesentliche Bedingung einer Netzhautablösung nur in Ausnahmefällen in Betracht, wie etwa bei einer engen zeitlichen Verbindung der Netzhautablösung mit einem schweren Schädeltrauma

81 Erkrankungen der Netz- und Gefäßhaut
1. Die Entzündung der Gefäßhaut (Iritis, Iridozyklitis, Chorioiditis, Chorioretinitis) stellt meist eine entzündlich-allergische Reaktion dar. Sie kann Schädigungsfolge

sein, wenn ein primärer Herd nachgewiesen werden kann, der als Schädigungsfolge anzusehen ist, oder wenn in enger zeitlicher Verbindung mit dem Auftreten der Entzündung dienstliche Belastungen vorgelegen haben, die zu einer erheblichen allgemeinen Resistenzminderung führen konnten. Treten Rückfälle der Gefäßhautentzündung auf, muss die Zusammenhangsfrage erneut geprüft werden, da die Erkrankung durch neue Einflüsse bedingt sein kann
2. Bei der Periphlebitis retinae kommt eine Kannversorgung in Betracht
3. Erkrankungen der Netzhaut sind häufig Teilerscheinung einer Allgemeinerkrankung (z. B. Bluthochdruck, Arteriosklerose, Diabetes mellitus, Nierenleiden usw.). Die Beurteilung richtet sich nach dem Grundleiden
4. Die Pigmententartung der Netzhaut (Formenkreis der tapetoretinalen Degeneration) entwickelt sich auf genetischer Grundlage und verschlechtert sich laufend. Sie ist gelegentlich mit Innenohrschwerhörigkeit oder zerebrospinalen Störungen verbunden. Sie kommt als Schädigungsfolge nicht in Betracht. Die durch Infektionskrankheiten oder Vergiftungen erworbene Pigmententartung ist sehr selten. Zur Differenzialdiagnose sind elektrophysiologische Untersuchungen notwendig

82 Sehnervenerkrankungen
1. Sehnervenerkrankungen können traumatischer, toxischer (auch durch bestimmte Medikamente), entzündlicher oder degenerativer Art sein
2. Die Sehnerventzündungen (meist retrobulbär) können Begleiterscheinungen von anderen entzündlichen Erkrankungen im Körper oder Symptome einer Systemerkrankung des Zentralnervensystems sein; sie wurden auch bei der alimentären Dystrophie beobachtet. Die Beurteilung richtet sich nach dem Grundleiden
3. Die primär degenerativen Sehnervenerkrankungen sind nicht Schädigungsfolge

83 Störungen des Licht- und Farbensinns
Die Störungen des Lichtsinns (Nachtblindheit u. a.) und des Farbensinns sind im allgemeinen keine Schädigungsfolge. Erworbene Störungen können nach Traumen oder Erkrankungen und ihren Folgen vorkommen. Die Beurteilung richtet sich nach dem Grundleiden (BMAS 2008).

Für die auch heute immer wieder kontrovers diskutierte Frage eines Zusammenhanges zwischen einem (in)direkten Trauma des Auges und einer Netzhautschädigung, insbesondere einer Netzhautablösung,wird in der herrschenden Lehrmeinung deutlich gemacht, dass ein indirektes Trauma typischerweise nicht zu einer entsprechenden Schädigung führt (Nr. 80 AHP). Zuletzt 2012 hat Gramberg-Danielsen dies kurz und umfassend zusammengefasst (Gramberg-Danielsen 2012).

12.3.1 Vorschaden, Nachschaden, Folgeschaden

▶ **Vorschaden** „Ein Vorschaden ist eine schädigungsunabhängige Gesundheitsstörung, die bei Eintritt der Schädigung bereits nachweisbar bestanden hat." (VersMedV Kapitel C 12, Abs. a, BMAS 2015).

Bei der Bemessung der schädigungsbedingten MdE wird beim Vorliegen eines Vorschadens vergleichbar der gesetzlichen Unfallversicherung verfahren:

- Wenn Vorschaden und Schädigungsfolge verschiedene Körperteile betreffen und sich nicht beeinflussen, bleibt der Vorschaden ohne Bedeutung.
- Wenn die Schädigung ein vorgeschädigtes Organ oder Körperteil betrifft, muss die schädigungsbedingte MdE niedriger sein als die MdE, die sich als Gesamtschaden ergibt. Eine rechnerische Ermittlung der resultierenden MdE als Differenz aus Gesamt-MdE und vorbestehender MdE ist nicht zulässig. Es kommt darauf an, zu welchem **zusätzlichen Verlust** die Schädigung geführt hat.
- Der komplizierteste Fall betrifft die Schädigung verschiedener Organe oder Gliedmaßen und paarige Organe wie die Augen. Hierbei ist die schädigungsbedingte MdE u. U. höher zu bewerten, als es bei isolierter Betrachtung der Schädigungsfolge der Fall wäre. So ist für den Sonderfall einer vorbestehenden Erblindung eines Auges mit nachfolgender schwerwiegender Schädigung des anderen Auges einleuchtend, dass hierbei eine deutlich höhere MdE resultieren muss als die maximalen 30 % bei einseitiger Erblindung.

▶ Bei paarigen Organen wie den Augen kann ein Vorschaden, d. h. eine vor dem schädigenden Ereignis bestehende Gesundheitsschädigung, zu einer höheren Bewertung der Schädigungsfolge führen. Dies ist v. a. der Fall, wenn das funktionell einzige Auge geschädigt wird.

Ein **Nachschaden** beschreibt eine Gesundheitsstörung, die zeitlich nach der Schädigung und ohne einen ursächlichen Zusammenhang zu dieser eingetreten ist. Ein solcher Nachschaden kann bei der Feststellung der MdE nach § 30 Abs. 11 BVG nicht berücksichtigt werden, auch dann nicht, wenn die Gesundheitsstörung zusammen mit den anzuerkennenden Schädigungsfolgen zu besonderen Auswirkungen führt, bei denen sich aus diesen eine erhebliche Bedeutung ergibt. Auch hier sei das Beispiel der Schädigung eines Auges mit nachfolgender unabhängig eingetretener Funktionsstörung des anderen Auges genannt (heterolateraler Vorschaden), die in diesem Falle keine Berücksichtigung findet. Allerdings findet ein solcher Nachschaden Berücksichtigung bei der Einstufung des GdB im Schwerbehindertenwesen.

Ein **Folgeschaden** ist demgegenüber lediglich dann anzunehmen, wenn nach einer Schädigung eine weitere Gesundheitsstörung eintritt, bei der – v. a. nach ihrer Art – wahrscheinlich ist, dass die Schädigung oder deren Folgen bei der Entstehung dieser Gesundheitsstörung wesentlich mitgewirkt haben. Hiervon abzugrenzen ist eine Verschlimmerung, von der nur bezogen auf den zum Schädigungszeitpunkt vorhandenen Zustand gesprochen werden kann. Die Rechtsprechung im sozialen Entschädigungsrecht sagt hierzu:

> Mit dem Ende des schädigenden Vorgangs ist zugleich die versorgungsrechtlich beachtliche Ursachenkette abgeschlossen. (Gramberg-Danielsen 2010)

Eine Veränderung des allein geschädigten Auges nach einer Prellungsverletzung infolge zunehmender glaukomatöser Schädigung wäre danach wohl nicht als Folgeschaden einzustufen, wogegen die Entstehung eines traumatisch bedingten Glaukoms oder einer Amotio nach traumatischem Linsenverlust einen Folgeschaden darstellt. Tritt eine solche Veränderung erst nach Jahren ein, spricht man auch von einem Spätschaden.

▶ Ein Folgeschaden ist eine ursächlich durch die anerkannte Schädigung später zusätzlich eintretende Gesundheitsstörung. Diese wird im sozialen Entschädigungsrecht im Gegensatz zu einer Verschlimmerung mit dem vollen GdS berücksichtigt.

12.3.2 Kannversorgung

Im Versorgungswesen ist nach 1 Abs. 3 Satz 2 BVG abweichend von den rechtlichen Beweisforderungen als Besonderheit eine Kannversorgung möglich. Diese Erleichterung für den Antragsteller dient der Verhinderung von Härten, sofern aus Gründen einer medizinisch-wissenschaftlichen Ungewissheit keine einwandfreie Entscheidung möglich ist. Dabei gilt, dass über Ätiologie und Pathogenese des Leidens keine genügend gesicherten medizinisch-wissenschaftlichen Erkenntnisse vorliegen dürfen, um eine Wahrscheinlichkeit einer Anerkennung als Schädigungsfolge zu erreichen. Dann kann – mit Zustimmung des Bundesministers – diese Gesundheitsstörung als Schädigungsfolge anerkannt werden, sofern zusätzlich der zeitliche Zusammenhang gewahrt ist.

> Eine von der medizinisch-wissenschaftlichen Lehrmeinung abweichende persönliche Ansicht einer sachverständigen Person erfüllt nicht den Tatbestand einer Ungewissheit in der medizinischen Wissenschaft. (VersMedV Kapitel C 4 aa, BMAS 2020)

Auch Ungewissheiten im Sachverhalt, wie über den Zeitpunkt des Leidensbeginns, rechtfertigen die Anwendung der Kannversorgung nicht.

12.4 Fehlerquellen der Beurteilung

Während in der versorgungsärztlichen Begutachtung allgemein häufig beklagt wird, dass vonseiten der behandelnden Ärzte eine erhebliche Unkenntnis der rechtlichen Voraussetzungen oder der für eine korrekte Beurteilung notwendigen Angaben besteht, sodass nicht Beschwerdeschilderungen und Diagnosen, sondern die Mitteilung funktioneller Einschränkungen von wesentlicher Bedeutung für die Einstufung einer Gesundheitseinschränkung ist, nimmt die Augenheilkunde wie so oft eine Sonderstellung ein (Losch 2006). Hier ist es grundsätzlich üblich, quantitativ verwertbare Funktionsmessungen durchzuführen, v. a. die Sehschärfe wird regelmäßig ermittelt. Allerdings unterscheidet sich die Sehschärfeprüfung in der klinischen Praxis deutlich von derjenigen bei einer gutachterlichen Untersuchung.

Für die gutachterliche Untersuchung der Sehschärfe gilt generell, dass nach den Empfehlungen der DOG mit Landolt-Ringen nach den in DIN 58220 vorgegebenen Abbruchkriterien geprüft werden muss (Abschn. 2.1). Bezüglich der Sehschärfeprüfung selbst ist zu beachten, dass eine Visusstufe als erkannt gilt, sofern die Hälfte der dargestellten Sehzeichen erkannt wird. Zusammen mit einer Ratewahrscheinlichkeit von 12,5 % bei 8 verschiedenen Antwortmöglichkeiten sind daher 6 von 10 oder 3 von 5 Ringen bezüglich der Lage der Öffnung korrekt zu benennen. Auch wenn in der aktuellen Fassung der DIN 58220 eine „Forced-choice-Testung" nicht mehr gefordert wird, ist nur damit das Abbruchkriterium sinnvoll zu begründen. Daher sollte darauf geachtet werden, dass für alle dargebotenen Sehzeichen eine Antwort abgegeben wird und die Antwort nicht verweigert werden darf. Allein durch diese Untersuchungsstrategie kann die Sehschärfe oft um 1–2 Zeilen ansteigen. Allerdings müssen nach DIN 58220 selbst für eine Sehschärfe von 0,02 mindestens 5 verschiedene Darbietungen erfolgen (Wesemann et al. 2010). Daneben wird die Sehschärfe dann auch niemals mit Ergänzungen wie „p", „pp" oder „teilweise" bezeichnet, die gerade für den begutachtenden Kollegen im Versorgungsamt als Nichtaugenarzt unverständlich sind (Rohrschneider et al. 2007; Rohrschneider 2012).

Die Prüfung an der Schwelle der maximalen Sehschärfe ist für den Untersuchten unangenehm, weil die Landolt-Ringe in diesem Bereich so klein angeboten werden, dass oft das Gefühl besteht, nur zu raten. Nicht allgemein bekannt ist auch, dass z. B. beim Eignungstest der Fahrerlaubnis das Erkennen von Sehzeichen in 1 s nicht nur bei Vorliegen eines Nystagmus angeraten ist. Dies führt zu einer realitätsnahen Bewertung der Sehschärfe. Entsprechend den Empfehlungen der DOG kann ansonsten bei einem allgemeinen Sehtest nach DIN 58220 Teil 5 jedes Sehzeichen bis zu 10 s dargeboten werden, was bei Nystagmus zu einer relativ zu guten Sehschärfe führt. Hinweise auf korrekte oder gar inkorrekte Angaben sind hierbei genauso zu unterlassen wie eine Wiederholung bei falschen Antworten, die zu einem Visusanstieg führen würde. Nur wenn eine Visusstufe erreicht wird, ist die Prüfung der nächsthöheren Stufe erlaubt (Rohrschneider et al. 2007; Rohrschneider 2012).

▶ Eine gutachterliche Prüfung der Sehschärfe ist nach DIN 58220 mit Landolt-Ringen in mindestens 4 m Entfernung entsprechend der „Forced-choice-Testung" durchzuführen. Anderenfalls sollte dies unbedingt mit angegeben werden, z. B. unter dem Hinweis: „gutachterlich nicht verwertbare Untersuchung".

Für die versorgungsärztliche Beurteilung von oft ebenso großer Wichtigkeit sind auch Gesichtsfeldeinschränkungen. In vielen augenärztlichen Praxen existieren die nach den Vorgaben der DOG in den Anhaltspunkten vorgeschriebenen Goldmann-Perimeter oder vergleichbare Geräte nicht mehr und eine manuell-kinetische Perimetrie ist eine in der Praxis kaum noch durchgeführte Untersuchung. Daher ist nicht davon auszugehen, dass primär eine solche Untersuchung überhaupt erfolgt ist. Dennoch ist die gutachtliche Gesichtsfeldprüfung nicht nur im Versorgungsrecht grundsätzlich mit einer der Goldmann-Perimetrie entsprechenden manuell-kinetischen Methode mit einer Reizmarke entsprechend III/4e durchzuführen. Statische Untersuchungsverfahren sind im Versorgungsrecht auch ausnahmsweise nicht erlaubt; allgemein dürfen aus pathologischen Befunden einer statischen Perimetrie grundsätzlich keine Vergünstigungen resultieren. Die durch die Rechtskommission und die Kommission für die Qualitätssicherung sinnesphysiologischer Untersuchungsverfahren und Geräte der DOG alternativ zum klassischen Goldmann-Perimeter zugelassenen Geräte sind das Twinfield (Oculus) und das Octopus 101 oder 900 (Haag-Streit) sowie inzwischen auch das PTS 2000 (Optopol Technology) und das MonCvOne (Metrovision) mit der Zusatzsoftware zur kinetischen Perimetrie (DOG 2022). Andere computergestützte Perimeter, die besondere Programme für kinetische Perimetrie oder Blindheitsbegutachtung enthalten, wie z. B. der Humphrey Field Analyzer (HFA, Zeiss), dürfen grundsätzlich nicht eingesetzt bzw. zur Beurteilung herangezogen werden (VersMedV Kapitel B 4, BMAS 2020).

Da viele Kollegen, besonders die nichtaugenärztlichen Kollegen in den Versorgungsämtern, dies oft nicht wissen, wird immer wieder unter Hinweis auf erhebliche Gesichtsfeldausfälle in der statischen Perimetrie ein fälschlich zu hoher GdB beantragt oder auch gewährt (Mackensen et al. 2007). Abb. 12.1 zeigt 2 an demselben Tag erhobene Befunde des linken Auges einer Glaukompatientin. Man erkennt, dass die beiden unterschiedlichen statischen Befunde, die zusätzlich nur den Bereich der zentralen 30° umfassen, eine erheblich schwerwiegendere Schädigung zeigen als die gutachterlich einzig relevante Goldmann-Perimetrie. Hier ist innerhalb von 30° (gelb unterlegt) nur ein kleines Areal ausgefallen, nach links ist das Gesichtsfeld völlig frei bis 70° erhalten, bei isolierter Schädigung dieses Auges und voller Sehschärfe liegt ein GdB von unter 10 vor.

Der Augenarzt sollte deshalb ausschließlich aus Befunden einer statischen Perimetrie grundsätzlich keine Behinderungen etc. begründen. Dies ist natürlich besonders bei der Frage der Blindheit wichtig, bei der Gesichtsfeldausfälle ohne manuell-kinetische Perimetrie nicht korrekt beurteilt werden können und dürfen (VersMedV, BMAS 2015; Kap. 13). Im Gegensatz besonders zu Eignungsbegutachtungen ist nur der Befund für eine Prüfgröße entsprechend Goldmann III/4e, d. h. einem Prüfreiz von 26 Winkelminuten (′) Durchmesser und einer Leuchtdichte von 318 cd/m^2, zu bewerten. Auch die

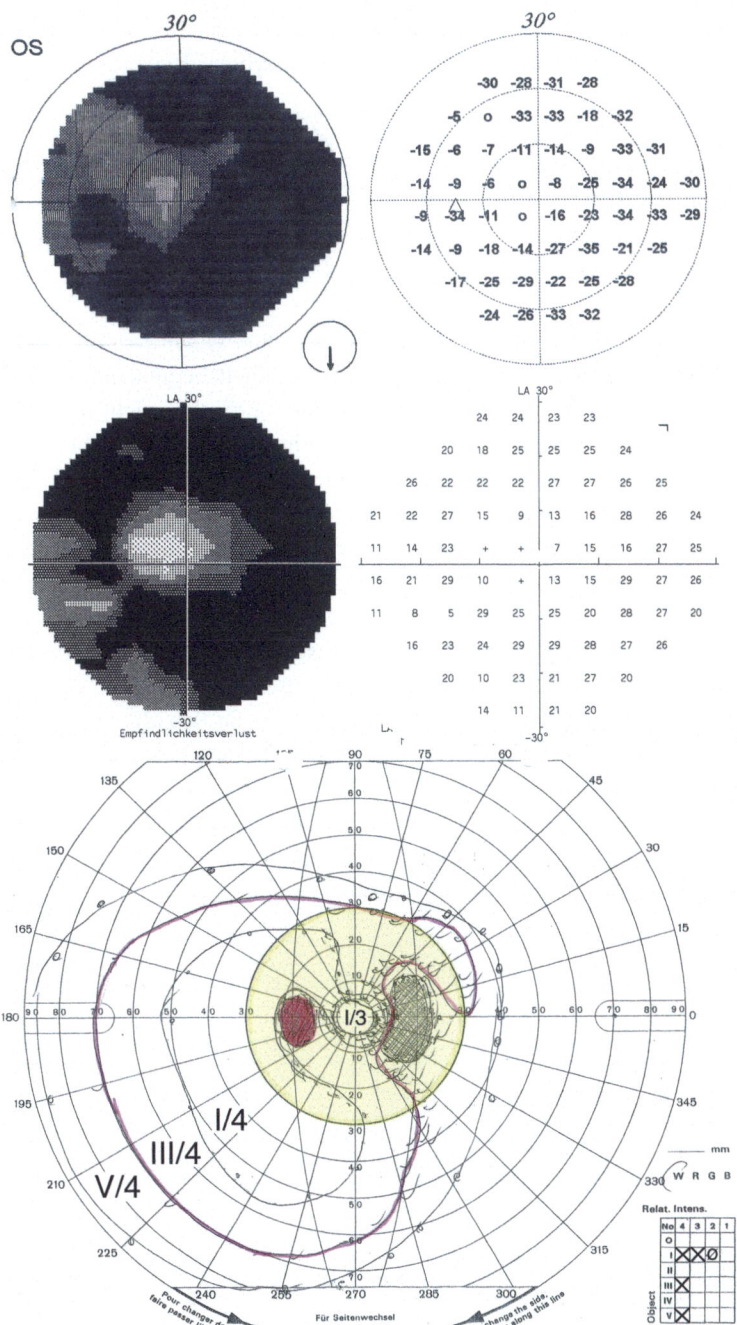

Abb. 12.1 Vergleich verschiedener am selben Tag durchgeführter Gesichtsfelder einer 45-jährigen Patientin mit fortgeschrittener glaukomatöser Schädigung des linken Auges. Die beiden oberen Reihen zeigen Befunde einer statischen Computerperimetrie, oben mit dem Humphrey Field Analyzer II, in der Mitte mit dem Octopus 101. Untersucht wurde lediglich der Bereich der zentralen 30°. Unten das dazu gehörende Goldmann-Gesichtsfeld, in dem der entsprechende zentrale Bereich gelb unterlegt ist. Man erkennt für die identische Reizmarke (III/4, rot) ein nach links außen bis 70° reichendes Gesichtsfeld. (Aus Mackensen et al. 2007)

von manchen Augenärzten verwendeten geringfügig abweichenden Prüfmarken (z. B. IV/3 oder V/2) erlauben grundsätzlich keine gutachterliche Bewertung (Rohrschneider et al. 2007).

▶ Bei Befundanforderungen durch das Versorgungsamt sollte z. B. unter dem Hinweis „gutachterlich nicht verwertbare Untersuchung" hingewiesen werden, wenn keine zulässige Perimetrie vorliegt, sondern lediglich ein Ergebnis einer statischen rechnergestützten Untersuchung.

Die Beurteilung eines Gesichtsfeldausfalls erfordert eine Quantifizierung des noch vorhandenen **Gesichtsfeldrestes.** Im Gegensatz zur Blindheitsbegutachtung wird das noch vorhandene Gesichtsfeld bezüglich seiner Ausdehnung hierbei nicht anhand der maximalen Ausdehnung, sondern der **mittleren Ausdehnung** beurteilt. Abb. 12.2 stellt exemplarisch ein nach rechts deutlich stärker eingeschränktes Gesichtsfeld dar, das nach links noch bis 50° reicht, während nach rechts oben nur bis 30° eine Reizwahrnehmung erfolgt. Hier würde man entsprechend der Urteile der Sozialgerichtsbarkeit die Einschränkung mit 40° angeben.

Darüber hinaus gilt wie bei der Sehschärfe auch für die Bewertung von Gesichtsfeldausfällen, dass das beidäugig vorhandene Gesichtsfeld wesentlich ist. Dies ist vor allem dann wesentlich, wenn ein Auge funktionell stark geschädigt ist. Nach den Vorgaben der Bewertung von Sehschärfe und Gesichtsfeld wird u. U. die Schädigung des einen Auges überproportional stark bewertet, wenn neben einer deutlichen Sehschärfeminderung auch ein Gesichtsfeldausfall besteht.

Schwierigkeiten kann es auch bezüglich der **Kausalzusammenhänge** bei Schädigungen geben. Die im sozialen Entschädigungsrecht zu berücksichtigende Kausalkette setzt von gutachterlicher Seite für die Anerkennung einer Schädigung eine einfache

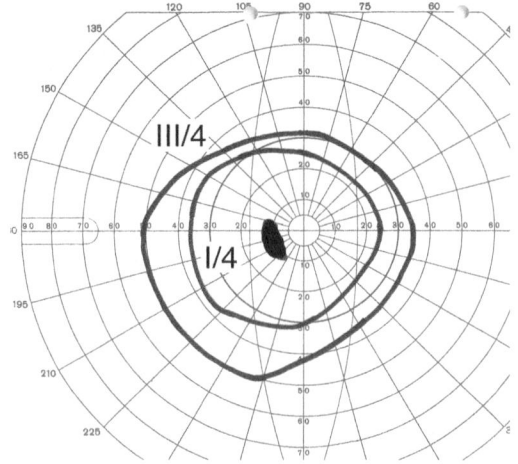

Abb. 12.2 Goldmann-Perimetrie eines linken Auges mit konzentrischer Einengung, die für Reizmarke III/4 links bis 50° und rechts oben bis 30° reicht. Für den GdB ist die mittlere Einengung zu bestimmen, die bei 40° liegt, dagegen wäre in der Blindheitsbegutachtung die geringste Einengung (maximale Ausdehnung), also 50° zu berücksichtigen

Wahrscheinlichkeit voraus, dass der Schädigungsmechanismus die entstandene Schädigung verursacht hat. Wie in der Unfallversicherung ist insgesamt jedoch zwischen haftungsbegründender und haftungsausfüllender Kausalität zu unterscheiden. Die haftungsbegründende Kausalität beschreibt den Zusammenhang zwischen Unfall und Schädigung – dazu gehört auch die Frage, ob überhaupt ein Unfall stattgefunden hat. So kommt es immer wieder vor, dass gutachterlich zu klären ist, ob das Heben einer schweren Last eine Amotio ausgelöst hat. Eine solche Tätigkeit stellt jedoch kein „plötzliches außergewöhnliches Ereignis" dar und mithin keinen Unfall und kommt somit als haftungsbegründendes Ereignis überhaupt nicht infrage.

So fehlt beim Auftreten einer Netzhautablösung während des Grundwehrdienstes an sich das anzuerkennende auslösende Ereignis; Gelegenheitsursachen sind generell keine Ursache im Sinne des BVG. Der Nachweis der haftungsbegründenden Kausalität muss darüber hinaus bewiesen, d. h. mehr als „wahrscheinlich" sein. Eine Aussage, der Unfall habe sich wahrscheinlich so zugetragen, erfüllt somit nicht die notwendige Bestimmtheit. Die **haftungsausfüllende Kausalität** beschreibt den Zusammenhang zwischen der Schädigung und der eingetretenen Gesundheitsstörung – hier reicht im Sozialrecht grundsätzlich die einfache Wahrscheinlichkeit eines ursächlichen Zusammenhanges aus.

▶ Der ärztliche Gutachter ist grundsätzlich nur in Bezug auf die haftungsausfüllende Kausalität gefragt; die Frage, ob überhaupt ein Unfall vorgelegen hat, ist im sozialen Entschädigungsrecht wie in der Unfallversicherung von Verwaltung oder Versicherungen zu prüfen.

Ein ganz anderes Problem ergibt sich aus der Beurteilung der Gesundheitsstörungen durch den behandelnden Arzt. Hier sehen sich manche Kollegen als allgemeiner Interessenvertreter ihrer Patienten in einer Art „Helferrolle" und machen sich u. U. sogar zum Anwalt ihrer Patienten, um mit ihnen gemeinsam Ansprüche durchzusetzen. Dies führt natürlich zu einer eingeschränkten Objektivität bei Befundmitteilungen, die Angaben der Patienten werden hinsichtlich der gutachterlichen Bewertung nicht ausreichend kritisch hinterfragt. Damit werden auch seitens des Patienten als Antragsteller unrealistische Hoffnungen hinsichtlich der Höhe des Grades der Behinderung geweckt. Schließlich kann dies in Gefälligkeitsattesten gipfeln, wie einer Bescheinigung zur Erlangung von Blindengeld, ohne dass der notwendige Anspruch wirklich besteht (Kap. 9).

Hierzu sei angemerkt, dass Falschaussagen in Zeugnissen über den Gesundheitszustand einer Person grundsätzlich strafbar sind (§ 278 StGB). Daher sollte lieber darauf verzichtet werden, den behandelnden Arzt zum Gutachter seiner eigenen Patienten zu bestellen. Die v. a. aus Kostengründen allein aus Krankenunterlagen resultierende Begutachtung nach Aktenlage stellt im Schwerbehindertenbereich zwar den Normalfall dar, ist jedoch besonders bei Entscheidungen, die mit Folgekosten verbunden sind, wie speziell der Blindheitsbegutachtung, sehr kritisch zu hinterfragen.

12.5 Änderungsverordnung (bisher nicht verabschiedet)

Auch wenn nicht absehbar ist, ob die 6. Änderungsverordnung zur Versorgungsmedizinverordnung irgendwann, wie seit Jahren geplant, in Kraft tritt, so ist zu erwarten, dass mit dieser vollständigen Überarbeitung des Kapitels Sehorgan im Sinne einer nunmehr teilhabeorientierten Bewertung nach ICF (Kap. 4, Teil B) doch weitreichende Änderungen zu berücksichtigen sind.

Daher wird der Titel des Kapitels geändert in *Sehfunktionen und verwandte Funktionen*. Hervorstechende Änderung ist die nunmehr lediglich in 10er-Schritten aufgebaute Tabelle der GdB-Werte für die Sehschärfe. Die bisherige MdE-Tabelle ging von mehreren Eckpunkten aus, darunter einer MdE von 25 v. H. für eine einseitige Erblindung. Dies führte regelhaft zu einem GdB von 30. Hierbei ist der einseitige Visusverlust vor allem im Vergleich zu einem GdB von 30 bei Sehbehinderung mit gestörter Lesefähigkeit mit einem Visus von 0,3 bds. oder im Kontext der Bewertung von Störungen anderer Organsysteme zu hoch bewertet, sodass nunmehr eine Bewertung der Einäugigkeit mit einem GdB von 20 diskutiert wird. Ausgehend von dieser wesentlichen Änderung verändern sich auch zahlreiche andere vor allem einseitige Störungen sowie die Beurteilungen zur Doppelbildwahrnehmung. Umgekehrt sollen Gesichtsfeldausfälle, vor allem ausgedehnte Ausfälle, höher bewertet werden, so z. B. eine Einengung auf 10 Grad zukünftig mit einem GdB von 80. Daneben sollen die Einschränkungen bei Pseudophakie oder Aphakie rein funktionell bewertet werden, im Wesentlichen durch eine messbare Störung von Kontrastsehen oder Dämmerungssehen.

Grundsätzlich werden die dort genannten GdB-Werte nunmehr rechtsverbindlich, d. h. dass zukünftig keine Abweichung nach unten mehr zulässig ist. Dies gibt den behinderten Menschen eine zusätzliche Rechtssicherheit.

Für die Einstufung als hochgradig sehbehindert, d. h. einer Sehbehinderung mit einem GdB von 100, gibt es bisher keine Kriterien, die eine gleichzeitige Sehschärfereduktion samt einem Gesichtsfeldausfall berücksichtigen. Dies hat dazu geführt, dass in verschiedenen Bundesländern eine sehr unterschiedliche Einstufung erfolgt. So existieren in Hessen Vorgaben, bei denen eine lineare Addition des GdB für Sehschärfe und Gesichtsfeldschädigung zu einem Wert von 100 führt. In anderen Bundesländern wird teilweise sogar bei einer deutlich geringeren Störung des Sehvermögens ein GdB von 100 zuerkannt. Aus diesem Grunde sind nunmehr vergleichbar der Kriterien der gesetzlichen Blindheit (Kap. 13) auch für die Einstufung als hochgradig Sehbehinderter Vorgaben erarbeitet worden. Diese wurden bereits für die in Bayern eingeführte Zahlung eines reduzierten Landesblindengeldes für hochgradig sehbehinderte Menschen übernommen.

Nützliche Internetadressen
Anhaltspunkte für die ärztliche Gutachtertätigkeit in der letzten Ausgabe 2008 im Internet: https://www.bmas.de/SharedDocs/Downloads/DE/Rundschreiben-SE/Anhaltspunkte-aerztliche-Gutachtertaetigkeit.pdf?__blob=publicationFile&v=2

Versorgungsmedizin-Verordnung (VersMedV), Versorgungsmedizinische Grundsätze. Downloads beim BMAS möglich: https://www.bmas.de/DE/Soziales/Versorgungsmedizin/versorgungsmedizin-art.html

Literatur

Aulhorn E, Lüddeke H (1977) Das periphere Gesichtsfeld. Ber Dtsch Ophthalmol Ges 74:33–42

BMAS (2008) Bundesministerium für Arbeit und Soziales. Anhaltspunkte für die ärztliche Gutachtertätigkeit im Sozialen Entschädigungsrecht und nach dem Schwerbehindertenrecht (Teil 2 SGB IX). Köllen, Bonn

BMAS (2020) Bundesministerium für Arbeit und Soziale Ordnung. Versorgungsmedizin-Verordnung – VersMedV – Versorgungsmedizinische Grundsätze. BMAS, Bonn

DOG (2022) Empfehlungen und Gerätetabellen der DOG-Kommission für die Qualitätssicherung sinnesphysiologischer Untersuchungsverfahren und Geräte

Gramberg-Danielsen B (2012) Die Begutachtung der Ablatio nach indirekter Verletzung. Augenarzt 46:101–102 104:464–473

Gramberg-Danielsen B (Hrsg) (2010) Rechtliche Grundlagen der augenärztlichen Tätigkeit, inkl. 26. Ergänzungslieferung. Enke, Stuttgart

Kaden R (1981) Grade der Sehschädigung. Eine Begriffsbestimmung. Z Prakt Augenheilkd 2:263–265

Losch P (2006) Aspekte der versorgungsärztlichen Tätigkeit im Schwerbehindertenrecht. In: Thomann K, Jung D, Letzel S (Hrsg) Schwerbehindertenrecht. Begutachtung und Praxis. Steinkopff, Darmstadt, S 109–116

Mackensen I, Becker S, Rohrschneider K (2007) Fehler und Schwierigkeiten der Beurteilung im Schwerbehinderten- und Blindenrecht. Ophthalmologe 104:464–473

Nieder P (2006) Die Begutachtung nach Aktenlage: Grundlagen, Grenzen, Fehlerquellen. In: Thomann K et al (Hrsg) Schwerbehindertenrecht. Begutachtung und Praxis. Steinkopff, Darmstadt, S 117–123

Rohrschneider K (2012) Augenärztliche Begutachtung im sozialen Entschädigungs- und Schwerbehindertenrecht und bei Blindheit. Med Sach 108:5–9

Rohrschneider K (2023) Auswirkungen der Kombination von Visusminderung und Gesichtsfeldeinschränkung auf GdB und Teilhabe. Med Sach 119:58–62

Rohrschneider K, Blankenagel A (1998) Vergrößernde Sehhilfen. In: Kampik A, Grehn F (Hrsg) Nutzen und Risiken augenärztlicher Therapie. Enke, Stuttgart, S 149–165

Rohrschneider K, Bültmann S, Mackensen I (2007) Grundlagen der Begutachtung nach dem Schwerbehindertengesetz und im Sozialen Entschädigungsrecht. Ophthalmologe 104:457–463

Wesemann W, Schiefer U, Bach M (2010) Neue DIN-Normen zur Sehschärfebestimmung. Ophthalmologe 107:821–826

Blindheitsbegutachtung

13

Klaus Rohrschneider

Inhaltsverzeichnis

13.1	Gesetzliche Definition der Blindheit	398
13.2	Begutachtungskriterien	402
13.3	Blindengeldgesetze	408
13.4	Spezielle Begutachtungsfragen	414
13.5	Fazit	421
Literatur		422

Nach dem Bundesversorgungsgesetz (BVG), dem Sozialgesetzbuch (SGB IX, Teil 2), dem Einkommensteuergesetz (EStG) sowie dem Straßenverkehrsgesetz (StVG) muss geklärt werden, ob Blindheit vorliegt. Die Einstufung als blind ist nach dem Schwerbehindertenrecht Voraussetzung für die Zuerkennung des **Vergünstigungsmerkmals Bl**, daneben besteht bei Blindheit auch Anspruch auf Blindengeld bzw. Blindenhilfe. In den Anhaltspunkten für die ärztliche Gutachtertätigkeit (AHP, BMAS 2008), die bis zum 31.12.2008 Gültigkeit hatten, wurde daher hierzu extra Stellung genommen:

▶ „Die Feststellung von Blindheit setzt einen Befund voraus, der aufgrund einer speziellen augenärztlichen Untersuchung unter Begutachtungsgrundsätzen erhoben worden ist." (AHP Nr. 8 Abs. 15, BMAS 2008).

K. Rohrschneider (✉)
Ophthalmologische Rehabilitation und seltene Augenerkrankungen Univ.-Augenklinik Heidelberg, Heidelberg, Deutschland
E-Mail: klaus.rohrschneider@med.uni-heidelberg.de

Dies ist für den Augenarzt besonders deshalb so wesentlich, weil er typischerweise im Rahmen seines **normalen Patientenkontaktes** darum gebeten wird, eine entsprechende augenfachärztliche Bescheinigung zur Erlangung von Blindengeld bzw. Blindenhilfe auszustellen. Dann sind die Befunde zu Sehschärfe und Gesichtsfeld aber in der Regel eben nicht entsprechend den notwendigen gutachterlichen Bedingungen erhoben worden. Darüber hinaus hat sich die augenärztliche Begutachtung streng auf den ophthalmologischen Befund zu beschränken. Eine Berücksichtigung zusätzlich bestehender Einschränkungen, wie z. B. Schwerhörigkeit oder erheblicher Gehbehinderung, im Sinne einer Verschlimmerung bei hochgradiger Sehbehinderung ist grundsätzlich nicht statthaft und es liegt somit keineswegs Blindheit im Sinne des § 72 SGB XII vor.

Seit dem 01.01.2009 gilt die Versorgungsmedizinverordnung (VersMedV). In deren Anlage ist dieser Satz nicht mehr enthalten, allerdings wird unter Kap. 4 (Sehorgan) unverändert darauf hingewiesen, dass bei der Beurteilung von Störungen des Sehvermögens darauf zu achten ist, dass der morphologische Befund die Sehstörungen erklärt (VersMedV, BMAS 2020). Nach Mitteilung der Bezirksregierung Münster bestehen darüber hinaus nach dem allgemeinen Grundsatz des offenkundigen Erfahrungswissens keine Bedenken, wenn für nicht in der VersMedV geregelte „Versorgungsmedizinische Grundsätze" die AHP weiterhin zu Hilfe genommen werden. Diese sind im Internet weiterhin verfügbar und für augenärztliche Belange auch in Auflagen ab 1996 benutzbar.

Während sich der Anspruch auf Blindenhilfe gemäß § 72 SGB XII nach der vorliegenden Bedürftigkeit richtet, existiert in den einzelnen Bundesländern ein weitergehender Anspruch auf Blindenhilfe oder Blindengeld, der jedoch sehr unterschiedlich ist. Die Definition der Blindheit in den Landesgesetzen weicht teilweise von derjenigen des SGB XII ab. Die Einstufung bezüglich des Merkzeichens Bl im Schwerbehindertenrecht seitens der Versorgungsämter ist länderübergreifend ebenfalls durch § 72 SGB XII definiert.

13.1 Gesetzliche Definition der Blindheit

Grundsätzlich ist zu berücksichtigen, dass die Definition der Blindheit nicht an einen vollständigen Verlust des Sehvermögens geknüpft ist. Ursprünglich war im BVG der Begriff „blind" benutzt worden, der entsprechend den Anhaltspunkten für die ärztliche Gutachtertätigkeit (AHP) von 1958 zunächst wie folgt definiert wurde:

> Blind sind solche Beschädigte, die entweder das Augenlicht vollständig verloren haben, oder deren Sehschärfe so gering ist, daß sie sich in einer ihnen nicht vertrauten Umgebung allein ohne fremde Hilfe nicht zurechtfinden können. Dies wird im allgemeinen der Fall sein, wenn bei freiem Blickfeld auf dem besseren Auge nur eine Sehschärfe von etwa 1/50 besteht.
>
> Nicht zu den Blinden zählt der hochgradig in seiner Sehschärfe Beeinträchtigte, der sich zwar in einer ihm nicht vertrauten Umgebung trotz seines Sehleidens ohne Führung und ohne besondere Hilfe noch ausreichend bewegen kann, dessen Sehschärfe aber wirtschaftlich nicht verwertbar ist (im allgemeinen Sehschärfe auf dem besseren Auge weniger als 1/20). (AHP, BMAS 1958)

13 Blindheitsbegutachtung

Da durch zusätzlich vorliegende **Einschränkungen**, z. B. des Gesichtsfeldes, bereits bei einer höheren Sehschärfe eine der Blindheit gleichzuachtende Funktionseinschränkung vorliegen kann, wurden in einer speziellen Kommission der DOG unter Federführung von Frau Prof. Aulhorn Kriterien aufgestellt und 1975 veröffentlicht, die eine entsprechende **Seheinschränkung** genauer definierten. Dabei wurde als Grenzwert der Blindheit von einer beidäugigen Sehschärfe von 1/50 ausgegangen. Es wurden 6 einer Reduktion der Sehschärfe auf 1/50 entsprechende Kombinationen aus Visusminderung und Gesichtsfelddefekten definiert, die einer isolierten Visusminderung auf 1/50 gleichzusetzen sind (Aulhorn 1975). Da die Augen als paariges Organ gerade bezüglich des funktionell verwertbaren Gesichtsfeldes nicht isoliert betrachtet werden können, wurde explizit festgestellt, dass für die Berücksichtigung von Gesichtsfeldausfällen das beidäugige Gesichtsfeld zu berücksichtigen ist. Dies hat unverändert Gültigkeit.

▶ Für die Beurteilung von Gesichtsfeldausfällen in der Blindenbegutachtung ist das beidäugige Gesichtsfeld zu berücksichtigen.

Im Folgenden wurden diese Empfehlungen der Deutschen Ophthalmologischen Gesellschaft (DOG) in die Anhaltspunkte übernommen und haben damit den Charakter einer untergesetzlichen Norm. Allerdings ist hierbei der in den oben genannten Empfehlungen wesentliche Hinweis auf die beidäugige Untersuchung, der damals notwendigerweise auch für die Sehschärfe erfolgte, entfallen. Im Zuge der Weiterentwicklung und Überarbeitung gutachterlicher Empfehlungen in der Augenheilkunde wurde 1994 die Tabelle zur Einschätzung der MdE insoweit geändert, dass seitdem nicht mehr isoliert die Sehschärfe des rechten und linken Auges, sondern die beidäugige und diejenige des schlechteren Auges zu berücksichtigen sind – eine inzwischen in der gesamten Begutachtung gültige Forderung, die dennoch bis heute leider häufig übergangen wird (Völcker und Gramberg 1994). Dies gilt zwar grundsätzlich auch dann, wenn die beidäugige Sehschärfe schlechter als diejenige des besseren Auges ist, was bei der Frage der Blindheitsbegutachtung jedoch kaum vorkommen sollte. In der Perimetrie hat dagegen die beidäugige Untersuchung mit Ausnahme der Beurteilung der Fahrtauglichkeit keinen wesentlichen Einzug in die gutachterliche Praxis gefunden (Abschn. 4.1). Bei der Einschätzung einer einseitigen Gesichtsfeldeinengung auf 5° und einer Erblindung am anderen Auge aufgrund einer Visusreduktion bei freiem Gesichtsfeld wird deutlich, dass in diesem Falle keine einer beidseitigen Reduktion der Sehschärfe auf 1/50 gleichzuachtende Funktionsschädigung vorliegt – dies stellt allerdings eine sehr selten auftretende Kombination dar.

In der Neuauflage der AHP 1996 sind die Kriterien der Blindheit leicht modifiziert worden und finden seitdem auch in den Folgeauflagen Anwendung. Obwohl unverändert angegeben wird, dass diese den Empfehlungen der DOG entsprechen, sind seit 1975 keine veränderten Empfehlungen der DOG veröffentlicht worden und auch über die verschiedenen Kommissionen nicht zu erhalten. Nach persönlicher Mitteilung durch den ehem. Vorsitzenden der Rechtskommission, Prof. Gramberg-Danielsen, sind im Zuge der Neuauflage der Anhaltspunkte im Jahre 1996 die folgenden Empfehlungen durch die

Rechtskommission erarbeitet und nach Billigung durch den Vorstand der DOG mit dem BMAS beraten und abgestimmt worden.

Während in den AHP eindeutig festgelegt wurde, dass diese für die Beurteilung der Blindheit nach dem BVG, dem Teil 2 SGB IX und EStG sowie dem StVG dienten, gilt dies für die VersMedV bzw. deren versorgungsmedizinische Grundsätze nach unterschiedlicher Rechtsauffassung nicht unbedingt (Sozialgericht Osnabrück, Az.: S. 9 SB 231/07 vom 24.06.2009). Dennoch sind die folgenden beispielhaften Darstellungen unverändert zu berücksichtigen.

▶ Die Kriterien der einer Visusminderung auf 1/50 gleichzuachtenden Funktionseinschränkungen sind in der Anlage Versorgungsmedizinische Grundsätze (Kapitel A 6 Punkt b) zusammengestellt. Diese sind jedoch nur beispielhaft und nicht abschließend:

b) Eine der Herabsetzung der Sehschärfe auf 0,02 (1/50) oder weniger gleichzusetzende Sehbehinderung liegt nach den Richtlinien der Deutschen Ophthalmologischen Gesellschaft bei folgenden Fallgruppen vor:
aa) bei einer Einengung des Gesichtsfeldes, wenn bei einer Sehschärfe von 0,033 (1/30) oder weniger die Grenze des Restgesichtsfeldes in keiner Richtung mehr als 30° vom Zentrum entfernt ist, wobei Gesichtsfeldreste jenseits von 50° unberücksichtigt bleiben,
bb) bei einer Einengung des Gesichtsfeldes, wenn bei einer Sehschärfe von 0,05 (1/20) oder weniger die Grenze des Restgesichtsfeldes in keiner Richtung mehr als 15° vom Zentrum entfernt ist, wobei Gesichtsfeldreste jenseits von 50° unberücksichtigt bleiben,
cc) bei einer Einengung des Gesichtsfeldes, wenn bei einer Sehschärfe von 0,1 (1/10) oder weniger die Grenze des Restgesichtsfeldes in keiner Richtung mehr als 7,5° vom Zentrum entfernt ist, wobei Gesichtsfeldreste jenseits von 50° unberücksichtigt bleiben,
dd) bei einer Einengung des Gesichtsfeldes, auch bei normaler Sehschärfe, wenn die Grenze der Gesichtsfeldinsel in keiner Richtung mehr als 5° vom Zentrum entfernt ist, wobei Gesichtsfeldreste jenseits von 50° unberücksichtigt bleiben,
ee) bei großen Skotomen im zentralen Gesichtsfeldbereich, wenn die Sehschärfe nicht mehr als 0,1 (1/10) beträgt und im 50°-Gesichtsfeld unterhalb des horizontalen Meridians mehr als die Hälfte ausgefallen ist,
ff) bei homonymen Hemianopsien, wenn die Sehschärfe nicht mehr als 0,1 (1/10) beträgt und das erhaltene Gesichtsfeld in der Horizontalen nicht mehr als 30° Durchmesser besitzt,
gg) bei bitemporalen oder binasalen Hemianopsien, wenn die Sehschärfe nicht mehr als 0,1 (1/10) beträgt und kein Binokularsehen besteht.

Von diesen Einstufungen sind die Punkte aa–dd tabellarisch sehr übersichtlich zusammenzufassen, darüber hinaus gilt für die Punkte cc–gg immer eine maximale Sehschärfe von 0,1 (Tab. 13.1).

Nach der Rechtsprechung des Bundessozialgerichts (BSG) gelten allgemein für eine faktische Blindheit nicht nur die Beeinträchtigung der Sehschärfe und die Einschränkung des Gesichtsfeldes, sondern vielmehr alle Störungen des Sehvermögens, soweit sie in ihrem Schweregrad einer Beeinträchtigung der Sehschärfe auf 1/50 oder weniger gleichzuachten sind. Schon nach dem Wortlaut der Bestimmung sei es nicht maßgeblich, auf welchen Ursachen die Störung des Sehvermögens beruhe und ob das Sehorgan (Auge, Sehbahn) selbst geschädigt sei. Auch zerebrale Schäden, die zu einer Beeinträchtigung des Sehvermögens führten, sind für die Gewährung von Blindengeld zu berücksichtigen, und zwar alleine oder im Zusammenwirken mit Beeinträchtigungen des Sehorgans (BSG-Urteil vom 26.10.2004, Az.: B 7 SF 2/03 R). Nach neuester Rechtsprechung des BSG gilt dies aber nicht für die Zuerkennung des Merkzeichens Bl, die explizit nur bei Störungen des Sehapparates gemäß dem Kapitel Auge zusteht (Urteil vom 24.10.2019, Az.: B 9 SB 1/18 R)

(c) Blind ist auch der behinderte Mensch mit einem nachgewiesenen vollständigen Ausfall der Sehrinde (Rindenblindheit), nicht aber mit einer visuellen Agnosie oder anderen gnostischen Störungen

Tab. 13.1 Tabellarische Zusammenstellung der einer Visusreduktion auf 1/50 gleichzuachtenden Einschränkungen nach den versorgungsmedizinischen Grundsätzen (VersMedV)

Sehschärfe	Gesichtsfeld	Bemerkungen	VersMedV-Punkt
≤1/50	Unerheblich	–	–
≤1/30	≤30°	Gesichtsfeldreste jenseits 50° bleiben unberücksichtigt	aa
≤1/20	≤15°	Gesichtsfeldreste jenseits 50° bleiben unberücksichtigt	bb
≤0,1	≤7,5°	Gesichtsfeldreste jenseits 50° bleiben unberücksichtigt	cc
1,0 und schlechter	≤5°	Gesichtsfeldreste jenseits 50° bleiben unberücksichtigt	dd
≤0,1		Große Zentralskotome, wenn mehr als die Hälfte unter dem Meridian innerhalb 50° ausgefallen	ee
≤0,1		Homonyme Hemianopsie mit Gesichtsfeld ≤30° Durchmesser horizontal	ff
≤0,1		Bitemporale/binasale Hemianopsie mit fehlendem Binokularsehen	gg

Gerade die Einstufung in Bezug auf diese letzte wesentliche Einschränkung bereitet erhebliche Schwierigkeiten und wird daher unten explizit im Kontext verschiedener Gerichtsentscheidungen und Stellungnahmen diskutiert.

13.2 Begutachtungskriterien

Die augenärztliche Feststellung des Anspruchs auf **Blindenhilfe** erfolgt in den meisten Fällen durch den behandelnden Augenarzt, d. h. es kommt hierbei nur selten zu einer rein gutachterlichen Beurteilung (Rohrschneider et al. 2007). Der Einschätzung liegt mithin in der Regel eine augenärztliche Untersuchung zugrunde, die primär nicht auf gutachterlicher Basis, sondern im Rahmen einer Routineuntersuchung erfolgte. Von einer speziellen augenärztlichen Untersuchung unter Begutachtungsgrundsätzen kann dabei meist nicht ausgegangen werden. Da der Patient ein Interesse an einer entsprechend positiven Beurteilung hat, wird nicht selten der dem Strafrecht entnommene Satz („in dubio pro reo"), entsprechend abgewandelt zu „in dubio pro aegroto", zur Rechtfertigung einer unkritischen Übernahme der rein subjektiven Funktionsangaben benutzt. Dies gilt weder im sozialen Entschädigungsrecht noch im Schwerbehindertenrecht.

▶ Bei der Beurteilung einer Funktionseinschränkung im Bereich der gesetzlichen Blindheit ist kritisch zu hinterfragen, ob die subjektiven Angaben v. a. zu Sehschärfe und Gesichtsfeld durch den objektiven morphologischen Befund erklärt sind. Eine Visusabnahme setzt eine Befundverschlechterung voraus.

In diesem Zusammenhang ist außerdem zu beachten, dass der Antragsteller gemäß § 66 SGB I für die in den Sozialgesetzbüchern enthaltenen Sozialleistungen eine **Mitwirkungspflicht** hat.

(1) Kommt derjenige, der eine Sozialleistung beantragt oder erhält, seinen Mitwirkungspflichten nach §§ 60 bis 62, 65 SGB I nicht nach und wird hierdurch die Aufklärung des Sachverhalts erheblich erschwert, kann der Leistungsträger ohne weitere Ermittlungen die Leistung bis zur Nachholung der Mitwirkung ganz oder teilweise versagen oder entziehen, soweit die Voraussetzungen der Leistungen nicht nachgewiesen sind.
(2) Sozialleistungen dürfen wegen fehlender Mitwirkung nur versagt oder entzogen werden, nachdem der Leistungsberechtigte auf diese Folge schriftlich hingewiesen worden ist und seiner Mitwirkungspflicht nicht innerhalb einer ihm gesetzten angemessenen Frist nachgekommen ist.

Dies ist bei strittigen Anträgen insbesondere hinsichtlich einer zusätzlichen gutachterlichen Untersuchung von entsprechender Seite zu berücksichtigen.

13.2.1 Visusprüfung

Obwohl eine korrekte gutachterliche Untersuchung eine Prüfung der Sehschärfe entsprechend den Empfehlungen der Deutschen Ophthalmologischen Gesellschaft nach DIN 58220 voraussetzt, sind augenärztliche Beurteilungen nicht selten, in denen der Visus weder mit Landolt-Ringen noch entsprechend der „Forced-choice-Untersuchungstechnik" und dem korrekten Abbruchkriterium (3 von 5) bestimmt wurde. Besonders Letzteres, d. h. die strikte Aufforderung an den Prüfling, in der getesteten Visusstufe für jedes dargebotene Sehzeichen eine Antwort anzugeben, auch wenn subjektiv der Eindruck vorhanden ist, nur noch zu raten, führt oft zu einem Anstieg der Sehschärfe von mehreren Reihen. Wesentlich ist dabei, dass auch für Visusstufe 0,02 nach DIN 58220 mindestens 5 Optotypen präsentiert werden müssen (Wesemann et al. 2010; Rohrschneider 2012). Für die Darbietungszeit gibt es gemäß VersMedV grundsätzlich keine zeitlichen Vorgaben, insbesondere keine Beschränkung auf 1 s je Optotype, sodass eine Darbietungszeit von 10 s vernünftig erscheint. Ein ganz großes Problem scheint die korrekte Angabe der Sehschärfe bei Untersuchungsabständen unter 1 m zu sein. Gerade im Bereich der hochgradigen Sehbehinderung und Blindheit ist aber eine Untersuchung in 4 oder 5 m kaum noch möglich, da die verwendeten Sehzeichenprojektoren keine genügend großen Landolt-Ringe präsentieren können und die Betroffenen in dieser Entfernung auch keine sicheren Angaben machen können.

Die Mitteilung „1/20 in 50 cm" ist nicht verwertbar. Die im angelsächsischen Sprachraum grundsätzlich übliche Angabe der Sehschärfe als Bruch setzt sich definitionsgemäß aus der **Prüfentfernung** im Zähler und der **Sollentfernung** im Nenner zusammen. Dabei entspricht die Sollentfernung demjenigen Abstand, in dem das Sehzeichen bei einem Visus von 1,0 erkannt werden müsste, und ist neben den entsprechenden Sehzeichen angegeben. Wird also in 50 cm Abstand untersucht, lautet der Zähler grundsätzlich 0,5. Generell ist die Angabe der Sehschärfe als Bruch deutlich aussagekräftiger als die bei uns übliche dezimale Darstellung, da der Zähler die Prüfentfernung mitteilt. Daher darf auch bei einem Visus von 0,5/50 der Bruch nicht zu 1/100 verändert werden.

▶ Neben einer Prüfung der Sehschärfe nach DIN 58220 mit Landolt-Ringen ist v. a. bei hochgradiger Visusminderung auf eine korrekte Angabe der Sehschärfe als Bruch mit Prüfentfernung im Zähler und Sollentfernung im Nenner zu achten.

Die Angabe der Erkennung der Anzahl von vorgehaltenen Fingern (Fingerzählen, FZ) oder der Wahrnehmung von Handbewegungen (HB) – noch dazu ohne Mitteilung der Prüfentfernung – ist zu vermeiden (Rohrschneider 2012). Anstelle dieser sehr ungenauen und kaum nachprüfbaren Größen empfiehlt es sich, die Visustafel in kürzerem Abstand als 1 m, also z. B. in 30 oder 50 cm, zu benutzen; dies führt dann z. B. zu einem Visus von 0,3/50 oder 0,5/50. Bei auseinandergestreckten Fingern in 1 m Abstand entspricht Fingerzählen durchaus einer Sehschärfe von 1/35. Neben der Benutzung von Visustafeln ist auch eine computergestützte Untersuchung möglich; so ist der **Freiburger Visustest** (Freiburg Visual Acuity Test, FrACT) auch bei der Sehschärfeprüfung von hochgradig Sehbehinderten einsetzbar (Schulze-Bonsel et al. 2006). Für 6 Patienten mit Fingerzählen in 30 cm Abstand wurde hierbei eine Sehschärfe von 0,014 gefunden; dies entspricht sogar einer Sehschärfe von 0,046 bei 1 m Prüfabstand. Im Zweifel sollte daher zusätzlich angegeben werden, dass die Sehschärfe weniger als 1/50 beträgt.

Die entsprechend dem physiologischen Auflösungsvermögen **logarithmische Abstufung** von Visustafeln, die notwendigerweise dazu führt, dass der Schritt von Visus 0,1 zu 0,125 einem Anstieg von 0,8 auf 1,0 gleichzusetzen ist, ist auch manchem Augenarzt nicht genügend geläufig. Dies liegt sicher auch daran, dass wir fälschlich oft bei Visus 1,0 von 100 % Sehschärfe sprechen und geringere Visusstufen linear umrechnen. So entspricht eben Visus 0,1 in der Praxis nicht 10 %, sondern eher 50 % der Wahrnehmung. Daher ist es auch nicht verwunderlich, wenn ein fachfremder Gutachter eines Versorgungsamtes bezüglich der Beurteilung von Blindheit und der Differenzierung zwischen einem Visus von 1/50 und 1/35 fälschlich meinte, dass „in diesem Bereich eine genaue Differenzierung nicht möglich (ist), daher ist auch bei 1/35 Blindheit anzunehmen." Auch wenn der Unterschied zwischen einer Sehschärfe von 1/50 und 1/35 absolut nicht sehr groß erscheint, ist dieser mit 2 logarithmischen Stufen genauso groß wie derjenige zwischen 0,6 und 1,0. Dies war dem Kollegen offenbar völlig unklar.

13.2.2 Perimetrie

Wie im gesamten Sozialrecht ist gerade bei der Blindheitsbegutachtung für die Gesichtsfelduntersuchung ausschließlich eine manuell-kinetische Perimetrie mit dem Goldmann-Perimeter oder einem anderen zulässigen Gerät erlaubt. Bereits am 19.11.1992 hat die Landesblindenärztekonferenz beschlossen, dass bei Vorliegen einer statischen rechnergestützten Perimetrie vor Zuerkennung des Merkmals Bl grundsätzlich eine Nachuntersuchung mit kinetischer Perimetrie mit Reizmarke Goldmann III/4e erforderlich ist, sofern aus der Perimetrie ein Leistungsanspruch abgeleitet wird (Gramberg-Danielsen 2010). Es ist verwunderlich, dass dies bis heute zahlreichen Augenärzten nicht bekannt ist. Genauso dürfen in der gesetzlichen Unfallversicherung oder bei Fragen der Fahrerlaubnis auch Befunde aus statischen Perimetrien nur Berücksichtigung finden, sofern versicherungsrechtlich daraus kein Anspruch entsteht oder verkehrsrechtlich der Bewerber damit zuzulassen ist (Gramberg-Danielsen 1994). Beides bedeutet, dass im Fall eines Normalbefundes die sonst notwendige kinetische Untersuchung entbehrlich ist.

Die durch die Rechtskommission und die Kommission für die Qualitätssicherung sinnesphysiologischer Untersuchungsverfahren und Geräte der DOG alternativ zum Goldmann-Perimeter zugelassenen Geräte sind das Twinfield (Oculus) und das Octopus 101 oder 900 (Haag-Streit) sowie inzwischen auch das PTS 2000 (Optopol Technology) und das MonCvOne (Metrovision) mit der Zusatzsoftware zur kinetischen Perimetrie, dabei allerdings nur bei Untersuchung mit manuell-kinetischer Perimetrie (DOG 2022).

Andere computergestützte Perimeter, die teilweise ebenfalls eine kinetische Untersuchungsstrategie – auch speziell zur Blindheitsbegutachtung – anbieten (z. B. Humphrey-Field-Analyzer II und III, Zeiss), arbeiten nicht vergleichbar mit einem wirklich in jeder Richtung manuell bewegbaren Stimulus und sind daher nicht zulässig. Der Ausschluss dieser Geräte wie auch der Befunde einer statischen Perimetrie ergibt sich vor allem aus den im Vergleich zu einer konventionellen kinetischen Untersuchung erheblich schwerwiegenderen Gesichtsfeldausfällen besonders bei zentraler Ursache (statokinetische Dissoziation). Außerdem wird bei der statischen Perimetrie in der Regel nur der zentrale Gesichtsfeldbereich untersucht, d. h. ein Radius von 30° um den Fixierpunkt. Im Gegensatz besonders zu Eignungsbegutachtungen ist nur der Befund für eine Prüfgröße entsprechend Goldmann III/4e, d. h. einem Prüfreiz von 26 Winkelminuten Durchmesser und einer Leuchtdichte von 318 cd/m^2 zu bewerten. Gesichtsfelduntersuchungen am Goldmann-Perimeter werden leider immer wieder mit anderen als den gutachterlich relevanten Einstellungen durchgeführt, so werden z. B. die Reizmarken IV/3 oder III/1 benutzt, die aufgrund der abweichenden Leuchtdichte und/oder Größe nicht zur Beurteilung herangezogen werden können. Selbst zwischen den Einstellungen a bis e liegt jeweils 1 dB Helligkeitsunterschied, sodass eine Untersuchung mit III/4e und eine mit III/4a deutlich unterschiedliche Ergebnisse ergibt. Die **korrekte Reizmarke** ist besonders wichtig bei der Beurteilung von Zentralskotomen, die natürlich mit kleineren und dunkleren Prüfreizen deutlich größer ausfallen. Bei einer Visusminderung $\leq 0,1$ sollte natürlich – zumindest mit kleineren und/oder dunkleren Prüfmarken – ein Zentralskotom nachweisbar sein.

▶ Für die Beurteilung von Gesichtsfeldausfällen ist ausschließlich eine manuell-kinetische Perimetrie am Goldmann-Perimeter mit der Reizmarke III/4e oder einem äquivalenten von der DOG zugelassenen Perimeter zulässig. Es muss eine **manuelle Steuerung** der Prüfmarke in beliebiger Richtung über die Maustaste möglich sein.

Grundsätzlich ist wesentlich, wie die **Ausdehnung eines zentralen Gesichtsfeldausfalls** bzw. die Einschränkung des Gesichtsfeldes von außen überhaupt zu werten ist. Allgemein ist bei einer Einschränkung von außen die am weitesten peripher liegende Grenze zu berücksichtigen. Abb. 13.1 zeigt ein Beispiel mit einer konzentrischen Einengung, die am einzig sehenden linken Auge nach rechts noch über 30° reicht, nach unten jedoch nur noch bis etwa 8°. Bei einer Sehschärfe von 1/15 liegt damit keine Blindheit vor. Wäre die Sehschärfe auf 1/35 reduziert, läge bei der nur minimalen Überschreitung der 30°-Marke ein grenzwertiger Befund vor, der entsprechend den Anhaltspunkten formal die Bedingungen ebenfalls nicht erfüllen würde.

Hier ist in den jetzigen Punkten aa, bb und dd eine Änderung der o. g. Beispiele in den AHP 1996 gegenüber den von der DOG unter Frau Prof. Aulhorn 1975 erstellten Kriterien erfolgt. Während früher von einer konzentrischen Einengung gesprochen wurde, heißt es jetzt nur noch Einengung mit einer Entfernung von nicht mehr als 5°,

Abb. 13.1 Goldmann-Perimetrie bei einer Sehschärfe von 1/15 mit konzentrischer Einengung, die für Reizmarke III/4 unten bis 8° und rechts bis knapp jenseits 30° reicht. In der Blindenbegutachtung ist hier die geringste Einengung, also 32°, zu berücksichtigen

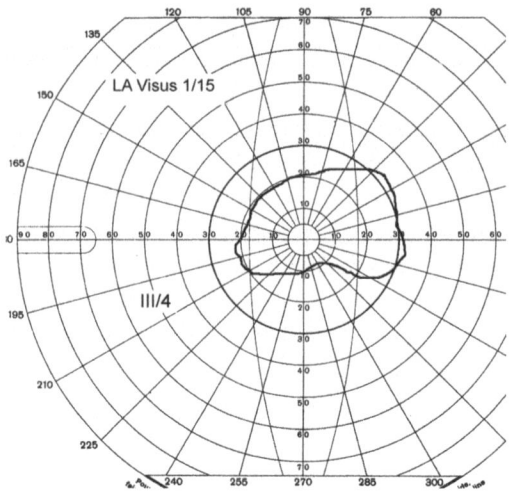

15° oder 30° vom Zentrum. Dabei wird nicht klar, ob es sich um das Zentrum des Gesichtsfeldschemas oder das Zentrum des noch vorhandenen Restgesichtsfeldes handelt. Anlässlich der Tagung der Sektion „Versorgungsmedizin" des ärztlichen Sachverständigenbeirats beim BMA vom 12.–13.11.1997 wurde hierzu vom Sachverständigen (Gramberg-Danielsen) darauf hingewiesen, dass immer der Abstand vom Zentrum des Restgesichtsfeldes gemeint ist. Allerdings wurde gleichzeitig angegeben, dass auch die Sehschärfe im Zentrum des Restgesichtsfeldes maßgebend sei. Dies ist aber unsinnig, da der Ort der Fixation gerade bei Verlagerung infolge einer Makulaschädigung sich dennoch in das ursprüngliche Zentrum verschiebt und ebenso bei der Perimetrie im Zentrum des Gesichtsfeldschemas zu finden ist. Auch ist gerade bei größeren Gesichtsfeldresten bis 30° oder auch 15° der nach unten gerichtete Anteil für die Orientierung viel wichtiger, sodass bei einer Verlagerung des Restgesichtsfeldes nach unten eine geringere Einschränkung besteht als bei einer gleichmäßigen Einengung um das Zentrum des Gesichtsfeldschemas. Aus diesem Grunde ist für die o. g. Punkte aa) und bb) immer das Zentrum des Gesichtsfeldschemas zu berücksichtigen, während bei einer stärkeren Einengung auf 5° oder 7,5° tatsächlich das Zentrum des vorhandenen Gesichtsfeldes zu berücksichtigen ist, in diesen Fällen also ein Gesichtsfeld von maximal 10° oder 15° Durchmesser bestehen darf, um eine Blindheit zu attestieren. Gerade bei solchen Einengungen ist zudem wesentlich, dass wie bei der Sehschärfe auch beim Gesichtsfeld natürlich das beidäugige Gesichtsfeld wesentlich ist. Oft kann dieses durch Überlagerung der Befunde beider Augen erhoben werden; gerade bei fehlender Fusion kann auch eine simultane beidäugige Untersuchung erforderlich sein.

Die **Hemianopsie** stellt einen Spezialfall dar, für den eigene Beurteilungen bestehen. Die vorhandene gutachterliche Freiheit erlaubt natürlich auch andere Gleichsetzungen zu einer Sehminderung auf 1/50, doch sind die vorgegebenen Grenzfälle so umfassend, dass nur in wenigen Einzelfällen eine entsprechende Einschätzung gerechtfertigt erscheint. Insbesondere bei deutlichen Seitenunterschieden ist zudem die Erhebung des beidäugigen Gesichtsfeldes wesentlich, da es gerade für die Frage der Blindheit auf die Auswirkungen des gesamten Sehaktes ankommt.

Aber auch die Beurteilung korrekt erhobener Befunde selbst zeigt Probleme. Bei einer 25-jährigen Antragstellerin mit Optikusatrophie war am Twinfield-Perimeter mittels manuell-kinetischer Perimetrie am einzig sehenden rechten Auge bei einer Sehschärfe von 0,3 ein Ausfall der rechten Gesichtsfeldhälfte bis knapp 10° an die Mittellinie hin vorhanden (Abb. 13.2, Mackensen et al. 2007). Nachdem der Augenarzt fälschlich eine Einengung des Gesichtsfeldes bis auf maximal 8° und damit Anspruch auf Landesblindenhilfe bescheinigt hatte, wurde dieses zwar durch den Landesarzt für Sehbehinderte und Blinde korrigiert, der beurteilende Arzt im Versorgungsamt gestand jedoch das Merkzeichen Bl zu.

Nach Kap. 6 Punkt b, ee der versorgungsmedizinischen Grundsätze liegt bei einer Sehschärfe von 0,1 und einem zentralen Ausfall von mehr als der Hälfte des unteren Gesichtsfeldes bis 50° ebenfalls Blindheit vor, was durch den besonders hohen Stellenwert des unteren Gesichtsfeldes besonders für die Mobilität erklärt ist (Aulhorn und Lüddeke 1977). Hierbei muss es sich allerdings wirklich um einen zentralen Gesichtsfeldausfall handeln. Abb. 13.3 stellt ein Beispiel dar, in dem zwar sicher mehr als die Hälfte des unteren Gesichtsfeldes ausgefallen ist, angesichts des zu beiden Seiten noch deutlich über 20° reichenden Gesichtsfeldrestes liegt aber keine als Blindheit einzuordnende Sehschädigung vor. Sonst würde auch bei einer konzentrischen Einengung auf 20° bei Visus 0,1 Blindheit vorliegen.

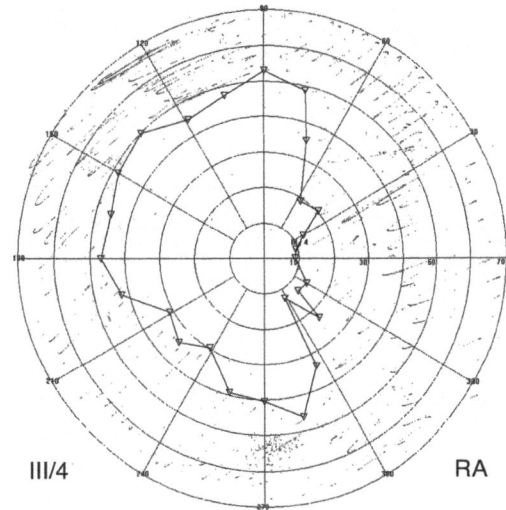

Abb. 13.2 Befund der manuell-kinetischen Perimetrie des einzig sehenden rechten Auges einer Antragstellerin mit Optikusatrophie am Twinfield-Perimeter, bei dem vom Augenarzt anstelle der links bis 50° reichenden Grenzen fehlerhaft eine Einengung auf 8° bescheinigt und bei Visus 0,3 Blindheit attestiert wurde

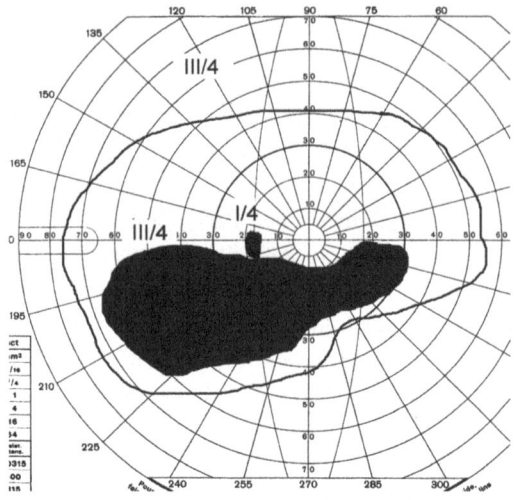

Abb. 13.3 Goldmann-Perimetrie mit einem großen Ausfall in der unteren Gesichtsfeldhälfte, jedoch ohne Zentralskotom – bei Visus 0,1 liegt keine Blindheit vor

13.3 Blindengeldgesetze

Der Anspruch auf Blindenhilfe als Ausgleich der durch die Blindheit bedingten Mehraufwendungen nach dem Bundessozialhilfegesetz (BSHG) gründete sich auf die allgemeingültige Feststellung der Blindheit gemäß der in Abschn. 13.1 genannten Festlegung. Davon ausgehend wurden für die einzelnen Bundesländer eigenständige Regelungen getroffen, die einen Anspruch ohne Berücksichtigung anderweitiger Einkünfte etc. begründen. Mit Übergang des BSHG in das XII. Sozialgesetzbuch wurde dieser Anspruch auch in § 72 SGB XII in vergleichbarer Weise übernommen.

Da eine Zahlung von Blindengeld oder Blindenhilfe nach Landesrecht grundsätzlich Vorrang vor dem allgemeineren, aber nachrangigen Anspruch aus Blindenhilfe nach SGB XII hat, obliegt auch die Frage der Zuständigkeiten dem jeweiligen Landesrecht. So sind in zahlreichen Ländern Landeswohlfahrtsverbände oder Landschaftsverbände für die Prüfung der Anträge verantwortlich. Die Prüfung der Anerkennung als Blinder im Sinne des Schwerbehindertenrechts wird unabhängig durch die Versorgungsämter geprüft. Dies erklärt auch die deutlich differenten Zahlen von Blindengeldempfängern (128.065 im Jahre 2004) oder Personen, denen das Vergünstigungsmerkmal Bl zuerkannt worden ist (2005: 79.768, 2009: 75.826, 2021: 66.245), obwohl die Einstufung nur unerheblich voneinander abweicht.

In der Vergangenheit hat das BSG darauf hingewiesen, dass der Blindheitsbegriff der verschiedenen landesrechtlichen Blindengeldgesetze gewollt übereinstimmt, welches auch bezüglich des bundeseinheitlich geltenden Begriffes der Blindheit im Sozialhilferecht und im Schwerbehindertenrecht gilt (BSG 20.07.2005, Az.: B 9a BL 1/05 R). Daher war davon ausgegangen worden, dass Statusentscheidungen der Versorgungsämter nach einem Urteil des Bundesverwaltungsgerichts vom 27.02.1992 für in anderen Gesetzen geregelte Vergünstigungen bzw. Nachteilsausgleiche und somit auch für die Gewährung von Blindengeld bindend sind (BVerwG, Az.: 5 C 48.88). Nachdem durch die aktuelle Rechtsprechung des Bundessozialgerichts (Urteil vom 24.10.2019, Az: B 9 SB 1/18 R) deutlich geworden ist, dass der Blindheitsbegriff sowohl bundes- als auch landesrechtlich unterschiedlich ist und sich bezüglich der Gewährung von Blindengeld von der Zuerkennung des Merkzeichens Bl nach dem Schwerbehindertenrecht unterscheidet, ist nicht mehr grundsätzlich von einer solchen Bindungswirkung auszugehen (Rohrschneider und Braun 2020). Lediglich in einzelnen Bundesländern (z. B. Mecklenburg-Vorpommern, Niedersachsen, Schleswig–Holstein) ist eine Bindungswirkung mit dem Nachweis eines Feststellungsbescheides nach SGB IX gesetzlich vorgegeben. Dennoch ist es auch sonst oft Praxis, zunächst eine Entscheidung des Versorgungsamtes zu fordern, ehe über den Blindengeldanspruch entschieden wird. Allerdings sind die Bearbeiter der Landeswohlfahrtsverbände bezüglich der Einstufung der Seheinschränkung häufig sehr kompetent und die Aberkennung eines vom Versorgungsamt fälschlich zuerkannten Merkzeichens ist nur schwer möglich. Dadurch ist sicher auch das Problem gutachterlich verwertbarer Befunde nicht gelöst. Wie Gräf und Jornaa bereits 2004 vorschlugen, würde die Loslösung der gutachterlichen Äußerung des behandelnden Augenarztes und die Einrichtung spezieller Gutachterstellen mehr Gerechtigkeit bringen und sich durch Einsparung nicht berechtigter Zahlungen auch unter Kostenaspekten selbst tragen können (Gräf und Jornaa 2004).

Die Regelungen der einzelnen Bundesländer weichen sowohl bezüglich der Höhe des Blindengeldes als auch bezüglich der Definition der Blindheit nicht unerheblich voneinander ab. In verschiedenen Gesetzen ist auch für hochgradig Sehbehinderte, d. h. Personen mit einer Visusreduktion auf 1/20 oder einem GdB von 100 vonseiten der Augen ein reduzierter Anspruch auf Blindengeld vorhanden

Tab. 13.2 stellt die wichtigsten Punkte der Blindengeldgesetze im Ländervergleich zum jetzigen Zeitpunkt kurz dar (wesentliche Quelle: DBSV). Wesentlich ist die in Hessen, Schleswig–Holstein und Thüringen enthaltene Beschränkungsoption der Zahlung bei fehlender bestimmungsgemäßer Verwendung sowie der Verlust des Blindengeldes in Thüringen für den Blinden gleichgestellte Personen nach dem 27. Lebensjahr. Der aktuelle Satz der Blindenhilfe nach § 72 SGB XII beträgt seit 01.07.2024: 880,28 €.

Länderabhängige „bestimmungsgemäße Verwendung" bei Vorliegen von Blindheit
Die Zahlung von Blindengeld dient zwar der Erstattung des blindheitsbedingten Mehraufwands. Da dieser beim Vorliegen von Blindheit im Sinne des Gesetzes vom Gesetzgeber unterstellt wird, erfolgt typischerweise keine Prüfung der Verwendung der entsprechenden Zahlungen. Das BSG hat in einem Urteil vom 26.10.2004 bezüglich der Zahlung von Blindengeld nach dem Bayerischen Landesblindengeldgesetz festgestellt, das Blindengeld nicht nur deshalb verweigert werden dürfte, weil ein entsprechender Aufwand nicht vorhanden sei, da üblicherweise keine entsprechende Prüfung erfolge (BSG, Az.: B 7 SF 2/03 R, Abschn. 13.4). Seit Inkrafttreten des SGB XII am 01.01.2005 in Nachfolge des vormaligen Bundessozialhilfegesetzes ist im bundesweit gültigen § 72 SGB XII die Voraussetzung einer „bestimmungsgemäßen Verwendung" entfallen. Aller-

Tab. 13.2 Übersicht über die unterschiedlichen Gesetze zu Blindengeld bzw. Blindenhilfe mit Anspruchsvoraussetzung, Hinweisen auf Zahlungen auch für anderweitige Behinderungen (hochgradige Sehbehinderung, Gehörlosigkeit, schwerste Behinderung) und die Höhe der Ausgleichszahlung (Stand: April 2024). Prozentangaben der Höhe beziehen sich auf den aktuellen Satz der Blindenhilfe nach § 72 SGB XII

Bundesland	Gesetz	Anspruch	Bemerkungen	Höhe
Baden-Württemberg	Gesetz über die Landesblindenhilfe in Baden-Württemberg vom 08.02.1972 (Änd. 18.07.2017)	Sehschärfe auf dem besseren Auge oder beidäugig nicht mehr als 1/50		410/205 €
Bayern	Bayerisches Blindengeldgesetz (BayBlindG) vom 07.04.1995 (Änd. 24.07.2018)	Sehschärfe auf dem besseren Auge nicht mehr als 1/50	Leistungen für hochgradig Sehbehinderte sowie Taubblinde	80 % hochgradig Sehbehinderte 25 % Taubblinde 170 %
Berlin	Landespflegegeldgesetz (LPflGG) vom 17.12.2003 (Änd. 18.12.2018)	Sehschärfe auf keinem Auge und auch nicht bei beidäugiger Prüfung mehr als 1/50	Ausgleich auch für hochgradig Sehbehinderte und Gehörlose	80 bzw. 20 % Taubblinde 1189 €
Brandenburg	Gesetz über die Leistung von Pflegegeld an Schwerbehinderte, Blinde und Gehörlose (Landespflegegeldgesetz, LPflG) vom 11.10.1995 (Änd. 18.12.2018)	Blinde Menschen nach § 72 Abs 5 SGB XII gleichgestellte Personen	Ausgleich für Schwerbehinderte, blinde und gehörlose Menschen	345,80 bzw. 192,40 €
Bremen	Bremisches Gesetz über die Gewährung von Pflegegeld an Blinde und Schwerstbehinderte (Landespflegegeldgesetz) vom 10.01.2013 (Änd. 02.08.2016)	Sehschärfe auf dem besseren Auge nicht mehr als 1/50	Ausgleich für blinde und schwerstbehinderte Menschen	494,99/247,50 €
Hamburg	Gesetz über die Gewährung von Blindengeld (Hamburgisches Blindengeldgesetz, HmbBlinGG) vom 19.02.1971 (Änd. 07.03.2017)	Blinde Menschen und die in § 72 Abs. 5 SGB XII genannten Personen	–	641,13 €

(Fortsetzung)

Tab. 13.2 (Fortsetzung)

Bundesland	Gesetz	Anspruch	Bemerkungen	Höhe
Hessen	Gesetz über das Landesblindengeld für Zivilblinde (Landesblindengeldgesetz, LBliGG) vom 06.10.2011 (Änd. 08.07.2021)	Sehschärfe auf dem besseren Auge oder beidäugig nicht mehr als 1/50	Das Blindengeld kann versagt werden, soweit seine bestimmungsgemäße Verwendung durch oder für den Blinden nicht möglich ist. Wesentlich Sehbehinderte im Sinne dieses Gesetzes: Sehschärfe auf dem besseren Auge nicht mehr als 1/20	86 bzw. 50 % § 72 Abs. 2 SGB XII hochgradig Sehbehinderte: 26 %
Mecklenburg-Vorpommern	Gesetz über die Gewährung von Landesblindengeld (Landesblindengeldgesetz, LBlGG) vom 12.03.2009 (Änd. 27.01.2018)	Sehschärfe auf dem besseren Auge nicht mehr als 1/50	Pflegegeld für hochgradig sehbehinderte Menschen	430,00/273,05 € 107,50/68,28 €
Niedersachsen	Gesetz über das Landesblindengeld für Zivilblinde vom 18.01.1993 (Änd. 10.12.2020)	Zuerkennung des Merkzeichens Bl – entspricht § 72 Abs. 5 SGB XII	–	410,00 €
Nordrhein-Westfalen	Gesetz über die Hilfen für Blinde und Gehörlose (GHBG) vom 25.11.1997 (Änd. 21.03.2017)	Sehschärfe auf dem besseren Auge oder beidäugig nicht mehr als 1/50 (gemäß § 72 SGB XII)	Hilfe auch für hochgradig Sehbehinderte und Gehörlose	100 % bis 18 Jahre 50 %, ab 60. Lebensjahr. 473,00 €, hochgradig Sehbehinderte 77,00 € Gehörlose zusätzlich 77,00 €
Rheinland-Pfalz	Landesblindengeldgesetz (LBlindenGG) vom 28.03.1995 (GVBl. S. 55–58, Änd. 05.12.2017)	Sehschärfe auf dem besseren Auge nicht mehr als 1/50	–	410,00 €; wenn Anspruch im April 2003: 529,50 €, bis 18 Jahre 205 €

(Fortsetzung)

Tab. 13.2 (Fortsetzung)

Bundesland	Gesetz	Anspruch	Bemerkungen	Höhe
Saarland	Gesetz über die Gewährung einer Blindheitshilfe vom 19.12.1995 (Änd. 08.12.2020)	Beidäugige Gesamtsehschärfe nicht mehr als 1/50	–	450/317 €
Sachsen	Gesetz über die Gewährung eines Landesblindengeldes und anderer Nachteilsausgleiche (Landesblindengeldgesetz, LBlindG) vom 14.12.2001 (Änd. 21.12.2021)	Sehschärfe auf keinem Auge und auch nicht bei beidäugiger Prüfung mehr als ein Fünfzigstel	Ausgleich für blinde, hochgradig Sehschwache, Gehörlose und schwerstbehinderte Kinder	Ab 14 Jahre 380/285 € hochgradig Sehbehinderte 80 € Taubblinde zusätzlich 300 €
Sachsen-Anhalt	Gesetz über das Blinden- und Gehörlosengeld im Land Sachsen-Anhalt vom 19.06.1992 (Änd. 18.01.2019)	Sehschärfe auf dem besseren Auge nicht mehr als 1/50	Auch Gehörlosengeld und Blindengeld für hochgradig Sehbehinderte	424,44/294,76 €, hochgradig Sehbehinderte und Gehörlose 61,30 €
Schleswig–Holstein	Gesetz über Landesblindengeld (Landesblindengeldgesetz, LBlGG) vom 12.05.1997 (Änd. 14.12.2016)	Sehschärfe auf dem besseren Auge nicht mehr als 1/50	Das Blindengeld kann versagt werden, soweit seine bestimmungsgemäße Verwendung durch oder für den Blinden nicht möglich ist	300,00/200,00 € Taubblinde 400,00 €
Thüringen	Thüringer Gesetz über das Sinnesbehindertengeld (Thüringer Sinnesbehindertengeldgesetz, ThürBliGG) vom 07.04.2010 (Änd. 10.04.2018)	Blinde, denen das Augenlicht vollständig fehlt, gleichgestellt, wenn Sehschärfe auf dem besseren Auge nicht mehr als 1/50 und 27. Lebensjahr nicht vollendet	Das Blindengeld kann versagt oder angemessen gekürzt werden, soweit eine bestimmungsgemäße Verwendung des Blindengeldes durch oder für den Berechtigten nicht möglich ist	472 € Taubblinde 644 €

Änd. Letzte Änderung, *GVBl.* Gesetz- und Verordnungsblatt

dings wird im Urteil des BSG vom 14.06.2018 der Zweck des Blindengeldes wieder als Kriterium eingeführt (Az.: B 9 BL 1/17 R, s. u.).

Für Hessen, Schleswig–Holstein und Thüringen stellt sich die Situation rechtlich besonders dar. Lediglich in diesen Ländern ist im **Landesblindengeldgesetz** eindeutig geregelt, dass die Gewährung von Landesblindengeld versagt werden kann, soweit eine bestimmungsgemäße Verwendung durch oder für den Blinden nicht möglich ist. In diesen Bundesländern ist daher ggf. tatsächlich eine Prüfung für den speziellen Einzelfall notwendig und eine Versagung der Zahlung möglich, selbst wenn eine Blindheit im Sinne des Gesetzes vorliegt und vom Versorgungsamt sogar das Vergünstigungsmerkmal Bl zuerkannt worden ist.

Allerdings legt die Rechtsprechung der Verwaltungsgerichte einen strengen Maßstab an bei der Frage, in welchen Fällen eine bestimmungsgemäße Verwendung der Blindenhilfe **durch den Blinden** selbst oder **für den Blinden** (z. B. durch Angehörige, Pflegekräfte oder Heimpersonal) als nicht mehr gegeben/möglich angesehen wird (z. B. Urteil VG Karlsruhe v. 12.07.1999, Az.: 5 K 1459/98). Pflegebedürftigkeit macht nach geltender Rechtsprechung und gemäß dem Willen des Gesetzgebers nur einen Teil des blindheitsbedingten Mehraufwandes aus. Dem entspricht, dass seit der Einführung der Pflegeversicherung bei Einstufung in einen Pflegegrad nach dem SGB XI die Landesblindenhilfe um einen gesetzlich festgelegten pflegebedingten Anteil pauschal gekürzt wird, um Doppelleistungen für die gleiche pflegerische Leistung zu vermeiden (s. Begründung Drucksache 11/6866 Landtag Baden-Württemberg). Das Maß der Pflegebedürftigkeit ist nicht Kriterium für die Möglichkeit einer bestimmungsgemäßen Verwendung, sondern Landesblindengeld wird bereits um den pflegestufenabhängigen Anteil des allgemeinen Pflegeaufwandes gekürzt. Der weitere blindheitsbedingte Mehraufwand bezieht sich insbesondere auf die Erleichterung der blindheitsbedingt eingeschränkten Teilhabe an der Gesellschaft, ohne dabei mit den Leistungen der Eingliederungshilfe im SGB XII identisch zu sein. Beispielsweise kann aus dem Landesblindengeld der Aufwand für Vorlesen, das Hören von Kassetten und ähnliche die Blindheit kompensierende Aktivitäten finanziert werden.

Es ist in der Verwaltungsgerichtsbarkeit herrschende Auffassung, dass ein blindheitsbedingter Mehraufwand nur in Ausnahmefällen nicht mehr möglich erscheint, wenn z. B. dauernde Bewusstlosigkeit des Blinden vorliegt (z. B. das Vorliegen eines **vollständigen apallischen Syndroms**) oder sonstiger dauernder Dämmerzustand besteht, d. h. wenn ein Maß an kommunikativer Nichterreichbarkeit vorliegt, dass eine zumindest teilweise Kompensation der blindheitsbedingten Benachteiligungen durch Förderung verbliebener Sinne (Hören, Tasten, Fühlen) überhaupt nicht mehr möglich ist. Nur in diesen wenigen Fällen könnte mit guter Begründung davon ausgegangen werden, dass eine bestimmungsgemäße Verwendung der Blindenhilfe nicht mehr möglich ist.

Bei der Diagnose „apallisches Syndrom" ist zu berücksichtigen, dass es sich hierbei in der Praxis um einen Sammelbegriff handeln kann, hinter dem sich Menschen mit recht unterschiedlichen Kommunikations- und Rehabilitationsstadien verbergen können. Insbesondere muss sichergestellt sein, dass einer ggf. geforderten gutachterlichen

Entscheidung zur bestimmungsgemäßen Verwendung, die in der Regel nicht vom Augenarzt eingeholt wird, eine aktuelle Untersuchung und damit die aktuelle rehabilitative Situation zugrunde liegt.

Außer dem Anspruch auf Blindengeld bzw. Blindenhilfe erhalten Blinde, die als Folge einer Schädigung erblindet sind, nach § 35 Abs. 1 Satz 5 BVG mindestens die Pflegezulage nach Stufe III. Treten bei Blinden weitere Gesundheitsstörungen, v. a. Störungen der Ausgleichsfunktion, hinzu, die bei der gebotenen Gesamtbetrachtung das Pflegebedürfnis über den tatsächlichen Bedarf der Stufe III hinaus erhöhen, so ist die Pflegezulage nach Stufe IV zu bewilligen, wenn nicht nach Absätzen 7 oder 8 Pflegezulage nach Stufe V oder VI zusteht.

13.4 Spezielle Begutachtungsfragen

Neben Schwierigkeiten der Einschätzung, z. B. von Gesichtsfeldausfällen, ergeben sich auch für die einzelnen speziellen Krankheitsbilder, die häufig zu einer erheblichen Funktionsminderung führen, immer wieder Unklarheiten, die v. a. dem Nicht-Augenarzt in den Versorgungsämtern oder Gesundheitsämtern die Beurteilung erschweren. Hier ist insbesondere die Frage von Blindheit bei Menschen im Wachkoma (Apalliker) oder von mehrfachbehinderten Kindern zu nennen, ein Streitpunkt, der oft erst im Rechtsstreit geklärt wird.

Eine Auswertung der 2.265 Anträge auf Landesblindenhilfe in Baden, die im Zeitraum zwischen 1980 und 1999 dem zuständigen Landesarzt für Sehbehinderte und Blinde zur Überprüfung vorgelegt wurden, ergab bei 754 Anträgen (33,3 %) eine fehlerhafte Beurteilung seitens des Augenarztes (Mackensen et al. 2007). Dabei unterschied sich das Spektrum der der Sehstörung zugrunde liegenden Erkrankung nicht von demjenigen der Anträge insgesamt. Ein häufiges Problem stellt die Beurteilung von Gesichtsfeldausfällen dar. Hier wurde das Ausmaß der Einschränkung falsch beurteilt (Abschn. 13.2), oder es wurden Gesichtsfeldbefunde mit hochgradiger Einengung berücksichtigt, die durch die vorliegenden Krankheitsbilder nicht zu erklären waren. Aber auch die Visusangaben weichen bei einer nochmaligen Untersuchung nicht selten erheblich von derjenigen ab, die initial angegeben wurde. Dies trifft besonders auf den Bereich der hochgradigen Sehbehinderung zu, wie auch anlässlich einer Untersuchung von Gräf und Jornaa (2004) bei neuen Antragstellern in Hessen festgestellt wurde. In diesem Zusammenhang sollte grundsätzlich auf eine fehlende Übereinstimmung zwischen subjektiven Angaben und dem morphologischen Befund hingewiesen werden.

Beweismaßstab
Die Befundmitteilung zur Antragstellung auf Gewährung von Blindengeld durch den Augenarzt erfolgt nicht selten ausgehend von den vom Patienten mitgeteilten Seheinschränkungen. Wie bereits dargelegt, ist hierbei neben einer Funktionsprüfung nach gutachterlichen Richtlinien auch eine kritische Bewertung der subjektiven Angaben in

Bezug auf den vorhandenen Befund und die zugrunde liegende Erkrankung notwendig. Es ist laut Rechtsprechung verschiedener sozialgerichtlicher Verfahren ein Vollbeweis erforderlich, d. h. es muss mit an Sicherheit grenzender Wahrscheinlichkeit nachgewiesen sein, dass die Sehleistung entsprechend den gesetzlichen Vorgaben reduziert ist.

Welche Anforderungen an diesen Nachweis gestellt werden, wird selbst durch dasselbe Gericht unterschiedlich beurteilt. So hat das Bayerische Landessozialgericht (LSG) am 27.11.1997 einer Klägerin Landesblindengeld zugesprochen, obwohl bei dem Kleinkind eine exakte Sehprüfung der üblichen Art prinzipiell unmöglich war (LSG Bayern, Az.: L 15 Bl 10/96). Der eingeholte Sachverständige hielt aufgrund der ärztlichen Erfahrungswerte zum zeitlichen Ablauf einer Besserung des Sehvermögens bei Kleinkindern das Vorliegen der Voraussetzungen des Art. 1 Abs. 3 Zivilblindenpflegegeldgesetz (ZPflG) in der Zeit vom 01.09.1993–31.12.1994 mit an Sicherheit grenzender Wahrscheinlichkeit für bewiesen. In der Begründung wird angeführt, dass die hier fehlenden Möglichkeiten apparativer Untersuchungen einen gerichtlichen Sachverständigen jedoch nicht daran hindern können, seine – hier langjährige – ärztliche Erfahrung in die Beurteilung einzubringen und in Verbindung mit den vorliegenden Befunden darauf zu schließen, dass die Anspruchsvoraussetzungen für einen gewissen Zeitraum gegeben sind.

Demgegenüber wurde der Anspruch vom LSG in einem Urteil vom 17.01.2006 verneint, da trotz einer unstreitig bestehenden Atrophie der Sehnervenscheibe an beiden Augen nicht im Sinne des notwendigen Vollbeweises, d. h. mit an Sicherheit grenzender Wahrscheinlichkeit, auf eine reduzierte Sehschärfe von maximal 1/50 geschlossen werden konnte, da exakte Mess- und Testergebnisse aufgrund des apallischen Syndroms nicht zu erhalten waren (LSG Bayern, Az.: L 15 BL 16/04).

▶ Der für die Einstufung als blind notwendige Nachweis der Funktionsschädigung ist als **Vollbeweis,** d. h. mit an Sicherheit grenzender Wahrscheinlichkeit, erforderlich. Selbst eine hohe Wahrscheinlichkeit reicht nach aktueller Rechtsprechung nicht aus.

13.4.1 Wachkoma/apallisches Syndrom und Blindheit

Die Einschätzung, ob Personen mit einer zentralen Wahrnehmungsstörung als blind einzustufen sind, wirft erhebliche Schwierigkeiten auf. Dies ist im Wesentlichen begründet in den versorgungsmedizinischen Grundsätzen, in denen festgestellt wird, dass zwar auch der behinderte Mensch mit einem nachgewiesenen vollständigen Ausfall der Sehrinde (Rindenblindheit) als blind gilt, **nicht aber derjenige mit einer visuellen Agnosie oder anderen gnostischen Störungen** (VersMedV, BMAS 2015).

Dies hat bis in die jüngste Zeit zu Problemen der Einstufung geführt, die häufig erst mittels Gerichtsverfahren geklärt wurden. Entgegen der Ansicht auch der Rechtskommission von BVA und DOG in Gestalt von Prof. Gramberg-Danielsen waren für die Tatsache, dass Blindheit nicht mit visueller Agnosie oder einem apallischen Syndrom gleichgesetzt werden kann, keine kausalen Überlegungen ausschlaggebend, sondern allein die unterschiedlichen Auswirkungen dieser Gesundheitsstörungen (Protokoll des Sachverständigenbeirates beim BMAS 12./13.11.1997 auf erneute Anfrage eines Bundeslandes). Dies entspricht damit auch dem Urteil des BSG vom 31.01.1995 (Az.: 1 RS 1/93), in dem eine Differenzierung zwischen einer zentralen und einer peripher bedingten Erblindung erfolgte. Hierbei wurde unterschieden zwischen einer **Störung des Erkennens und einer Störung des Benennens.** Während eine Schädigung von Auge, Sehbahn oder Sehrinde zu einem Verlust des Erkennens führt, verursacht eine weiter zentral gelegene Störung einen Verlust der Fähigkeit, das Erkannte auch benennen zu können (Nicht-Benennen-Können). Letzteres erfüllt den Tatbestand einer visuellen Agnosie und ist damit nicht einer Blindheit gleichzusetzen. Wenn bei einem Menschen mit apallischem Syndrom nicht eindeutig eine Zerstörung der Sehrinde nachgewiesen ist, liegt keine Blindheit vor.

Gleichzeitig wurde in diesem Grundsatzurteil der Begriff der **faktischen Blindheit** geprägt. Als solche werden Störungen der Sehfunktion bezeichnet, bei denen eine einer Minderung der Sehschärfe auf 1/50 gleichzuachtende Sehstörung vorliegt, die sich aber nicht exakt entsprechend den o. g. Kriterien aa–gg einordnen lassen. Für eine faktische Blindheit gibt es keinen festen Maßstab bezüglich der Beeinträchtigung des Sehvermögens und diese setzt insbesondere nicht zwingend voraus, dass bei dem Betroffenen eine genau bestimmbare (messbare) Einschränkung der Sehschärfe vorliegt (BSG 31.01.1995, Az.: 1 RS 1/93).

Konsequenterweise hat eine Expertenrunde für schwierige Begutachtungsfälle im Bayerischen Blindengeldgesetz unter Leitung von M. Lorenz bereits 1997 die Auffassung vertreten, dass von dem Oberbegriff der visuellen Agnosie, der sehr weitreichende Verwendung findet, eine „visuelle Agnosie im klassischen Sinne" zu trennen sei. Hierbei handelt es sich um eine Störung des visuellen Erkennens, die sich nicht auf Funktionsstörungen außerhalb der visuellen Modalität, auf eine Benennungsstörung und insbesondere auch nicht auf eine allgemeine Herabsetzung kognitiver Fähigkeiten zurückführen lässt. Bei dieser eng umgrenzten visuellen Agnosie könne bei entsprechender Ausprägung die „Behinderung dem Ausmaß einer der Blindheit gleichzuachtenden Sehstörung entsprechen" (Lorenz et al. 1997). Gleichzeitig wird auch dort nochmals klargestellt, dass der Ausfall visueller Störungen im Rahmen anderer, allgemeiner gnostischer Störungen – z. B. beim apallischen Syndrom – dem Begriff der „Blindheit" nicht zuzuordnen sei. Dem ist gerade unter dem oben genannten Bezug auf die Auswirkungen der Gesundheitsstörung völlig zuzustimmen.

Die Sektion „Versorgungsmedizin" des ärztlichen Sachverständigenbeirates beim BMAS hat sich mehrfach mit dem Thema „Blindheit bei Apallikern" befasst und festgestellt, dass die **Diagnose eines apallischen Syndroms allein die Feststellung von Blindheit nicht rechtfertigt.** Dennoch sei unbestritten, dass Apalliker auch blind sein können. Für solche Fälle ist der entsprechende Nachweis zu führen.

Hierzu ist nach Meinung speziell erfahrener Sachverständiger neben dem morphologischen Befund typischerweise eine Ableitung **visuell evozierter Potenziale (VEP)** heranzuziehen. Mit einem Blitz-VEP ist zwar keine nähere Quantifizierung des Visus möglich, ein negativer Ausfall dieser Untersuchung kann aber bei sachgerechter Durchführung als Nachweis einer der Blindheit gleichzuachtenden Sehstörung gewertet werden, da im Allgemeinen dann optische Reize nicht mehr bis zur Sehrinde weitergeleitet und dort verarbeitet werden können. Umgekehrt kann allein aus einer morphologisch nachweisbaren Abblassung der Papille keinesfalls auf das Vorliegen von Blindheit geschlossen werden (Protokoll des Sachverständigenbeirates beim BMAS 07./08.11.2001). Dies hat inzwischen zu einer entsprechenden Empfehlung des BMAS geführt, dass im Zweifel ein Blitz-VEP abzuleiten ist.

Die oben genannte bayerische Expertenkommission stellte in ihrer 9. Sitzung am 12.10.2005 bezüglich der Ableitung visuell evozierter Potenziale bei Apallikern allerdings klar: Ein Blitz-VEP ist nicht geeignet, Einschätzungen der Sehschärfe zu machen, da ein fehlendes VEP auch Ausdruck eines schweren diffusen Hirnschadens ohne umschriebene Zerstörung der Sehrinde sein kann. Es kann daher nicht als Nachweis für Blindheit bei Vorliegen eines apallischen Syndroms gewertet werden. Demgegenüber sollte, wenn überhaupt, ein Muster-VEP abgeleitet werden, durch das gewisse Rückschlüsse auf die Seheinschränkung möglich sind. Diese primär für Bayern getroffenen Entscheidungen machen deutlich, dass selbst eine fehlende Reizantwort bei einem Blitz-VEP bei Apallikern kein sicherer Nachweis für Blindheit im Sinne des Gesetzes ist.

In einem Urteil des BSG vom 26.10.2004 wurde bezüglich des Antrags auf Landesblindengeld bei einem Menschen im Wachkoma nach dem Bayerischen Blindengeldgesetz (BayBlindG) entschieden (Az.: B 7 SF 2/03 R). Dieses Urteil wurde v. a. von Selbsthilfeverbänden von Wachkomapatienten zum Anlass genommen, generell einen Anspruch auf Blindenhilfe abzuleiten. Entgegen deren Ansicht ist in diesem Urteil jedoch nicht entschieden worden, dass Menschen mit apallischem Syndrom (Wachkomapatienten) Blindengeld bzw. Blindenhilfe zusteht, sondern es ist lediglich für eine Klägerin aus Bayern eine Zurückverweisung des Verfahrens an das zuständige Landessozialgericht erfolgt, da eine Ablehnung des Anspruches allein aufgrund eines in diesem Fall fehlenden Ausgleiches der blindheitsbedingten Mehraufwendungen nicht möglich sei. In diesem Fall war aufgrund des von der klagenden Ehefrau selbst festgestellten eindeutigen Zustandes eines Verlustes der Kommunikationsfähigkeit sowie einer Lähmung aller Gliedmaßen entschieden worden, dass unabhängig vom Vorliegen einer Blindheit im Sinne des BayBlindG ein Leistungsanspruch daran scheitere, dass ausgleichsfähige blindheitsbedingte Mehraufwendungen aufgrund des Gesamtzustandes nicht angefallen seien. Damit erfolgte seitens des BSG keine abschließende Beurteilung, sondern das Verfahren wurde zur Klärung der Frage, ob überhaupt eine Blindheit vorgelegen habe, erneut an das LSG zurück verwiesen. Daraufhin erging vom LSG am 17.01.2006 das endgültige Urteil, zu dem keine Revision zugelassen wurde (LSG Bayern, Az.: L 15 BL 16/04). In diesem wurde die Gewährung von Blindengeld endgültig verneint, da der

Nachweis von Blindheit gemäß dem Bayerischen Blindengeldgesetz nicht geführt werden konnte. Trotz einer unstreitig bestehenden Atrophie der Sehnervenscheibe an beiden Augen konnte nicht im Sinne des notwendigen Vollbeweises, d. h. mit an Sicherheit grenzender Wahrscheinlichkeit, auf eine reduzierte Sehschärfe von maximal 1/50 geschlossen werden, da exakte Mess- und Testergebnisse aufgrund des apallischen Syndroms nicht zu erhalten waren. Zugleich fehlte dem Patienten das Augenlicht nicht völlig, da eine verzögerte Pupillenreaktion auf Licht zu beobachten war. Daneben wäre auch der Nachweis des Vorliegens einer „faktischen Blindheit" im Sinne des BayBlindG notwendig. Hierzu müsste mit an Sicherheit grenzender Wahrscheinlichkeit erwiesen sein, dass die zentralen Verarbeitungsstörungen das visuelle Erkennen und nicht lediglich das Benennen des visuell Erkannten betreffen. Denn Ausfälle des Benennen-Könnens erfüllen die Voraussetzungen faktischer Blindheit nicht. Wesentlich ist also die grundsätzlich beim Antragsteller liegende Beweislast, die mit an Sicherheit grenzender Wahrscheinlichkeit Blindheit nachweisen muss.

In Bezug auf die fragliche Einstufung eines Menschen mit apallischem Syndrom als blind im Sinne des Gesetzes hatte das Bundessozialgericht noch 2005 klargestellt, dass nach wie vor die Abgrenzung zwischen Erkennen-Können und Benennen-Können entsprechend dem oben genannten Urteil des BSG aus dem Jahre 1995 das wesentliche Unterscheidungsmerkmal ist (Urteil vom 20.07.2005, Az.: B 9a BL 1/05 R). Diese Differenzierung wurde inzwischen wieder aufgegeben. Im Fall eines seit Geburt schwerst behinderten Klägers mit globaler Einschränkung aller Sinnesmodalitäten und lediglich basalen visuellen Fähigkeiten, die unter der Blindheitsschwelle liegen, wurde am 11.08.2015 vom Bundessozialgericht der Anspruch auf Blindengeld anerkannt (Az.: B 9 BL 1/14 R). Viel wesentlicher ist jedoch die gleichzeitige Abkehr von der bisherigen Rechtsprechung hinsichtlich einer Unterscheidung zwischen Erkennen und Benennen. Das BSG gibt diese Differenzierung nunmehr auf, insbesondere, da es sich im Einzelfall als sehr schwierig erweisen könne, eine Störung zu lokalisieren und einer dieser Kategorien zuzuweisen:

> Entscheidend für den Anspruch auf Blindengeld ist allein, ob es insgesamt an der Möglichkeit zur Sinneswahrnehmung Sehen (optische Reizaufnahme und deren weitere Verarbeitung im Bewusstsein des Menschen) fehlt, ob der behinderte Mensch blind ist. … Soweit der Senat in seiner bisherigen Rechtsprechung für den Blindengeldanspruch verlangt hat, dass bei cerebralen Schäden eine spezifische Störung des Sehvermögens vorliegt, hält er auch daran nicht mehr fest.

Der von der Rechtskommission von BVA und DOG wiederholt dargestellte Standpunkt, einem Menschen mit apallischem Syndrom stünde kein Blindengeld bzw. keine Blindenhilfe zu, da eine Verwendung zum Ausgleich blindheitsbedingter Mehraufwendungen nicht erfolge, wird im letzten Urteil des BSG vom 14.06.2018 ähnlich artikuliert. Im Gegensatz zum Urteil vom 26.10.2004, in dem zur Frage der Verwendung des Blindengeldes festgestellt wurde, dass dieses ohne Ermittlung des konkreten Mehraufwandes oder nachweisbaren Bedarfs pauschal gezahlt wird, sodass der Begriff blindheitsbedingte Mehraufwendungen keine eigenständige Anspruchsvoraussetzung ist, sondern lediglich die allgemeiner Zielsetzung der gesetzlichen Regelung umschreibt, heißt es nun (BSG-Urteil vom 14.06.2018, Az.: B 9 BL 1/17):

> Dennoch bleibt der Ausgleich blindheitsbedingter Mehraufwendungen ausdrücklich das erklärte Ziel der Regelung. ... Der Zweck des Blindengelds wird aber auch dann verfehlt, wenn ein blindheitsbedingter Aufwand aufgrund der Eigenart des Krankheitsbildes gar nicht erst ent- bzw. bestehen kann. Hieran anknüpfend führt der Senat seine Rechtsprechung fort und räumt der Versorgungsverwaltung den anspruchsvernichtenden Einwand der Zweckverfehlung ein, wenn bestimmte Krankheitsbilder blindheitsbedingte Aufwendungen von vornherein ausschließen, weil der Mangel an Sehvermögen krankheitsbedingt durch keinerlei Maßnahmen (auch nicht anteilig) ausgeglichen werden kann. Dies wird am ehesten auf generalisierte Leiden zutreffen können (z. B. dauernde Bewusstlosigkeit oder Koma).

▶ Hier bleibt abzuwarten, wie das Bayerische Landessozialgericht endgültig entscheidet und ob für diesen Fall einer Klägerin mit schwerer Alzheimer Demenz eine Verwendung des Blindengeldes nachweisbar ist.

Mit Urteil vom 24.10.2019 (Az.: B 9 SB 1/18 R) hat das BSG klargestellt, dass die Beurteilung von Blindheit im Schwerbehindertenrecht und damit die Zuerkennung des Merkzeichens Bl nach SGB IX ausschließlich entsprechend der Vorgaben der Versorgungsmedizinverordnung erfolgt. Obwohl also zerebrale Schäden auch allein zu Blindheit im Sinne eines Blindengeldanspruchs führen können, ist für die Beurteilung nach SGB IX zu prüfen, ob tatsächlich der Sehvorgang selbst betroffen ist und damit eine Schädigung des Sehapparates vorliegt (Rohrschneider und Braun 2020).

Schon 2005 wurde klargestellt, dass bei einem vollständigen apallischen Syndrom aufgrund der insgesamt fehlenden Wahrnehmung grundsätzlich kein Anspruch auf Blindengeld besteht. Mit der Aussage, dass „auch blind sei, wer optische Reize aufnehmen, aber nicht verarbeiten könne", hat das BSG seine ständige Rechtsprechung auch nicht aufgegeben, sondern geht weiter davon aus, dass allein eine zentrale Verarbeitungsstörung keine Blindheit im Sinne der gesetzlichen Bestimmungen begründet (VG Karlsruhe, 06.02.2007, Az.: 8 K 563/07). Zur zusätzlichen Differenzierung hinsichtlich einer vorliegenden Störung des Erkennen-Könnens ist im Zweifel die Ableitung eines Blitz-VEP notwendig, das alleinige Vorliegen einer Optikusatrophie reicht hier grundsätzlich nicht aus.

▶ Auch ein Mensch mit apallischem Syndrom/Wachkoma kann blind sein. Dies ist jedoch insbesondere hinsichtlich der notwendigen Schädigung von Auge, Sehbahn oder Sehrinde eventuell mit Blitz-VEP nachzuweisen. Eine Papillenabblassung reicht als Begründung nicht aus. Ein vollständiges apallisches Syndrom schließt eine Blindheit jedoch aus.

13.4.2 Altersabhängige Makuladegeneration

Mit der infolge der demografischen Entwicklung erheblich zunehmenden Anzahl von Menschen, die aufgrund einer altersabhängigen Makuladegeneration sehbehindert werden, wird auch die Beurteilung einer evtl. vorliegenden Blindheit zunehmend häufiger. Nicht selten wird bei einer Sehschärfe zwischen 1/40 und 0,1 eine Erblindung mit einer erheblichen Gesichtsfeldeinengung begründet. Abb. 13.4 zeigt ein Beispiel eines 75-jährigen Antragstellers mit einer Sehschärfe von 1/35 und 1/20, bei dem außer der Makuladegeneration keine wesentliche Veränderung an den Augen vorlag. Eine solch ausgeprägte konzentrische Gesichtsfeldeinengung ist durch dieses Krankheitsbild aber niemals zu erklären, sodass ein entsprechender Anspruch nicht begründet ist. Schon gar nicht kann die Argumentation überzeugen, dass mit steigendem Lebensalter grundsätzlich eine zunehmende Gesichtsfeldeinengung zu beobachten sei und ein solches Gesichtsfeld allein daher ausreichend erklärt sei.

13.4.3 Hochgradige Myopie

Auch hier werden häufig erhebliche konzentrische Gesichtsfeldausfälle beschrieben, die angesichts eines weitgehend unauffälligen Fundusbefundes und einer fehlenden Optikusatrophie kein morphologisches Korrelat haben.

▶ Die bei einer Einengung auf unter 5° dann immer wieder zu beobachtende freie Orientierungsfähigkeit auch in dunklen fremden Räumen bei gleichzeitig höchstens leicht erniedrigtem Elektroretinogramm kann durchaus Zweifel an den Angaben ergeben.

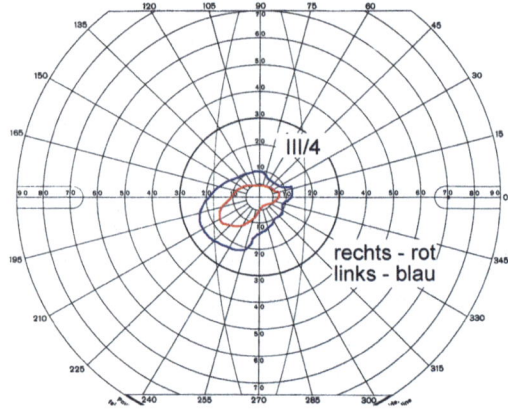

Abb. 13.4 Befund der Goldmann-Perimetrie (III/4) beider Augen mit hochgradiger konzentrischer Einengung auf <30°, die bei altersabhängiger Makuladegeneration ohne weitere Augenerkrankungen nicht ausreichend erklärt ist (Visus 1/35 und 1/20, rechts *rot*, links *blau*)

13.4.4 Gesichtsfeldausfälle

Eine hochgradige konzentrische Einengung des Gesichtsfeldes auf unter 30° oder gar deutlich weniger kann im Wesentlichen 3 Ursachen haben:

a. eine Erkrankung der äußeren und mittleren Netzhautschichten (Typ Retinitis pigmentosa),
b. eine Addition oberer und unterer Nervenfaserbündeldefekte, z. B. bei Glaukom oder Drusenpapille, oder
c. eine beidseitige homonyme Hemianopsie mit Makulaaussparung.

Bei Erkrankungen vom **Typ a** entspricht die Größenordnung der Pathologie im Ganzfeld-Elektroretinogramm (ERG) etwa der funktionsgestörten Netzhautfläche. Ein 5°-Gesichtsfeld kann daher auch bei subnormalem ERG nicht durch eine Schädigung der äußeren oder mittleren Netzhautschichten erklärt werden. Schädigungen vom **Typ b** sind bei einem Befund des Sehnervenkopfes mit randständiger Exkavation oder massiven Papillendrusen vorstellbar, eine einfache Optikusatrophie nach vorderer ischämischer Optikusatrophie (VION) kann u. a. natürlich ebenfalls Ursache sein. Bei einer doppelseitigen homonymen Hemianopsie mit Makulaaussparung (**Typ c**) findet sich typischerweise eine vertikale Stufe im Röhrengesichtsfeld, da die beiden Makulaaussparungen praktisch immer unterschiedlich groß sind. Gleichzeitig ist aufgrund der kortikalen Vergrößerung ein großer Herd im visuellen Kortex erforderlich, während das ERG normal ist. Eine solch hochgradige Gesichtsfeldeinengung auf 5° ist auch nach Panlaserkoagulation bei fortgeschrittener diabetischer Retinopathie nicht erklärt, da im Allgemeinen allein aus dem Abstand von Fovea zu Papille von ca. 15° ein entsprechend freies Gesichtsfeld erwartet werden kann. Darüber hinaus führt selbst eine dichte Panlaserkoagulation nicht notwendigerweise zu einer erheblichen Gesichtsfeldeinengung.

13.5 Fazit

Bei der Beurteilung der Feststellung von Blindheit ist grundsätzlich ein Befund notwendig, der aufgrund einer speziellen augenärztlichen Untersuchung unter Begutachtungsgrundsätzen erhoben worden ist. Bei der Beurteilung von Gesichtsfeldeinengungen sind besonders in der unteren Gesichtsfeldhälfte die am weitesten vom Zentrum entfernt noch wahrgenommenen Grenzen zu berücksichtigen. Lediglich bei einer hochgradigen Gesichtsfeldeinengung auf 5° bzw. 7,5° vom Zentrum führt selbst eine Verlagerung nicht zu einem Gewinn für die Orientierungsfähigkeit. Die subjektiv angegebenen Funktionseinschränkungen sind darüber hinaus kritisch zu hinterfragen, d. h. sie müssen durch die vorliegenden Befunde hinreichend erklärt sein. Ein sehr kurzfristiger Visusabfall ohne Änderung des morphologischen Befundes, besonders bei langfristig weitgehend stabil verlaufenden Krankheitsbildern wie der trockenen Makuladegeneration, bedarf weiterer Abklärung, genauso wesentliche konzentrische Gesichtsfeldeinengungen, die es bei diesem Krankheitsbild grundsätzlich nicht gibt und die auch durch eine hochgradige Myopie allein nicht ausreichend erklärt sind.

Gefälligkeitsgutachten stellen als Falschaussage in Zeugnissen über den Gesundheitszustand einer Person grundsätzlich einen Straftatbestand dar (§ 278 StGB).

Auch wenn es für den behandelnden Augenarzt schwierig sein kann, dem Patienten mit einer hochgradigen Sehbehinderung die Erlangung von Blindengeld zu versagen (in einzelnen Bundesländern gibt es auch in diesen Fällen finanzielle Hilfen), bleibt immer die Option, auf einen Widerspruch zwischen dem objektiven Befund und den subjektiven Angaben hinzuweisen. Hierbei muss sich der in diesem Fall gutachterlich tätige Arzt auch über die hohen Anforderungen bezüglich des Beweismaßstabes bewusst sein. Wünschenswert wäre, wenn gutachterliche Aussagen zur Blindheit grundsätzlich nicht vom behandelnden Augenarzt getroffen würden.

Literatur

Aulhorn E (1975) Blindengeld. Klin Monatsbl Augenheilkd 167:341–342

Aulhorn E, Lüddeke H (1977) Das periphere Gesichtsfeld. Ber Dtsch Ophthalmol Ges 74:33–42

BMAS (1958) Bundesministerium für Arbeit und Sozialordnung. Anhaltspunkte für die ärztliche Gutachtertätigkeit im Versorgungswesen. Köllen, Bonn

BMAS (2008) Bundesministerium für Arbeit und Soziale Ordnung. Anhaltspunkte für die ärztliche Gutachtertätigkeit im sozialen Entschädigungsrecht und nach dem Schwerbehindertenrecht (Teil 2 SGB IX). Köllen, Bonn

BMAS (2020) Bundesministerium für Arbeit und Soziale Ordnung. Versorgungsmedizin-Verordnung – VersMedV – Versorgungsmedizinische Grundsätze. BMAS, Bonn

DOG (2022) Empfehlungen und Gerätetabellender DOG-Kommission für die Qualitätssicherung sinnesphysiologischer Untersuchungsverfahren und Geräte.

Gräf M, Jornaa M (2004) Probleme bei der augenärztlichen Bescheinigung von Blindheit. Ophthalmologe 101:1121–1125

Gramberg-Danielsen B (1994) Rechtliche korrekte Gesichtsfeldbestimmung. Augenarzt 28:141–143

Gramberg-Danielsen B (2010) Rechtliche Grundlagen der augenärztlichen Tätigkeit, inkl. 26. Ergänzungslieferung. Enke, Stuttgart

Lorenz M, Leipert K, Wilhelm H et al (1997) Zerebrale Funktionsstörungen und Blindheit, Teil 2. Augenarzt 61:93–95

Mackensen I, Becker S, Rohrschneider K (2007) Fehler und Schwierigkeiten der Beurteilung im Schwerbehinderten- und Blindrecht. Ophthalmologe 104:464–473

Rohrschneider K (2012) Augenärztliche Begutachtung im sozialen Entschädigungs- und Schwerbehindertenrecht und bei Blindheit. Med Sach 108:5–9

Rohrschneider K, Bültmann S, Mackensen I (2007) Grundlagen der Begutachtung nach dem Schwerbehindertengesetz und im sozialen Entschädigungsrecht. Ophthalmologe 104:457–463

Rohrschneider K, Braun C (2020) Blindheit nach dem Schwerbehindertenrecht und den Landesblindengeldgesetzen. Med Sach 116:252–259

Schulze-Bonsel K, Feltgen N, Burau H et al (2006) Visual acuities „hand motion" and „counting fingers" can be quantified with the Freiburg Visual Acuity Test. Invest Ophthalmol Vis Sci 47:1236–1240

Völcker HE, Gramberg-Danielsen B (1994) Schäden des Sehvermögens. Empfehlungen von DOG und BVA von 1994. Ophthalmologe 91:403–407

Wesemann W, Schiefer U, Bach M (2010) Neue DIN-Normen zur Sehschärfebestimmung. Ophthalmologe 107:821–826

Stichwortverzeichnis

A

Abbruchkriterien, 16
Abbruchkriterium, 17, 20
Abdecktest, 46
Abduzensparese, 46
　mit Diplopie, 59
Abfindungszahlung, 254
Abklärung, neurologisch-
　　psychiatrische, 55
Ablehnen eines Gutachtens, 5
Achromatopsie, 72
Adaptation
　fotopische, 26, 60
　Mechanismen, 64
　mesopische, 26, 61, 231
　skotopische, 26, 61
Adaptationsfähigkeit, 60
Adaptationsleuchtdichte, 26, 27
Adäquanz, Definition, 314
Adäquanztheorie, 314
Aeromedical Examiner, 216
Aggravation, 12, 22, 81, 92
Agnosie, visuelle, 401, 415, 416
Akkommodation, 363
Akkommodationsbreite, 55
　Messung, 12
Akkommodationsfähigkeit, 35, 233
Aktenlage, 8
Aktenzeichen, 8
Alkohol, 309, 313
Allgemeiner Arbeitsmarkt, 263
Allgemeinerkrankung, 323, 341
Allgemeine Unfallversicherungsbedingung
　　(AUB), 54, 299
Allgemeine Versicherungsbedingung (AVB),
　　302, 303, 306
Allgemeine Versicherungsbedingungen (AVB),
　　312
Alterssichtigkeit, 361, 363
Altinhaber, 116
Altinhaberregelung, 119, 135
Amblyopie, 95, 97, 138, 385
Amsler-Test, 11
Amtsermittlungsgrundsatz, 248, 373
Anamnese, 8, 9
　nach Aktenlage, 9
　zum Unfallgeschehen, 9
　zu Verlauf und Folgebeschwerden, 9
Anhaltekriterium, 294
Anhaltspunkte für die ärztliche Gutachtertätig-
　　keit, 397
Anhaltspunkt für die ärztliche Gutachtertätig-
　　keit, 370
Anknüpfungstatsache, 282
Anlage XVII zu §§ 9a ff StVZO, 116
Anomaloskop, 69, 70, 73, 74, 187, 217
　Heidelberger, 81
Anomalquotient, 75, 76, 79, 80
Anzeigepflicht, vorvertragliche, 310
Apalliker, 413–415
Aphakie, 231, 234, 311, 341, 358, 359
Applanationstonometrie, 78
Arbeitsmediziner, 14
Arbeitsunfähigkeit, 248, 321
Arbeitsunfall, 244
　Definition, 244
Arbeitszeit, mögliche oder zumutbare tägliche,
　　293, 295

Argon-Laser-Koagulation, 84
Armaly-Methode, 40
Asthenopie, 55, 235
Astigmatismus, 105
Auflage und Beschränkung, 137
Aufsichtspflicht, 234, 376
Auftraggeber, 4
Augenarzt
 begutachtender, 216
 flugmedizinischer Sachverständiger (Aeromedical Examiner), 219
Augenarztbericht, 249
Augenärztliche Dokumentation, 248
 Mindestanforderung, 248
Augenärztliche Rentenbegutachtung, 278
 Akkommodation, Störung von, 279
 intra- oder extraokular korrigierte Aphakie, 279
 Presbyopie, 279
 Pupillenmotorik, Störung von, 279
Augenärztlicher Untersuchungsbericht, 216
Augenärztliches Untersuchungsintervall, 215
 Aeromedical Examiner, 216
Augenbeweglichkeit, 47
Augenerkrankung, fortschreitende, 119, 120, 127
Augenhintergrund, 11, 99
Augeninnendruckmessung, 84
Augenleiden, 190
Augenmotilität, 10, 45, 118, 120, 122, 126, 135
 Fehlerquellen bei der Prüfung, 55
 supranukleäre, 55
Augenoperation, 199
 Flugverkehr, 199
Augenstellung, 126
Augenvorderabschnitt, 11
auglichkeitsnachweis, 172
Ausleuchtung, 129
Außenschielen, intermittierendes, 55
Äußerlich ersichtliche Unfalltatsache, 256
Auswendiglernen von Testtafeln, 107

B
Bagatellunfall, 12
Bagolini-Test, 48, 103
Bahneigener Betriebsarzt, 223
Befundbeurteilung, 43
Befundvergleich, 253
Begleitperson, 381

Begutachtung
 Checkliste, 335
 nach Aktenlage, 393
 zur Berufseignung, 4, 229
Begutachtungsbereich, 4
Behinderung, Definition, 372
Belastbarkeit, körperliche, 235
Beobachtung des Patienten, 92
Berufsbildungswerk (BBW), 237
Berufsförderungswerk (BFW), 237
Berufsgenossenschaft, 4
Berufsklausel, 321
Berufskraftfahrer, 58, 124
Berufskrankheit, 244
Berufskrankheiten, 4
Berufskrankheitenrecht, 286
Berufskrankheitenverordnung (BKV), 286
 Listenauszug, 288
Berufsschifffahrt, 167
Berufsunfähigkeit, 321
Berufsunfähigkeitsrente, 294
Berufsunfähigkeits-Zusatzversicherung, 321
Beschwerdebild, subjektives, 46, 402
Besitzstandswahrung, 58
Besonderes berufliches Betroffensein, 274
Bestandsschutz, 303
Bestandteile eines Gutachtens, 7
Betriebsmediziner, 14
Beurteilung, 10
Bewegungssehen, 35
Beweisfrage, 313
Bewertungsschema
 für Gesichtsfeldausfälle nach Weber, Schiefer und Kolling, 347
Bildschirmarbeitsplatz, 229, 235, 237
Bindehauterkrankung, 384
Binnenschifffahrt, 185
Binokularfunktion, 199
 Flugverkehr, 199
Binokularität, 377
Binokularsehen, 45, 103, 135, 353, 356
 Einfachsehfeld, 11
 Fehlerquellen bei der Prüfung, 55
 Prüfung, 40
 Sehschärfe, 11
Binokularstatus, 10
Binokularstörung, 57
Birkhäuser-Tafel, 21
Bjerrum-Schirm, 24
Blaublindheit, 72

Blauschwäche, 72
Blendempfindlichkeit, 12, 19, 63, 66, 118, 120, 126, 136
Blendung, 63
　physiologische, 63
　psychologische/subjektive, 63
Blindenbegutachtung, 4, 40
Blindengeld, 397, 398, 408
　bestimmungsgemäße Verwendung, 409
　Höhe, 409
Blindengeldgesetz, 408
　im Ländervergleich, 398, 409
Blindenhilfe, 397, 398, 402, 408
Blinder Fleck, 24, 27, 34
Blindheit, 232, 382, 390
　Definition, 398
　faktische, 416
　gleichzuachtende Funktionseinschränkung, 400, 401
　Grenzwert, 399
Blindheitsbegutachtung, 393, 397
Blitz-VEP, 417
Bogenperimeter, 24
Bootsführerscheine, 171
Braille-Geräte, 237
Brechungsfehler, 385
Brille
　als Vorschaden, 359
　Fernbrille, 361
　Lesebrille, 361
Brillenabschlag, 361, 362
Brillengläser, getönte, 60
Brillenzuschlag, 341, 345, 358, 359, 362, 363
Brille und Kontaktlinse, 199
　Flugverkehr, 199
Buchstabenvisus, 93, 107
Bundesanstalt
　für Arbeit, 292
　für Finanzdienstleistungsaufsicht, 367
Bundesaufsichtsamt für das Versicherungs- und Sparwesen, 298
Bundesversorgungsgesetz, 369, 374, 397
Bundesversorgungsgesetz-Änderungsgesetz, 371
BVG, 397

C
C, 19
CAT-Test, 217

Checkliste zur Begutachtung, 335
Chiasma opticum, 38
　Läsion, 36, 37
CIE-Farbdreieck, 74
Corpus geniculatum laterale, 38
C-Test, 16

D
Dämmerungssehen, 19, 66, 119–121, 126, 128, 136
　Mindestanforderungen nach Führerscheinklassen, 128
　Prüfgeräte, 128
Dämmerungssehvermögen, 12, 60, 118
DDR, staatliche Versicherung, 306
Deuteranomalie, 72, 74, 80
Deuteranopie, 72, 76
Dezentrierung, 41
Dezibelskalierung, 28, 29
　und Leuchtdichtewerte, 29
Dichromasie, 71, 76, 81, 234
DIN-Norm, 14
　DIN 58220, 14, 15
　DIN-EN-ISO 8596/8597, 14
DIN-Normen
　DIN 5340, 126
Diplopie, 45, 46, 53, 135, 354, 377
　binokulare, 45, 55
　monokulare, 45, 55
Disposition, 339
Dissimulation, 92, 107
Dissoziation, statokinetische (Riddoch-Phänomen), 38, 405
Dokumentation, 246
　ärztliche, 246
　initiale, 246
Doppelbilder, 45
Doppelbildschema, 48
Dreifarbenfotorezeptor, 68
Drei-Stäbchen-Gerät, 57
Duldungspflicht, 325
Dunkeladaptation, 26

E
EASA (Europäische Agentur für Flugsicherheit), 196
　Lizenzbehörden, 196
Eignung, berufliche, 4, 5, 229

Eignungstest, 21
Einäugigkeit, 232, 233
    akut einsetzende, 58, 137
    bei Lkw-Fahrern, 119
    funktionelle, 377
Einfachsehen, binokulares, 48
Eingliederungshilfe, 413
Eingliederungshilfeverordnung, 379
Eingriff
    refraktiver, 60, 323
Einkommensteuergesetz (EStG), 397
Einstellbreite (Anomaloskop), 76
Elektrophysiologische Untersuchung, 104
Entschädigungsrecht, soziales, 4, 369, 383
Ereignis, verursachendes, 383, 392
Ereignis("Unfall-")kausalität, 256
Erkennungsrate, 17
Erkrankung, zerebrale, 45
Erstes Rentengutachten, 250
    haftungsausfüllende Kausalität, 250
    haftungsbegründende Kausalität, 250
Erstgutachten, 250
Erwerbsfähigkeit, Definition, 293
Erwerbsminderung, 378
    teilweise, 294
    volle, 294
Erwerbsunfähigkeit, 378
Erwerbsunfähigkeitsrente, 294
Esterman-Gitter, 347
Europäische Agentur für Flugsicherheit
    (EASA), 196
Exklusion, 55, 57
    einseitige, 45
Exkursion, monokulare, 48
Exophthalmometrie nach Hertel, 12
Exzentrische Fixierung, 27
Exzentrizität, 25

F
F 1030 Augenarztbericht, 249
    Unfallanamnese, 249
Fahreignungsbegutachtung, 4, 20, 37, 40, 47,
    57, 92, 113, 229
Fahrerlaubnisklasse, 124
    Gruppe 1, 124
    Gruppe 2, 124
Fahrerlaubnisklassen
    Gruppe 1, 124

Gruppe 2, 124
Klasse B, 19
Fahrerlaubnisverordnung, 19, 66
Fahruntauglichkeit, 50
Fälligkeit der Leistung, 328
Falschaussage, 393, 422
Fangfrage, 107
Fangfragen
    falsch-negative, 44
    falsch-positive, 43
Farbdisplay, 68
Farbeigenschaft, 68
Farbenlehre (Goethe), 69
Farbensehen, 12, 63, 67, 68, 118, 121, 122,
    126, 136
Farbensicher, 196
Farberkennung
    Flugverkehr, 200
Farbfehlsichtigkeit, 70
Farbflecktest, 73
Farbkodierungsverwechslung, 74
Farbmischung
    additive, 68
    subtraktive, 69
Farbreiz, 73
Farbsinnprüfung, 107
    geschichtlicher Hintergrund, 69
Farbsinnstörung, 22, 69, 72, 82, 234
    erworbene, 72
    Genetik, 72
    hereditäre, 124
Farbsinntauglichkeit, 69
Farbtafeluntersuchung, 182
Farbtonunterscheidung, 70
Farbtüchtigkeit, 184, 185
Farbunterscheidungsvermögen, 190
Farnsworth-Munsell 100-Hue-Test, 83, 84
Fernblick, 48
Fernbrille, 361
Feststellungsverfahren, 248
Fingerzählen, 403
Fixation, 34, 41, 42, 98, 103–105
    alternierende, 46
Flintenrohrgesichtsfeld, 65, 125
Flugbegleiter
    medizinische Anforderung, 208
Fluglotse
    Farberkennung, 211
    Klasse 3

medizinische Anforderung, 210
Flugmedizinische Beurteilung, Inhalt, 208
Flugverkehr, 4, 195
   rechtliche Voraussetzungen, 195
   Tauglichkeitszeugnis, 197
Fluoreszenzangiografie, 11, 84, 97, 99
Folgebefund, 246
Folgeschaden, 269, 388
Forced-choice-Testung, 389
Formerkennung, 63
Formulargutachten, 281
Fotorezeptor, 67
Fovea centralis, 23, 29
Freiburger Visustest, 404
Freies Gutachten, 281
Frist, 319, 326–328
Fristen, 305, 308
Fundusreflektometrie, 68
Funktionsangabe, subjektive, 46, 402, 414
Funktionsverlust eines Auges, 329
Fusionsbreite, 55
   für Ferne und Nähe, 11
Fusionsstörung, 48, 58

G
Gauss-Verteilung, 18
Gebrauchsblickfeld, 49, 355, 356
Gebrauchsfähigkeit
   nach AUB alt, 342
   nach AUB neu, 341
Gefälligkeitsgutachten, 422
Gefäßhauterkrankung, 385
Gefäßhauttrauma, 385
Gegenfarbentheorie (Hering), 68
Genesungszahlung, 298
Gesamtinvalidität, 319, 329
Gesamtinvaliditätsgrad, 329
Gesamtverband der Deutschen Versicherungswirtschaft, Musterbedingungen, 310
Geschwindigkeitsbegrenzung auf Landstraßen und Autobahnen, 137
Gesetzliche
   Krankenversicherung, 292
   Rentenversicherung, 5, 291, 292
   Unfallversicherung, 4, 39, 292, 294, 372
Gesetzliche Unfallversicherung (GUV), 253
   Augenärztliche Bewertung, 254
   Leistungen, 253

Gesetzliche Unfallversicherung, 92
Gesichtsfeld, 10, 11, 118–120, 122, 126, 135, 184, 185, 199, 230, 329, 377
   beidäugiges, 399, 407
   Flugverkehr, 199
   mittlere vs. geringste Einengung, 392
   peripheres, 24, 32
   Prüfung, 23, 390
   Übersichtstest, 37
   unteres, 407
Gesichtsfeldberg, 29, 30
Gesichtsfelddefekt, 232, 234, 345, 371, 376, 399, 400, 414, 421
   unklarer, 39
   unregelmäßiger, 376
Gesichtsfeldprüfung, 107
Gesichtsfeldrest, 392
Gesundheitserstschaden, 247, 248
Gesundheitsfolgeschaden, 248
   Gesundheitserstschaden, 248
   Gesundheitsfolgeschaden, 248
Gesundheitsmodernisierungsgesetz, 380
Gesundheitsschaden, 246
Gewissen, 7
Gewöhnung, 230, 233
Gittersehschärfe, 95
Glasbläserstar, 5
Glaukom, 36, 37, 138, 385, 421
Gleichstellung Behinderter mit Schwerbehinderten, 378
Gliedertaxe, 301, 305, 306, 308, 319, 320, 343
Goldmann-Perimeter, 24, 27, 31, 33, 42, 48, 104, 390
Grad der
   Behinderung (GdB), 371, 374, 409
   Schädigungsfolgen (GdS), 371, 374
Gratama-Röhre, 101
Gratiolet-Sehstrahlung, 38
Grauer Star, 63
Grünblindheit, 72, 76
Grundfarbenreiz, 68
Grundsatz, versorgungsmedizinischer, 374
Grünschwäche, 72, 74, 80
Gruppe-1-Fahrer, 119
Gruppe-2-Fahrer, 119
Gutachten, 3
   Auftrag, 4
   augenärztliches, 6, 131
   Fragestellung, 4

gerichtliches, 4
großes, 10
Grundprinzipien, 3
Gutachtenanforderung der privaten Unfallversicherung, 307
Gutachter, 3
    Status, 6
GUV (Gesetzliche Unfallversicherung), 243
    versicherter Personenkreis, 243

H

Hafenpatent, 187
Haftung, 313
Haftungsausfüllende Kausalität, 257, 384
Haftungsbegründende Kausalität, 257
Haitz-Test, 100
Halbkugelperimeter, 24
Handbewegung, 403
Haploskop, 46
Hauptgutachten, 325
Heidelberger Anomaloskop, 81
Heilbehandlung, 314, 364
Heilverfahrenskontrolle, 249
Helladaptation, 23, 25
Helmholtz-Schirm, 48
Hemeralopie, 65
Hemianopsie, 275, 406
    binasale, 276, 400
    bitemporale, 276, 352, 353, 400
    homonyme, 20, 276, 400, 421
    konzentrische, 355
    nasale, 346
    temporale, 346
Hess-Schirm, 48
Heterophorie, 11, 235
Hilfsmittelrichtlinie zur Verordnung von Sehhilfen, 380
Hinreichender (einfacher) Wahrscheinlichkeit, 258
Hochrheinpatent, 191
Honorar, 373
Hornhauterkrankung, 384
Hornhautfremdkörper, 12
Hornhautradius, 10, 55
Hornhauttopometrie, 11
Hornhautverkrümmung, 105
Humphrey-Field-Analyzer, 31, 405

I

Idem-Visus, 23
Idem-Visus-Projektor, 23
Individualversicherung, 299
Indozyaningrünangiografie, 11
Infektionsschutzgesetz, 369
Innerer Ursache, 256
Insult, vaskulärer, 38
Integrationsfachdienst, 237, 378
Interferenzmuster, 95
Interferometer, 12, 95
    nach Heine, 95
Intraokularlinsenchirurgie, 60
Invalidität, 303, 307
    Definition, 317
Invaliditätsgrad, 303, 309, 317
Invaliditätsgradstaffelung, progressive, 309
Ishihara-Tafel, 12, 70, 83, 98, 107, 217
Ishihara-Test, 217
Isoptere, 30

K

Kammerwinkel, 11
Kampimetrie, 100
Kannversorgung, 388
Katarakt, 63, 95, 105, 138, 376
    durch Infrarotstrahlung, 5
    Operation, 64
Kausalität, 257, 313, 324
    haftungsausfüllende, 366, 384, 393
    haftungsausfüllenden, 257
    haftungsbegründende, 257, 313, 393
    medizinisch-naturwissenschaftliche, 257
Klinischer Erstbefund, 246
Klinischer Initialbefund, 282
Kohärenz, 94
Köllner-Regel, 72
Konstitution, 339
Kontaktallergie, 5
Kontaktlinse, 35, 358
Kontrastsehen, 19, 66, 120, 121, 128, 137
    Prüfgerät, 129
Kopfschmerz, 55
Korrektur einer Fehlsichtigkeit, 126
Korrekturglas, 41
Korrekturglashalter, 41
Korrekturtabelle nach Goldmann, 35

Korrespondenz, 45
Kortex, visueller, 38, 104
Krankenhaustagegeld, 298, 321
Kranker, chronischer, 382
Krankheit, kontrollbedürftige, 51
Krankheitsbegriff in der privaten Versicherung, 300
Kriegsopferversorgung, 292
Kunstlinse, 339
Kurzzeitfluktuation, 31

L
Landesblindengeld-/Landesblindenhilfegesetz, 413
Landeswohlfahrtsverband, 408
Landolt-Ring-Reihen-Tafel, 16, 107
Landolt-Ring-Reihen-Tafeln, 14, 22
Lang-Test, 57, 103
Laser-Behandlung, 178
Laserchirurgie, 340
Laser-in-situ-Keratomileusis (LASIK), 323
Laser-Interferometrie, 95
Leichtluftfahrzeug-Pilotenlizenz (LAPL) medizinische Anforderung, 206
Leistungsart, 302, 317
Leistungsausschluss, 330
Leistungsentzug, 374
Leistungspflicht, 364
Leistung zur Teilhabe am Arbeitsleben, 295
Lesebrille, 361
Lesetext, 14, 18
Lesezeit, 17
Leuchtdichte, 16, 63
Leuchtdichtebedingung, 14
Leuchtdichteklasse, schwellenwertorientierte, 37
Lichtschweiftest nach Bagolini, 103
Lichtunterschiedsempfindlichkeit, 25
Liderkrankung, 384
Lohnersatzleistung, 291
Lokaladaptationsphänomen, 69
Lotmar-Visometer, 95
Luftfahrtpersonal
 Begutachtung, augenärztliche Beteiligung, 215
Luxmeter, 33

M
Maddox-Kreuz, 48, 49
Makulaaussparung, 20
Makuladegeneration, altersabhängige, 420
Makulaveränderung, 95, 97
MARS-Tafel, 129, 130
Medizinische Befundtatsache, 264
Medizinischer Befund, 247
 gutachtliche Wertungsskala, 247
 Klassifikation, 247
Medizinisch-psychologische Untersuchungsstelle (MPU), 138
Mehraufwand, blindheitsbedingter, 413
Mehrbedarfserhöhung, 381
Meldefrist in der privaten Unfallversicherung, 326
Menschen, körperlich wesentlich behinderte, 379
Meridianabstand, 32
Merkzeichen, 375, 380
 B, 381
 Bl, 382, 397, 408
 G, 381
 H, 381
 RF, 380
Mikrostrabismus, 57
Minderung der Erwerbsfähigkeit (MdE), 250, 293, 371, 374, 399
 Beeinträchtigung mehrerer Teilfunktionen, 270
 bei Augenverletzungen, 272
 bei Gesichtsfeldeinschränkung, 275
 bei Linsenverlust, 274
 Definition, 260, 294
 Entschädigungsleistung des UV-Träger, 250
 Gesamt-MdE, 271
 Gesichtsfeldeinschränkung, 275
 Höhe, 260
 individuelle Festsetzung der Höhe einer unfallbedingten, 261
 Sehschärfe, 271
 Maßstab der, 260
Minderung der Gebrauchsfähigkeit (MdG), 343
Mittelbare Schädigungsfolge, 269
Mittelbare Unfallfolge, 251
Mittelnormgleichung, 77, 79, 80
Mittelung, 21
Mitwirkung, 322–324, 336, 363

aufgrund nichtokulärer Störungen, 323
aufgrund okulärer Veränderungen, 323
Mitwirkungspflicht, 373, 402
Mögliche Ursache, 259
Motilitätsstörung, 45
Motivationshilfe, 22
MPU (Medizinisch-psychologische Untersuchungsstelle), 138
Müdigkeit des Patienten, 44
Mustersequenz-VECP, 12, 104
Muster-VEP, 417
Myopie, 20, 235, 339, 420
    unterkorrigierte, 22

N

Nachschaden, 269, 338, 387
Nachtblindheit, 65
Nachteilsausgleich für Behinderte, 371
Nachtfahreignung, 65
Nachtfahrverbot, 66, 136
Nachtmyopie, 66
Nachtsehen, 184, 185
Nachtsichtassistent (Kfz), 67
Nachuntersuchung, 137, 138
Nagel-Anomaloskop, 73, 74, 98
Nahausgleich, 35
Nahlesetafel (EASA), 217
    Vergleich der, 218
Nahvisus, 21, 231
Nebenbefund, unfallunabhängiger, 10
Nervenfaserbündeldefekt, 421
Nervenfaserschichtanalyse, 11
Netzhautablösung, 340, 385, 386
Netzhaut-Aderhaut-Dystrophie, 64
Netzhautempfindlichkeit, 60
Netzhauterkrankung, 64, 235, 385, 421
Netzhautgefäßschattenfigur, 99
Netzhauttrauma, 385
Neubemessung von Leistungen, 328
Neuronaler Verlust, 30
Neutralstimmung, 77, 81
Normalwert, alterskorrigierter, 36, 105
Normalwerte, alterskorrigierte, 40
Nystagmus, 20
    optokinetischer, 12, 23, 96, 97
Nystagmustest nach Kotowsky, 12, 23, 96
    Fehlerquellen, 97

O

Obliegenheit, 309, 326
Obliegenheitsverletzung, 305
Oculus-Tafel, 21
Opferentschädigungsgesetz, 369
Ophthalmoskop, 97
Optikuserkrankung, 36
Optokinetischer Nystagmus (OKN), 12, 96, 97
Optotyp
    Auswendiglernen, 107

P

Panel-D-15-Test, 83, 84
Papillentopometrie, 11
Parese, 49, 51
Pelli-Robson-Tafel, 129, 130
Perimetrie, 24, 404
    blinder Fleck, 34
    Fehlerquellen, 35, 40
    kinetische, 30
    Kontrolle, 42
    Lampen, 33
    manuell-kinetische, 33, 38–40, 390, 404, 405
    statische, 11, 27, 28, 36, 40, 390
Personenbeförderung, 124
Pflegegeldes [, 254
Pflegegrad, 383
Pflegezulage, 382, 414
Phoropter, 101
Pigmentfarbstoff, 68
    fotosensibler, 68
Polarisationsfilter, 23
Polarisator, 101
Preferential Looking, 103
Presbyopie (Alterssichtigkeit), 279
Prisma, 46
Private Unfallversicherung, 39, 92, 298
    Gutachtenanforderung, 307
    Hauptmerkmale, 320
    Meldefristen, 326
    Rechtsgrundlage, 301
Private
    Unfallversicherung, 4
Protanomalie, 72, 74, 80, 136
Protanopie, 71, 72, 76, 86, 136
Prüfabstand, 15
Prüfentfernung, 15, 403

Stichwortverzeichnis

Prüffehler, 22
Prüfgenauigkeit, 18
Prüfmarke, 41, 42
　manuelle Steuerung, 32
Prüfpunktraster, 36
Prüfstrategie, 37, 38
Pseudoisochromatische Tafel, 12
Pseudophakie, 63, 358, 376
Pupillenfunktion, 22, 60, 102, 363
Purkinje-Aderfigur, 99

Q
Qualitätskontrolle, 42

R
Randot-Test, 57
Rayleigh-Gleichung, 77
Rechtliche Wesentlichkeit, 258
Rechtlich wesentliche Teilursache, 268
Refraktion, 105
　objektive, 10, 11
Refraktionsausgleich, 35
Refraktionsfehler, 197
Refraktionsfehler und Anisometropie, 198
　Flugverkehr, 198
Refraktometrie, 55
Rehabilitationsleistung, 293
Rehabilitationsträger, 292
Rentenartfaktor, 295
Rentengutachten, 252
　Augen zur Nachprüfung, 252
Rentenversicherung, gesetzliche, 5, 291, 292
Restleistungsvermögen, 295
Retinopathia
　diabetica, 84, 138
　pigmentosa, 60, 64, 125
Retraktionssyndrom, 49
Richtlinie des Rates EU vom 19.07.1991, 119
Riddoch-Phänomen (statokinetische Dissoziation), 38, 405
Rindenblindheit, 401, 415
Ringskotom, 65, 234
Rotblindheit, 71, 72, 76, 86, 136
Rot-Grün-Blau-Farbenfehlsichtigkeit, 81
Rot-Grün-Farbenfehlsichtigkeit, 81
Rotschwäche, 72, 74, 80, 136

S
Sachverstand, 7
Sakkadenprüfung, 104
Schädel-Hirn-Trauma, 55, 58
Schadensanlage, 265
Schadensbegutachtung, 21, 58
Schadenversicherer, 304
Scheinbarkeit, 315
Schielamblyopie, 20, 21, 232
Schielen, 235
Schielwinkel, 46
Schienenverkehr, 4
Schiffsverkehr, 4, 167
Schleudertrauma, 55
Schober-Test, 103
Schüler-Unfallversicherung, 264
Schwellenbestimmung, 37
Schwerbehindertenwesen, 4, 369
Schwerbehinderung, 378
Scorierungssystem am manuellen Perimeter, 40
Seediensttauglich, 178
Seediensttauglichkeit, 176
Seediensttauglichkeitszeugnis, 182
Seedienstuntauglich, 178
Seelotse, 184
Seelotseneignungsverodnung, 182
Segeln, 175
Sehbahn, suprachiasmale, 36
　Läsion, 38
Sehbahn, 38
Sehbehinderung, 379
Sehhilfe, 189
Sehhilfen, 178
Sehnerv, 27, 38, 104
　Erkrankung, 64
Sehnervenkopf, 27
Sehnervenkreuzung, 38
Sehorgan, 319
　Fluglotse, 210
Sehprobentafel, mobile, 15
Sehschärfe, 21, 23, 63, 119, 173, 183, 184, 190, 198, 230, 231, 323, 324, 371, 375, 377, 400
　binokulare, 11
　Flugverkehr, 198
　Objektivierung, 96
　Tauglichkeitszeugnis der Klasse 1, 198
　Tauglichkeitszeugnis der Klasse 2, 198
Sehschärfeprüfung, 14

Fehlerquellen, 95, 389
  interferometrische, 94
  seitengetrennte, 101
Sehtest, 116, 119, 124
  erweiterter für A- und B-Mediziner, 127
Sehtestbescheinigung, 124
Sehvermögen, 126, 178, 189
Sehzeichenprojektor, 14
Seitenvergleich, 105
Short-Term Fluctuation, 31
Signallaternentest, 217
Signalleuchte, 69, 85
Simulation, 12, 22, 81, 92
Simultanblendung, 63
Simultansehen, 103
Skiaskopie, 55
Skotom, 34, 100, 275, 346, 351, 352, 400
  absolutes, 31
Snellen-Haken, 94
Sollentfernung, 403
Sozialgesetzbuch (SGB)
  SGB I, 373
  SGB IX, 237
  SGB IX, 292, 296, 371, 372, 374, 378, 397
  SGB VI, 292
  SGB VI, 295
  SGB X, 373
  SGB XII, 375, 398
  SGB XII, 408
Sozialhilfe, Mehrbedarfserhöhung, 381
Sozialrecht, 365
Sozialrechtliche Prüfung, 255
Sozialversicherung, 298
Spätschaden, 319, 388
Sportbootführerscheinverordnung (SpFV), 168
Sporthochseeschifferschein, 175
Sportküstenschifferschein, 175
Sportschifffahrt, 167
Sportseeschifferschein, 175
Staatliche Versicherung der DDR, 306
Star, 63
Statistik, 94
Status des augenärztlichen Gutachters, 6
Stenopäische Lücke, 55
Stereopsis, 10, 11, 45, 47, 56, 63, 103, 118, 119, 121, 135, 232, 233
  Fehlerquellen bei der Prüfung, 59
Stilling-Tafel, 70
Stirnstütze, 41

Störeffekt, 44
Störung
  des Benennens, 416
  des Erkennens, 416
  gnostische, 415
Strabismus, 11, 45, 51, 55, 59, 135, 138, 235
  bei Fernblick, 59
Straßenverkehr, 3, 60, 113
Straßenverkehrszulassungsordnung, 116
  Anlage XVII, 116
Streulichtentwicklung, 63
Stufung, logarithmische, 20, 29, 404
Stützrente, 254
Sukzessivblendung, 63
Synoptometer, 46

T
Tafel
  Birkhäuser, 21
  C-Test, 16
  Ishihara, 70, 83, 98, 107, 217
  Landolt-Ring-Reihen, 14, 16, 22, 107
  MARS, 129, 130
  Nahlesetafeln (EASA), 217
  Oculus, 21
  Pelli-Robson, 129, 130
  pseudoisochromatische, 70, 83
  Stilling, 70
  Tangententafel (Harms), 48, 50
  Velhagen, 83
  Zeiss, 21
Tagegeld, 320
Tagessehschärfe, 120, 121, 134
Tangententafel nach Harms, 48, 50
Tauglichkeitsnachweis, 171
Tauglichkeitsvorschrift, 234, 236
Tauglichkeitszeugnis, 196
  allgemeine Anforderungen, 197
  allgemeine medizinische Anforderungen, 197
  Begriffsbestimmungen, 196
  der Klasse 1, Sehorgan, 197
  der Klasse 2, Sehorgan, 198
  Flugverkehr, relevante Einschränkungen, 216
  für LAPL
    ärztliche Untersuchung, 206
Teilbefreiung, 300

Teilhabe am Leben, 237, 291, 292, 295, 369, 372, 413
Teilinvalidität, 298, 304, 319, 321
Teilursache, unwesentliche, 246
Temperierung, 44
Testentfernung für den Straßenverkehr, 59
Test nach Mojon und Flückiger, 94
Testzeichenkontrast, 62
Testzeichenleuchtdichte, 28
Theorie, trichromatische, 68
Tiefensehen
    nichtquerdisparates, 56
    querdisparates, 56
Titmus-Test, 47, 48, 57, 135
TNO-Test, 57
Tod des Versicherten, 298
Topometrie, 55
Tractus opticus, 38
Traktion, vitreoretinale, 339
Transformation, logarithmische, 20, 29, 404
Trauma des Auges, 386
Trichromasie, 70, 80
    anomale, 71, 234
Tritanomalie, 72
Tritanopie, 72
Trochlearisparese, 50, 52
Trübung
    der brechenden Medien, 30, 63, 64, 95
    der vorderen Augenmedien, 99
Tumorkompression, 38

U
Überbrückungsgeld, 296
Überforderung des Patienten, 42
Übergangsgeld, 254, 320
Übersehschärfe, 56
Ultraschalluntersuchung, 11
Umfeldleuchtdichte, 25, 27
    Nacheichung, 33
Unfallbedingte Verschlimmerung, Definition, 268
Unfall
    berufsgenossenschaftlicher, 4
    Definition, 308
    Folgen, 39, 313, 337
    Risiko, 338
Unfallereignis, 300, 338, 339
Unfallfolge, 251

Erst- und Folgeschäden, 251
Mittelbare Unfallfolge, 251
Verschlimmerung bestehender prä-
    traumatisch vorhandener Krank-
    heiten, 251
Unfallkausalität, 256
Unfallrente, 253
Unfallschaden, entschädigungspflichtiger, 246
Unfallschutz, 234
Unfallversicherung, 242
    gesetzliche (GUV), 242
    gesetzliche, 4, 39, 92, 292, 294, 372
    private, Gutachtenanforderung, 307
    private, Hauptmerkmale, 320
    private, Meldefristen, 326
    private, Rechtsgrundlage, 301
    private, 4, 39, 92, 300
Unfallversicherungsbedingung, allgemeine, 54, 326
Unfallversicherungsträger (UV-T), 248
Unfallversicherungsträger (UV-Träger), 242
    Aufgaben, 242
Ungewissheit im Sachverhalt, 388
Unterschiedsempfindlichkeit, 61, 63
Untersuchung, 121
    augenärztliche, 119
Untersuchungsabstand, 403
Untersuchungsgrundsatz, 248
Untersuchungstechnik, der visuellen Funktionen, 216
Unwesentliche Teilursache, 259
Ursachenzusammenhang, Unfall und Gesundheitsschaden, 255
Urteilsbildung, 7
UV-T (Unfallversicherungsträger), 248
UV-Träger (Unfallversicherungsträger), 242

V
Vaskulärer Insult, 38
VECP, 12
Velhagen-Tafel, 12, 83
Veränderung
    altersübliche, 339
    retinale, 36
Verband
    der Versicherungsgesellschaften, 298
Vergünstigungsmerkmale, 375
Vergütung, 373

Verletztengeld, 254
Verletztenrente, 253
Verlust eines Auges, 306, 329
Verschlimmerung, unfallbedingte, 268
　anhaltende, 268
　richtungweisende, 268
　vorübergehende, 268
Verschlimmerung, 376, 388, 398
Verschlimmerungsanteil, 268
　unfallbedingter, 268
　unfallunabhängiger, 268
Versicherung, Definition, 298
Versicherungsaufsichtsgesetz (VAG), 299
Versicherungsschutz, 308, 309, 312
Versicherungsträger, 313
Versicherungsvertrag, 319
Versorgungsamt, 373, 378, 408
Versorgungsmedizinverordnung (VersMedV), 370, 371, 380, 398
Vertragsaugenarzt der Bahn, 223
Verwaltungsverfahren, 248
Verwechslungstests, binokulare, 101
Vierlingblende, 75
Visuell evoziertes Potenzial (VEP), 417
Visusprüfung, 403
　absteigende, 93
　Reihenfolge, 14
Vollbeweis, 246, 415
　der Tatsachen, 246
Vorerkrankung, 265
Vorgutachten, 8
Vorinvalidität, 336, 344
Vorschaden, 359, 362, 366, 387
Vorschädigung, 264
Vorzustand, 336

W

Wachkoma, 413–415
Wahrnehmungsfähigkeit, visuelle, 66
Wahrscheinliche Ursache, 259
Wahrscheinlichkeit, 314, 343, 366
　Grade, 313
Wartezeit, 293
Wegeunfall, 244

Weißlichtquelle, 95
Weißpunkt, 74
Werkstatt für behinderte Menschen, 296
Werkvertrag, 306
Wertungsschema
　für Diplopie nach Haase und Steinhorst, 49, 53, 357
　für Diplopie nach Kolling, 49
　für Gesichtsfeldausfälle, Punkteverfahren, 352
　für Gesichtsfeldausfälle, Vergleich, 352
　für Gesichtsfeldausfälle nach Armaly, 40
　für Gesichtsfeldausfälle nach Weber, Schiefer und Kolling, 43
Wesentliche Teilursache, 259
Wiedereingliederung ins Arbeitsleben, 232, 237, 291, 295
Wiederholungsuntersuchung, 17

Z

Zahlenvisus, 14, 93, 107
Zapfensehen, 26
Zeiss-Polatest E, 12, 102, 103
Zeiss-Tafel, 21
Zentralskotom, 405
　physiologisches, 26
Zentrierung, 34, 41, 42
Zivilrecht, 300, 314, 315, 365
Zonentheorie (Kries), 68
Zugführer, 224
　ausreichendes Sehvermögen, 224
　Dämmerungssehen, 224
　räumliches Sehen, 224
Zumutbarkeit, 325
Zusammenhangsfrage, 260
　Pro- und Kontra-Argumente, 260
Zusammenhangsgutachten, 281
Zusatzgutachten, 324, 325
Zusatzversicherungsvereinbarung, 304
Zweites Rentengutachten
　Entschädigungsleistung, 252
　Rente auf unbestimmte Zeit, 252
　Rentenfeststellung, auf unbestimmte Zeit, 252

The manufacturer's authorised representative in the EU is Springer Nature Customer Service Centre GmbH, Europaplatz 3, 69115 Heidelberg, Germany. If you have any concerns regarding our products, please contact ProductSafety@springernature.com

Printed and bound by CPI Group (UK) Ltd, Croydon, CR0 4YY

26/03/2026

02078942-0014